Isolde Richter
Prüfungstraining für Heilpraktiker

Isolde Richter

Prüfungstraining für Heilpraktiker

2000 Prüfungsfragen zum Lehrbuch für Heilpraktiker

9. Auflage

ELSEVIER

Zuschriften an:
Elsevier GmbH, Urban & Fischer Verlag, Hackerbrücke 6, 80335 München

Isolde Richter, Üsenberger Str. 13, 79341 Kenzingen. Homepage: www.isolde-richter.de

Wichtiger Hinweis für den Benutzer
Die Erkenntnisse in der Medizin unterliegen laufendem Wandel durch Forschung und klinische Erfahrungen. Herausgeber und Autoren dieses Werkes haben große Sorgfalt darauf verwendet, dass die in diesem Werk gemachten therapeutischen Angaben dem derzeitigen Wissensstand entsprechen. Das entbindet den Nutzer dieses Werkes aber nicht von der Verpflichtung, anhand weiterer schriftlicher Informationsquellen zu überprüfen, ob die dort gemachten Angaben von denen in diesem Buch abweichen und seine Verordnung in eigener Verantwortung zu treffen. Wie allgemein üblich wurden Warenzeichen bzw. Namen (z. B. bei Pharmapräparaten) nicht besonders gekennzeichnet.

Bibliografische Information der Deutschen Nationalbibliothek
Die Deutsche Nationalbibliothek verzeichnet diese Publikation in der Deutschen Nationalbibliografie; detaillierte bibliografische Daten sind im Internet über http://www.d-nb.de/ abrufbar.

Um den Textfluss nicht zu stören, wurde bei Patienten und Berufsbezeichnungen die grammatikalisch maskuline Form gewählt. Selbstverständlich sind in diesen Fällen immer Frauen und Männer gemeint.

Planung: Ingrid Puchner, München
Projektmanagement: Martha Kürzl-Harrison, München
Redaktion: Sandra Göbel, Prinz 5 GmbH, Augsburg
Satz: abavo GmbH, Buchloe/Deutschland; TnQ, Chennai/Indien
Druck und Bindung: Dimograf, Bielsko-Biała/Polen
Zeichnungen: siehe Abbildungsnachweis
Umschlaggestaltung: SpieszDesign, Neu-Ulm
Titelfotografie: Lisa Renninger, München

ISBN Print   978-3-437-55887-0
ISBN e-Book   978-3-437-55831-3

Aktuelle Informationen finden Sie im Internet unter **www.elsevier.de** und **www.elsevier.com**

Vorwort zur 9. Auflage

Das Buch „Prüfungstraining für Heilpraktiker" erfreut sich nun schon seit über 15 Jahren ungebrochener Beliebtheit. Das zeigt, dass das Konzept des Buches stimmt. Es eignet sich hervorragend zur Prüfungsvorbereitung. Man kann sich die einzelnen prüfungsrelevanten Themen nacheinander vornehmen und gründlich durcharbeiten. Dabei nutzt man gezielt die Multiple-choice-Fragen für die Vorbereitung auf die schriftliche und die freien Fragen für die Vorbereitung auf die mündliche Prüfung. So erwirbt man sich Kapitel für Kapitel Prüfungsreife.

In der vorliegenden 9. Auflage wurde vor allem das Kapitel Gesetzeskunde inklusive der neuen Meldepflichten und Behandlungsverbote auf den aktuellen Stand gebracht. Diese Neuerungen machten auch Aktualisierungen bei der gesetzlichen Regelung der Infektionskrankheiten hinsichtlich Meldepflicht und Behandlungsverbote notwendig.

Ich wünsche allen Heilpraktikeranwärtern beim Durcharbeiten des Arbeitsbuches Freude, Erfolg und viele „Aha-Erlebnisse".

Kenzingen, im Januar 2016
Isolde Richter

Vorwort zur 1. Auflage

Das vorliegende Prüfungsfragenbuch gibt die Möglichkeit, den eigenen Kenntnisstand gezielt zu überprüfen. Es wurde bewusst in einen „freien Fragenteil" (Fragen ohne Antwortauswahl) und in Multiple-choice-Fragen unterteilt, weil dies von den meisten Gesundheitsämtern bei der Überprüfung so gehandhabt wird. Das Buch kann in zweierlei Hinsicht eingesetzt werden: Zum einen kann es in Ergänzung zum „Lehrbuch für Heilpraktiker" und zum „Atlas für Heilpraktiker" verwendet werden. Um dies gezielt zu ermöglichen, und um das Auffinden der einzelnen Kapitel zu erleichtern, wurde eine dem „Lehrbuch für Heilpraktiker" entsprechende Gliederung gewählt. Nach Bearbeitung eines Kapitels oder eines Organsystems im Lehrbuch können Sie mit dem entsprechenden Abschnitt des Prüfungstrainings Ihren Kenntnisstand überprüfen. Sie können so herausfinden, ob Sie den durchgenommenen Stoff nicht nur verstanden haben, sondern ob Sie ihn auch wiedergeben können.

Zum anderen kann auch der insgesamt bereits erarbeitete Stoff nochmals anhand des vorliegenden Fragenkatalogs wiederholt werden. Dieses Vorgehen eignet sich besonders zur gezielten Prüfungsvorbereitung.

Ein großes Gewicht wurde auf Multiple-choice-Fragen gelegt, weil diese Art der Fragestellung sich bei immer mehr Gesundheitsämtern durchsetzt. Es ist unbedingt notwendig, mit dieser Art der Fragestellung vertraut zu werden, um unnötige Fehler zu vermeiden. Bitte beachten Sie in diesem Zusammenhang die „Hinweise zum Lösen von Multiple-choice-Fragen in der Prüfung".

Auch die Multiple-choice-Fragen sind thematisch den einzelnen Organsystemen zugeordnet. Naturgemäß kommen dabei jedoch auch Fragen zu anderen Sachgebieten vor, sodass es durchaus *sinnvoll* ist, sich die *Multiple-choice-Fragen „aufzuheben",* bis man alle *Organsysteme mindestens einmal durchgearbeitet hat.* Man kann sie dann ganz zum Schluss zur *gezielten Prüfungsvorbereitung benutzen.* Nimmt man sich diesen Fragenteil zu früh vor, ehe man alle Kapitel durchgearbeitet hat, so kann es leicht zu Enttäuschungen kommen, weil dann ein großer Teil der Fragen wahrscheinlich nicht oder nur falsch beantwortet werden kann.

Bewusst wurden einige Multiple-choice-Fragen so formuliert, dass sich die Antworten *nicht* unmittelbar aus dem entsprechenden Kapitel im „Lehrbuch für Heilpraktiker" entnehmen lassen. Sei es, dass sie nicht an dieser Stelle im Organsystem oder überhaupt nicht ausdrücklich behandelt wurden. Diese „Überraschungsfragen" sollen Ihnen helfen, sich darauf einzustellen, dass man in der Überprüfung mit Sachverhalten konfrontiert wird, die einem neu sind. Doch auch diese Fragen kann man überwiegend durch logische Überlegungen aufgrund eines guten Basiswissens beantworten.

Um unnötige Sucharbeit zu vermeiden, wurden bei der Auflösung der Multiple-choice-Fragen *Anmerkungen* angefügt. Hier werden nicht nur bisher unbekannte Begriffe erklärt, sondern auch kurze Erläuterungen zu Sachverhalten gegeben, die erfahrungsgemäß leicht vergessen werden.

An die Organsysteme schließt sich ein Kapitel mit gemischten Multiple-choice-Fragen an. Damit können Sie eine Prüfungssituation simulieren und feststellen, ob Ihr Kenntnisstand schon ausreichend ist. Bei dieser Überprüfung sollten Sie mindestens 75 % der Fragen richtig beantwortet haben. Als richtig wird eine Frage dann gewertet, wenn der *gesamte Block* zutreffend beantwortet wurde. Ist in einem Block ein Kreuz zu wenig oder zu viel, so gilt die Frage als falsch beantwortet.

Danken möchte ich meinem Sohn Dirk Richter für die Mithilfe bei der didaktischen Aufbereitung des Bildmaterials.

Kenzingen, im August 1996
Isolde Richter

Benutzungshinweise

Hinweise zum Lösen von Multiple-choice-Fragen in der Prüfung

Machen Sie sich klar, dass weder ein Zuviel noch ein Zuwenig, sondern vielmehr die ausgewogene Mitte im Umgang mit den Anforderungen das Beste ist.

- Bei einem **mittleren Aktivierungsniveau** bringen Sie Ihre beste Leistung (Yerkes-Dodson-Beziehung).
- Bei einer zu geringen Aktivierung erreichen Sie nicht Ihre Leistungsspitze. Nehmen Sie deshalb vor der Prüfung keine Beruhigungsmittel und schlafen Sie die Nacht davor gut aus.
- Bei einer zu großen Aktivierung erreichen Sie auch nicht Ihre Leistungsspitze. Geraten Sie deshalb nicht in Panik, wenn Sie an schwierige oder unverständliche Fragen geraten, sondern lassen Sie diese erst einmal „links liegen".

Gehen Sie davon aus, dass **Grundkenntnisse** geprüft werden. Lassen Sie sich deshalb von Spezialkenntnissen, die Sie sich vielleicht auf manchen Gebieten erworben haben, nicht verunsichern. Bleiben Sie in Ihren Gedankengängen „einfach".

Benutzen Sie in der Prüfung **keine verbotenen Hilfsmittel.** Sie begeben sich damit in unnötige Aufregung und Gefahr. Nutzen Sie die Zeit zum ruhigen Überlegen.

Vertun Sie keine Zeit damit, dass Sie sich vorab sämtliche Fragen als Überblick durchlesen. Dabei könnte es auch sein, dass Sie sich gleich in schwierige Aufgaben „verbeißen" und in Panik geraten. Gehen Sie lieber folgendermaßen vor:

- Lesen Sie sich eine Frage ruhig durch und **decken Sie dabei den Antwortteil mit einem Stück Papier ab.** Überlegen Sie kurz, was Sie zu der Frage wissen. Dieser Vorgang dauert nur ein paar Sekunden, hat aber den großen Vorteil, dass Sie nicht durch die angegebenen Falschantworten verunsichert werden können.
- Beim Durchlesen der Frage können Sie sich auch jeweils gleich das Wörtchen „nicht" unterstreichen, damit Sie keine unnötigen Fehler machen.
- Decken Sie nun jeweils eine Antwortmöglichkeit nach der anderen auf und kreuzen Sie an, wenn

Sie sich mit der Beantwortung sicher sind. Konnten Sie so einen Fragenkomplex ganz lösen, markieren Sie ihn am Rand mit einem kleinen Haken. Diese Fragen sollten Sie aus Zeitgründen kein zweites Mal angehen.

- **Kennzeichnen** Sie **Fragen,** bei deren Antwort Sie sich **nicht ganz sicher** sind, am Rand mit einem „?". Gehen Sie zur nächsten Frage weiter.
- Lassen Sie **schwierige** oder Ihnen **unverständlich erscheinende Fragen** beim ersten Durchgang aus. Markieren Sie sich diese mit zwei „??" am Rand.
- Sammeln Sie lieber Punkte bei den **leichten Fragen.** Nehmen Sie sich auch hier ausreichend Zeit, damit Sie keine Leichtsinnsfehler einbauen. Eine leichte beantwortete Frage bringt Ihnen genauso viele Punkte wie eine schwierige!
- Lassen Sie bei Fragen, die Sie nicht beantworten können, den gesunden Menschenverstand walten. Hilft dieser auch nicht weiter, so müssen Sie raten.

Hinweise zum Lösen der Multiple-choice-Fragen in diesem Buch

Gehen Sie beim Lösen im Wesentlichen so vor, wie oben besprochen. Beachten Sie dabei aber bitte Folgendes:

1. Prüfen Sie bei der Beantwortung der Fragen jede Aussage für sich, ob diese inhaltlich richtig ist. **Beispiel:**

1 Infolge eines Bandscheibenvorfalls kann es zu Empfindungsstörungen kommen.

2 Infolge eines Bandscheibenvorfalls kann es zu motorischen Störungen kommen.

Beide Aussagen sind richtig und müssen angekreuzt werden, da es beim Bandscheibenvorfall sowohl zu motorischen als auch zu sensiblen Störungen kommen kann.

2. Beinhaltet eine Antwort sowohl richtige als auch falsche Aussagen, so ist diese Behauptung insgesamt als nicht richtig zu werten und darf nicht angekreuzt werden.

Beispiel:

1   Die Iris ist der vordere, sichtbare, farbige Teil des Auges. Sie wird von der Lederhaut gebildet.

Da die Iris von der Aderhaut und nicht von der Lederhaut gebildet wird, ist die Antwort insgesamt falsch und darf nicht angekreuzt werden.

Hinweise zum Lösen der Fragen ohne Antwortauswahl

Die Fragen des ersten Teils zu jedem Kapitel sind so gehalten, dass sie sich zur **Wiederholung** eines **bestimmten Organsystems** eignen. Sie können folgendermaßen vorgehen:
1. Sie bearbeiten die Fragen direkt, nachdem Sie das entsprechende Kapitel, z.B. im *Lehrbuch für Heilpraktiker,* durchgearbeitet haben.
2. Sie nutzen die Fragen zur gezielten Prüfungsvorbereitung als Selbstkontrolle, um zu überprüfen, ob Ihre Kenntnisse in diesem Bereich ausreichend sind.

Bitte achten Sie darauf, dass Ihre Antworten möglichst die **fett** gedruckten Stichworte wörtlich oder sinngemäß enthalten.

An manchen Stellen wurden die Antworten sehr ausführlich gestaltet, bzw. mit Anmerkungen versehen. Dies dient dazu, das Interesse am Weiterlernen wachzuhalten und die Motivation zu steigern. Diese Erläuterungen, die nicht fett gedruckt sind, brauchen Sie in ihrer Antwort nicht anzugeben.

Hinweise zum Bearbeiten der Bildfragen

Die Bilder sind aus lernpädagogischen Gründen einfach gestaltet.

Es wurden der Vollständigkeit halber die deutschen und die Fachbezeichnungen angegeben. Für Ihre Beantwortung ist es im Allgemeinen ausreichend, wenn Sie die **deutschen Begriffe** angeben.

Abbildungsnachweis

L190:   G. Raichle, Ulm
R264:   R. Huch. Mensch Körper Krankheit 6. Aufl., Elsevier GmbH, Urban & Fischer Verlag 2010

S007-1-22:   R. Putz (Hrsg.), R. Pabst (Hrsg.): Sobotta, Atlas der Anatomie des Menschen Band 1 mit StudentConsult Zugang, 22. Aufl., Elsevier GmbH, Urban & Fischer Verlag 2005

Inhaltsverzeichnis

1 Gesetzeskunde

Fragen ohne Antwortauswahl

? Welches Gesetz bildet die rechtliche Grundlage zur Ausübung der Heilkunde durch Nichtärzte? Wann wurde es erlassen?

Antwort
Die rechtliche Grundlage zur Ausübung der Heilkunde durch Nichtärzte ist in dem **„Gesetz über die berufsmäßige Ausübung der Heilkunde ohne Bestallung"** (Heilpraktikergesetz) vom **17.2.1939** geregelt.

? Was versteht das Heilpraktikergesetz (HPG) unter „Ausübung der Heilkunde"?

Antwort
Nach dem Heilpraktikergesetz ist Ausübung der Heilkunde **jede berufs- oder gewerbsmäßig vorgenommene Tätigkeit zur Feststellung, Heilung oder Linderung von Krankheiten, Leiden oder Körperschäden bei Menschen, auch wenn sie im Dienste von anderen ausgeübt wird.**

? Was sagt der § 3 des Heilpraktikergesetzes?

Antwort
Im § 3 des Heilpraktikergesetzes wird festgelegt, dass der Erlaubnisschein **nicht** zum Ausüben der Heilkunde **im Umherziehen** berechtigt.

? Wie wird es geahndet, wenn ein Heilpraktiker die Heilkunde im Umherziehen ausübt? Wo ist das geregelt?

Antwort
Der § **5a** des **Heilpraktikergesetzes** sagt, dass es sich um eine **Ordnungswidrigkeit** handelt, wenn ein Heilpraktiker die Heilkunde im Umherziehen ausübt. Diese Ordnungswidrigkeit kann mit einer **Geldbuße** bis zu **2.500 Euro** geahndet werden.

? Wie kann es geahndet werden, wenn ein Heilpraktiker-Anwärter die Heilkunde ausübt, ohne einen Erlaubnisschein gemäß dem Heilpraktikergesetz zu besitzen? Welcher Paragraf regelt dies?

Antwort
Der § **5** des **Heilpraktikergesetzes** sagt aus, dass in diesem Fall eine **Freiheitsstrafe bis** zu **einem Jahr** oder eine **Geldstrafe** verhängt werden kann.

? Wo ist geregelt, dass der Heilpraktiker keine Zahnheilkunde ausüben darf?

Antwort
Heilpraktikergesetz § 6:
Das Heilpraktikergesetz sagt aus, dass die Ausübung der Zahnheilkunde nicht unter die Bestimmungen dieses Gesetzes fällt. Die Heilpraktikererlaubnis umfasst daher **nicht** die Ausübung der Zahnheilkunde. Diese ist nur im Gesetz über die Ausübung der Zahnheilkunde geregelt und ist danach den Zahnärzten vorbehalten.
Gesetz über die Ausübung der Zahnheilkunde:
Wer ... die Zahnheilkunde dauernd ausüben will, bedarf einer Bestallung als Zahnarzt ...
Berufsordnung Art. 2 Berufspflichten Abs. 3:
... Soweit ihm (*dem Heilpraktiker*) gesetzlich die Untersuchung oder Behandlung einzelner Leiden und Krankheiten sowie andere Tätigkeiten untersagt sind, sind die Beschränkungen zu beachten.

? Was sagt das Heilpraktikergesetz über die Therapien, die der Heilpraktiker ausführen darf?

Antwort
Nichts.

1

? Welche Beschränkungen hinsichtlich der Therapiewahl gibt es für den Heilpraktiker?

Antwort
Erste Durchführungsverordnung zum Heilpraktikergesetz:
Die Ausübung der Heilkunde durch den Heilpraktiker darf keine Gefahr für die Volksgesundheit darstellen.
Berufsordnung Art. 2 Berufspflichten Abs. 1 und 2:
... Bei seinen Patienten wendet er stets diejenigen Heilmethoden an, die nach seiner Überzeugung einfach und kostengünstig zum Heilerfolg oder zur Linderung der Krankheit führen können.
Der Heilpraktiker hat sich der Grenzen seines Wissens und Könnens bewusst zu sein.
Sorgfaltspflicht (§ 276 BGB):
... Fahrlässig handelt, wer die im Verkehr erforderliche Sorgfalt außer Acht lässt ... Das heißt, dass ein Heilpraktiker nur die Therapieform wählen darf, die er beherrscht.

? An welche Stelle müssen Sie Ihren Antrag richten, wenn Sie eine Erlaubnis zur Ausübung der Heilkunde beantragen möchten? Wo ist das geregelt?

Antwort
Ein Antrag zur Ausübung der Heilkunde muss an **die untere Verwaltungsbehörde** bzw. das Gesundheitsamt gerichtet werden. Die untere Verwaltungsbehörde ist zumeist in Stadtkreisen das **Bürgermeisteramt,** für kreisangehörige Gemeinden das **Landratsamt.** Die Zuständigkeit ergibt sich grundsätzlich aus § 3 der **Ersten Durchführungsverordnung** zum HPG, ist jedoch in den einzelnen Bundesländern unterschiedlich geregelt.

? Zählen Sie die Voraussetzungen auf, die nach der Ersten Durchführungsverordnung (DVO) zum Heilpraktikergesetz erfüllt sein müssen, damit die Erlaubnis zum Ausüben der Heilkunde erteilt werden kann!

Antwort
Die Erlaubnis wird nur erteilt, wenn der Antragsteller die folgenden Voraussetzungen erfüllt:
Vollendung des 25. Lebensjahrs

Mindestens abgeschlossene Volksschulbildung
Sittliche Zuverlässigkeit:
Die sittliche Zuverlässigkeit ist insbesondere nicht gegeben, wenn schwere strafrechtliche oder sittliche Verfehlungen vorliegen. Es reicht also nicht jedes Fehlverhalten aus, um eine sittliche Zuverlässigkeit anzuzweifeln. Entscheidend ist, ob eine ausreichende Gewähr für eine zukünftige ordnungsgemäße Berufsausübung besteht.
Gesundheitliche Eignung:
Ein Antragsteller muss in gesundheitlicher Hinsicht für die Berufsausübung geeignet sein.
Keine Gefahr für die Volksgesundheit:
Der Antragsteller muss in einer Überprüfung vor dem Gesundheitsamt darlegen, dass die Ausübung der Heilkunde durch ihn, aufgrund seiner Kenntnisse und Fähigkeiten keine Gefahr für die Volksgesundheit darstellt.

? Geben Sie für die eben genannten fünf Anforderungen jeweils an, wie der Nachweis zu erbringen ist!

Antwort
Geburtsurkunde oder Personalausweis:
Durch die Geburtsurkunde bzw. den Personalausweis erfolgt der Nachweis über die Vollendung des 25. Lebensjahrs.
Zeugnis:
Durch Vorlage des letzten Zeugnisses wird die abgeschlossene Volksschulbildung nachgewiesen.
Polizeiliches Führungszeugnis:
Im Allgemeinen gilt das polizeiliche Führungszeugnis als ausreichender Nachweis über die sittliche Zuverlässigkeit. Es können aber im Einzelfall darüber hinausgehende Darlegungen gefordert werden.
Ärztliches Attest:
Der Arzt muss in einem Attest bestätigen, dass der Antragsteller in gesundheitlicher Hinsicht für die Berufsausübung geeignet ist.
Kenntnisüberprüfung durch das Gesundheitsamt:
Das Gesundheitsamt ist verpflichtet, in einer Überprüfung festzustellen, ob die Ausübung der Heilkunde durch den Antragsteller eine Gefahr für die Volksgesundheit darstellt oder nicht.

? Angenommen, das zuständige Amt hat Ihren Antrag auf Ausübung der Heilkunde abschlägig

beschieden. Welche Möglichkeit haben Sie, wenn Sie die Entscheidung als unrichtig empfinden und wo ist das gesetzlich geregelt?

Antwort

Gegen einen ablehnenden Bescheid kann man binnen **eines Monats** nach Bekanntgabe des ablehnenden Bescheids **Widerspruch** einlegen. Das ist in der **Ersten DVO** zum HPG in **§ 3 Abs. 3** in Verbindung mit den §§ 77, 68 ff. Verwaltungsgerichtsordnung geregelt.

? Welches Amt entscheidet über den Widerspruch? Wo ist das geregelt?

Antwort

Über den Widerspruch entscheidet nach Anhörung eines Gutachterausschusses die **höhere Verwaltungsbehörde,** je nach Landesrecht z. B. das Regierungspräsidium, die Bezirksregierung, in Berlin der Polizeipräsident und im Übrigen die Oberste Landesbehörde.

Das ist in der **Ersten DVO** zum HPG in **§ 3 Abs. 3** in Verbindung mit den §§ 68 ff. Verwaltungsgerichtsordnung geregelt.

? Wie setzt sich der Gutachterausschuss zusammen?

Antwort

Der Gutachterausschuss setzt sich aus **zwei Heilpraktikern, zwei Ärzten** und einem **Vorsitzenden,** der weder Arzt noch Heilpraktiker sein darf, zusammen.

? Angenommen, Sie haben eine Erlaubnis zur Ausübung der Heilkunde erhalten. Sind Gründe denkbar, dass Ihnen diese Erlaubnis auch wieder entzogen werden kann? Falls ja, welche?

Antwort

Die Erste DVO zum HPG regelt in § 7 Abs. 1, dass die Erlaubnis immer dann entzogen werden kann, wenn **nachträglich Tatsachen eintreten oder bekannt werden, die eine Versagung der Erlaubnis nach § 2 Abs. 1 Erste DVO rechtfertigen würden,** das heißt, wenn eine der Voraussetzungen nach der Ersten DVO (25. Lebensjahr vollendet, mindestens abgeschlossene Volksschulbildung, sittliche Zuverlässigkeit,

gesundheitliche Eignung, keine Gefahr für die Volksgesundheit) nicht oder nicht mehr gegeben sind.

? Können Sie Beispiele nennen, wann einem praktizierenden Heilpraktiker die Zulassung wieder entzogen werden könnte?

Antwort

Es könnte sich während der Berufsausübung herausstellen, dass die Tätigkeit des Heilpraktikers doch eine Gefahr für die Volksgesundheit darstellt, wenn er z. B. gefährliche Therapien ausübt, ohne diese wirklich zu beherrschen.

Ein Heilpraktiker könnte sich Patienten gegenüber so verhalten haben, dass seine sittliche Zuverlässigkeit nicht mehr als gegeben betrachtet wird.

Es stellt sich heraus, dass der Heilpraktiker ein schwerer Alkoholiker ist. Damit fehlt ihm die für die Berufsausübung notwendige Eignung.

? Ein Nicht-Heilpraktiker bzw. Nicht-Arzt bietet Sitzungen mit autogenem Training an und verspricht, dass dadurch Kopfschmerzen und Migräneanfälle gelindert oder sogar geheilt werden können. Er verlangt dafür keinerlei Bezahlung. Ist das statthaft?

Antwort

Nein. Es handelt sich um ein „berufsmäßiges Ausüben der Heilkunde", das erlaubnispflichtig ist.

? Ein Heilpraktiker bietet Kurse über „Gesunde Ernährung" an. In der Kursbeschreibung gibt er als Berufsbezeichnung aber nicht „Heilpraktiker" an, sondern „Ernährungsberater". Ist das statthaft?

Antwort

Ja, denn in diesem Fall tritt er nicht als Heilpraktiker in Erscheinung, der Krankheiten behandelt, sondern als Ernährungsberater, der allgemeine Richtlinien für eine gesunde Ernährung aufstellt.

? Ein Heilpraktiker hat keine Praxisräume zur Verfügung, möchte aber gerne praktizieren. Er setzt eine Anzeige in die Zeitung, in der er die Telefonnummer seiner Wohnung angibt und mit-

1

teilt, dass er ausschließlich Hausbesuche macht. Ist das statthaft?

Antwort

Ja. Der Begriff des Umherziehens hat seine Wurzeln im Gewerberecht (Wandergewerbe). Dem entspricht heute das Recht des Reisegewerbes (§ 55 ff. GewO). Danach bedeutet „Umherziehen", dass der Betroffene außerhalb seiner Niederlassung, d. h. seiner Wohnung oder Praxis, aus der ihn Mitteilungen erreichen können, oder ohne eine solche zu haben, gewerbliche oder freiberufliche Leistungen anbietet oder erbringt, **ohne** vorher **bestellt** worden zu sein.

Übrigens sind auch nach der Berufsordnung Art. 6 angeforderte Hausbesuche ausdrücklich erlaubt.

? Ein Heilpraktiker macht regelmäßige Hausbesuche auf dem Land. Um Kosten zu sparen, bestellt er Frau X und deren beide Freundinnen jeweils in die Wohnung der Frau X. Den beiden Frauen ist das sehr recht, weil der Heilpraktiker deshalb nur einmal Fahrtkosten berechnet. Ist das statthaft?

Antwort

Nein, denn es handelt sich in diesem Fall um eine unzulässige Bestellung in eine „Sammelunterkunft" (s. auch Art. 6 und 14 der Berufsordnung).

? Ein heilpraktisch tätiger Heilpraktiker, der auch staatlich geprüfter Masseur ist, behandelt seine Patienten ausschließlich durch Massagen. Ist es in diesem Fall zulässig, wenn er sich auf seinem Praxisschild als „Masseur" bezeichnet?

Antwort

Nein. Wenn er als Heilpraktiker arbeitet, muss er unbedingt die Berufsbezeichnung Heilpraktiker führen. Er kann als Therapieverfahren „Massagen" auf seinem Praxisschild angeben.

Wenn er allerdings ausschließlich in seinem Beruf als Masseur arbeitet, also Patienten vom Arzt zugewiesen bekommt, kann er natürlich auf sein Praxisschild Masseur schreiben. Er darf dann aber keinesfalls als Heilpraktiker tätig werden, also z. B. darf er keine Diagnosen stellen.

In jedem Fall muss für den Patienten ganz klar sein, ob er nun zu einem Heilpraktiker oder zu einem Masseur geht.

? Wie bzw. wodurch ist das Überprüfungsverfahren geregelt?

Antwort

Das Überprüfungsverfahren und die Anforderungen werden grundsätzlich von den **einzelnen Bundesländern** in **Richtlinien** (Leitlinien) und **Durchführungsverordnungen** geregelt. Um jedoch das Zulassungsverfahren bundeseinheitlich zu gestalten, hat das Bundesministerium für Gesundheit 1992 Leitlinien für die Überprüfung von Heilpraktiker-Anwärtern erstellt, auf deren Grundlage die einzelnen Bundesländer ihrerseits Verwaltungsvorschriften für das Zulassungsverfahren erlassen haben.

? Darf ein ausschließlich psychotherapeutisch arbeitender Heilpraktiker mit eingeschränkter Kenntnisüberprüfung die Berufsbezeichnung „Psychotherapeut" führen?

Antwort

Nein, die Berufsbezeichnung „Psychotherapeut" ist gesetzlich geschützt. Er darf sich z. B. „Heilpraktiker – eingeschränkt auf den Bereich Psychotherapie" nennen.

? Was ist das IfSG?

Antwort

Das IfSG ist das **Infektionsschutzgesetz,** das Gesetz zur Verhütung und Bekämpfung von Infektionskrankheiten beim Menschen.

? Wer ist im Sinne des Infektionsschutzgesetzes krank?

Antwort

Im Sinne des Infektionsschutzgesetzes ist krank, wer an einer **übertragbaren** Krankheit erkrankt ist.

? Was ist im Sinne des Infektionsschutzgesetzes eine übertragbare Krankheit?

Antwort

Eine übertragbare Krankheit im Sinne des Infektionsschutzgesetzes ist eine durch **Krankheitserreger** oder deren **toxische Produkte,** die **unmittelbar** oder **mittelbar** auf den **Menschen übertragen** werden, verursachte Krankheit.

? Wann ist eine Person im Sinne des Infektionsschutzgesetzes krankheitsverdächtig?

Antwort

Eine Person ist im Sinne des Infektionsschutzgesetzes krankheitsverdächtig, wenn **Symptome bestehen,** welche das Vorliegen einer bestimmten **übertragbaren Krankheit vermuten** lassen.

? Wann ist eine Person im Sinne des Infektionsschutzgesetzes ansteckungsverdächtig?

Antwort

Eine Person ist im Sinne des Infektionsschutzgesetzes ansteckungsverdächtig, wenn anzunehmen ist, dass sie **Krankheitserreger aufgenommen** hat, **ohne** krank, krankheitsverdächtig oder Ausscheider zu sein.

? Wann ist eine Person im Sinne des Infektionsschutzgesetzes ein Ausscheider?

Antwort

Ausscheider ist im Sinne des Infektionsschutzgesetzes eine Person, die **Krankheitserreger ausscheidet** und dadurch eine **Ansteckungsquelle** für die Allgemeinheit sein kann, **ohne** krank oder krankheitsverdächtig zu sein.

? Was versteht das Infektionsschutzgesetz unter Impfschaden?

Antwort

Impfschaden ist im Sinne des Infektionsschutzgesetzes die **gesundheitliche** und **wirtschaftliche Folge** einer **über** das übliche Ausmaß einer **Impfreaktion hinausgehenden** gesundheitlichen Schädigung durch die Schutzimpfung. Ein Impfschaden liegt auch vor, wenn mit **vermehrungsfähigen Erregern** geimpft wurde und eine andere als die geimpfte Person geschädigt wurde.

? Sie werden zu einem Patienten mit reiswasserähnlichen Durchfällen gerufen und vermuten, dass es sich um Cholera handeln könnte. Wie handeln Sie?

Antwort

Es handelt sich um eine nach IfSG § 6 schon im **Verdachtsfall** namentlich vom Heilpraktiker (§ 8 Abs. 1

Nr. 8) zu **meldende** Erkrankung. Die Meldung wird unverzüglich, spätestens innerhalb von 24 Stunden nach erlangter Kenntnis, an das für den Aufenthaltsort des Betroffenen zuständige Gesundheitsamt gerichtet. Der Heilpraktiker darf hier nicht behandeln, da schon im Verdachtsfall **Behandlungsverbot** besteht (§ 24).

? Angenommen die Durchfälle des vorstehend geschilderten Patienten sind so massiv, dass Sie deutliche Exsikkosezeichen feststellen. Der Kreislauf droht zusammenzubrechen. Was machen Sie?

Antwort

Das früher gültige Bundesseuchengesetz sah in diesem Fall in seinem § 30 Abs. 2 ausdrücklich für den Heilpraktiker vor, dass dieser bis zum Eintreffen des Notarztes Maßnahmen zur Linderung einleiten könne. Dies ist nach dem neuen Infektionsschutzgesetz nicht mehr möglich. Da es sich in dem geschilderten Fall jedoch um einen **Notfall** handelt, muss der Heilpraktiker **lebensrettende Maßnahmen einleiten.** Dazu wird er eine Verweilkanüle legen, ein kreislaufstützendes Medikament verabreichen, Flüssigkeit und Elektrolyte ersetzen und ständig Atmung und Herzschlag überwachen. Sollten Atmung oder Herzschlag aussetzen, muss mit Wiederbelebungsmaßnahmen begonnen werden. Wichtig: Das Eintreffen des Notarztes entbindet den Heilpraktiker nicht von seiner Meldepflicht!

? Besteht für Masern eine Meldepflicht?

Antwort

Eine Masernerkrankung ist bereits im Verdachtsfall meldepflichtig (IfSG § 6 Abs. 1 Nr. 1h).

? Sie werden zu einem Patienten mit Halsschmerzen gerufen. Bei der Untersuchung stellen Sie fest, dass es sich um Scharlach handeln könnte, da zusätzlich zu den Halsbeschwerden der typische Hautausschlag vorhanden ist. Dürfen Sie in diesem Fall behandeln, da noch nicht feststeht, ob es sich tatsächlich um Scharlach handelt (Erregernachweis wurde noch nicht geführt)? Begründen Sie Ihren Standpunkt!

Antwort

Der § 24 des Infektionsschutzgesetzes verbietet dem Heilpraktiker die Behandlung von Personen, die an einer der in § 6 Abs. 1 Satz 1 Nr. 1, 2 und 5 oder § 34

Abs. 1 genannten übertragbaren Krankheit erkrankt oder dessen **verdächtig** sind oder die mit einem Krankheitserreger nach § 7 infiziert sind. Scharlach (oder sonstige Streptococcus-pyogenes-Infektionen) sind in § 34 mit aufgelistet, womit **schon im Verdachtsfall Behandlungsverbot** für den Heilpraktiker besteht.

? **Ein Patient, der an Enteritis infectiosa erkrankt war, sucht Ihre Praxis auf. Er hat keine Beschwerden mehr, ist aber noch beim Arzt in Behandlung, da dieser festgestellt hat, dass noch Salmonellen in seinem Stuhl sind. Er möchte nun von Ihnen behandelt werden, damit er seine Abwehrkräfte stärkt, um die Salmonellen in seinem Stuhl zum Verschwinden zu bringen. Dürfen Sie in diesem Fall behandeln?**

Antwort
Grundsätzlich ja, da nach dem Infektionsschutzgesetz in diesem Fall kein Behandlungsverbot besteht. Ausscheider sind zwar im IfSG § 34 Abs. 2 mit aufgelistet, Behandlungsverbot nach § 24 besteht aber nur für **Krankheiten** des § 34 Abs. 1. Der Heilpraktiker muss den Patienten darauf hinweisen, dass er das vom Arzt verordnete Medikament (Antibiotika) einnehmen muss, kann aber allgemein naturheilkundliche Maßnahmen zur Abwehrsteigerung verordnen (z. B. hydrotherapeutische Maßnahmen, Ernährungsumstellung, Symbioselenkung, Entgiftung, Einnahmen pflanzlicher oder homöopathischer Medikamente).

? **Ein Kind ist an ansteckender Borkenflechte erkrankt und wird deshalb vom Arzt behandelt. Nun sucht es Ihre Praxis auf und möchte wegen Darmbeschwerden, die sich vermutlich aufgrund von Schulängsten entwickelt haben, von Ihnen behandelt werden. Dürfen Sie in diesem Fall die Verdauungsbeschwerden behandeln?**

Antwort
Ja, obwohl die Borkenflechte in § 34 Abs. 1 aufgeführt ist, denn das IfSG spricht ein **krankheitsbezogenes** Behandlungsverbot aus. Der § 24 sagt: ... ist **insoweit** im Rahmen der berufsmäßigen Ausübung der Heilkunde nur Ärzten gestattet.

Das Wörtchen „insoweit" weist auf ein krankheitsbezogenes und nicht auf ein personenbezogenes Behandlungsverbot hin.

? **Dürfen Sie in dem vorstehend geschilderten Fall eine Therapie mit Bach-Blüten durchführen, um die Borkenflechte unterstützend zum Arzt zu behandeln?**

Antwort
Nein. Es ist dem Heilpraktiker aufgrund IfSG §§ 24, 34 verboten, Borkenflechte zu behandeln (krankheitsbezogenes Behandlungsverbot).

? **Angenommen, Ihre Praxis befindet sich in Berlin und ein Patient aus München sucht Ihre Sprechstunde auf. Sie haben bei diesem Patienten Verdacht auf akute Virushepatitis. An welches Gesundheitsamt (Berlin oder München) melden Sie Ihren Verdacht? Begründen Sie Ihre Meinung!**

Antwort
Nach dem IfSG § 9 Abs. 3 ist die Meldung an das für den **Aufenthalt** des Betroffenen zuständige Gesundheitsamt – in diesem Fall also Berlin – zu richten.

? **Dürfen Sie einen Patienten mit AIDS behandeln? Begründen Sie Ihre Meinung.**

Antwort
Bei dem **HI-Virus** handelt es sich um einen nach § 7 Abs. 3 **meldepflichtigen Erreger,** darüber hinaus handelt es sich um eine **sexuell übertragbare Krankheit.** Damit besteht aufgrund des § 24 IfSG gleich aus zwei Gründen Behandlungsverbot.

? **Eine Patientin kommt wegen krampfartiger Menstruationsbeschwerden zu Ihnen, nachdem sie vom Gynäkologen untersucht wurde und dieser keine organischen Ursachen feststellen konnte. Dürfen Sie behandeln?**

Antwort
Ja. Das neue Infektionsschutzgesetz spricht kein Verbot für den Heilpraktiker aus, die Geschlechtsorgane zu untersuchen und zu behandeln. (Im Unterschied zum früher gültigen „Gesetz zur Bekämpfung der Geschlechtskrankheiten", das ein solches Verbot explizit festlegte.)

? **Eine Patientin kommt wegen eines schleimigeitrigen Ausflusses zu Ihnen in die Praxis. Dürfen Sie behandeln?**

1

Antwort

Nein. Es handelt sich um eine sexuell übertragbare Krankheit, für die aufgrund des Infektionsschutzgesetzes § 24 Behandlungsverbot besteht.

? **Zählen Sie auf, was aufgrund des § 24 des Infektionsschutzgesetzes im Einzelnen mit Behandlungsverbot belegt ist!**

Antwort

Nach § 24 IfSG sind mit Behandlungsverbot belegt: alle Krankheiten des **§ 6 Abs. 1** Satz 1 Nr. 1, 2 und 5, alle Krankheiten mit **Erregern des § 7**, alle Krankheiten des **§ 34 Abs. 1** und alle Krankheiten, die **sexuell übertragbar** sind.

? **Nennen Sie nur die Erkrankungen, die im § 34 aufgelistet sind und die mit Behandlungsverbot belegt sind, soweit sie noch nicht von den §§ 6 oder 7 erfasst sind.**

Antwort

Im § 34 IfSG werden zusätzlich zu den Krankheiten bzw. den Krankheitserregern, die bereits in den §§ 6 und 7 aufgeführt sind, zusätzlich noch genannt: **Impetigo contagiosa** (Borkenflechte), **Skabies** (Krätze), **Scharlach** oder sonstige **Streptococcus-pyogenes-Infektionen**.

? **Dürfen Sie eine Verlausung behandeln?**

Antwort

Ja. Eine Verlausung gilt im Sinne des IfSG nicht als Erkrankung und darf deshalb vom Heilpraktiker behandelt werden. Eine Verlausung ist nach § 34 IfSG lediglich ein Ausschlussgrund, das heißt, dass bei Verlausung bestimmte Gemeinschaftseinrichtungen (§ 33, z.B. Schulen, Kindergärten) nicht betreten werden dürfen.

? **Dürfen Sie einem Patienten, bei dem Sie Verdacht auf eine AIDS-Erkrankung haben, Blut abnehmen, um es untersuchen zu lassen?**

Antwort

Nein. Das HI-Virus ist in § 7 IfSG mit aufgelistet. Der § 44 stellt den Umgang mit diesen Erregern unter eine Erlaubnispflicht. Des Weiteren besteht gem. § 24 Behandlungsverbot, wobei als „Behandlung" in diesem Sinne schon die Nachweisführung des Krankheitserregers gilt.

? **Wird es aufgrund des Infektionsschutzgesetzes als Straftat oder als Ordnungswidrigkeit geahndet, wenn man seiner Meldepflicht vorsätzlich oder fahrlässig nicht nachkommt?**

Antwort

Nach § 73 des Infektionsschutzgesetzes wird es als **Ordnungswidrigkeit** geahndet, wenn man seiner Meldepflicht nicht nachkommt. Wenn aus diesem Grund eine Ausbreitung der Krankheit oder des Krankheitserregers verursacht wurde, wird aus der Ordnungswidrigkeit allerdings eine Straftat (§ 74).

? **Welche Arzneimittel darf der Heilpraktiker verordnen?**

Antwort

Der Heilpraktiker darf **freiverkäufliche** und **apothekenpflichtige** Arzneimittel verordnen.

? **Warum darf der Heilpraktiker keine verschreibungspflichtigen Medikamente verordnen?**

Antwort

Der Heilpraktiker darf keine verschreibungspflichtigen Medikamente verordnen, weil sowohl im **Arzneimittelgesetz § 48** als auch in der **Verordnung** über **verschreibungspflichtige Arzneimittel § 1** geregelt ist, dass ausschließlich Ärzte, Tierärzte und Zahnärzte verschreibungspflichtige Medikamente verordnen dürfen.

? **Sie wollen einem Patienten ein bestimmtes Medikament verordnen, wissen aber nicht, ob Verschreibungspflicht besteht. Wie gehen Sie in diesem Fall vor?**

Antwort

Man kann in der **Roten Liste** nachschlagen. Verschreibungspflichtige Medikamente sind hier mit der Abkürzung Rp gekennzeichnet. Es gibt allerdings noch weitere Nachschlagewerke, z.B. die Präparateliste Naturheilkunde.

Kann man das gesuchte Medikament nicht finden, kann man sich auch an eine Apotheke des Niederlassungsorts wenden und den **Apotheker** um **Rat** fragen.

? **Digitalis (Fingerhut) ist verschreibungspflichtig. Sie möchten diese Wirksubstanz nun in der homöopathischen Form verordnen. Welche homöopathische Potenzierung hebt die Verschreibungspflicht auf? Wo ist das geregelt?**

Antwort
Die D_4 hebt die Verschreibungspflicht eines Medikaments auf. Dies ist im § 6 der **Verordnung über verschreibungspflichtige Arzneimittel** geregelt.

? **Müssen homöopathische Arzneimittel zugelassen werden? Wo ist das geregelt?**

Antwort
Nein, homöopathische Mittel müssen lediglich registriert werden. Das ist im **Arzneimittelgesetz** § 38 geregelt.

? **Ein Heilpraktiker möchte ein Medikament verordnen, das in der Roten Liste mit BtM (Betäubungsmittel) gekennzeichnet ist. Ab welcher homöopathischen Potenz ist das möglich?**

Antwort
Ein mit BtM gekennzeichnetes Mittel kann der Heilpraktiker **grundsätzlich nicht verordnen.**
Bei Medikamenten, die unter das Betäubungsmittelgesetz fallen, hebt auch die homöopathische Aufbereitung die Verschreibungspflicht nicht auf. Eine Ausnahme hiervon bilden allerdings die Zubereitung von Papaver somniferum (Schlafmohn) und Opium. Bei Papaver somniferum hebt die D_4 und bei Opium die D_6 die Verschreibungspflicht auf.

? **Darf ein Heilpraktiker Geburtshilfe leisten?**

Antwort
Nein. Nur im Notfall (wie jedermann).

? **Darf ein Heilpraktiker eine Schwangere behandeln, die wegen Beinödemen seine Praxis aufsucht?**

Antwort
Ja. Das Hebammengesetz untersagt es dem Heilpraktiker lediglich, Geburtshilfe zu leisten.

? **Darf ein Heilpraktiker eine im 3. Monat schwangere Frau behandeln, die wegen ziehender Bauchschmerzen seine Praxis aufsucht?**

Antwort
Nein. Da es sich um *ziehende* Schmerzen handelt, könnten es frühzeitige Wehen sein.

? **Eine Patientin bittet einen Heilpraktiker, bestimmte Untersuchungen bei ihrem Kind vorzunehmen, deren Ergebnisse dem Gericht als Beweisangebot für eine Vaterschaftsklage vorgelegt werden sollen. Was haben Sie in diesem Fall zu berücksichtigen?**

Antwort
Der Heilpraktiker muss dies **ablehnen.** Eine solche Untersuchung hat vor Gericht nur eine Beweiskraft, wenn sie von einem Arzt vorgenommen wurde.

? **Dürfen Sie röntgen, wenn Sie die Erlaubnis zum Ausüben der Heilkunde haben und die erforderliche Sachkunde besitzen?**

Antwort
Nein.

? **Wo ist geregelt, dass weder Arzt noch Heilpraktiker Heilungsversprechen geben dürfen?**

Antwort
Im **Heilmittelwerbegesetz** § 3, Satz 2, Nr. 2a.

? **Wo ist geregelt, dass man zu Werbezwecken nicht gegen die guten Sitten verstoßen darf?**

Antwort
Im **Gesetz** gegen den **unlauteren Wettbewerb** § 1 (Generalklausel).

? **Sie möchten mittels Ihres Schröpfschnäppers beim Patienten eine Skarifizierung (künstliche Hautritzung) durchführen, um eine blutige Schröpfung vornehmen zu können. Wie haben Sie Ihren Schröpfschnäpper bis zu diesem Zeitpunkt aufzubewahren?**

Antwort

Der vorschriftsmäßig **sterilisierte** Schröpfschnäpper muss bis zu seinem Einsatz in einer **keimdichten Verpackung** aufbewahrt werden (Richtlinien für Krankenhaushygiene und Infektionsprävention).

? **Welches Vorgehen schreiben die Richtlinien für Krankenhaushygiene und Infektionsprävention zur Überprüfung der Funktionstüchtigkeit des Sterilisators vor?**

Antwort

Der Sterilisator sollte **mindestens halbjährlich** mittels **Bioindikatoren** überprüft werden. Zusätzliche Prüfungen sind nach Reparaturen erforderlich. Über das Ergebnis der Prüfung ist Buch zu führen.

? **Dürfen Sie nach den Bestimmungen des Baugesetzbuchs und der Baunutzungsverordnung Ihre Heilpraxis in einem reinen Wohngebiet eröffnen?**

Antwort

Nein. Eine Praxis kann nur in einem allgemeinen Wohngebiet oder in einem Kern- oder Gewerbegebiet eröffnet werden.

? **In welchen Fällen muss der Betrieb durch einen Betriebsarzt und eine Sicherheitsfachkraft betreut werden?**

Antwort

Jeder Betrieb, der **wenigstens einen Mitarbeiter,** z. B. eine Putzhilfe beschäftigt.

? **Wie entsorgen Sie ein blutiges Pflaster?**

Antwort

Das blutige Pflaster wird in ein fest verschließbares **Sammelgefäß** gegeben und über den **Hausmüll** entsorgt, sofern man davon ausgehen kann, dass sich keine Erreger nach § 7 IfSG daran befinden.

? **Unterliegt der Heilpraktiker der Schweigepflicht?**

Antwort

Ja, nicht aber vor Gericht, z. B. als Zeuge.

? **Ist es ausreichend, wenn ein Heilpraktiker seine Diagnosen ausschließlich mittels Iris-Diagnose stellt?**

Antwort

Nein. Ein Heilpraktiker muss zu einer Diagnosestellung alle **notwendigen** Befunde erheben. Die Iris-Diagnose kann hierbei nur ergänzend zu anderen anerkannten Diagnosemethoden herangezogen werden. Soweit der Heilpraktiker zu den erforderlichen Diagnosen nicht selbst in der Lage ist, muss er den Patienten insoweit an einen Kollegen, einen Arzt oder an die Klinik verweisen. Dies richtet sich im Einzelnen nach der zugrunde liegenden Störung.

? **Erstattet die AOK die Leistungen eines Heilpraktikers?**

Antwort

Nein.

? **Erstatten die privaten Krankenkassen Leistungen eines Heilpraktikers?**

Antwort

Dies hängt von den **Versicherungsbedingungen** der privaten Krankenversicherung ab; die meisten übernehmen allerdings die Kosten für allgemein anerkannte Therapien und medizinische Hilfsmittel.

? **Dürfen Sie ein medizin-technisches Gerät, das lediglich ein GS-Zeichen trägt in Ihrer Praxis einsetzen?**

Antwort

Nein. Es benötigt eine CE-Kennzeichnung.

? **In welchem Zeitabstand müssen Sie Ihre Blutdruckmessgeräte mindestens sicherheitstechnisch prüfen (früher: eichen) lassen?**

Antwort

Mindestens alle **2 Jahre,** d. h., 2 Jahre nach Ablauf des Kalenderjahrs, in dem das Blutdruckmessgerät zuletzt geeicht wurde.

Multiple-choice-Fragen

❓ Wählen Sie von den angebotenen Alternativen immer nur diejenige aus, die aufgrund des Heilpraktikergesetzes und der zugehörigen Durchführungsverordnung am genauesten zutrifft!

1   Ausübung der Heilkunde ist jede vorgenommene Tätigkeit zur Feststellung, Heilung oder Linderung von Krankheiten, Leiden oder Körperschäden bei Menschen und Tieren.
2   Ausübung der Heilkunde ist jede berufs- oder gewerbsmäßig vorgenommene Tätigkeit zur Feststellung, Heilung oder Linderung von Krankheiten, Leiden oder Körperschäden bei Menschen.
3   Ausübung der Heilkunde ist jede berufs- oder gewerbsmäßig vorgenommene Tätigkeit zur Feststellung, Heilung oder Linderung von Krankheiten, Leiden oder Körperschäden bei Menschen und Tieren.

Lösung
Antwort 2 ist richtig.
Anmerkung:
Punkt 1: Es fehlt berufs- oder gewerbsmäßig. Im Gesetzestext steht nicht „Tiere".

❓ Wählen Sie von den angebotenen Alternativen immer nur diejenige aus, die aufgrund des Heilpraktikergesetzes und der zugehörigen Durchführungsverordnung am genauesten zutrifft!

1   Wer, ohne zur Ausübung des ärztlichen Berufs berechtigt zu sein und ohne eine Erlaubnis nach § 1 HPG zu besitzen, die Heilkunde ausübt, handelt ordnungswidrig. Die Ordnungswidrigkeit kann mit einer Geldbuße bis zu 2.500 Euro geahndet werden.
2   Wer, ohne zur Ausübung des ärztlichen Berufs berechtigt zu sein und ohne eine Erlaubnis nach § 1 HPG zu besitzen, die Heilkunde ausübt, wird mit Freiheitsstrafe bis zu einem Jahr oder mit Geldbuße bestraft.

Lösung
Antwort 2 ist richtig.

Anmerkung:
Punkt 1: Es handelt sich nicht um eine Ordnungswidrigkeit, sondern eine Straftat.

❓ Wählen Sie von den angebotenen Alternativen immer nur diejenige aus, die aufgrund des Heilpraktikergesetzes und der zugehörigen Durchführungsverordnung am genauesten zutrifft!

1   Das Heilpraktikergesetz verbietet ausdrücklich die Ausübung der Zahnheilkunde durch den Heilpraktiker.
2   Das Heilpraktikergesetz lässt die Ausübung der Zahnheilkunde ausdrücklich ungeregelt. Für die Ausübung der Zahnheilkunde gibt es noch das Gesetz über die Ausübung der Zahnheilkunde.

Lösung
Antwort 2 ist richtig.
Anmerkung:
Punkt 1: Das Heilpraktikergesetz verbietet nicht die Ausübung der Zahnheilkunde, sondern lässt sie ungeregelt.

❓ Wählen Sie von den angebotenen Alternativen immer nur diejenige aus, die aufgrund des Heilpraktikergesetzes und der zugehörigen Durchführungsverordnung am genauesten zutrifft!

1   Der Antragsteller muss mindestens 25 Jahre alt sein, muss abgeschlossene Volksschulbildung haben, muss Deutscher sein, muss sittlich zuverlässig sein, frei von Sucht und darf keine Gefahr für die Volksgesundheit sein (Überprüfung erfolgt durch das Gesundheitsamt).
2   Der Antragsteller muss mindestens 25 Jahre alt sein, muss abgeschlossene Volksschulbildung haben, muss sittlich zuverlässig sein, muss geeignet sein und darf keine Gefahr für die Volksgesundheit sein (Überprüfung erfolgt durch das Gesundheitsamt).

Lösung
Antwort 2 ist richtig.
Anmerkung:
Punkt 1: Die Forderung im Gesetzestext, dass der Antragsteller Deutscher sein muss, wurde aufgehoben. Es heißt nicht frei von Sucht, sondern, dass er für den Beruf **geeignet** sein muss.

? **Wählen Sie von den angebotenen Alternativen immer nur diejenige aus, die aufgrund des Heilpraktikergesetzes und der zugehörigen Durchführungsverordnung am genauesten zutrifft!**

1 Über den Antrag entscheidet die höhere Verwaltungsbehörde.
2 Über den Antrag entscheidet die untere Verwaltungsbehörde.
3 Über den Antrag entscheidet die untere Verwaltungsbehörde im Benehmen mit dem Gesundheitsamt.

Lösung
Antwort 3 ist richtig.

? **Wählen Sie von den angebotenen Alternativen immer nur diejenige aus, die aufgrund des Heilpraktikergesetzes und der zugehörigen Durchführungsverordnung am genauesten zutrifft!**

1 Legt ein Antragsteller gegen einen ablehnenden Bescheid Widerspruch ein, so entscheidet darüber der Gutachterausschuss.
2 Legt ein Antragsteller gegen einen ablehnenden Bescheid Widerspruch ein, so entscheidet darüber die höhere Verwaltungsbehörde.

Lösung
Antwort 2 ist richtig.
Anmerkung:
Punkt 1: Der Gutachterausschuss entscheidet nicht, sondern wird „gehört".

? **Wählen Sie von den angebotenen Alternativen immer nur diejenige aus, die aufgrund des Heilpraktikergesetzes und der zugehörigen Durchführungsverordnung am genauesten zutrifft!**

1 Ist von der zuständigen Behörde einmal die Erlaubnis zur Ausübung der Heilkunde erteilt worden, so kann diese später durch die zuständige Verwaltungsbehörde entzogen werden, wenn nachträglich Tatsachen eintreten oder bekannt werden, die eine Versagung der Erlaubnis nach § 2 Abs. 1 DVO rechtfertigen würden.

2 Ist von der zuständigen Behörde einmal die Erlaubnis zur Ausübung der Heilkunde erteilt worden, so kann diese später nicht mehr entzogen werden, auch wenn nachträglich Tatsachen eintreten oder bekannt werden, die eine Versagung der Erlaubnis nach § 2 Abs. 1 DVO rechtfertigen würden.

Lösung
Antwort 1 ist richtig.

? **Wählen Sie die zutreffenden Aussagen aus!**

1 Ausscheider im Sinne des IfSG ist eine Person, die Krankheitserreger ausscheidet und dadurch eine Ansteckungsquelle für die Allgemeinheit sein kann, ohne krank oder krankheitsverdächtig zu sein.
2 Im Sinne des IfSG ist eine Person ansteckungsverdächtig, wenn sie an einer übertragbaren Krankheit leidet.
3 Bei Lepra besteht Meldepflicht im Verdachts-, Erkrankungs- und Todesfall.
4 Bei Windpocken besteht nur im Todesfall Meldepflicht.
5 Ausscheider von Choleravibrionen, Salmonellen und Shigellen dürfen nicht in Küchen von Gaststätten beschäftigt werden (§ 42 Abs. 1 IfSG).

Lösung
Die Antworten 1 und 5 sind richtig.
Anmerkungen:
• Punkt 2: Eine Person ist ansteckungsverdächtig, wenn anzunehmen ist, dass sie Erreger einer übertragbaren Krankheit aufgenommen hat, **ohne** selber krank oder krankheitsverdächtig zu sein.
• Punkt 3: Bei Lepra besteht lediglich Meldepflicht aufgrund IfSG § 7 bei Erregernachweis.
• Punkt 4: Bei Windpocken besteht **keine** Meldepflicht, aber Behandlungsverbot (IfSG §§ 24, 34).

? **Wählen Sie aus, welche Aussage für die Meldepflicht nach dem IfSG zutrifft!**

1 Der Heilpraktiker muss aufgrund des § 8 IfSG alle Erkrankungen des § 6 Abs. 1 melden.

2   Die Meldung erfolgt an das Gesundheitsamt, das für den Wohnort des Patienten zuständig ist, unabhängig vom Aufenthaltsort des Patienten.
3   Die Meldung muss unverzüglich, spätestens innerhalb 24 Stunden nach erlangter Kenntnis erfolgen.

Lösung
Die Antworten 1 und 3 sind richtig.
Anmerkungen:
- Punkt 2: Die Meldung muss an das Gesundheitsamt des **Aufenthaltsorts** des Betroffenen gehen.
- Punkt 3: Die Meldung muss unverzüglich erfolgen.

? **Wählen Sie die Alternative aus, die am genauesten angibt, wo das IfSG das Behandlungsverbot für bestimmte Personen ausspricht!**

1   § 6 Abs. 1 IfSG
2   § 6 IfSG
3   § 24 IfSG
4   § 34 IfSG

Lösung
Antwort 3 ist richtig.

? **Sie möchten ein bestimmtes Präparat verordnen. Wo können Sie sich informieren, ob Verschreibungspflicht besteht?**

1   Rote Liste
2   Präparateliste Naturheilkunde
3   Anruf beim Apotheker
4   Anruf beim Gesundheitsamt

Lösung
Die Antworten 1, 2 und 3 sind richtig.

? **Welche Aussagen über Arzneimittel sind zutreffend?**

1   Der Heilpraktiker darf apothekenpflichtige Mittel verordnen.
2   Der Heilpraktiker darf ein Rezept ausstellen.
3   Der Heilpraktiker darf dem Patienten unentgeltlich Kräuter aus seinem Garten mitgeben, damit sich der Patient davon zu Hause einen Heiltee bereiten kann.

4   Unter bestimmten Bedingungen kann ein Heilpraktiker auch **nicht**-homöopathische Betäubungsmittel verordnen.
5   Betäubungsmittel darf der Heilpraktiker grundsätzlich ab der D_6 verordnen.
6   Die Verschreibungspflicht für Medikamente, die nicht unter das BtMG fallen, ist ab der D_4 aufgehoben.
7   Homöopathische Mittel müssen zugelassen werden.
8   Homöopathische Mittel müssen nur registriert werden. Deshalb tragen die Präparate einen Aufdruck mit einer Registriernummer.

Lösung
Die Antworten 1, 2, 6 und 8 sind richtig.
Anmerkungen:
- Punkt 3: Es handelt sich um die Herstellung eines Arzneimittels, was dem Heilpraktiker nicht erlaubt ist.
- Punkt 4: Betäubungsmittel kann der Heilpraktiker in keinem Fall verordnen.
- Punkt 6: Grundsätzlich kann der Heilpraktiker auch homöopathische Betäubungsmittel nicht verordnen. Es gibt nur die Ausnahme: Papaver somniferum ab D_4 und Opium ab D_6.
- Punkt 7: Homöopathische Mittel müssen nur registriert werden.

? **Welche der beiden Aussagen über die Fernbehandlung ist richtig?**

1   Ein Heilpraktiker hat einen Patienten in seiner Praxis gründlich untersucht. Er darf ihn nun nach Hause schicken und als Therapie eine Fernbehandlung durchführen, indem er sich konzentriert und dem Patienten positive Energien sendet.
2   Es ist grundsätzlich jede Art von Fernbehandlung verboten. In dem vorstehend geschilderten Fall ist es dem Heilpraktiker verboten, diese Art von Therapie durchzuführen.

Lösung
Antwort 1 ist richtig.

? Welche Aussagen sind aufgrund des Gesetzes über die Ausübung der Zahnheilkunde zutreffend?

1 Der Heilpraktiker darf keine Zähne behandeln.
2 Der Heilpraktiker darf Munderkrankungen nicht behandeln.
3 Der Heilpraktiker darf die Gaumenmandeln nicht behandeln.
4 Der Heilpraktiker darf eine Regulierung von Zahnfehlstellungen vornehmen.
5 Ein Heilpraktiker, der Farbtherapie durchführt, darf einen Zahn, z. B. mit der Farbe Gelb, bestrahlen, wenn er damit nicht den Zahn behandelt, sondern über diesen Zahn auf ein bestimmtes inneres Organ einwirken möchte.

Lösung
Richtig sind die Antworten 1, 2 und 5.
Anmerkungen:
• Punkt 3: Die Gaumenmandeln liegen im Gaumen und deshalb nicht mehr in der Mundhöhle. Sie dürfen vom Heilpraktiker behandelt werden.
• Punkt 4: Regulierung von Zahnfehlstellungen dürfen vom Heilpraktiker nicht vorgenommen werden.

? Wählen Sie aus, was für sexuell übertragbare Krankheiten zutrifft!

1 Sexuell übertragbare Krankheiten sind Lues, Gonorrhö, Ulcus molle, AIDS und Lymphogranulomatosis inguinalis.
2 Sexuell übertragbare Krankheiten sind Endometriose und Prostatahyperplasie.
3 Der Heilpraktiker darf Lues, die sich z. B. als Hautausschlag am Rücken zeigt, mit Umschlägen behandeln.
4 Sexuell übertragbare Krankheiten dürfen vom Heilpraktiker auch dann nicht behandelt werden, wenn sie an anderen Körperteilen als den Geschlechtsorganen auftreten.

Lösung
Die Antworten 1 und 4 sind richtig.
Anmerkungen:
• Punkt 2: Endometriose und Prostatahyperplasie können beide **nicht** sexuell übertragen werden.
• Punkt 3: Bei sexuell übertragbaren Krankheiten, besteht für den Heilpraktiker Behandlungsverbot, egal an welchen Körperstellen sich die Erkrankung zeigt (s. auch Punkt 4).

? Welche Aussagen über die Behandlung einer Schwangeren treffen zu?

1 Der Heilpraktiker darf keine Geburtshilfe leisten (ausgenommen Notfälle).
2 Der Heilpraktiker darf grundsätzlich keine Schwangere behandeln.
3 Der Heilpraktiker darf eine Schwangere wegen einer bestehenden Obstipation behandeln.
4 Der Heilpraktiker darf den Bauch einer Schwangeren, die sich von ihm wegen einer Obstipation behandeln lassen möchte, abtasten.
5 Der Heilpraktiker darf eine Frau, die im 3. Monat schwanger ist, behandeln, wenn diese als Beschwerde ziehende Bauchschmerzen angibt, die in die Leistengegend ausstrahlen.

Lösung
Die Antworten 1, 3 und 4 sind richtig.
Anmerkung:
Punkt 5: In dem geschilderten Fall könnte es sich um Geburtswehen handeln.

2 Zelle

Bildfragen

? **Bezeichnen Sie die Zellorganellen und geben Sie dazu deren Hauptaufgabe an!**

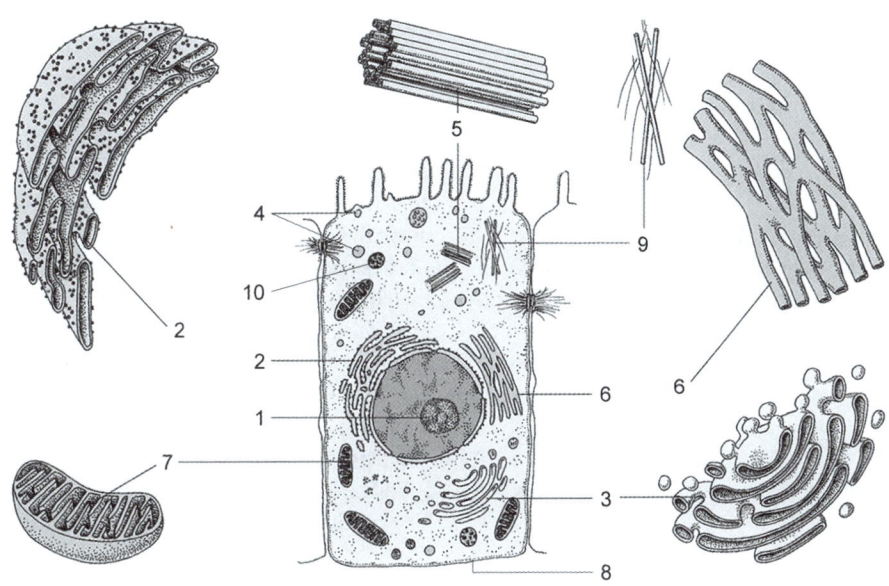

Abb. 2.1 Übersicht über die menschliche Zelle. [L190]

Lösung

1	**Kernkörperchen (Nucleolus)**	Bildung und Sammlung der RNS (Ribonukleinsäure)
2	**Raues endoplasmatisches Retikulum**	Eiweißherstellung und Stofftransport
3	**Golgi-Apparat**	Stoffspeicherung und -transport
4	**Sekretkörnchen**	z. B. Verdauungsenzym
5	**Zentralkörperchen (Zentriol)**	Bildet bei der Zellteilung den Spindelapparat aus
6	**Glattes endoplasmatisches Retikulum**	Stofftransport
7	**Mitochondrium**	Energiegewinnung, -bevorratung und -abgabe (Kraftwerk der Zelle)
8	**Zellmembran**	Abgrenzung. Ist selektiv (aktiver Transport) und semipermeabel (passiver Transport) durchlässig
9	**Mikrotubuli**	Zellskelett
10	**Lysosom**	Enthält eiweißauflösendes Enzym

Fragen ohne Antwortauswahl

? Nennen Sie Kennzeichen des Lebendigen!

Antwort
Kennzeichen des Lebendigen sind:
Stoffwechsel
Wachstum
Reizbarkeit (Erregbarkeit)
Leitfähigkeit
Beweglichkeit
Anpassungsfähigkeit
Neubildung
Fortpflanzung

? Geben Sie an, was man unter Katabolismus versteht!

Antwort
Katabolismus ist der **Abbaustoffwechsel.** Die mit der Nahrung aufgenommenen Kohlenhydrate, Eiweiße und Fette werden in ihre einfachen Bestandteile zerlegt, und zwar in Glukose, Aminosäuren, Fettsäuren und Glyzerin. Im engeren Sinne versteht man unter Katabolismus nur den Eiweißabbau innerhalb von Zellen.

? Geben Sie an, was man unter Anabolismus versteht!

Antwort
Anabolismus ist der **Aufbaustoffwechsel.** Aus den einfachen Bestandteilen wird körpereigene Substanz gebildet. In einem engeren Sinn versteht man darunter nur den Eiweißaufbau innerhalb von Zellen.

? Schildern Sie stichwortartig den Aufbau der Zellmembran!

Antwort
Die Zellmembran besteht aus einer **Doppelschicht aus Lipiden.** Diese sind so angeordnet, dass ihre wasserabstoßenden Schwänze gegeneinander gerichtet im Inneren der Zellmembran liegen. Dagegen zeigen ihre wasserverträglichen Köpfchen nach außen.

? Welche Hauptaufgabe haben die folgenden Zellorganellen?
- **Mitochondrien**
- **Raues endoplasmatisches Retikulum**
- **Glattes endoplasmatisches Retikulum**
- **Ribosomen**
- **Lysosomen**
- **Golgi-Apparat**
- **Zentriol**
- **Mikrotubuli**

Antwort
Mitochondrien:
Sie werden als die Energiezentrale betrachtet, da sie zuständig sind für Energiegewinnung, Energiebereitstellung und die Energieabgabe.
Raues endoplasmatisches Retikulum:
Es handelt sich um das endoplasmatische Retikulum, das außen mit Ribosomen besetzt ist. Es spielt eine wichtige Rolle bei der Eiweißherstellung und dem Stofftransport.
Glattes endoplasmatisches Retikulum:
Es handelt sich um das endoplasmatische Retikulum, das außen nicht mit Ribosomen besetzt ist. Es erfüllt vor allem in der quer gestreiften Muskulatur eine wichtige Aufgabe beim Stofftransport. Des Weiteren tritt es zahlreich in Zellen auf, die Steroidhormone produzieren.
Ribosomen:
Sie enthalten RNS und sind der eigentliche Ort der Eiweißherstellung.
Lysosomen:
Sie enthalten Enzyme, die Eiweiße auflösen können.
Golgi-Apparat:
Der Golgi-Apparat wirkt bei der Sekretbildung mit, speichert und transportiert Stoffe, weshalb er besonders häufig in Drüsenzellen auftritt.
Zentriol:
Es bildet bei der Kernteilung den Spindelapparat aus.
Mikrotubuli:
Sie gehören zum Zellskelett und helfen mit, die Zellform aufrechtzuerhalten. In Nervenzellen sind sie am intrazellulären Transport beteiligt.

? Welche der folgenden Strukturen befinden sich im Zellkern?
- **Nucleolus (Kernkörperchen)**
- **Chromatin**

- **Chromosomen**
- **Glykogen**
- **Vakuolen**

Antwort

Von den genannten Strukturen befinden sich **Nucleolus, Chromatin** und **Chromosomen** im Zellkern.

? Was ist das Chromatin?

Antwort

Bei dem Chromatin handelt es sich um die **Arbeitsform** der **Chromosomen,** wie sie während der Arbeitsphase (Interphase) im Zellkern vorliegt. Chromatin ist eine Gerüstsubstanz, die aus langen, dünnen, vielfach gewundenen Fäden besteht, die ein Netzwerk innerhalb des Zellkerns bilden.

Die Bezeichnung Chromatin stammt daher, weil sie sich mit bestimmten basischen Farbstoffen gut anfärben lässt.

? Wie viele Chromosomen gibt es in der menschlichen Zelle?

Antwort

Es gibt **46** Chromosomen in der menschlichen Zelle.

? Welche Geschlechtschromosomen besitzt ein männliches Individuum, welche ein weibliches?

Antwort

Männer: XY-Chromosomen, **Frauen:** XX-Chromosomen

? Was geht bei den folgenden Stadien der Zellteilung jeweils im Zellkern vor sich?

- **Interphase**
- **Prophase**
- **Metaphase**
- **Anaphase**
- **Telophase**

Antwort

Interphase:

Die Zelle geht ihrer Arbeit nach, die Chromosomen liegen als Chromatin vor.

Prophase:

Die Chromosomen werden als Fäden sichtbar. Das Zentriol bildet den Spindelapparat aus. Die Kernmembran und das Kernkörperchen lösen sich auf.

Metaphase:

Der Spindelapparat wird fertig ausgebildet. Die Chromosomen heften sich mit ihrem Zentromer an der Äquatorialebene fest.

Anaphase:

Von den aufgespaltenen Chromosomen wandert je eine Hälfte (Chromatid) zum entgegengesetzten Pol.

Telophase:

Der Spindelapparat löst sich auf. Die Kernmembran wird neu gebildet.

? Welche Chromosomenabweichung besteht bei der Trisomie 21?

Antwort

In allen Körperzellen ist das **Chromosom** Nummer **21 dreifach** statt zweifach vorhanden.

? Welche Chromosomenabweichung besteht beim Klinefelter-Syndrom?

Antwort

Beim Klinefelter-Syndrom besteht die Chromosomenabweichung **XXY** (XXXY, XXXXY, XXXYY).

? Geben Sie kurz das typische Erscheinungsbild des unbehandelten Klinefelter-Syndroms an!

Antwort

Beim Klinefelter-Syndrom kommt es zur **Hodenhypoplasie,** mit verminderter oder fehlender Spermienproduktion, die in der Regel zur **Unfruchtbarkeit** führt, außerdem durch einen verzögerten Schluss der Wachstumsfugen zum **Hochwuchs,** zu **weiblichem Behaarungstyp, Gynäkomastie** und im Alter zur **Osteoporose.** Heute können die Betroffenen allerdings hormonell mit Testosteron behandelt werden.

? Welche Chromosomenabweichung besteht beim Turner-Syndrom?

Antwort

Beim Turner-Syndrom liegt die Chromosomenabweichung **X0** vor.

2

2

? Geben Sie kurz das typische Erscheinungsbild des Turner-Syndroms an!

Antwort

Das Erscheinungsbild ist geprägt durch **Minderwuchs** und **sexuellen Infantilismus.** Des Weiteren kommt es oft zu **Amenorrhö** und **Unfruchtbarkeit,** häufig bestehen weitere Fehlbildungen, z. B. am Herzen. Die schulmedizinische Therapie besteht in der Gabe von Östrogenen und evtl. von STH (somatotropes Hormon, Wachstumshormon).

? Geben Sie an, ob die folgenden Individuen trotz ihrer Abweichung von den normalen Geschlechtschromosomen grundsätzlich lebensfähig sind!
- X0
- Y0
- XXX
- XXY
- XYY

Antwort

X0:   Ja
Y0:   Nein
XXX: Ja
XXY: Ja
XYY: Ja

Multiple-choice-Fragen

? Welche Aussagen sind zutreffend?

1   Die kleinste Einheit des Lebendigen ist das Atom.
2   Die kleinste Einheit des Lebendigen ist ein Molekül.
3   Mit Katabolismus bezeichnet man den Stoffwechselvorgang, bei dem komplizierte Strukturen in einfachere Bestandteile zerlegt werden.
4   Mit Anabolismus bezeichnet man den Stoffwechselvorgang, bei dem komplizierte Strukturen in einfachere Bestandteile zerlegt werden.

5   Kennzeichen des Lebendigen sind Wachstum, Stoffwechsel, Beweglichkeit, Fortpflanzung und das Vorliegen von Molekülverbindungen.
6   Mit Reizbarkeit meint man, dass ein Reiz weitergeleitet wird, und dass nicht nur eine Reiz-Reaktion-Antwort am Ort des Reizes erfolgt.

Lösung

Antwort 3 ist richtig.
Anmerkungen:
- Punkte 1 und 2: Die kleinste Einheit des Lebendigen ist die Zelle und nicht das Atom oder ein Molekül.
- Punkt 5: Falsch ist hier „Vorliegen von Molekülverbindungen".
- Punkt 6: Die Aussage ist unsinnig.

? Welche Aussagen über die menschliche Zelle sind richtig?

1   Eine Zelle besteht aus Zellkern, Kernmembran, Zellleib und Zellmembran.
2   Eine Zelle besteht nur aus Zellkern, Zellleib und Zellmembran. Eine Kernmembran ist nicht vorhanden.
3   Die Zellmembran besteht aus einer Lipidschicht, der außen und innen Proteine angelagert sind, die auch durch die Fettschicht ragen können.
4   Mit Zellorganellen meint man „kleine Organe" der Zelle, das heißt, Strukturen, die innerhalb der Zelle eine bestimmte Aufgabe haben.
5   Bestimmte Eiweißverbindungen spielen als Rezeptoren auf der Zelloberfläche eine Rolle.

Lösung

Richtig sind die Antworten 1, 3, 4 und 5.

? Ordnen Sie die zusammengehörenden Begriffe zu!

1	Speichert das Erbgut mittels der DNS.	A	Lysosomen
2	Ist außen häufig mit Ribosomen besetzt.	B	Mikrotubuli
3	Hat vor allem in Drüsenzellen die Aufgabe des Stofftransports.	C	Zellkern

4	Sie sind die Kraftwerke der Zelle.	D	Golgi-Apparat
5	Enthalten Enzyme, die Eiweiße auflösen können.	E	Endoplasmatisches Retikulum
6	Röhrensystem, das der Zellstabilisierung dient.	F	Mitochondrien

Lösung
1 zu C
2 zu E
3 zu D
4 zu F
5 zu A
6 zu B

？ Welche Aussagen über den Zellkern sind zutreffend?

1 Der Zellkern heißt Nucleolus.
2 Der Zellkern ist das Speicher- und Arbeitsgebiet der Zelle.
3 Im Zellkern befindet sich das Chromatin.
4 In der menschlichen Zelle befinden sich 23 Chromosomenpaare.
5 In der menschlichen Zelle befinden sich 46 Chromosomen.
6 In der männlichen Zelle liegen 23 identische Chromosomenpaare vor.
7 Reife Geschlechtszellen enthalten nur 23 Chromosomenpaare, damit nach der Verschmelzung der weiblichen Eizelle und der männlichen Samenzelle wieder 46 Chromosomenpaare zur Verfügung stehen.

Lösung
Antwort 3, 4 und 5 sind richtig.
Anmerkungen:
• Punkt 1: Zellkern heißt Nucleus. Kernkörperchen heißt Nucleolus.
• Punkt 2: Der Zellleib ist das Speicher- und Arbeitsgebiet.
• Punkt 7: Reife Geschlechtszellen enthalten 23 Chromosomen (keine 23 Chromosomen**paare**).

？ Welche Behauptungen sind richtig?

1 Beim Turner-Syndrom liegt die Geschlechtschromosomenkombination X0 vor.
2 Beim Klinefelter-Syndrom die Kombination XYY.
3 Das Down-Syndrom wird auch als Trisomie 21 bezeichnet.
4 Individuen mit der Geschlechtschromosomenkombination Y0 wirken vom Erscheinungstyp sehr männlich.

Lösung
Antwort 1 und 3 sind richtig.
Anmerkungen:
• Punkt 2: Klinefelter-Syndrom hat die Kombination XXY.
• Punkt 4: Geschlechtschromosomenkombination Y0 ist nicht lebensfähig!

3 Gewebearten

Bildfragen

? Um welche Formen von Epithelgewebe handelt es sich?

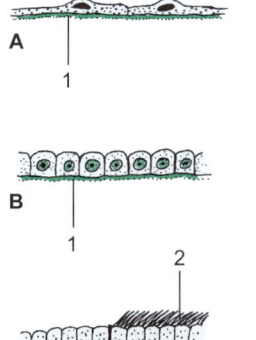

Abb. 3.1 Epithelgewebe. [L190]

Lösung

A Einschichtiges Plattenepithelgewebe
B Einschichtiges kubisches Epithelgewebe
C Einschichtiges kinozilientragendes Zylinderepithel
1 Basalmembran
2 Kinozilien (Flimmerhärchen)

? Um welchen Knochen handelt es sich? Bezeichnen Sie die Anteile des abgebildeten Röhrenknochens!

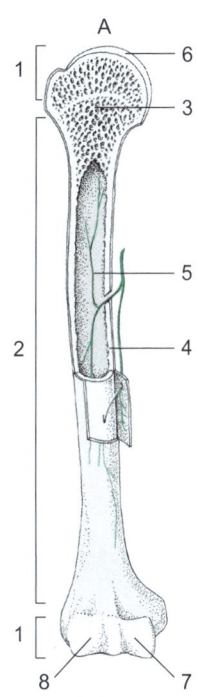

Abb. 3.2 Aufbau eines Röhrenknochens. [L190]

Lösung

A Oberarmknochen (Humerus)
1 Endstück (Gelenkstück, Epiphyse)
2 Mittelstück (Diaphyse)
3 Bälkchenwerk (Spongiosa)
4 Knochenmantel (Kompakta, Substantia compacta)
5 Markhöhle (Cavitas medullaris)
6 Kopf des Oberarmknochens (Caput humeri)
7 Rolle des Oberarmknochens (Trochlea humeri)
8 Köpfchen des Oberarmknochens (Capitulum humeri)

? Bezeichnen Sie die Anteile der Nervenzelle!

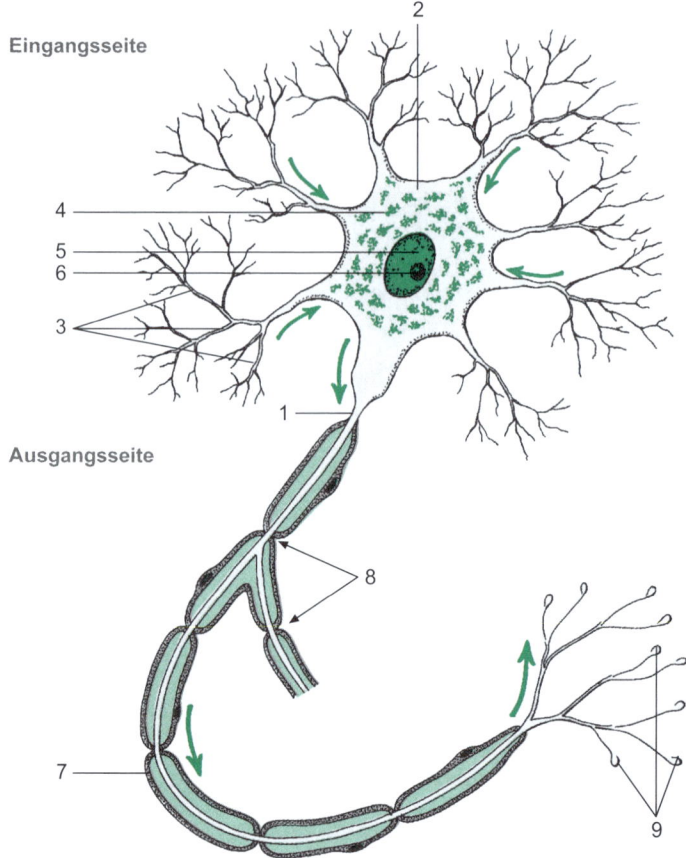

Abb. 3.3 Aufbau einer Nervenzelle. [L190]

Lösung
1 Neurit (Axon)
2 Zellleib (Soma)
3 Dendrit
4 Nissl-Schollen
5 Zellkern (Nucleus)
6 Kernkörperchen (Nucleolus)
7 Markscheide (Schwann-Zelle)
8 Ranvier-Schnürring
9 Endknöpfchen (Synapse)

Fragen ohne Antwortauswahl

? Wieviele Gewebearten werden unterschieden?

Antwort
Es gibt vier Gewebearten, und zwar **Epithel-, Binde-, Muskel-** und **Nervengewebe.**

? Geben Sie die Kennzeichen des Epithelgewebes an!

Antwort
Die Kennzeichen des Epithelgewebes sind: Es handelt sich um einen **dichten Zellverband,** der auch

als **Deckgewebe** bezeichnet wird. Die Zellen sitzen einer **Basalmembran** auf. Epithelgewebe ist **gefäßfrei** und wird durch Diffusion vom darunterliegenden Bindegewebe aus ernährt.

? Wo kommt Epithelgewebe im Körper vor?

Antwort
Epithelgewebe kommt vor allem in der **Haut** (Epidermis) und in der **Schleimhaut** (Mukosa) als äußerste Schicht vor. Des Weiteren findet man es im Drüsengewebe und in hochspezialisierten Sinnesrezeptoren (z. B. Stäbchen- und Zapfenzellen der Netzhaut).

? Nach welchen Gesichtspunkten kann Epithelgewebe weiter unterteilt werden?

Antwort
Epithelgewebe kann nach der **Anzahl der Schichten** in ein- und mehrschichtiges bzw. mehrreihiges Epithelgewebe unterteilt werden. Nach der **Oberflächenbildung** unterscheidet man verhornendes und zilientragendes Epithelgewebe. Nach der **Form** wird unterschieden in Platten-, Zylinder- und kubisches Epithel.

? Wo kommt Übergangsepithel vor?

Antwort
Übergangsepithel kommt im **Nierenbecken,** in den **Harnleitern,** in der **Harnblase** und im Anfangsteil der Harnröhre vor.

? Welche Aufgabe hat das Übergangsepithel?

Antwort
Übergangsepithel hat die Aufgabe sich den **unterschiedlichen Füllungszuständen** anzupassen. Außerdem schützt eine oberflächliche Lage von Deckzellen die darunterliegenden Zellen vor agressiven Stoffen im Harn.

? Wie ist Bindegewebe aufgebaut?

Antwort
Bindegewebe besteht aus **Zellen und Zwischenzellsubstanz** (Fasern und Grundsubstanz).

? Wie heißen die ortsbeständigen Bindegewebszellen?

Antwort
Die ortsbeständigen Bindegewebszellen heißen **Fibrozyten.**

? Welche Bindegewebsfasern werden unterschieden?

Antwort
Man unterscheidet folgende Bindegewebsfasern: **Retikulinfasern, kollagene** und **elastische Fasern.**

? Woraus besteht die Grundsubstanz des lockeren Bindegewebes?

Antwort
Die Grundsubstanz besteht im lockeren Bindegewebe aus **Wasser, Nährstoffen** wie Glukose, Aminosäuren und Fettsäuren, aus **Abbauprodukten** wie Kreatinin und Harnstoffen und in der Grundsubstanz befinden sich **Vitamine, Hormone** und **Enzyme.**

? Welche Knorpelarten unterscheidet man?

Antwort
Elastischer Knorpel, **hyaliner** Knorpel und **Faserknorpel.**

? Erklären Sie kurz die folgenden Begriffe!
- **Chondrozyt**
- **Osteozyt**
- **Osteoklast**
- **Osteoblast**
- **Epiphyse**
- **Diaphyse**
- **Kompakta**
- **Periost**
- **Havers-Kanal**
- **Desmale Ossifikation**
- **Chondrale Ossifikation**
- **Histiozyt**
- **Lymphozyt**
- **Granulozyt**

Antwort
- **Chondrozyt:**
  Knorpelzelle.

3

- **Osteozyt:**
  Knochenzelle.
- **Osteoklast:**
  Knochenfresszelle. Große Zelle, welche die Fähigkeit hat, Knochensubstanz aufzulösen.
- **Osteoblast:**
  Knochenaufbauzelle. Sie wandelt sich später in einen Osteozyten um.
- **Epiphyse:**
  Endstück (Gelenkstück) der langen Röhrenknochen. Des Weiteren wird auch die Zirbeldrüse als Epiphyse bezeichnet.
- **Diaphyse:**
  Mittelstück der Röhrenknochen, das die beiden Epiphysen miteinander verbindet.
- **Kompakta:**
  Kurzbezeichnung für Substantia compacta, die dichte und feste Knochensubstanz, der sog. Knochenmantel.
- **Periost:**
  Knochenhaut, die den Knochen außen umschließt und die für seinen Aufbau (Dickenwachstum) und seine Ernährung zuständig ist.
- **Havers-Kanal:**
  Es handelt sich um Kanäle, die inmitten der Knochenlamellen liegen und die Blutgefäße zur Ver- und Entsorgung des Knochengewebes enthalten.
- **Desmale Ossifikation:**
  Es handelt sich um eine bindegewebige Verknöcherung. Das heißt, dass das Bindegewebe direkt in Knochengewebe umgewandelt wird, ohne die Zwischenstufe Knorpelgewebe zu durchlaufen.
- **Chondrale Ossifikation:**
  Die chondrale Ossifikation ist eine knorpelige Verknöcherung. Das heißt, Bindegewebe wird erst in Knorpelgewebe umgewandelt, bevor es zu Knochengewebe wird.
- **Histiozyt:**
  Bei Histiozyten handelt es sich um einen Monozyten, der ins Bindegewebe ausgewandert ist und der wichtige Abwehrfunktionen als Phagozyt hat.
- **Lymphozyt:**
  Der Lymphozyt gehört zu den Leukozyten. Er hält sich bevorzugt im lymphatischen Gewebe auf, kommt aber auch in der Grundsubstanz und im Blut vor.

- **Granulozyt:**
  Es handelt sich um eine kleine Fresszelle, die Granula (Körnchen) enthält. Er kommt im Blut vor, kann jedoch auch auswandern und sich dann in der Grundsubstanz aufhalten.

? **Geben Sie an, welche zwei Hauptgruppen der Muskulatur man unterscheidet!**

Antwort

Man unterscheidet die Hauptgruppen **glatte** Muskulatur und **quer gestreifte** Muskulatur. Außerdem gibt es noch die Herzmuskulatur.

? **Wie lässt sich die Arbeitsweise der glatten Muskulatur charakterisieren?**

Antwort

Sie arbeitet **autonom, langsam** und **rhythmisch.**

? **Geben Sie an, wie es zur Verkürzung der Muskelzelle kommt!**

Antwort

Die Verkürzung der Muskelzelle ist auf die **Myofibrillen** zurückzuführen. Diese Myofibrillen, und zwar die **Aktin-** und **Myosinfilamente, schieben** sich **ineinander.**

? **Wodurch wird der Eindruck der Querstreifung der quer gestreiften Muskulatur unter dem Mikroskop hervorgerufen?**

Antwort

Der Eindruck der Querstreifung der quer gestreiften Muskulatur kommt durch die **regelmäßige Anordnung** der Aktin- und Myosinfilamente innerhalb der Zelle zustande.

? **Zu welcher Hauptgruppe von Muskelgewebe zählt die Herzmuskulatur? Begründen Sie Ihre Meinung!**

Antwort

Die Herzmuskulatur nimmt eine **Zwischenstellung** zwischen der glatten und quer gestreiften Muskulatur ein. Einerseits zeigt sie Merkmale der quer gestreiften Muskulatur wie schnelles Arbeiten und

Querstreifung unter dem Mikroskop. Andererseits hat sie Merkmale der glatten Muskulatur wie unwillkürliches, eigengesetzliches und rhythmisches Arbeiten.

? Geben Sie die Zellorganellen an, in denen die Muskelzelle Energie für die Muskelarbeit bereitstellt!

Antwort
Mitochondrien.

? Wie können Sie bei einem Fortsatz der Nervenzelle unterscheiden, ob es sich um einen Dendriten oder um ein Axon handelt?

Antwort
Die Dendriten sind **meist** kurze, baumartige Verzweigungen. Insofern bilden die afferenten Nervenfasern eine Ausnahme, da sie sehr lange Dendriten besitzen. **Eindeutig** lassen sich Dendriten und Axone jedoch von ihrer **Aufgabe** her unterscheiden:
Die **Dendriten** nehmen die ankommende Erregung auf und **leiten** sie zum Körper der Nervenzelle **hin.** Die **Axone** dagegen **leiten** die Nervenerregung vom Zellkörper **weg.**

? Wie nennt man die Verbindungsstelle, an welcher der Nervenreiz von einem Axon auf eine andere Zelle durch chemische Wirkstoffe übertragen wird?

Antwort
Synapse.

? Nennen Sie wichtige Überträgerstoffe, die an diesen Verbindungsstellen eine Rolle spielen!

Antwort
Acetylcholin, Noradrenalin, Adrenalin, Dopamin, Serotonin und GABA.

? Wo werden diese Überträgerstoffe hergestellt?

Antwort
Diese Überträgerstoffe werden **in** der **Nervenzelle** selber hergestellt.

? Was versteht man unter Membranpotenzial?

Antwort
Unter Membranpotenzial versteht man einen **Spannungsunterschied,** der ausgelöst wird durch einen Unterschied in der Konzentration der Elektrolytlösungen, wie sie **innerhalb** und **außerhalb** der **Zelle** bestehen.

? Welche Aufgaben haben Gliazellen?

Antwort
Gliazellen haben die Aufgabe, die eigentlichen Nervenzellen zu **stützen,** zu **isolieren** und zu **ernähren.** Des Weiteren haben sie wichtige **Phagozytoseaufgaben.**

? Wo kommen Gliazellen vor?

Antwort
Gliazellen kommen im **Zentralnervensystem** und im **peripheren Nervensystem** vor.

? Was sind die Ranvier-Schnürringe?

Antwort
Als Ranvier-Schnürring bezeichnet man die **Einschnürungen** markreicher Nerven zwischen zwei **Schwann-Zellen.** Die Schwann-Zellen umhüllen die peripheren Nervenfasern.

? Wo sitzen die Zellkörper der sensiblen afferenten Nervenfasern des Rückenmarks?

Antwort
Die Zellkörper der sensiblen afferenten Nervenfasern sitzen in den **Spinalganglien** (Ganglion spinale), die sich kurz vor der Eintrittsstelle des Nervs in das Rückenmark befindet.

? Geben Sie die Richtung des Nervenimpulses an, der die Afferenz entlangläuft!

Antwort
Der Nervenimpuls läuft die Afferenz **von** der **Peripherie** in **Richtung** des **Zentralnervensystems** hin.

3

⍰ Geben Sie die Lage der Zellkörper der motorischen efferenten Nervenfasern des Rückenmarks an!

Antwort
Der Zellkörper der motorischen efferenten Nervenfasern sitzt im **Vorderhorn** des **Rückenmarks** (Motoneuron).

⍰ Geben Sie die Richtung des Nervenimpulses an, der die Efferenz entlangläuft!

Antwort
Der Nervenimpuls, der die Efferenz entlangläuft, geht **vom Zentralnervensystem** in die **Peripherie.**

⍰ Wo findet eine elektrische und wo eine chemische Weiterleitung des Nervenimpulses statt?

Antwort
Eine **elektrische** Weiterleitung des Nervenimpulses findet **entlang** der **Nervenfaser** statt. Eine **chemische** Weiterleitung findet an den **Synapsen** statt.

⍰ Liegt ein Reiz über einem bestimmten Schwellenwert, so wird ein Aktionspotenzial ausgelöst. Durch dieses Aktionspotenzial wird die Nervenfaser immer im vollen Ausmaß erregt. Wie heißt dieses Gesetz?

Antwort
Alles-oder-Nichts-Gesetz.

⍰ Nach einer erfolgten Reizung bleibt die Nervenfaser für eine kurze Zeitspanne unerregbar. Wie nennt man diese Zeitspanne?

Antwort
Refraktärzeit.

⍰ Wie heißt die Verbindungsstelle zwischen einer efferenten Nervenfaser und dem Muskel?

Antwort
Motorische Endplatte.

Multiple-choice-Fragen

⍰ Wählen Sie die richtigen Aussagen zum Epithelgewebe aus!

1 Epithelgewebe wird auch als Deckgewebe bezeichnet, weil es innere und äußere Oberflächen des Körpers bedeckt.
2 Das Epithelgewebe wird von zahlreichen Blutgefäßen durchzogen.
3 Sehzellen bestehen aus spezialisierten Epithelzellen.
4 Drüsenzellen bestehen aus Epithelzellen.
5 Knochenzellen bestehen aus Epithelzellen.
6 Muköse Drüsen bestehen aus Epithelzellen. Sie produzieren ein dünnflüssiges Sekret.

Lösung
Antwort 1, 3 und 4 sind richtig.
Anmerkungen:
• Punkt 2: Epithelgewebe ist gefäßfrei.
• Punkt 5: Knochenzellen gehören zum Bindegewebe.
• Punkt 6: Muköse Drüsen produzieren ein dickflüssiges Sekret.

⍰ Welche Aussagen über das Bindegewebe sind zutreffend?

1 Bindegewebe besteht aus Zellen und Zwischenzellsubstanz (Fasern, Grundsubstanz).
2 Bindegewebe ist gefäßfrei.
3 Die Fibrozyten sind Bindegewebszellen.
4 Im Bindegewebe kommen wichtige Abwehrzellen vor, wie Histiozyten, Gewebsmakrophagen und Lymphozyten.
5 Die Fasern des Bindegewebes heißen auch Myofibrillen.

Lösung
Antwort 1, 3 und 4 sind richtig.
Anmerkungen:
• Punkt 2: Bindegewebe ist von Gefäßen durchzogen.
• Punkt 5: Die Myofibrillen sind die kleinsten kontraktilen Einheiten innerhalb der Muskelzelle und nicht der Bindegewebszelle. Die Myofibrillen sind die Aktin- und Myosinfilamente.

? Welche anatomischen Strukturen gehören zum Bindegewebe?

1 Speicherfett
2 Herzinnenhaut
3 Knorpel
4 Lungenbläschenzellen
5 Blut
6 Sehnen
7 Muskelgewebe

Lösung
Die Antworten 1, 3, 5 und 6 sind richtig.
Anmerkungen:
- Punkt 2: Die Herzinnenhaut besteht aus Endothel.
- Punkt 4: Die Lungenbläschenzellen gehören zum Epithelgewebe (Endothel).

? Welche Aussagen über den Knorpel sind richtig?

1 Man unterscheidet hyalinen Knorpel, elastischen Knorpel und Faserknorpel.
2 Teile der Nasenscheidewand bestehen aus hyalinem Knorpel.
3 Elastischer Knorpel verbindet die Rippen mit dem Brustbein.
4 Die Gelenkenden der Knochen sind mit Faserknorpel überzogen.
5 Die Menisken des Knies und die Zwischenwirbelscheiben der Wirbelsäule bestehen aus Faserknorpel.
6 Im Knorpel verlaufen Blutgefäße.
7 Die Knorpelzellen sind die Osteozyten.

Lösung
Antwort 1, 2 und 5 sind richtig.
Anmerkungen:
- Punkt 3: Die Rippenenden, die mit dem Brustbein verbunden sind, bestehen aus hyalinem Knorpel.
- Punkt 4: Die Gelenkenden sind mit hyalinem Knorpel überzogen.
- Punkt 6: Knorpel ist gefäßfrei. Er wird durch Diffusion ernährt.
- Punkt 7: Die Knorpelzellen heißen Chondrozyten. Osteozyten sind die Knochenzellen.

? Wählen Sie die richtigen Aussagen über den Knochen aus!

1 Mit Diaphyse bezeichnet man das verdickte Ende eines Röhrenknochens.
2 Spongiosa sind die Bälkchenknochen in den Gelenkenden. Zwischen ihnen liegt rotes Knochenmark, in dem Blutbildung stattfindet.
3 Die Knochenzellen stehen miteinander über lange Zytoplasmaausläufer (Zellfortsätze) in Verbindung.
4 Die Havers-Kanäle spielen bei der Blutversorgung des Knochens eine Rolle.
5 Mit der desmalen Ossifikation meint man eine Verknöcherung, bei der Bindegewebe direkt in Knochen umgebaut wird, ohne vorherige Knorpelbildung.
6 Schließen sich die Wachstumszonen der langen Röhrenknochen zu früh, so kommt es zur Chondrodystrophie.
7 Die Chondroklasten sind vielkernige Riesenzellen, die für den Knochenabbau zuständig sind.

3

Lösung
Richtig sind 2, 3, 4, 5 und 6.
Anmerkungen:
- Punkt 1: Das verdickte Ende des Röhrenknochens heißt Epiphyse. Mit Diaphyse bezeichnet man den Knochenschaft.
- Punkt 6: Chondrodystrophie: angeborene Störung der Knorpelwachstumszonen. Es kommt zum disproportionierten Minderwuchs.
- Punkt 7: Für den Knochenabbau sind die Osteoklasten zuständig.

? Welche Aussagen über das Muskelgewebe treffen zu?

1 Man unterscheidet quer gestreifte und längs gestreifte Muskulatur.
2 Die quer gestreifte Muskulatur arbeitet willkürlich.
3 Die Querstreifung rührt von der regelmäßigen Anordnung der Aktin- und Myosinfilamente in der Muskelzelle her.
4 In der quer gestreiften Muskulatur wird die Muskelzelle auch als Muskelfaser bezeichnet.

3

5 In einer quer gestreiften Muskelzelle befinden sich mehrere randständige Kerne. Diese Zellen können bis zu 15–20 cm lang werden.

6 Kalzium spielt bei der Muskelkontraktion eine wichtige Rolle.

Lösung

Richtig sind die Antworten 2, 3, 4, 5 und 6.

Anmerkung:

Punkt 1: Man unterscheidet quer gestreifte und glatte Muskulatur.

? Welche Behauptungen über die Herzmuskulatur sind zutreffend?

1 Die Arbeitsweise ist autonom und willkürlich.
2 Die Arbeitsweise ist rhythmisch und langsam.
3 Glanzstreifen verbessern den Zellkontakt.
4 Unter dem Mikroskop ist eine Längsstreifung zu sehen.
5 Sympathikus und Parasympathikus, die zum vegetativen Nervensystem gehören, beeinflussen die Arbeitsweise des Herzmuskels.

Lösung

Antwort 3 und 5 sind richtig.

Anmerkungen:

- Punkt 1: Die Arbeitsweise ist autonom und unwillkürlich.
- Punkt 2: Die Arbeitsweise ist rhythmisch und schnell.
- Punkt 4: Unter dem Mikroskop ist eine **Quer**streifung zu sehen.

? Wählen Sie die richtigen Aussagen über die Nervenzelle aus!

1 Nervenzellen besitzen in hohem Ausmaß die Fähigkeit zur Kontraktion.
2 An der Nervenzelle unterscheidet man den Zellkörper (Soma), das Axon (Neurit) und retikuläre Fasern.
3 Mit Synapsen bezeichnet man die Schaltstellen für eine Erregungsübertragung mittels Überträgerstoffe.
4 Wichtige chemische Überträgerstoffe, die bei der Erregungsübertragung an der Synapse eine Rolle spielen, sind Acetylcholin und Noradrenalin.

5 Ein Axon leitet die Erregung von seinem Zellkörper weg, zu einer anderen Zelle hin.

Lösung

Antwort 3, 4 und 5 sind richtig.

Anmerkungen:

- Punkt 1: Die Nervenzelle besitzt in hohem Ausmaß die Fähigkeit zur Leitfähigkeit.
- Punkt 2: Es darf nicht heißen retikuläre Fasern, sondern richtig heißt es: Dendriten.

? Welche Aussagen sind richtig?

1 Periphere Nervenfasern sind von Schwann-Zellen umgeben.
2 Die Einschnürung zwischen zwei Schwann-Zellen heißt Glia.
3 Bei Nervenfasern, bei denen die Schwann-Zelle mehrfach um das Axon gewickelt ist, spricht man von markarmen Fasern.
4 Afferenzen bringen den Reiz vom Zentralnervensystem in die Peripherie.
5 Der Zellkörper des Motoneurons liegt im Vorderhorn des Rückenmarks.

Lösung

Antwort 1 und 5 sind richtig.

Anmerkungen:

- Punkt 2: Die Einschnürung zwischen zwei Schwann-Zellen heißt Ranvier-Schnürring.
- Punkt 3: Beschrieben sind die markreichen Fasern.
- Punkt 4: Es muss Efferenz heißen.

? Wählen Sie die richtigen Aussagen zum Nervengewebe aus!

1 Mit absoluter Refraktärzeit meint man einerseits, dass der Nerv nur durch einen sehr starken Reiz erregt werden kann, und dass er andererseits nur schwächer erregbar ist.
2 Eine motorische Endplatte ist die Verbindungsstelle eines afferenten Neurons mit einem Muskel.
3 An der motorischen Endplatte erfolgt die Erregungsübertragung durch chemische Stoffe.
4 An der motorischen Endplatte erfolgt die Erregungsübertragung durch einen elektrischen Impuls.

Lösung

Antwort 3 ist richtig.

Anmerkungen:

- Punkt 1: Beschrieben ist die relative Refraktärzeit.
- Punkt 2: Die motorische Endplatte ist die Verbindungsstelle eines **efferenten** Neurons mit einem Muskel.
- Punkt 4: Die Erregungsübertragung erfolgt an der motorischen Endplatte durch einen chemischen Botenstoff.

4 Bewegungsapparat

Bildfragen

? Bezeichnen Sie die Fontanellen (Nr. 1–4) und die Schädelknochen (Nr. 5–7)!

? Bezeichnen Sie die knöchernen Anteile des Schädels!

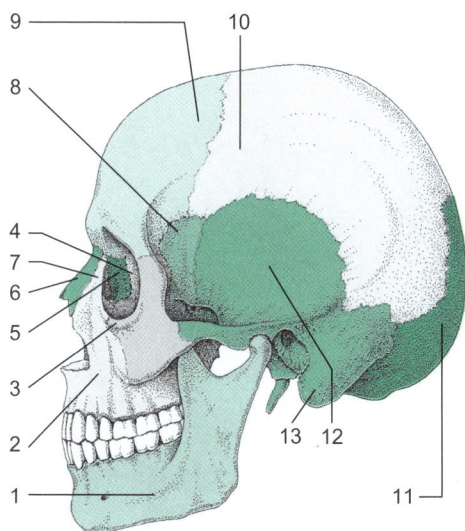

Abb. 4.1 Seitenansicht eines Schädels. [L190]

Lösung
1 Unterkiefer (Mandibula)
2 Oberkiefer (Maxilla)
3 Jochbein (Os zygomaticum)
4 Siebbein (Os ethmoidale)
5 Tränenbein (Os lacrimale)
6 Nasenbein (Os nasale)
7 Stirnfortsatz des Oberkiefers (Maxilla)
8 Keilbein (Os sphenoidale)
9 Stirnbein (Os frontale)
10 Scheitelbein (Os parietale)
11 Hinterhauptbein (Os occipitale)
12 Schläfenbein (Os temporale)
13 Warzenfortsatz (Processus mastoideus)

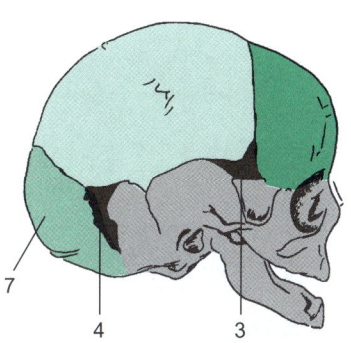

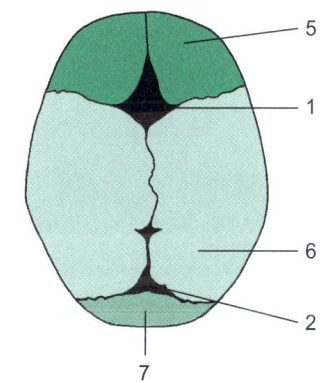

Abb. 4.2 Fontallen. [L190]

Lösung
1 Vordere (große) Fontanelle (Fonticulus anterior)
2 Hintere (kleine) Fontanelle (Fonticulus posterior)
3 Vordere Seitenfontanelle (Fonticulus sphenoidalis, Fonticulus anterolateralis)
4 Hintere Seitenfontanelle (Fonticulus mastoideus, Fonticulus posterolateralis)
5 Stirnbein (Os frontale)
6 Scheitelbein (Os parietale)
7 Hinterhauptbein (Os occipitale)

? **Beschriften Sie die beiden Wirbel! Um welchen Wirbel handelt es sich jeweils bei A und B?**

? **Bezeichnen Sie das Brustbein!**

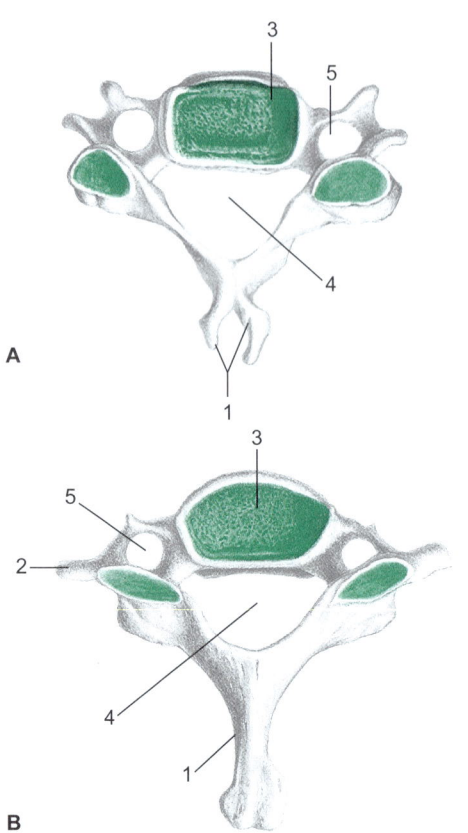

Abb. 4.3 Wirbel von oben. [S007-1-22]

Lösung

1   Dornfortsatz (Processus spinosus)
2   Querfortsatz (Processus transversus)
3   Wirbelkörper (Corpus vertebrae)
4   Wirbelloch (Foramen vertebrale)
5   Querfortsatzloch (Foramen processus transversi, Foramen processus vertebrale)
A   Halswirbel III–VI (Vertebrae cervicales III–VI)
B   VII. Halswirbel (Prominens, Vertebra prominens)

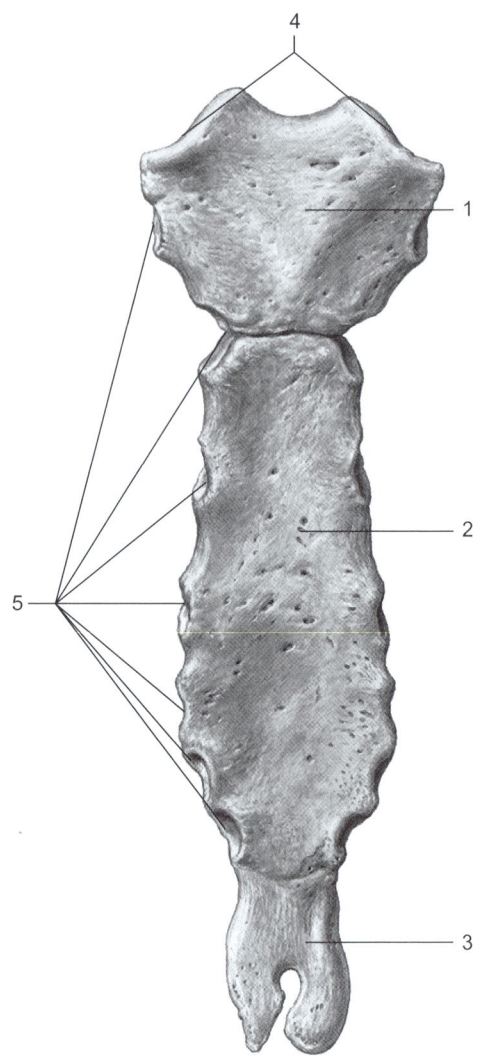

Abb. 4.4 Brustbein von vorn. [S007-1-22]

Lösung

1   Handgriff des Brustbeins (Manubrium sterni)
2   Körper des Brustbeins (Corpus sterni)
3   Schwertfortsatz des Brustbeins (Processus xiphoideus)
4   Gelenkflächen der Brustbein-Schlüsselbein-Gelenke (Articulatio sternoclavicularis)
5   Gelenkflächen der Brustbein-Rippen-Gelenke (Articulationes sternocostales)

? Bezeichnen Sie das Schulterblatt!

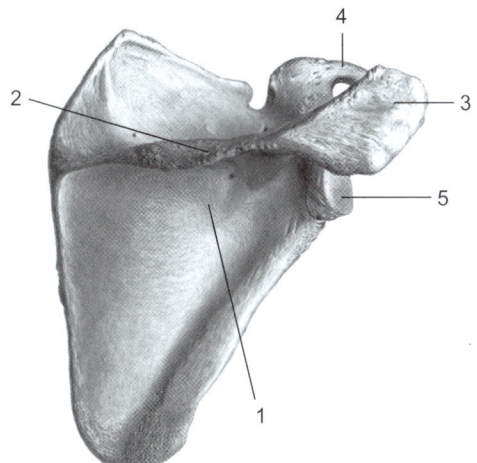

Abb. 4.5 Rechtes Schulterblatt von hinten. [S007-1-22]

Lösung
1 Schulterblatt (Skapula)
2 Schulterblattgräte (Spina scapula)
3 Schulterhöhe (Akromion)
4 Rabenschnabelfortsatz (Processus coracoideus)
5 Pfanne des Schultergelenks (Cavitas glenoidalis)

? Bezeichnen Sie die Anteile des Handskeletts! Zählen Sie die Handwurzelknochen auf!

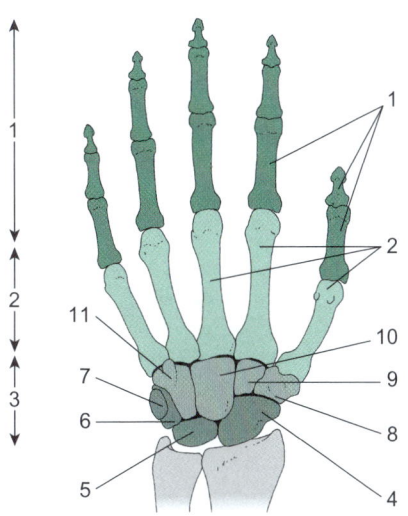

Abb. 4.6 Finger- und Handknochen der rechten Hand von hinten. [L190]

Lösung
1 Fingerknochen (Phalanges, Ossa digitorum)
2 Mittelhandknochen (Metacarpalia, Ossa metacarpi)
3 Handwurzelknochen (Carpalia, Ossa carpi)

Handwurzelknochen:
4 Kahnbein (Os scaphoideum)
5 Mondbein (Os lunatum)
6 Dreieckbein (Os triquetrum)
7 Erbsenbein (Os pisiforme)
8 Großes Vieleckbein (Os trapezium)
9 Kleines Vieleckbein (Os trapezoideum)
10 Kopfbein (Os capitatum)
11 Hakenbein (Os hamatum)

? Bezeichnen Sie die Beckenanteile!

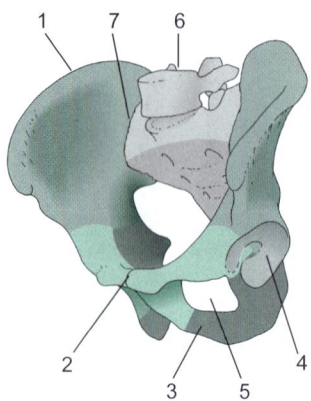

Abb. 4.7 Hüftbein und knöchernes Becken. [L190]

Lösung
1 Darmbeinkamm (Crista iliaca)
2 Schambeinfuge (Symphyse)
3 Sitzbein (Os ischii)
4 Hüftgelenkpfanne (Azetabulum)
5 Hüftloch (Foramen obturatum)
6 Lendenwirbel (4., Vertebra lumbalis IV)
7 Kreuzbein-Darmbein-Gelenk, (KDG, Iliosakralgelenk, Articulatio sacroiliaca)

? Bezeichnen Sie die bezifferten Skelettanteile!
Geben Sie dann an, ob es sich um ein weibliches
oder männliches Becken handelt und begründen
Sie Ihre Meinung!

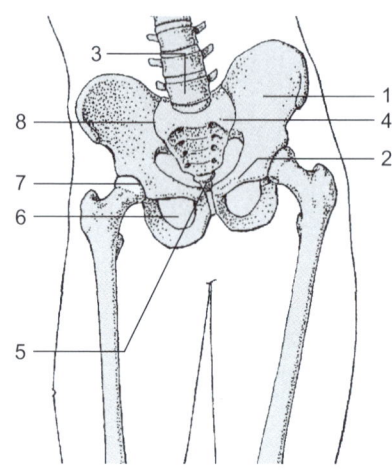

Abb. 4.8 Becken von vorn. [L190]

Lösung
1 Darmbein (Ilium, Os ilium)
2 Schambein (Pubis, Os pubis)
3 Lendenwirbel (5., Vertebra lumbalis V)
4 Kreuzbein (Sakrum, Os sacrum)
5 Steißbein (Os coccygis)
6 Hüftloch (Foramen obturatum)
7 Hüftgelenkpfanne (Azetabulum)
8 Kreuzbein-Darmbein-Gelenk, (KDG, Iliosakralgelenk, Articulatio sacroiliaca)

Es handelt sich um ein männliches Becken.
Begründung:
A Die Darmbeinschaufeln sind nicht so ausladend.
B Engere Durchtrittsstelle ins kleine Becken.
C Spitzer Schambeinwinkel.

? Bezeichnen Sie die Gelenkanteile!

Aus welchen beiden Anteilen setzt sich die Gelenkkapsel zusammen?

Geben Sie die Aufgabe der Gelenkschmiere (Synovia) an!

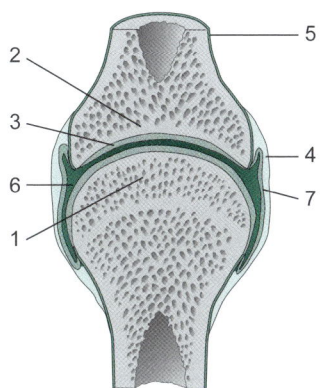

Abb. 4.9 Schnitt durch ein Gelenk. [L190]

Lösung

1 Gelenkkopf
2 Gelenkpfanne
3 Hyaliner Knorpel
4 Äußere Faserschicht der Gelenkkapsel
5 Knochenhaut (Periost)
6 Gelenkspalt mit Gelenkschmiere (Synovia)
7 Synovialhaut

Aus welchen beiden Anteilen setzt sich die Gelenkkapsel zusammen?

A Innere Synovialhaut
B Äußere Faserschicht

Geben Sie die Aufgabe der Gelenkschmiere (Synovia) an!

A Erleichtert das Gleiten der Knochen gegeneinander
B Ernährung des hyalinen Gelenkknorpels

? Bezeichnen Sie die Anteile des Kniegelenks!

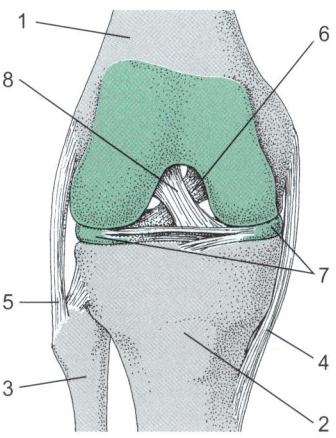

Abb. 4.10 Kniegelenk in Streckstellung von vorn. [L190]

Lösung

1 Oberschenkelknochen (Femur)
2 Schienbein (Tibia)
3 Wadenbein (Fibula)
4 Inneres Seitenband (Lig. collaterale tibiale)
5 Äußeres Seitenband (Lig. collaterale fibulare)
6 Hinteres Kreuzband (Lig. cruciatum posterius)
7 Zwischenscheibe (Meniscus)
8 Vorderes Kreuzband (Lig. cruciatum anterius)

4

? **Bezeichnen Sie die Brust- und Schultermuskulatur**

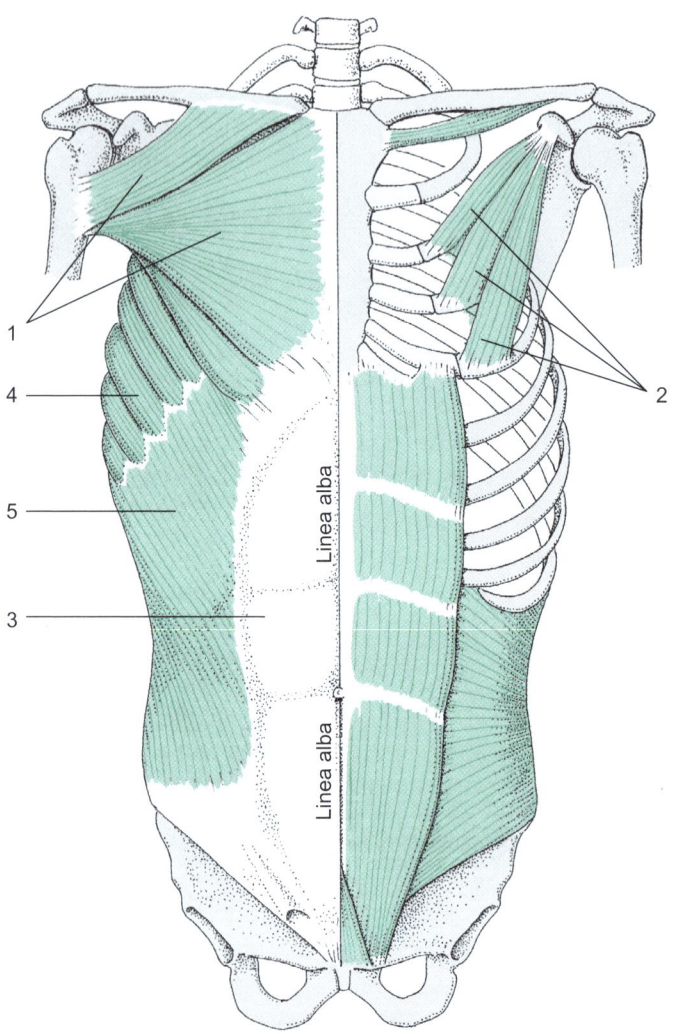

Abb. 4.11 Brust- und Schultermuskulatur von vorn. [L190]

Lösung

1 Großer Brustmuskel (M. pectoralis major)
2 Kleiner Brustmuskel (M. pectoralis minor)
3 Scheide des geraden Bauchmuskels (Rektusscheide, Vagina musculi recti abdominis)

4 Vorderer Sägemuskel (M. serratus anterior)
5 Äußerer schräger Bauchmuskel (M. obliquus externus abdominis)

? Bezeichnen Sie die Oberarmmuskeln und den knöchernen Anteil von Nr. 3!

? Bezeichnen Sie die bezifferten Strukturen des Unterschenkels!
Wie heißt der Muskel, den die Nummern 1 und 2 zusammen bilden?

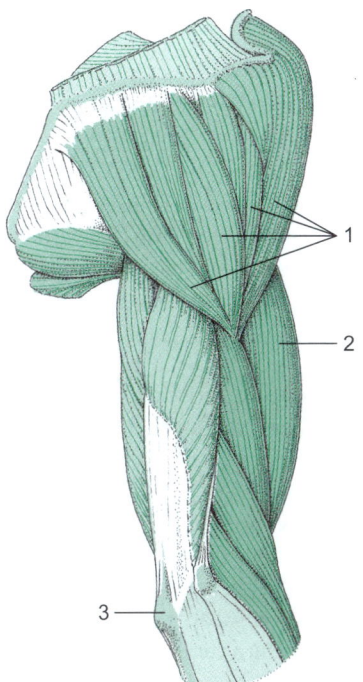

Abb. 4.12 Oberarmmuskel von hinten. [L190]

Lösung
1 Deltamuskel (M. deltoideus)
2 Armstrecker (Trizeps, M. triceps brachii)
3 Ellenbogen (Olekranon)

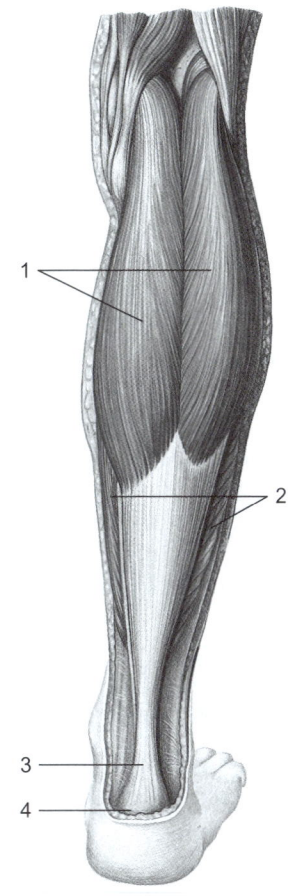

Abb. 4.13 Unterschenkelmuskulatur von hinten. [S007-1-22]

Lösung
1 Zwillingswadenmuskel (M. gastrocnemius)
2 Schollenmuskel (M. soleus)
3 Achillessehne (Tendo calcaneus)
4 Fersenbein (Kalkaneus)

Wie heißt der Muskel, den die Nummern 1 und 2 zusammen bilden?
Dreiköpfiger Wadenmuskel
→ M. triceps surae

Fragen ohne Antwortauswahl

? Geben Sie das durchschnittliche Gesamtgewicht des Skeletts beim Erwachsenen an!

Antwort
10 Kilogramm

? Was bezeichnet man als aktiven, was als passiven Bewegungsapparat?

Antwort
Aktiver Bewegungsapparat: **Muskulatur**
Passiver Bewegungsapparat: **Skelett**

? Was sind Sesambeine?

Antwort
Sesambeine sind meist kleine, rundliche Knochen, die in Sehnen eingelagert sind. Die Sesambeine bilden mit dem darunterliegenden Knochen ein Gelenk, in dem sich Gelenkschmiere (Synovialflüssigkeit) befindet. Diese Sesambeine dienen der Minderung der Reibung von Sehnen. Das größte Sesambein ist die Kniescheibe. Ein weiteres bekanntes Sesambein ist das Erbsenbein, das zu den Handwurzelknochen gehört und das an der Kleinfingerseite liegt.

? Zählen Sie mindestens acht Knochen des Gesichtsschädels auf!

Antwort
Die Knochen des Gesichtsschädels sind: Ober- und Unterkiefer, Stirnbein, Teile des Schläfenbeins, Keilbein, Siebbein, Nasenbein, Tränenbein, Pflugscharbein, Jochbein, Gaumenbein, Zungenbein, mittlere und untere Nasenmuschel und Gehörknöchelchen.

? Was hat das Siebbein für eine Aufgabe?

Antwort
Das Siebbein bildet einen **Teil** der **knöchernen Augenhöhlen.** Die Siebbeinplatte hat auf jeder Seite etwa 20 Löcher, die dem Riechnerv und den Blutgefäßen, die zur Schleimhaut laufen, **Durchtritt** gewähren.

? Wo liegt das Zungenbein?

Antwort
Das Zungenbein liegt **zwischen Unterkiefer** und **Kehlkopf.**

? Wie ist die Wirbelsäule aufgebaut?

Antwort
Die Wirbelsäule besteht aus **einzelnen Wirbeln,** die durch faserknorpelige **Zwischenwirbelscheiben** miteinander **verbunden** sind. Die Wirbel des Kreuzbeins und des Steißbeins sind jeweils miteinander verwachsen.

? Was haben die Zwischenwirbelscheiben der Wirbelsäule für eine Aufgabe?

Antwort
Die Zwischenwirbelscheiben dienen einerseits als **Puffer,** andererseits geben sie der Wirbelsäule ein großes Maß an **Bewegungsfreiheit.** Ihre Pufferfunktion (Federungsaufgabe) schützt in erster Linie das empfindliche Gehirn vor Erschütterungen.

? Was ist das Wirbelloch?

Antwort
Das Wirbelloch (Foramen vertebrale) ist eine **Öffnung** im **Wirbel,** in dem das Rückenmark verläuft.

? Was ist der Wirbelkanal?

Antwort
Der Wirbelkanal ist die **Summe** aller **Wirbellöcher.** In ihm verläuft das Rückenmark und der Pferdeschweif (Cauda equina).

? Was hat das Zwischenwirbelloch für eine Funktion?

Antwort
Das Zwischenwirbelloch gewährt den **Rückenmarknerven** den **Durchtritt** durch den Wirbelkörper ins Rückenmark. Außerdem liegen in den Zwischenwirbellöchern die Spinalganglien.

? Geben Sie die Wirbelsäulenabschnitte und die Anzahl der zugehörigen Wirbel an!

Antwort
Die einzelnen Wirbelsäulenabschnitte lauten:
- **Halswirbelsäule** (sieben Halswirbel)
- **Brustwirbelsäule** (zwölf Brustwirbel)
- **Lendenwirbelsäule** (fünf Lendenwirbel)
- **Kreuzbein** (ein Kreuzbein = Verschmelzung von fünf Kreuzbeinwirbeln)
- **Steißbein** (drei bis sechs Steißbeinwirbel)

? Wie heißen der 1., der 2. und der 7. Halswirbel?

Antwort
Erster Halswirbel: **Atlas** (Träger)
Zweiter Halswirbel: **Axis** (Dreher)
Siebter Halswirbel: **Prominens** (Vertebra prominens)

? Worum handelt es sich beim Steißbein?

Antwort
Das Steißbein besteht aus drei bis sechs verkümmerten Steißbeinwirbeln. Hierbei handelt es sich, entwicklungsgeschichtlich betrachtet, um einen **Rest** des **Schwanzes** der **Wirbeltiere.**

? Mit welchen Knochen steht das Brustbein in unmittelbarer Verbindung?

Antwort
Das Brustbein steht mit den **echten Rippen** und mit dem **Schlüsselbein** in unmittelbarer Verbindung.

? Wie viele echte, falsche und frei endende Rippenpaare gibt es?

Antwort
Es gibt **sieben** echte, **drei** falsche und **zwei** frei endigende Rippenpaare.

? Geben Sie an, ob alle echten Rippen mit dem Brustbein durch echte Gelenke verbunden sind!

Antwort
Nein.
Die **erste** (eventuell auch sechste und siebte) Rippe ist durch Knorpelhaft mit dem Brustbein verbunden.

? Woraus setzt sich der Schultergürtel zusammen?

Antwort
Schlüsselbein (Klavikula) und **Schulterblatt** (Skapula).

? Welches der folgenden beiden Gelenke stellt die eigentliche Verbindung des Schultergürtels mit dem Rumpf dar?
- **Brustbein – Schlüsselbein – Gelenk**
- **Schulterhöhen – Schlüsselbein – Gelenk**

Antwort
Das **Brustbein-Schlüsselbein-Gelenk** (Art. sternoclavicularis) ist die eigentliche gelenkige Verbindung des Schultergürtels mit dem Rumpf.
Das Schulterhöhen-Schlüsselbein-Gelenk (Art. acromioclavicularis) ist eine gelenkige Verbindung **innerhalb** des Schultergürtels.

? Geben Sie den knöchernen Aufbau des Arms an (möglichst mit den Fachbezeichnungen)!

Antwort
Oberarm: Humerus (Oberarmknochen)
Unterarm:
- a) **Ulna** (Elle)
- b) **Radius** (Speiche)
Hand:
- a) 8 **Carpalia** (Handwurzelknochen)
- b) 5 **Metacarpalia** (Mittelhandknochen)
- c) 14 **Phalanges** (Fingerknochen)

? Zählen Sie die Handwurzelknochen auf!

Antwort
Kahn-, Mond-, Dreieck-, Erbsen-, großes und kleines Vieleck-, Kopf- und Hakenbein.

? Welche der folgenden Knochen gehören zum Beckengürtel?
- **Femur**
- **Sakrum**
- **Schambein**
- **Sitzbein**
- **Steißbein**
- **Trochanter major**
- **Kreuzbein**

4

Antwort
Sakrum, Schambein, Sitzbein und Kreuzbein.

? Woran können Sie bei einem Becken feststellen, ob es sich um ein weibliches oder ein männliches Becken handelt?
Nennen Sie drei Unterscheidungsmerkmale!

Antwort
Das weibliche Becken hat folgende Kennzeichen:
- breite, ausladende Beckenschaufeln;
- das kleine Becken ist tiefer und breiter und die Durchtrittsstelle vom großen ins kleine Becken ist größer;
- der Schambeinwinkel bildet einen stumpfen Winkel (beim Mann: spitzer Winkel).

? Welche Verbindungen des Beckengürtels kennen Sie (Diarthrosen und Synarthrosen)?

Antwort
- **Zwei Kreuzbein-Darmbein-Gelenke** (KDG, Iliosakralgelenke, Art. sacroiliaca)
- **Zwei Hüftgelenke** (Articulatio coxae)
- **Ein Kreuzbein-Steißbein-Gelenk** (Art. sacrococcygea)
- **Ein Lenden-Kreuzbein-Gelenk** (Lumbosakralgelenk, Art. lumbosacralis)
- **Symphyse**
- Die **Nähte** zwischen **Scham-, Sitz-** und **Darmbein**
- Verschmelzungslinien des Kreuzbeines

? Geben Sie die Fachbezeichnung für die folgenden Knochen an:
Oberschenkelknochen, Schienbein, Wadenbein, Oberarmknochen, Elle, Speiche, Schlüsselbein, Schulterblatt, Brustbein, Unterkiefer und Oberkiefer.

Antwort
Oberschenkelknochen: Femur
Schienbein: Tibia
Wadenbein: Fibula
Oberarmknochen: Humerus

Elle: Ulna
Speiche: Radius
Schlüsselbein: Klavikula
Schulterblatt: Skapula
Brustbein: Sternum
Unterkiefer: Mandibula
Oberkiefer: Maxilla

? Wählen Sie von den folgenden Begriffen diejenigen aus, bei denen es sich um ein echtes Gelenk (Diarthrose) handelt!
- **Hafte**
- **Knorpelhaft**
- **Synarthrose**
- **Kniegelenk**
- **Sattelgelenk**
- **Hüftgelenk**
- **Kugelgelenk**

Antwort
Kniegelenk, Sattelgelenk, Hüftgelenk und Kugelgelenk.

? Welche Aufgaben haben Zwischenscheiben (Disci menisci) im Gelenk?

Antwort
Zwischenscheiben (Disci, Menisci) dienen einerseits als **Gelenkpuffer,** andererseits dienen sie dem **Ausgleich** von **Inkongruenzen** (Deckungsungleichheiten).

? Geben Sie das verbindende Gewebe bei Bandhaft an!

Antwort
Straffes kollagenes **Bindegewebe.**

? Was zeichnet ein echtes Gelenk aus?

Antwort
Kennzeichen sind die **diskontinuierliche, bewegliche Knochenverbindung,** der **Gelenkspalt,** die **Synovialflüssigkeit** und die Tatsache, dass Knochen **gegeneinander** bewegt werden.

? Welche Knochen und Knorpel sind an der Bildung des Kniegelenks beteiligt?

Antwort
Oberschenkelknochen (Femur), **Schienbein** (Tibia), **Kniescheibe** (Patella), **Menisken.**

? Woraus bestehen die Menisken des Kniegelenks? Welche Aufgaben haben sie?

Antwort
Die Menisken sind **Faserknorpelscheiben.** Sie dienen als **Gelenkpuffer** und helfen mit, eine Gelenkpfanne für den Oberschenkelkopf zu bilden. Die Verschieblichkeit der Menisken ermöglicht eine leichte **Drehbewegung** bei gebeugtem Knie.

? Wo sitzen die Seitenbänder? Welche Aufgabe haben sie?

Antwort
Die Seitenbänder sitzen an der **rechten** und **linken Knieseite.** Sie haben die Aufgabe, beim durchgestreckten Knie **Drehbewegungen** zu **verhindern.**

? Wo sitzen die Kreuzbänder? Welche Aufgabe haben sie?

Antwort
Die Kreuzbänder sitzen **im Kniegelenk** zwischen Oberschenkelknochen und Menisken. Sie haben die Aufgabe, die **Menisken** zu **befestigen** und eine Überstreckung des Gelenks zu verhindern.

? Welche anatomischen Hauptanteile kann man bei einem Muskel unterscheiden?

Antwort
Muskelbauch
Muskelursprung:
Sehne, die der Muskelbefestigung dient, die näher zur Körpermitte liegt.
Muskelansatz:
Sehne, die der Muskelbefestigung dient, die weiter entfernt von der Körpermitte liegt.

? Wie heißen die vier Muskeln, die wesentlich an der Kaubewegung beteiligt sind?

Antwort
Kaumuskel (M. masseter)
Schläfenmuskel (M. temporalis)
Äußerer Flügelmuskel (M. pterygoideus lateralis)
Innerer Flügelmuskel (M. pterygoideus medialis)

? Welche Besonderheit zeigt die mimische Ringmuskulatur?

Antwort
Die mimische Ringmuskulatur **entspringt nicht** am **Knochen,** sondern liegt im **Unterhautfettgewebe.** Des Weiteren **bewegt** sie **Haut** und nicht Knochen.

4

? Wählen Sie die Muskeln aus, die zur Halsmuskulatur gehören!
- **Zungenbein**
- **M. buccinator**
- **Rektusscheide**
- **M. sternocleidomastoideus**
- **Kopfwendermuskel**

Antwort
M. sternocleidomastoideus, **Kopfwendermuskel.**
Anmerkung:
- M. buccinator ist der Wangenmuskel (Trompetermuskel).
- M. sternocleidomastoideus ist die Fachbezeichnung für den Kopfwendermuskel.

? Wie heißt der oberflächlich liegende, dünne Muskel, der den unteren Teil des Rückens bedeckt?

Antwort
Es handelt sich um den **breiten Rückenmuskel** (M. latissimus dorsi).

? Nennen Sie die wichtigsten Muskeln von Schulter und Oberarm!

Antwort
Schulter: Deltamuskel (M. deltoideus)
Oberarm: zweiköpfiger Oberarmmuskel (Bizeps, M. biceps brachii) dreiköpfiger Oberarmmuskel (Trizeps, M. triceps brachii)

? Ordnen Sie zueinander passende Begriffe zu!

1	Querer Bauchmuskel	A	M. obliquus internus abdominis
2	Äußerer schräger Bauchmuskel	B	M. obliquus externus abdominis
3	Innerer schräger Bauchmuskel	C	M. rectus abdominis
4	Gerader Bauchmuskel	D	M. transversus abdominis

Lösung
1 = D
2 = B
3 = A
4 = C

? Wählen Sie die Muskeln aus, die zur Gesäßmuskulatur gehören!
- **M. quadriceps femoris**
- **Großer Gesäßmuskel**
- **M. gluteus minimus**
- **M. gastrocnemius**
- **Zwillingswadenmuskel**
- **Schollenmuskel**
- **Vierköpfiger Schenkelstrecker**
- **Schenkelanzieher**

Antwort
Großer Gesäßmuskel, M. gluteus minimus.
Anmerkung:
- Punkt 1: M. quadriceps femoris ist der vierköpfige Schenkelstrecker.
- Punkt 4: M. gastrocnemius ist der dreiköpfige Wadenmuskel.

? Erläutern Sie kurz die folgenden Krankheitsbezeichnungen!
Spondylitis, Spondylose (Spondylosis deformans), Spondylarthrose, Spondylodiszitis, Spondylolyse, Spondylolisthesis und Spondylomalazie.

Antwort
Spondylitis:
meist bakteriell bedingte Entzündung der Wirbel
Spondylose (Spondylosis deformans):
Arthrose der Wirbelkörper

Spondylarthrose:
Arthrose der kleinen Wirbelgelenke
Spondylodiszitis:
Entzündung der Bandscheiben und der angrenzenden Wirbel.
Spondylolyse:
Lockerung und Lösung eines Wirbels in Folge einer Spaltbildung im Bereich des Wirbelbogens.
Spondylolisthesis:
Wirbelgleiten
Spondylomalazie:
Degenerative Wirbelerkrankung, bei der es zur Erweichung der Wirbelsäule kommt. Sie tritt meist im Zusammenhang mit Osteomalazie auf.

? Was geht beim Bandscheibenvorfall vor sich?

Antwort
Beim Bandscheibenvorfall kommt es zum **Heraustreten** des **Gallertkerns** durch den beschädigten, **degenerierten Faserknorpelring** der Zwischenwirbelscheiben über die Wirbelränder hinaus.

? An welchen Wirbelsäulenabschnitten kommt es bevorzugt zum Bandscheibenvorfall?

Antwort
Ungefähr 95 % aller Bandscheibenvorfälle ereignen sich an der **4. oder 5. Lendenwirbelbandscheibe.**

? Welche Beschwerden klagt Ihnen vermutlich ein jugendlicher Patient, der an Morbus Scheuermann erkrankt ist?

Antwort
Rückenschmerzen, schnelle Ermüdbarkeit des **Rückens, Kyphose.** Es kann jedoch auch sein, dass Beschwerden **fehlen.**

? Ein Patient kommt wegen einer Sehnenscheidenentzündung in Ihre Praxis. Wie therapieren Sie?

Antwort
Ruhigstellung, entzündungshemmende Mittel, Akupunktur, Homöopathie, Phytotherapie (Rosskastanie, Beinwell).

? Sie werden Zeuge eines Unfalls. Ein Betroffener hat einen offenen Bruch. Wie verhalten Sie sich?

Antwort
Der Bruch wird **fixiert, geschient** und **keimfrei abgedeckt.** Dann wird der Betroffene dem **Krankenhaus** zur weiteren Behandlung zugeführt.

? Ein Tennisspieler sucht Ihre Praxis auf und klagt über Schmerzen im Ellenbogengelenk. Worum handelt es sich vermutlich? Wie therapieren Sie?

Antwort
Es handelt sich vermutlich um eine **Epikondylitis.**
Die Behandlung kann z.B. mittels Akupunktur, Neuraltherapie, Homöopathie erfolgen. Des Weiteren können entzündungshemmende Mittel verordnet werden. Falsche Bewegungen beim Tennisspiel bzw. bei der Arbeit, welche die Erkrankung ausgelöst haben, müssen korrigiert werden.

? Was ist ein „Studentenellenbogen"?

Antwort
Beim „Studentenellenbogen" ist es zu einer **Schleimbeutelentzündung** (Bursitis) gekommen, und zwar ist der Schleimbeutel zwischen der Spitze des Ellenbogens und der Haut betroffen.

? Erläutern Sie kurz die folgenden Begriffe: Distorsion, Luxation, Bursitis, Ganglion, Tendovaginitis und Rheuma.

Antwort
Distorsion:
Verstauchung, Zerrung
Luxation:
Verrenkung
Bursitis:
Schleimbeutelentzündung
Ganglion (Überbein):
Hierbei handelt es sich um Kapselgeschwülste, die von Gelenken oder Sehnen ausgehen können. Mit Ganglion bezeichnet man aber auch **„Nervenknoten".** Hierbei handelt es sich um Anhäufungen von Nervenzellen, die außerhalb des ZNS (Zentralner-

vensystem) liegen, und die der Reizübertragung von einer Nervenzelle auf die andere dienen.
Tendovaginitis:
Sehnenscheidenentzündung
Rheuma:
Schmerzen im Bewegungsapparat, die oft zu Bewegungseinschränkungen führen. Rheuma ist eine Erkrankung des Bindegewebes, bei der ein Autoimmungeschehen eine wichtige Rolle spielt.

? Zählen Sie Krankheiten auf, die man zum entzündlichen Rheumatismus rechnet!

Antwort
Rheumatisches Fieber, chronische Polyarthritis, Morbus Bechterew, Kollagenosen (Sklerodermie, Lupus erythematodes, Panarteritis nodosa = Entzündung der arteriellen Gefäßwand).

? Zählen Sie Krankheiten auf, die man zum degenerativen Rheumatismus rechnet!

Antwort
Hüft-, Knie-, Wirbelsäulen- und Fingerpolyarthrosen, aber auch alle anderen Arthrosen, die sich an weiteren Gelenken abspielen können.

? Welche Gruppe ist am stärksten gefährdet, am rheumatischen Fieber zu erkranken?
- **Männer**
- **Frauen**
- **Kinder**
- **Säuglinge**

Antwort
Kinder.

? Welche Komplikationen können nach rheumatischem Fieber auftreten?

Antwort
Endokarditis (selten auch Myokarditis und Perikarditis). Die gefürchtetste Komplikation ist die Endokarditis mit Veränderungen an den Herzklappen (Stenoseinsuffizienzen).

4

? **Bei einem Patienten haben Sie Verdacht auf rheumatisches Fieber. Wie therapieren Sie? Begründen Sie Ihr Vorgehen!**

Antwort
Der Patient muss unbedingt an den **Arzt** verwiesen werden, da verschreibungspflichtige Medikamente gegeben werden müssen.

? **Geben Sie Geschlecht und Alter der Gruppe an, die besonders gefährdet ist, an chronischer Polyarthritis zu erkranken!**

Antwort
Besonders gefährdet sind **Frauen** zwischen dem **35.** bis **45.** Lebensjahr.

? **Was wissen Sie über den Rheumafaktor?**

Antwort
Der Rheumafaktor kann in ungefähr **80 %** der an RA Erkrankten, aber auch bei manchen Patienten mit chronischen Infektionskrankheiten nachgewiesen werden.

Beim Rheumafaktor handelt es sich um einen **Antikörper,** genau genommen um einen Antikörper, der sich gegen einen bereits im Körper vorher fehlgebildeten Antikörper richtet.

? **Wie beginnt die Rheumatoide Arthritis (RA)?**

Antwort
Der Beginn ist typischerweise **schleichend** mit **Müdigkeit, subfebrilen Temperaturen, Parästhesien, Morgensteifigkeit** und **Gelenkschmerzen.** Meist sind zuerst die **Fingermittel-** und **Fingergrundgelenke** betroffen.

? **Wie ist der weitere Krankheitsverlauf?**

Antwort
Im weiteren Krankheitsverlauf werden **erst kleinere, später** dann auch **größere** Gelenke in den Krankheitsprozess mit einbezogen.

? **Welche gefürchteten Folgen der Rheumatoiden Arthritis kennen Sie?**

Antwort
Es können **weitere Gelenke** in den Krankheitsprozess einbezogen werden. Außerdem kann es zu **Gelenkversteifungen** kommen, was unter anderem auch zur Gehunfähigkeit führen kann.

? **Wählen Sie aus, welches Geschlecht und welches Lebensalter besonders gefährdet ist, an Morbus Bechterew (Spondylarthritis ankylopoetica) zu erkranken!**
• **Männer jenseits des 50. Lebensjahres**
• **Frauen jenseits des 50. Lebensjahres**
• **Männer zwischen 20 und 30 Jahren**
• **Frauen zwischen 20 und 30 Jahren**
• **Schulpflichtige Kinder**
• **Jugendliche**

Antwort
Männer zwischen **20** und **30** Jahren.

? **Geben Sie an, welches Antigen bei Morbus Bechterew im Blut häufig nachgewiesen werden kann! Kommen diese Antigene ausschließlich bei Patienten mit Morbus Bechterew vor?**

Antwort
Es handelt sich um das Antigen **HLA-B 27.** Dieses kann bei 90 % der an Morbus Bechterew Erkrankten nachgewiesen werden, jedoch auch bei **6 %** der **Normalbevölkerung.**

? **Welche Gewebeveränderungen gehen bei den Kollagenosen vor sich?**

Antwort
Bei den Kollagenosen kommt es zu **entzündlichen Veränderungen** im **kollagenen Bindegewebe. Autoimmunvorgänge** spielen eine wichtige Rolle.

? **Zählen Sie Krankheiten auf, die man zu den Kollagenosen rechnet!**

Antwort
Zu den Kollagenosen im engeren Sinne rechnet man **Sklerodermie, Lupus erythematodes** und **Panarteritis nodosa.**

Im weiteren Sinne zählt man noch das rheumatische Fieber, den Morbus Bechterew und die chronische Polyarthritis dazu.

? **Schildern Sie stichpunktartig den Verlauf der progressiven Sklerodermie!**

Antwort

Die progressive Sklerodermie **beginnt** mit **teigigen Ödemen** der **Fingerspitzen** und **Morbus-Raynaud-Anfällen.** Später kommt es dann zu **Hautatrophien,** rattenbissartigen **Nekrosen,** die Knochenendglieder können sich auflösen. Werden **innere Organe** in den Krankheitsprozess mit eingeschlossen, so führt dies zur Fibrosierung. Es kann zur **Zungenbandverkürzung** kommen, die zu Sprach- und Essstörungen führt. Die Krankheit kann sich auf die Speiseröhre ausdehnen, sodass diese zu einem „starren Rohr" wird.

Multiple-choice-Fragen

? **Wieviel Kilogramm beträgt ungefähr das Gesamtgewicht der Knochen beim Erwachsenen?**

1 2 kg
2 10 kg
3 25 kg

Lösung

Antwort 2 ist richtig.

? **Welche Aufgaben hat das Skelett?**

1 Herstellung der weißen Blutkörperchen
2 Herstellung der roten Blutkörperchen
3 Herstellung der Blutplättchen
4 Herstellung der T-Lymphozyten
5 Herstellung der Bluteiweiße Albumin, Globulin und Fibrinogen
6 Speicher für Mineralsalze
7 Schutz wichtiger Organe
8 Schutz des Rückenmarks
9 Stützfunktion

Lösung

Die Antworten 1, 2, 3, 6, 7, 8 und 9 sind richtig.

? **Welche anatomischen Strukturen gehören zum Achsenskelett?**

1 Schädelknochen
2 Wirbelsäule
3 Schultergürtel
4 Schlüsselbein
5 Rippen
6 Femur
7 Humerus
8 Akromion

Lösung

Die Antworten 1, 2 und 5 sind richtig.

? **Welche Knochen sind Bestandteil des Gesichtsschädels?**

1 Scheitelbein
2 Teile des Schläfenbeins
3 Jochbein
4 Keilbein
5 Maxilla
6 Mandibula
7 Tränenbein
8 Os temporale
9 Os occipitale

Lösung

Die Antworten 2, 3, 4, 5, 6, 7 und 8 sind richtig.
Anmerkungen:
• Punkt 5: Oberkiefer
• Punkt 6: Unterkiefer
• Punkt 8: Schläfenbein
• Punkt 9: Hinterhauptsbein

? **Welche Aussagen über das Zungenbein sind zutreffend?**

1 Die Fachbezeichnung ist Os coccygis.
2 Die Fachbezeichnung ist Processus xiphoideus.
3 Es ist nur an Muskeln aufgehängt.
4 Es hat eine gelenkige Verbindung zum Ringknorpel des Kehlkopfs.
5 Man unterscheidet am Zungenbein einen Körper, zwei große und zwei kleine Hörner.
6 Das Zungenbein hat eine Ringform.

4

7   Das Zungenbein liegt zwischen Zunge und Oberkiefer.

Lösung
Die Antworten 3 und 5 sind richtig.
Anmerkungen:
- Zungenbein = Os hyoideum
- Punkt 1: Os coccygis = Steißbein
- Punkt 2: Processus xiphoideus = Schwertfortsatz-spitze
- Punkt 7: Es liegt im Halsbereich zwischen **Unter**kiefer und **Kehlkopf.**

? Welche Aussagen über Aufbau und Aufgaben der Wirbelsäule sind richtig?

1   Sie besteht aus einzelnen Wirbeln, die durch Zwischenwirbelscheiben miteinander verbunden sind.
2   Sie liefert gleichzeitig Halt und garantiert Beweglichkeit.
3   Sie schützt das Rückenmark.
4   Die Zwischenwirbelscheibe wird noch als Bandscheibe bezeichnet.
5   An der Zwischenwirbelscheibe unterscheidet man einen inneren Kern aus Faserknorpel und kollagenen Fasern und einen äußeren Gallertkern.

Lösung
Die Antworten 1, 2, 3 und 4 sind richtig.
Anmerkung:
Punkt 5: Einen **inneren** Gallertkern und einen **äußeren** Faserknorpelring.

? Welche anatomischen Strukturen gehören zu einem Wirbel?

1   Foramen magnum
2   Wirbelloch
3   Dornfortsatz
4   Nucleus pulposus
5   Wirbelbogen
6   Gelenkfortsatz
7   Hakenbein
8   Trochanter major

Lösung
Die Antworten 2, 3, 5 und 6 sind richtig.

Anmerkungen:
- Punkt 1: Hinterhauptsloch
- Punkt 4: Gallertkern der Bandscheibe
- Punkt 7: Handwurzelknochen
- Punkt 8: Großer Rollhügel des Oberschenkelknochens

? Welche Wirbelsäulenabschnitte gibt es?

1   8 Halswirbel
2   4 Axis
3   12 Brustwirbel
4   1 Kreuzbein, das aus einer Verschmelzung von 5 Kreuzbeinwirbeln hervorgegangen ist
5   4 (3–6) Steißbeinwirbel
6   2 Promontorien

Lösung
Die Antworten 3, 4 und 5 sind richtig.
Anmerkungen:
- Punkt 1: 7
- Punkt 2: 1
- Punkt 6: 1; Promontorium = der am stärksten nach vorn in das Becken ragende Punkt zwischen Lendenwirbelsäule und Kreuzbein.

? Bestimmen Sie die zur Halswirbelsäule gehörenden Bestandteile und die richtigen Aussagen über die Halswirbelsäule!

1   Fachbezeichnung ist Vertebrae thoracicae.
2   Atlas
3   Dreher
4   Axis
5   Prominens
6   In den Querfortsätzen des dritten bis sechsten Halswirbels befinden sich Öffnungen für den Durchtritt der Wirbelschlagader.
7   Die meisten Dornfortsätze sind gespalten.

Lösung
Die Antworten 2, 3, 4, 5, 6 und 7 sind richtig.
Anmerkung:
Punkt 1: Vertebrae cervicales

? Welche Aussagen über das Brustbein sind richtig?

1   Man unterscheidet Handgriff, Körper und Schwanz.

2 Der Handgriff ist mit den Schlüsselbeinen durch Knochenhaft verbunden.

3 Alle Rippen sind mit dem Brustbein durch Knochenhaft verbunden.

4 Die Rippen sind mit dem Brustbein nicht verbunden, sondern enden frei.

5 Der größte Teil der Rippen ist mit dem Brustbein durch echte Gelenke verbunden.

6 Im Brustbein findet Blutbildung statt.

7 Das Brustbein ist der größte Knochen des Körpers.

Lösung
Die Antworten 5 und 6 sind richtig.
Anmerkungen:
- Punkt 1: Handgriff, Körper, Schwertfortsatzspitze.
- Punkt 2: Gelenkige Verbindung.
- Punkt 3: Gelenkige Verbindung.
- Punkt 4: Es gibt nur zwei frei endigende Rippen pro Körperseite.
- Punkt 7: Der größte Knochen des Körpers ist das Femur.

? Welche Aussagen über die Rippen treffen zu?

1 Es gibt insgesamt 12 Rippenpaare.

2 Es gibt 7 echte Rippenpaare.

3 Es gibt 2 falsche Rippenpaare.

4 Es gibt 2 frei endigende Rippenpaare.

Lösung
Die Antworten 1, 2 und 4 sind richtig.
Anmerkung:
Punkt 3: Es gibt drei falsche Rippenpaare.

? Welche Aussagen über den Schultergürtel sind richtig?

1 Der Schultergürtel besteht aus Schlüsselbein, Schulterblatt und Arm.

2 Der Schultergürtel hat pro Körperseite nur zwei Gelenkverbindungen mit dem Rumpf.

3 Das Schlüsselbein hat zwei gelenkige Verbindungen: Schulterhöhen-Schlüsselbein-Gelenk und Brustbein-Schlüsselbein-Gelenk.

4 Der Rabenschnabelfortsatz ist eine Ausziehung des Schlüsselbeins.

5 Die Schulterhöhe ist eine Ausziehung des Schulterblatts.

Lösung
Die Antworten 3 und 5 sind richtig.
Anmerkungen:
- Punkt 1: Der Schultergürtel besteht aus Schlüsselbein und Schulterblatt.
- Punkt 2: Eine Gelenkverbindung.
- Punkt 4: Der Rabenschnabelfortsatz ist eine Ausziehung des Schulterblatts.

? Welche Aussagen über die Extremitäten sind richtig?

1 Der Oberarmknochen heißt Femur. An seinem oberen Teil befindet sich der Kopf, an seinem unteren Ende das Köpfchen und die Rolle.

2 Die Unterarmknochen heißen Tibia und Fibula (Elle und Speiche).

3 Es gibt acht Handwurzelknochen.

4 Es gibt sieben Fußwurzelknochen.

5 Zu den Handwurzelknochen gehören: Kahnbein, Mondbein, Dreiecksbein und das innere, mittlere und äußere Keilbein.

6 Es gibt 15 Phalangen (Fingerknochen).

Lösung
Die Antworten 3 und 4 sind richtig.
Anmerkungen:
- Punkt 1: Der Oberarmknochen heißt Humerus.
- Punkt 2: Die Unterarmknochen heißen Ulna und Radius.
- Punkt 5: Das Keilbein gehört zu den Fußwurzelknochen.
- Punkt 6: Es gibt 14 Phalangen.

? Was stimmt für den Beckengürtel?

1 Der Beckengürtel besteht aus zwei Hüftbeinen (Darmbein, Schambein, Sitzbein) und einem Kreuzbein.

2 Beim Kind kann man am Hüftbein noch deutlich Darm-, Scham- und Sitzbein unterscheiden, da diese durch Knorpelhaft miteinander verbunden sind.

3 Das Schambein bildet die obere Beckenschaufel.

4

4 Die Symphyse ist die Schambeinfuge. Es handelt sich bei dieser Fuge um eine Verbindung aus Knorpel.

5 Am Sitzbein gibt es den Sitzbeinstachel und den Sitzbeinhöcker.

Lösung

Die Antworten 1, 2, 4 und 5 sind richtig.
Anmerkung:
Punkt 3: Das Darmbein bildet die obere Beckenschaufel.

? Wählen Sie die Knochenverbindungen aus, und zwar sowohl Synarthrosen als auch Diarthrosen, die mit dem Beckengürtel bzw. innerhalb des Beckengürtels miteinander in Verbindung stehen!

1 Iliosakralgelenk
2 Hüftgelenk
3 Kreuzbein-Darmbein-Gelenk
4 Symphyse
5 Lumbosakralgelenk
6 Sternoklavikulargelenk

Lösung

Die Antworten 1, 2, 3, 4 und 5 sind richtig.

? Wählen Sie die zutreffende Aussage über Knochenverbindungen aus!

1 Bei echten Gelenken handelt es sich um diskontinuierliche Knochenverbindungen.
2 Haften besitzen einen Gelenkspalt.
3 Das Schulter- und Hüftgelenk sind Eigelenke. Sie besitzen eine große Beweglichkeit.
4 Die Gelenkflächen sind mit elastischem Knorpel überzogen.

Lösung

Antwort 1 ist richtig.
Anmerkungen:
• Punkt 2: Nur echte Gelenke besitzen einen Gelenkspalt.
• Punkt 3: Schulter- und Hüftgelenk sind Kugelgelenke.
• Punkt 4: Gelenkflächen sind mit hyalinem Knorpel überzogen.

? Welche Aussagen über das Kniegelenk sind richtig?

1 Folgende Knochen sind an der Bildung des Kniegelenks beteiligt: Femur, Patella, Tibia und Fibula.
2 Die Menisken sind zwei hufeisenförmige Faserknorpel, die durch ihre Beweglichkeit bei gebeugtem Knie Drehbewegungen zulassen.
3 Kommt es zum Meniskusriss, so ist meist der innere, schlechter bewegliche Meniskus betroffen.
4 Bei gebeugtem Knie tritt die Kniescheibe deutlich tastbar nach vorne.
5 Die Kreuzbänder befinden sich außerhalb des Kniegelenks an der rechten und linken Knieseite. Sie sind in Streckstellung gestrafft und verhindern in dieser Stellung eine Drehbewegung des Kniegelenks.
6 Die Seitenbänder sind mit den Menisken verwachsen.

Lösung

Die Antworten 2 und 3 sind richtig.
Anmerkungen:
• Punkt 1: Das Wadenbein (Fibula) ist nicht an der Bildung des Kniegelenks beteiligt.
• Punkt 4: Bei gestrecktem Knie tritt die Kniescheibe deutlich tastbar nach vorne.
• Punkt 5: Die Kreuzbänder befinden sich innerhalb des Kniegelenks. Die Seitenbänder sind außerhalb des Kniegelenks.
• Punkt 6: Die Kreuzbänder sind mit den Menisken verwachsen.

? Welche Aussagen sind zutreffend?

1 Ein Schleimbeutel ist das Endstück eines Muskels.
2 Eine Aponeurose ist eine flächenhafte Sehne.
3 Innerhalb der Sehnenscheide befindet sich die Sehne.
4 In der Sehnenscheide befindet sich eine Synovialhaut, ähnlich wie im Gelenk, welche die Synovialflüssigkeit sezerniert.
5 Verstärkungsbänder, welche die Aufgabe haben, gegeneinander bewegliche Knochen zu verbinden und zu befestigen, bestehen im Wesentlichen aus retikulärem Bindegewebe.

6 Synergistische Muskeln unterstützen den Agonisten bei seiner Tätigkeit.

Lösung
Die Antworten 2, 3, 4 und 6 sind richtig.
Anmerkungen:
• Punkt 1: Die Sehne ist das Endstück eines Muskels.
• Punkt 5: Verstärkungsbänder bestehen im Wesentlichen aus straffem, kollagenem Bindegewebe und nicht aus retikulärem.

? Welche Muskeln spielen beim Kauen eine Rolle?

1 Innerer und äußerer Flügelmuskel
2 M. temporalis
3 Deltamuskel
4 Trapezius
5 M. masseter
6 Schläfenmuskel

Lösung
Die Antworten 1, 2, 5 und 6 sind richtig.
Anmerkungen:
• Punkt 2: Musculus temporalis = Schläfenmuskel
• Punkt 5: Musculus masseter = Kaumuskel

? Welche anatomischen Strukturen gehören zur mimischen Muskulatur?

1 M. buccinator (Wangenmuskel)
2 Ringmuskel des Mundes
3 Stirnmuskel
4 M. sternocleidomastoideus
5 Ringmuskel des Auges

Lösung
Die Antworten 1, 2, 3 und 5 sind richtig.
Anmerkung:
Punkt 4: Musculus sternocleidomastoideus = Kopfwender

? Welche Aussagen sind richtig?

1 Der Kopfwender entspringt an Brust- und Schlüsselbein und setzt an Processus mastoideus und Hinterhauptsbein an.
2 Man unterscheidet den großen und den kleinen Brustmuskel.

3 Man unterscheidet die oberen und die unteren Zwischenrippenmuskeln.
4 Der Bizeps ist der Armstrecker, der Trizeps der Armbeuger.
5 Der obere Teil des Rückens wird vom M. latissimus dorsi (breiter Rückenmuskel) bedeckt.
6 Im Bauchbereich gibt es den geraden Bauchmuskel, die äußeren schrägen Bauchmuskeln, die inneren schrägen Bauchmuskeln und den M. gluteus.
7 Auf der Vorderseite des Oberschenkels befindet sich der große dreiköpfige Schenkelstrecker.

Lösung
Die Antworten 1 und 2 sind richtig.
Anmerkungen:
• Punkt 3: Man unterscheidet die äußeren und die inneren Zwischenrippenmuskeln.
• Punkt 4: Der Bizeps ist der Armbeuger, der Trizeps ist der Armstrecker.
• Punkt 5: Der untere Teil des Rückens wird vom breiten Rückenmuskel bedeckt.
• Punkt 6: Der Musculus gluteus ist der Gesäßmuskel.
• Punkt 7: Der große Schenkelstrecker ist vierköpfig und nicht dreiköpfig.

? Welche Aussagen über Erkrankungen der Wirbelsäule treffen zu?

1 Beim Wirbelgleiten verschiebt sich ein Wirbel gegenüber seinem Nachbarn.
2 Beim Bandscheibenprolaps verschiebt sich die Zwischenwirbelscheibe über die angrenzenden Wirbelkörperränder hinaus.
3 Beim Bandscheibenprolaps können sich Schmerzen nur langsam und allmählich entwickeln.
4 Infolge eines Bandscheibenvorfalls kann es zu Empfindungsstörungen kommen.
5 Infolge eines Bandscheibenvorfalls kann es zu motorischen Störungen kommen.

Lösung
Die Antworten 1, 2, 4 und 5 sind richtig.
Anmerkung:
Punkt 3: Beim Bandscheibenprolaps treten die Schmerzen ganz plötzlich auf.

? Was stimmt für den Morbus Scheuermann?

1   Es handelt sich um eine Adoleszentenkyphose.
2   Auch in einem frühen Stadium ist die Erkrankung schon bei der Inspektion des Patienten leicht zu diagnostizieren.
3   Betroffen ist in erster Linie die Lendenwirbelsäule.
4   Betroffen ist in erster Linie die Brustwirbelsäule.
5   Die Wirbeldegeneration schreitet typischerweise bis ins hohe Alter immer weiter fort.
6   Die Betroffenen sollen möglichst oft schwere Gegenstände heben, um ihre Rückenmuskeln und die Wirbelsäule zu trainieren.

Lösung
Die Antworten 1 und 4 sind richtig.
Anmerkungen:
• Punkt 2: In einem frühen Stadium ist die Erkrankung schwer zu diagnostizieren.
• Punkt 3: Betroffen ist in erster Linie die Brustwirbelsäule.
• Punkt 5: Die Wirbeldegeneration kommt typischerweise mit dem 18. Lebensjahr zum Stillstand.
• Punkt 6: Die Betroffenen sollen keine schweren Gegenstände heben.

? Welche Aussagen sind richtig?

1   Bei einer Muskelzerrung ist es zum Abriss eines Muskels gekommen.
2   Eine Zerrung ist eine Verstauchung.
3   Eine Zerrung ist eine Distorsion.
4   Eine Zerrung ist eine Luxation.
5   Bei einer Verrenkung ist der Gelenkkopf aus der Gelenkpfanne gesprungen.
6   Schon äußerlich kann man immer leicht erkennen, ob es sich um einen Knochenbruch oder um eine andere Verletzung handelt.
7   Schon äußerlich kann man immer leicht erkennen, ob es sich um eine Verrenkung handelt, da das betroffene Gelenk in **jedem** Fall eine deutliche Deformierung zeigt.

Lösung
Die Antworten 2, 3 und 5 sind richtig.

Anmerkungen:
• Punkt 1: Bei einer Muskelzerrung ist es zur übermäßigen Dehnung, aber nicht zum Abriss eines Muskels gekommen.
• Punkt 4: Eine Luxation ist eine Verrenkung.
• Punkt 6: Bei einem geschlossenen Bruch kann es schwierig sein, den Bruch von einer anderen Verletzung abzugrenzen.
• Punkt 7: Bei Verrenkungen muss es nicht immer zu deutlichen Deformierungen kommen.

? Welche Aussagen für Rheuma treffen zu?

1   Rheuma und chronische Polyarthritis sind Synonyme.
2   Erreger des rheumatischen Fiebers sind typischerweise Viren.
3   Rheumatisches Fieber wird durch eine Antigen-Antikörper-Reaktion auf Streptokokkengifte ausgelöst.
4   Vom rheumatischen Fieber sind bevorzugt Patienten im höheren Lebensalter betroffen.
5   Aufgrund eines rheumatischen Fiebers kann es zu Fieber, Gelenkschmerzen, Herzinnenhautentzündung und Hauterscheinungen kommen.
6   Da für das rheumatische Fieber für den Heilpraktiker kein Behandlungsverbot besteht, kann er dieses in jedem Fall mittels allgemeiner naturheilkundlicher Verfahren (Tees, Homöopathie) behandeln, ohne den Patienten an einen Arzt zu verweisen.

Lösung
Die Antworten 3 und 5 sind richtig.
Anmerkungen:
• Punkt 1: Rheuma ist ein übergeordneter Begriff. Man versteht darunter im weiteren Sinne Schmerzen im Bewegungsapparat, deren Ursache im Bindegewebe liegt. Die chronische Polyarthritis dagegen ist ein fest umschriebenes Krankheitsbild.
• Punkt 2: Beim rheumatischen Fieber handelt es sich um eine Antigen-Antikörper-Reaktion auf Streptokokkentoxine.
• Punkt 4: Es sind bevorzugt schulpflichtige Kinder betroffen.
• Punkt 6: Der Patient muss an einen Arzt überwiesen werden, da in diesem Fall verschreibungspflichtige Medikamente eingesetzt werden müssen.

? Welche Aussagen zur primären chronischen Polyarthritis (PCP) sind richtig?

1 Es handelt sich um die rheumatoide Arthritis, eine entzündliche Gelenkerkrankung.
2 Bei der chronischen Polyarthritis spielt ein Autoimmungeschehen eine große Rolle.
3 Ursache der chronischen Polyarthritis ist ein Streptokokkeninfekt, der sich bevorzugt im Hals- oder Kopfbereich abspielt. Die Toxine dieser Streptokokken rufen an den Gelenken eine Antigen-Antikörper-Reaktion hervor.
4 Im Blut kann häufig das Zellantigen HLA-B 27 nachgewiesen werden.
5 Die chronische Polyarthritis beginnt schleichend mit Abgeschlagenheit, Parästhesien und Morgensteifigkeit in Händen und Füßen.
6 Die Krankheit schreitet typischerweise in Schüben fort.

Lösung
Die Antworten 1, 2, 5 und 6 sind richtig.
Anmerkungen:
• Punkt 3: Bei dem beschriebenen Krankheitsbild handelt es sich um das rheumatische Fieber. Die Ursachen der chronischen Polyarthritis sind nicht bekannt.
• Punkt 4: Das Zellantigen HLA-B 27 kann häufig bei Morbus Bechterew nachgewiesen werden, aber nicht bei Polyarthritis.

? Welche Aussagen über Morbus Bechterew sind richtig?

1 Eine andere Krankheitsbezeichnung ist Spondylarthritis ankylopoetica (Spondylitis ankylosans).
2 Eine andere Krankheitsbezeichnung ist Panarteritis nodosa.
3 Betroffen sind vor allem ältere Frauen.
4 Es kommt zu einer Versteifung des Achsenskeletts und der wirbelsäulennahen Gelenke wie Rippen-Wirbel-Gelenke und Kreuzbein-Darmbein-Gelenke.
5 Mit Bechterew-Haltung meint man eine ausgeprägte Lordose der BWS.

Lösung
Die Antworten 1 und 4 sind richtig.
Anmerkungen:
• Punkt 2: Panarteritis nodosa ist eine Arterienentzündung.
• Punkt 5: Mit Bechterew-Haltung meint man eine ausgeprägte Kyphose der BWS.

? Welche Beschwerden können bei Morbus Bechterew auftreten?

1 Quälende Fersenschmerzen
2 Steifheitsgefühl im Achsenskelett
3 Tief sitzende Kreuzschmerzen
4 Häufige Augenentzündungen
5 Durch die Versteifung der Rippengelenke kann es zu einer Einschränkung der Vitalkapazität kommen
6 Arteriosklerose
7 Hypertonie

Lösung
Die Antworten 1, 2, 3, 4 und 5 sind richtig.

? Welche Aussagen zum Lupus erythematodes sind zutreffend?

1 Es handelt sich um eine Autoimmunerkrankung, von der bevorzugt Frauen zwischen dem 20. und 30. Lebensjahr betroffen sind.
2 Lupus erythematodes kann akut oder chronisch verlaufen.
3 Die akute Verlaufsform kann tödlich enden.
4 Die Erkrankung geht mit Hauterscheinungen und Gelenkschmerzen einher.
5 Der Hautausschlag im Gesicht ist immer schmetterlingsförmig.
6 Eine Ernährungsumstellung zeigt bei der akuten Verlaufsform meist gute Erfolge.

Lösung
Die Antworten 1, 2, 3 und 4 sind richtig.
Anmerkungen:
• Punkt 4: Beim Lupus erythematodes kommt es typischerweise im Gesicht zu einem Hautausschlag.
• Punkt 5: Der Hautausschlag ist häufig nicht „schmetterlingsförmig".

4

? Welche Aussagen über die Sklerodermie sind richtig?

1 Man unterscheidet die Sclerodermia circumscripta, die lokalisiert auftritt, und die Sclerodermia diffusa, bei der es sich um eine progressive systemische Sklerose handelt.
2 Die Sklerodermie wird auch als Darrsucht bezeichnet.
3 Die Erkrankung kann mit Morbus-Raynaud-Anfällen beginnen.
4 Als Ursache der Erkrankung konnten Streptokokken (Streptococcus scleroides) nachgewiesen werden.

Lösung
Die Antworten 1, 2 und 3 sind richtig.
Anmerkung:
Punkt 4: Die Ursachen der Sklerodermie sind unbekannt. Man vermutet aber in erster Linie ein Autoimmungeschehen, aber auch Stoffwechselstörungen des Bindegewebes und Störungen der neurovaskulären Regulation. Streptococcus scleroides gibt es gar nicht.

? Geben Sie die richtigen Aussagen zur Arthrose bzw. Arthritis an!

1 Für die Arthrose ist der Anlaufschmerz typisch, für die Arthritis der Dauerschmerz.
2 Die Arthrose geht mit Morgensteifigkeit (Gefühl des Eingerostetseins) einher; die Arthritis dagegen mit länger andauerndem Steifheitsgefühl.
3 Bei der Arthrose treten ödematöse Schwellungen der Gelenke auf.
4 Bei der Arthritis sind Gelenkgeräusche typisch: Knarren und Knacken.
5 Bei der Arthritis tritt Schmerz während einer gesamten Bewegung auf, bei der Arthrose ist der Endphasenschmerz typisch.
6 Bei der Arthrose kann man am betroffenen Gelenk die Entzündungszeichen Rötung, Schwellung, Hitze, Schmerz und Funktionsbeeinträchtigung feststellen.
7 Bei der Arthrose kommt es am Gelenkrand, an Sehnenansätzen und um das Gelenk herum zu Druckschmerzhaftigkeit.

Lösung
Die Antworten 1, 2, 5 und 7 sind richtig.

? Welche Aussagen sind richtig?

1 Heberden-Knötchen treten bevorzugt an den Fingerendgelenken auf.
2 Heberden-Knötchen treten bevorzugt an den Fingermittelgelenken auf.
3 Bouchard-Knoten treten bevorzugt an den Fingerendgliedern auf.
4 Bouchard-Knoten treten bevorzugt an den Fingermittelgelenken auf.
5 Bouchard-Knoten treten an der Ohrmuschel als Gichttophi auf.

Lösung
Anzugeben sind 1, 4.

5 Herz

Bildfragen

? **Bezeichnen Sie die Strukturen des mittleren Brustbereichs!**

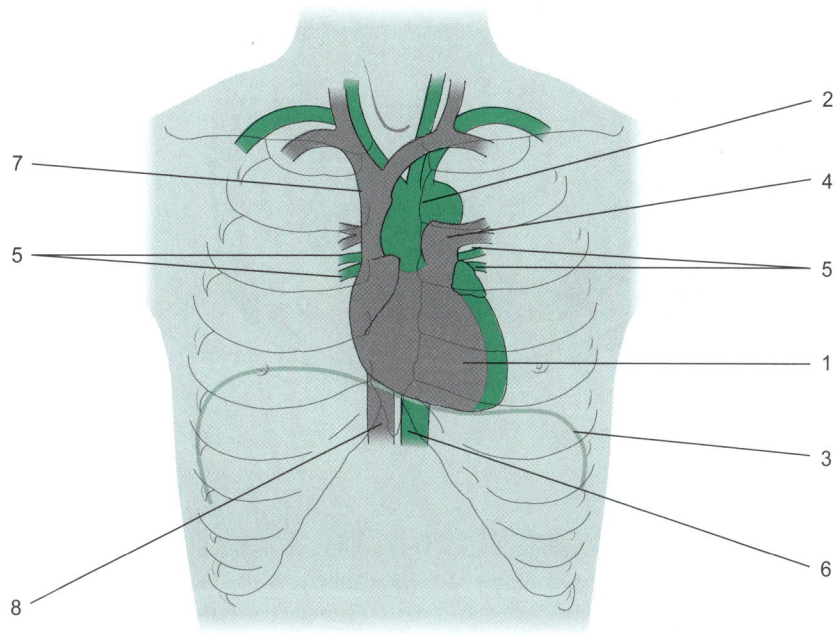

Abb. 5.1 Lage des Herzens im Mediastinum. [L190]

Lösung
1. Herz (Cor)
2. Aortenbogen (Arcus aortae)
3. Zwerchfell (Diaphragma)
4. Stamm der Lungenschlagader (Truncus pulmonalis)
5. Lungenvenen (Vv. pulmonales)
6. Bauchaorta (Aorta abdominalis)
7. Obere Hohlvene (V. cava superior)
8. Untere Hohlvene (V. cava inferior)

? **Bezeichnen Sie die Anteile der Herzwand!**

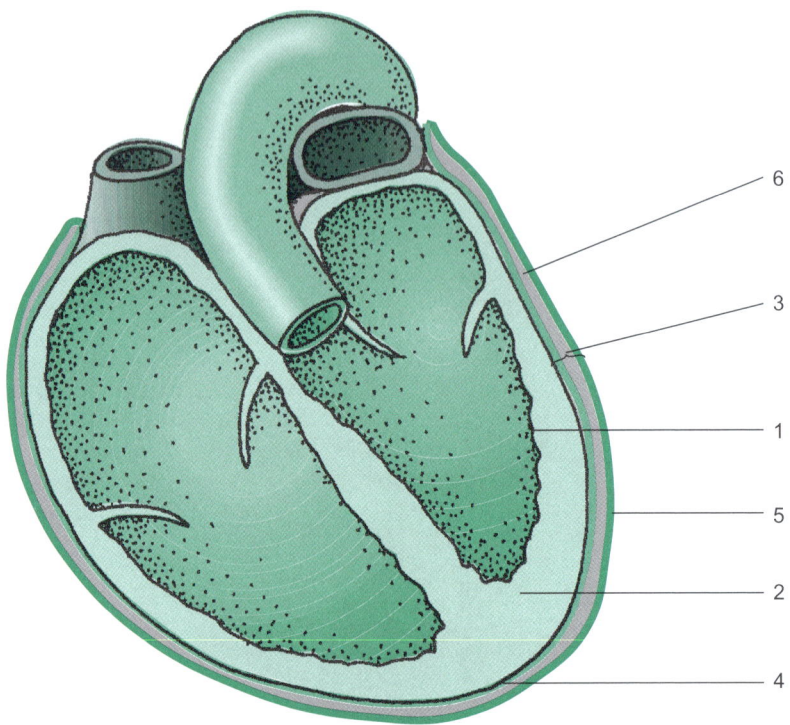

Abb. 5.2 Schichtaufbau des Herzens. [L190]

Lösung
1 Herzinnenhaut (Endokard, Endocardium)
2 Herzmuskelschicht (Myokard, Myocardium)
3 Herzbeutel (Perikard, Pericardium)
4 Inneres Blatt des Herzbeutels (Epikard, Epicardium, viszerales Blatt)
5 Äußeres Blatt des Herzbeutels (Perikard, Pericardium, parietales Blatt)
6 Gleitspalt

? **Bezeichnen Sie die anatomischen Strukturen im und nahe am Herzen!**

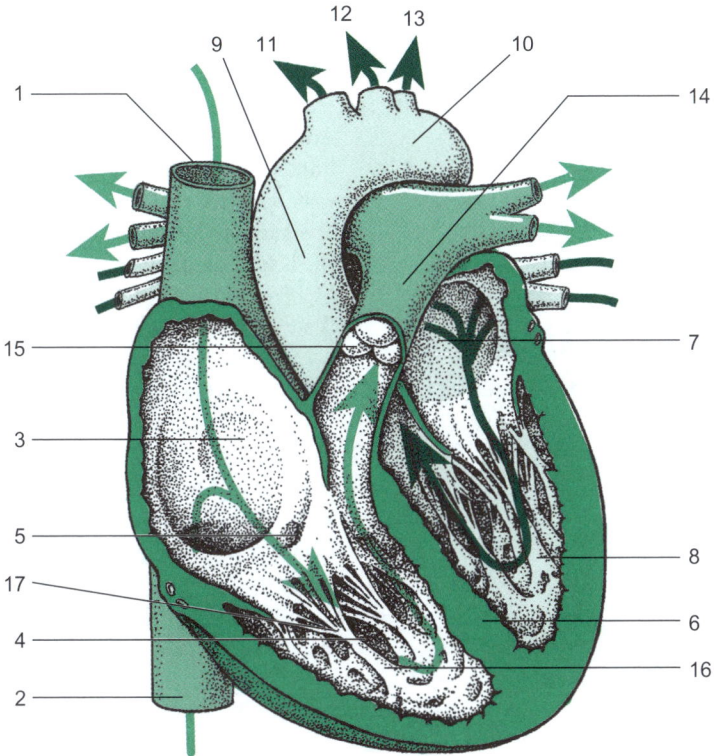

Abb. 5.3 Anatomische Darstellung eines aufgeschnittenen Herzens. [L190]

Lösung

1 Obere Hohlvene (Vena cava superior)
2 Untere Hohlvene (Vena cava inferior)
3 Rechter Vorhof (Atrium dextrum)
4 Rechte Kammer (Ventriculus dexter)
5 Einmündungsstelle der Herzvenen (Kranzbucht, Sinus coronarius)
6 Herzscheidewand (Septum, Septum interventriculare)
7 Linker Vorhof (Atrium sinistrum)
8 Linke Kammer (Ventriculus sinister)
9 Aufsteigende Aorta (Aorta ascendens)

10 Aortenbogen (Arcus aortae)
11 Arm-Kopf-Schlagaderstamm (Truncus brachiocephalicus)
12 Gemeinsame Halsschlagader (A. carotis communis)
13 Schlüsselbeinschlagader (A. subclavia)
14 Stamm der Lungenschlagader (Truncus pulmonalis)
15 Pulmonalklappe (Valva trunci pulmonalis)
16 Papillarmuskel (M. papillaris)
17 Sehenenfaden der Klappe (Chorda tendinea)

? **Bezeichnen Sie die Herzklappen!**
Wie heißen die beiden Segelklappen?
Wie heißen die beiden Taschenklappen?
Zu welchem Klappentyp (Segel- oder Taschenklappen) gehören die Sehnenfäden und die Papillarmuskeln?

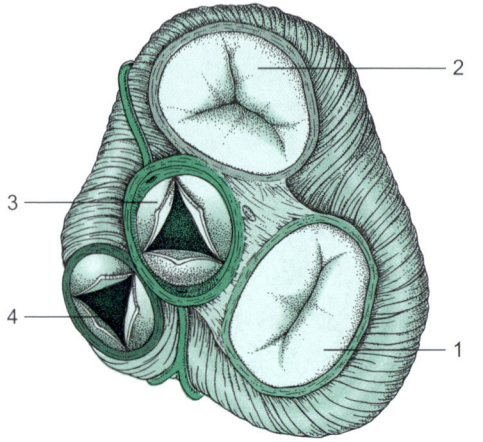

Abb. 5.4 Klappenebenen des Herzens. [L190]

Lösung
1 Zweizipfelige Klappe (Mitralklappe, Bikuspidalklappe, Valva bicuspidalis)
2 Dreizipfelige Klappe (Trikuspidalklappe, Valva tricuspidalis)
3 Aortenklappe (Valva aortae)
4 Pulmonalklappe (Valva trunci pulmonalis)

Wie heißen die beiden Segelklappen?

Zweizipfelige Klappe (Mitralklappe, Bikuspidalklappe, Valva bicuspidalis)
Dreizipfelige Klappe (Trikuspidalklappe, Valva tricuspidalis)

Wie heißen die beiden Taschenklappen?

Aortenklappe (Valva aortae)
Pulmonalklappe (Valva trunci pulmonalis)

Zu welchem Klappentyp (Segel- oder Taschenklappen) gehören die Sehnenfäden und die Papillarmuskeln?

Zu den **Segelklappen.**

Fragen ohne Antwortauswahl

? **Geben Sie an, aus welchen Gewebearten die einzelnen Herzschichten aufgebaut sind!**

Antwort
Endokard aus **Plattenepithel,** das etwas Bindegewebe aufsitzt.
Myokard aus **Herzmuskelgewebe.**
Die beiden Blätter des **Perikards** bestehen aus elastischem und kollagenem **Bindegewebe,** das einen Überzug aus **Epithelgewebe** besitzt.

? **Schildern Sie kurz den Aufbau des Herzbeutels!**

Antwort
Das Perikard besteht aus einem **viszeralen** und einem **parietalen Blatt**. Zwischen diesen beiden besteht ein **Gleitspalt,** in dem sich etwas Flüssigkeit befindet.

? **Ordnen Sie zu!**

1 Mitralklappe   A Segelklappen
2 Taschenklappen   B Semilunarklappen
3 Trikuspidal- und   C Zweizipfelige Klappe
   Mitralklappe

Lösung
1 = C
2 = B
3 = A

? **Wo entspringen die Herzkranzgefäße? Wo münden die Herzkranzgefäße?**

Antwort
Die Herzkranzgefäße entspringen aus dem Bereich der **Aortenklappe** und münden über eine Sammelvene (Kranzbucht, Sinus coronarius) in den **rechten Vorhof.**

? **Erklären Sie die folgenden Begriffe!**
• **Systole**
• **Diastole**
• **Vena cava superior**
• **Atrium sinistrum**

- Truncus pulmonalis
- Ventriculus dexter

Antwort
Systole:
Die Zusammenziehung (Kontraktion) des Herzmuskels, die dem Blutauswurf dient.
Diastole:
Erschlaffung (Erweiterung) des Herzmuskels, die der Blutfüllung dient.
Vena cava superior:
Obere Hohlvene, die das sauerstoffarme Blut aus dem Kopf und den Armen zum Herzen zurückbringt.
Atrium sinistrum:
Linker Vorhof des Herzens
Truncus pulmonalis:
Ungefähr 5 cm lange Lungenschlagader, die aus der rechten Herzkammer abgeht und sich dann in eine rechte und eine linke Lungenschlagader (Arteria pulmonalis dexter et sinister) aufteilt.
Ventriculus dexter:
Rechte Herzkammer

? Trifft die erste oder die zweite Aussage zu?

1 Beim Klappenschlusston hört man das Zuschlagen der Mitral- und Trikuspidalklappe.
2 Beim Klappenschlusston hört man das Zuschlagen der Aorten- und Pulmonalklappe.

Antwort
Die **zweite** Aussage ist richtig.

? Was versteht man unter der autonomen Steuerung des Herzschlags?

Antwort
Unter der autonomen Steuerung versteht man, dass das Herz die für seine Muskelkraft notwendigen **elektrischen Erregungen selber bildet.** Die hierzu am besten befähigte Struktur ist der Sinusknoten (Schrittmacher). Aber auch tiefere Abschnitte des elektrischen Erregungsleitungssystems, und zwar AV-Knoten, His-Bündel, Tawara-Schenkel und Purkinje-Fasern sind in der genannten Reihenfolge mit abnehmender Wirksamkeit dazu in der Lage.

? Wie oft schlägt das Herz durchschnittlich pro Minute bei einem gesunden Erwachsenen?

Antwort
60–80 Schläge pro Minute.

? Wählen Sie von den folgenden Begriffen diejenigen aus, die zum Erregungsleitungssystem des Herzens gehören!
- Sinus coronarius
- Purkinje-Fasern
- Atrioventrikularknoten
- Septum
- Diastole
- His-Bündel
- Coronaria dextra

Antwort
Purkinje-Fasern, Atrioventrikularknoten und His-Bündel.

? Was bedeutet das Alles-oder-Nichts-Gesetz bei der Herzerregung?

Antwort
Das Alles-oder-Nichts-Gesetz des Herzens besagt, dass es auf einen Reiz hin **entweder** zu einer **vollständigen Herzkontraktion** kommt **oder** die Kontraktion **ganz unterbleibt.** Ist ein Reiz zu schwach oder erfolgt er zu schnell auf einen vorausgegangenen Reiz hin, so erfolgt keine Herzaktion.

? Was ist das Herzminutenvolumen? Wie groß ist es?

Antwort
Unter dem Herzminutenvolumen versteht man die **pro Minute ausgeworfene Blutmenge** des Herzens. Es errechnet sich aus dem Schlagvolumen des Herzens (ca. 70–100 ml) multipliziert mit der Anzahl der Herzschläge pro Minute.

Das Herzminutenvolumen beträgt durchschnittlich 5–7 Liter. Bei Sportlern kann es gesteigert werden auf 20 oder sogar 30 Liter!

? **Welche äußerlichen Merkmale im Gesicht und am Hals des Patienten würden Ihren Verdacht auf eine eventuell vorliegende Herz-Kreislauf-Erkrankung lenken?**

Antwort
Zyanotische Verfärbung, Hautblässe, Mitralbäckchen, Halsvenenstauung.

? **Was sind Herztöne, was sind Herzgeräusche?**

Antwort
Herztöne sind meist **physiologisch** und können am gesunden Herzen gehört werden. **Herzgeräusche** dagegen haben meist **Krankheitswert.** Sie können z.B. aufgrund von Septumdefekten oder Herzklappenfehlern auftreten.

? **Nennen Sie die Auskultationspunkte für die folgenden Klappen!**
- Aortenklappe
- Pulmonalklappe
- Trikuspidalklappe
- Mitralklappe

Antwort
Aortenklappe: 2. ICR parasternal rechts
Pulmonalklappe: 2. ICR parasternal links
Trikuspidalklappe: 4. ICR parasternal rechts
Mitralklappe: 5. ICR etwas links der MCL

? **Wozu dient die Auskultation des Herzens?**

Antwort
Die **Auskultation** (lat. auscultare = aufmerksam hören) dient der **Funktionsprüfung** des Herzens. Bei der Auskultation unterscheidet man die (meist physiologischen) Herztöne von den (meist pathologischen) Herzgeräuschen. Letztere werden durch Strömungsturbulenzen verursacht und sind – wie gesagt – meist pathologisch, gelegentlich aber akzidentell oder funktionell. Pathologische Herzgeräusche treten vor allem bei **Klappenstenosen** und **-insuffizienzen,** aber auch bei **Septumdefekten** auf.

? **Hört sich der erste Herzton im Vergleich zum zweiten dumpfer oder heller an?**

Antwort
Dumpfer.

? **Ist der zweite Herzton besser über der Herzspitze oder der Herzbasis zu hören?**

Antwort
Der zweite Herzton ist am besten über der **Herzbasis** zu hören. Zur Erinnerung: Die Herzbasis liegt höher als die Herzspitze; letztere liegt dem Zwerchfell auf.

? **Fordern Sie Ihren Patienten auf, während der Auskultation des Herzens durch den Mund oder durch die Nase zu atmen?**

Antwort
Der Patient soll durch die **Nase** atmen, da hierbei weniger störende Atemgeräusche zu hören sind.

? **Sie auskultieren die Herztöne eines Lungenemphysematikers. Sind dessen Herztöne lauter oder leiser als beim Gesunden? Begründen Sie Ihre Meinung!**

Antwort
Leiser, da die Herztöne durch **vermehrte Luftmassen gedämpft** werden.

? **Ein Patient klagt in Ihrer Praxis über Herzstiche. Sie auskultieren im 2. ICR parasternal links eine Spaltung des zweiten Herztons, die aber nur während der Einatmungsphase zu hören ist. Die weitere Untersuchung ergibt ansonsten keinen auffallenden Befund. Können Sie den Patienten behandeln, oder müssen Sie ihn zum Hausarzt zur weiteren Abklärung überweisen?**

Antwort
Der Patient kann vom **Heilpraktiker** behandelt werden, da es sich offensichtlich um funktionelle Beschwerden handelt. Eine Spaltung des zweiten Herztons während der Einatmung, die nur im 2. ICR parasternal links zu hören ist, ist **physiologisch.**

? Welche Veränderung der Herztöne ruft eine Mitralklappenstenose typischerweise hervor?

Antwort
Der **erste Herzton** ist auffallend **laut** (paukend).

? Bei einem Patienten, der wegen Unruhe, Nervosität und Schlafstörungen Ihre Praxis aufsucht, hören Sie links im 2./3. ICR bei der Auskultation ein leises Herzgeräusch, das vor dem 2. Herzton endet. Bei der Untersuchung messen Sie einen Blutdruck von 135/70 und einen Puls von 100 Schlägen pro Minute. Worum handelt es sich vermutlich?

Antwort
Es handelt sich vermutlich um ein **funktionelles Herzgeräusch,** das durch die gesteigerte Blutströmungsgeschwindigkeit hervorgerufen wird, bedingt durch eine Schilddrüsenüberfunktion. Die Verdachtsdiagnose konnte gestellt werden aufgrund der Tachykardie und der auffallend großen Blutdruckamplitude.

? Bei welchen Personen kommt es typischerweise zum Auftreten von akzidentellen Herzgeräuschen?

Antwort
Akzidentelle Herzgeräusche treten meist bei **Kindern** im **Vorschulalter** auf. Sie kommen aber auch bei sehr schlanken Personen, bei bestehendem Flachthorax und bei aufgeregten Menschen vor.

? Welches Herzgeräusch ruft eine trockene Herzbeutelentzündung hervor?

Antwort
Perikardreiben, ein ohrnahes, hochfrequentes Reiben, das meist im 3. ICR links parasternal zu hören ist.

? Schildern Sie kurz, wie Sie bei der Blutdruckmessung vorgehen!

Antwort
Anlegen der **Blutdruckmanschette** um den Oberarm des Patienten, sodass noch zwei Finger zwischen Manschette und Arm des Patienten Platz haben. **Aufblasen** der Manschette bis ungefähr 20–30 mmHg oberhalb des Werts, bei dem die Pulsationen der A. brachialis in der Ellenbeuge aufhören. Danach wird der **Druck langsam** abgelassen, wobei auf der Manometerskala abgelesen wird, wann die Pulsationen beginnen; dies entspricht dem **systolischen** Blutdruck (Beginn der Pulsationen) und wann sie aufhören, dies entspricht dem **diastolischen** (Ende der Pulsationen) Blutdruck.

? Sie messen bei einem 55-jährigen Patienten einen systolischen Blutdruckwert von 150 mmHg. Wie ist dieser Befund nach WHO (World Health Organization) zu bewerten?

Antwort
Es handelt sich um eine **milde Hypertonie.**

? Geben Sie die Pulsqualitäten an, die Sie bei einer Pulstastung beurteilen!

Antwort
Frequenz, **Regelmäßigkeit**, **Unterdrückbarkeit** (Härte) und **Größe** (Höhe der Blutdruckamplitude).

? Was ist ein EKG?

Antwort
Es handelt sich um das **Elektrokardiogramm,** bei dem die Herzströme (Herzaktionspotenziale) registriert und aufgezeichnet werden.

? Was wird bei einer Herzkatheteruntersuchung gemacht?

Antwort
Bei einer Herzkatheteruntersuchung wird eine **Sonde** von einem **peripheren Gefäß** (Arterie oder Vene) aus ins Herz vorgeschoben, wo dann bestimmte **Untersuchungen** vorgenommen werden können, wie z. B. Ermittlung des intrakardialen Blutdrucks oder Sauerstoffmessungen des Bluts in verschiedenen Herzbereichen. Des Weiteren kann durch eine Sonde auch ein Röntgenkontrastmittel verabreicht werden.

5

? **Was ist eine Koronarangiografie und wozu wird sie bevorzugt eingesetzt?**

Antwort
Eine Koronarangiografie ist eine **Röntgenkontrastdarstellung** der **Herzkranzgefäße** (Koronararterien). Dazu wird ein Katheter – meist entweder über die A. brachialis oder die A. femoralis – so weit vorgeschoben, dass ein Kontrastmittel in die Herzkranzgefäße eingebracht werden kann. Danach wird geröntgt.

Die Koronarangiografie wird durchgeführt, um bei koronaren Herzkrankheiten Stenosen und Kollateralkreisläufe festzustellen. Sie dient auch dazu, verschiedene Schweregrade der Koronarsklerose zu ermitteln. Sie wird bevorzugt bei **Herzinfarktpatienten** eingesetzt, und zwar vor **Revaskularisationsmaßnahmen** wie Bypass-Operationen oder Ballondilatationen.

? **Was versteht man unter einem Vorwärts- bzw. einem Rückwärtsversagen des Herzens?**

Antwort
Unter einem **Vorwärtsversagen** des Herzens versteht man eine **ungenügende Förderleistung,** das heißt, das Herz ist nicht mehr in der Lage, die benötigte Blutmenge auszuwerfen.

Beim **Rückwärtsversagen** dagegen kann die zum Herzen **zurücktransportierte Blutmenge nicht** mehr ausreichend **aufgenommen** werden.

? **Nennen Sie kardiale Ursachen für Herzinsuffizienz!**

Antwort
Klappenstenosen und/oder **Klappeninsuffizienzen, Herzmuskelerkrankungen** (entzündliche und nicht-entzündliche), **Perikarditis, Rhythmusstörungen** (extreme Tachy- und Bradykardien), **koronare Durchblutungsstörungen, Herzinfarkt, angeborene Herzfehler** (z. B. offener Ductus Botalli).

? **Nennen Sie extrakardiale Ursachen für Herzinsuffizienz!**

Antwort
Bluthochdruck, Anämie, Drucksteigerung im Lungenkreislauf, Sauerstoffmangel, Schilddrüsenüberfunktion und **Schock.**

? **Welcher Teil des Herzens ist insuffizient, wenn seine ungenügende Arbeitsleistung zu einem Blutstau vor dem linken Vorhof führt?**

Antwort
Die linke Herzhälfte.

? **Geben Sie die Leitsymptome der Linksherzinsuffizienz an!**

Antwort
Atemnot, Zyanose, Tachypnoe, Stauungsbronchitis, Orthopnoe, Asthma cardiale und **Lungenödem.**

? **Was meint man mit Stauungsbronchitis?**

Antwort
Bei einer Stauungsbronchitis ist es aufgrund einer **Druckzunahme** im **Lungenkreislauf** im Rahmen einer chronischen Linksherzinsuffizienz zu einer **chronischen Bronchitis** mit hartnäckigem **Husten** gekommen.

? **Wodurch kommt es zum Lungenödem?**

Antwort
Zum Lungenödem kommt es durch **schwerste Fälle** von **Linksherzinsuffizienz.**

? **Erklären Sie, warum es bei einer Linksherzinsuffizienz bei körperlicher Anstrengung zu Atemnot kommen kann!**

Antwort
Bei körperlicher Anstrengung müssen die **Lungen vermehrt Arbeit** leisten, um dem angestiegenen Sauerstoffbedarf nachkommen zu können. Bei einer **Linksherzinsuffizienz** kommt es jedoch zum Blutstau vor dem linken Herzen und damit zum **Rückstau** in die **Lungen.** Die Folge ist, dass die Lungen die geforderte **Mehrarbeit nicht** leisten können. Es kommt zur Atemnot.

? **Was meint man mit Orthopnoe?**

Antwort
Mit Orthopnoe bezeichnet man die **Luftnot,** die in **horizontaler Lage** auftritt und die durch **Aufrich-**

ten gebessert wird. Orthopnoe tritt typischerweise bei bestehender Linksherzinsuffizienz auf.

❓ Was meint man mit dem Begriff „durchgestaute" Rechtsherzinsuffizienz?

Antwort

Mit „durchgestauter" Rechtsherzinsuffizienz meint man, dass zuerst eine **Insuffizienz** der **linken Herzhälfte** vorlag, die dann zu **Stauungserscheinungen** im **kleinen Kreislauf** und schließlich zur **Rechtsherzinsuffizienz** geführt hat.

❓ Schildern Sie einen typischen Asthma-cardiale-Anfall!

Antwort

Bei Asthma cardiale kommt es nachts zu **Anfällen** von **Atemnot,** die mit **starkem Herzklopfen** und **großem Lufthunger** einhergehen. Der Betroffene richtet sich auf, meist öffnet er noch das Fenster, um einige tiefe Atemzüge zu nehmen. Dadurch verschwinden im Allgemeinen die Beschwerden prompt.

❓ Was meint man mit „Cor pulmonale"?

Antwort

Eine Lungenerkrankung hat zu einer Drucksteigerung im Lungenkreislauf und somit zu einer **erhöhten Druckbelastung** des **rechten Herzens** geführt. Dies mündet schließlich in eine Rechtsherzhypertrophie und später eventuell in eine -dilatation mit nachfolgender **Rechtsherzinsuffizienz.**

Übrigens: Von Cor pulmonale spricht man **nicht,** wenn zuerst eine Linksherzinsuffizienz auftrat, die zur Lungenbelastung und letztendlich zur „durchgestauten" Rechtsherzinsuffizienz geführt hat.

❓ Geben Sie an, warum Sie bei Ihrem Patienten bei Gewichtszunahme, neben anderen differenzialdiagnostischen Überlegungen, eine Herzerkrankung mit in Betracht ziehen müssen!

Antwort

Die Gewichtszunahme könnte durch eine **Rechtsherzinsuffizienz** bedingt sein. Dabei hat das **Rückwärtsversagen** des Herzens dazu geführt, dass die

Zwischenzellflüssigkeit nicht richtig abtransportiert werden kann. Die typischsten Beschwerden, über die der Patient in diesem Zusammenhang klagt, sind abendlich geschwollene Knöchelödeme und Nykturie.

Dabei ist zu beachten, dass erst ab einer Gewichtszunahme von 5 kg äußerlich sichtbare Ödeme auftreten.

❓ Wodurch kann es bei einer Linksherzinsuffizienz zu diskontinuierlichen Nebengeräuschen kommen?

Antwort

Durch die Linksherzinsuffizienz kommt es zu Stauungserscheinungen im Lungenkreislauf. Dies führt zum Austritt von **Flüssigkeit** in die **Alveolen,** wodurch es zu spätinspiratorischen, diskontinuierlichen Nebengeräuschen (feuchten Rasselgeräuschen) kommt.

❓ Begründen Sie, warum es sinnvoll sein kann, bei Herzinsuffizienz die Leberwerte labormäßig zu bestimmen!

Antwort

Zum einen kann es durch ein Rückwärtsversagen des rechten Herzens zu einer **stauungsbedingten Lebervergrößerung** und damit zu einer **eingeschränkten Funktionsleistung** kommen. Zum anderen könnte die Leber durch ein Vorwärtsversagen des linken Herzens bereits geschädigt sein, da es dadurch zu einer **Minderversorgung** der Leber mit Sauerstoff und Nährstoffen kommt.

❓ Darf ein Heilpraktiker eine Herzinsuffizienz behandeln?

Antwort

Grundsätzlich **ja.** Allerdings müssen **schwere Formen** von Herzinsuffizienz vom **Arzt** behandelt werden, da hier die naturheilkundlichen therapeutischen Maßnahmen nicht ausreichen. Leichtere Formen von Herzinsuffizienz können aber naturheilkundlich gut behandelt werden (z. B. phytotherapeutisch, hydrotherapeutisch oder durch Atemtherapie).

5

? Welche Schichten des Herzens können sich entzünden?

Antwort
Grundsätzlich können sich **alle drei** Schichten des Herzens entzünden: das Endokard, das Myokard und das Perikard.

? Welche Veränderungen können sich aufgrund einer abgelaufenen Endokarditis an den Herzklappen einstellen?

Antwort
Aufgrund einer abgelaufenen Endokarditis kann es an den Herzklappen zu **Klappenstenosen** und/oder **Klappeninsuffizienzen** kommen.

? Geben Sie an, ob ein Patient mit einer bakteriellen oder mit einer abakteriellen Endokarditis gefährdeter ist, eine Embolie zu erleiden!

Antwort
Bei der **bakteriellen** Endokarditis besteht eine größere Emboliegefahr als bei der abakteriellen Form. Bei der abakteriellen (meist also rheumatischen Endokarditis) kommt es zwar auch zur thrombotischen Auflagerung an den Herzklappen, diese sind aber mit dem Endokard „fester verwachsen" als bei der bakteriellen Endokarditis.

? Geben Sie Ursachen der rheumatischen Endokarditis an!

Antwort
Die häufigste Ursache der rheumatischen Endokarditis ist das **rheumatische Fieber.** Außerdem kann sie aber auch bei anderen rheumatischen Erkrankungen, z. B. LE, auftreten.

? Was versteht man unter Endocarditis lenta?

Antwort
Es handelt sich um eine **subakut,** also langsam verlaufende **Endokarditis** (lat. lenta = langsam, langandauernd). Das bedeutet, dass der Krankheitsverlauf weniger dramatisch ist als bei der akuten Form.

? Geben Sie die Symptome der Endocarditis lenta an!

Antwort
Fieber um **38 °C, Herz-** und **Gelenkbeschwerden, Appetitmangel, auch Gewichtsabnahme, Petechien** (punktförmige Hautblutungen) an Rumpf, Extremitäten und Augenhintergrund. Eventuell kommt es durch das Auftreten von **arteriellen Embolien** zu ungefähr linsengroßen, roten, druckschmerzhaften **Knötchen in der Haut,** die vor allem an Fingern und Zehen auftreten. Entwickelt sich eine Herzinsuffizienz, so bildet sich eine **Zyanose** aus. Es kann zum Ikterus (Gelbsucht) und zur Milzschwellung kommen.

? Wodurch kann es zur Endokarditis lenta kommen?

Antwort
Bei der Entstehung der Endokarditis lenta spielen **Streuherde** eine wichtige Rolle, z. B. chronisch vereiterte Mandeln, Zähne oder Nebenhöhlen. Betroffen sind in der Mehrzahl der Fälle Patienten mit vorgeschädigtem Klappenapparat (z. B. künstlichen Herzklappen).

? Wie werden die Herzmuskelentzündungen von ihrer Ursache her unterteilt?

Antwort
Man unterscheidet:
* **Rheumatische Myokarditis** (rheumatisches Fieber, LE, Sklerodermie, Morbus Bechterew und Periarteriitis nodosa, Dermatomyositis)
* **Infektiöse Myokarditis** (Viren, Bakterien, Pilze, Protozoen)
* **Allergische Myokarditis** (Medikamente: Penizillin, Zytostatika, Reserpin u. a.)

? Welche Beschwerden treten bei einer Myokarditis auf?

Antwort
Zu den Beschwerden der Grunderkrankung, z. B. Rheuma, treten nun eine relative **Tachykardie** und **Herzrhythmusstörungen.** Des Weiteren kann sich eine **Herzinsuffizienz** mit Kurzatmigkeit und Abgeschlagenheit entwickeln. In schweren Fällen kann es zum kardiogenen Schock kommen.

? Welche Teile des Herzens können sich bei einer Perikarditis entzünden?

Antwort

Bei der Perikarditis (Herzbeutelentzündung) können sich das **viszerale** und/oder das **parietale Blatt** entzünden.

? Wie kann man die Herzbeutelentzündungen von der Ergussbildung und vom Verlauf her einteilen?

Antwort

Nach der Ergussbildung unterscheidet man:
- **Perikarditis exsudativa** (mit Ergussbildung)
- **Perikarditis sicca** (ohne Ergussbildung)

Vom Verlauf her unterscheidet man eine **akute,** eine **chronische** und eine **chronisch-konstriktive** Form.

? Nennen Sie Ursachen für Perikarditis!

Antwort

Eine Perikarditis kann **idiopathisch,** d.h., ohne erkennbare äußere Ursache entstehen. Häufiger entwickelt sie sich aber **sekundär** aus einer anderen, ihr zugrunde liegenden Krankheit. Hier kommen in Betracht:
- **Infektionen** (Bakterien, Pilze, Viren, Protozoen)
- **rheumatisches Fieber** und andere Erkrankungen des rheumatischen Formenkreises (z. B. LE, PCP)
- **Herzinfarkt, Stoffwechselerkrankungen** (diabetische Ketoazidose, Myxödem, Urämie)
- **Allergien** (Medikamente)
- **Verletzungen** des Brustraums (z. B. nach herzchirurgischen Eingriffen)
- **Entzündungen** der **Nachbarorgane** (Pneumonie, Tuberkulose, Pleuritis)
- **Tumoren** (Perikard-, Bronchial-, Brustdrüsen- und Speiseröhrenkrebs, Morbus Hodgkin).

? Wodurch kann es zur Entstehung einer chronisch-konstriktiven Perikarditis kommen?

Antwort

Zur chronisch-konstriktiven Perikarditis kann es kommen, wenn es bei der **Ausheilung** einer Herzbeutelentzündung zu **narbigen Schrumpfungen** des Herzbeutels kommt oder zu **Verwachsungen** des inneren mit dem äußeren Blatt.

? Was versteht man unter einem Panzerherz (Perikarditis calcarea)?

Antwort

Wird bei einer chronisch-konstriktiven Perikarditis noch zusätzlich **Kalk** in den Herzbeutel **eingelagert,** so spricht man von einem Panzerherz.

? Ein Patient gibt starke Schmerzen in der Herzregion an. Bei der Auskultation stellen Sie Reibegeräusche („Lederknarren") im Stethoskop fest. Welche Erkrankung liegt vermutlich vor?

Antwort

Es handelt sich um eine **trockene Herzbeutelentzündung** (Perikarditis sicca).

? Wenn eine trockene Herzbeutelentzündung in eine feuchte übergeht, nehmen dann die Schmerzen ab oder zu?

Antwort

Die Schmerzen **nehmen** (zumindest zunächst) **ab.**

? Geben Sie an, welche Klappenfehler man aufgrund der an den Klappen aufgetretenen Veränderungen unterscheidet und wie sich dieser Defekt auf den Blutdurchfluss auswirkt!

Antwort

Man unterscheidet:
- **Klappeninsuffizienz,** d. h., die Klappe schließt nicht dicht, was zur Bildung von **Pendelblut** führt.
- **Klappenstenose,** d. h., durch Verwachsungen der Klappenränder kommt es zu einer Verengung der Durchlassöffnung. Dies führt zum **Blutstau** vor der Klappe.

? Zu welchen Umbauten des Herzens führt eine Mitralstenose?

Antwort

Da der **linke Vorhof** mehr Arbeit leisten muss, **hypertrophiert** er. Gelangt durch die verengte Mitralklappe trotz der Vorhofhypertrophie nicht genug Blut, so kann es zur **Atrophie** der **linken Kammer** kommen.

? Was versteht man unter einem „Mitralgesicht"?

Antwort
Beim Mitralgesicht sind die **Wangen** und meist auch die **Lippen zyanotisch** verfärbt. Außerdem sieht man **Teleangiektasien** (erweiterte Hautgefäße) **schmetterlingsförmig** über den Wangen und über dem Nasenrücken. Frei von Teleangiektasien sind das Nasen-Mund-Dreieck, die Stirn und das Gebiet vor den Ohren.

? Zu welchen Umbauten des Herzens führt eine Mitralinsuffizienz?

Antwort
Bei einer Mitralinsuffizienz kommt es zum Pendelblut. Durch die dadurch geforderte Mehrarbeit vergrößert sich die **linke Kammer (hypertrophiert).** Der **linke Vorhof** kann dem erhöhten Druck durch das zurückströmende Blut im Allgemeinen nicht standhalten und **dilatiert.**

? Welche Beschwerden könnte ein Patient mit Mitralinsuffizienz in Ihrer Praxis angeben?

Antwort
Ein solcher Patient würde aufgrund der Blutstauung vor dem linken Herzen sicherlich über **Atemnot** klagen, die sich bei flachem Liegen verstärkt. Des Weiteren könnte es sein, dass er klagt, dass er nachts mehrmals aus dem Schlaf hochschreckt, Atemnot hat, sich aufrichten muss und eventuell zum Fenster geht, um hier ein paar tiefe Atemzüge zu tun. Ist es bereits zur durchgestauten Rechtsherzinsuffizienz gekommen, könnte der Patient über weitere Beschwerden wie häufiges nächtliches Wasserlassen und abendlich geschwollene Knöchelödeme klagen.

? Wie heißt die Erkrankung, bei der sich das Mitralklappensegel ballonartig in den Vorhof vorwölbt?

Antwort
Mitralklappenprolaps (Mitralprolaps).

? Was wissen Sie über die Ursachen des Mitralprolaps?

Antwort
Die eigentliche Ursache ist **unbekannt;** man konnte allerdings eine **familiäre Häufung** beobachten. Außerdem vermutet man, dass ein **Autoimmungeschehen** zu der Klappenveränderung führen kann.

? Müssen bei einem Mitralprolaps Beschwerden auftreten?

Antwort
Nein. Meist besteht Beschwerdefreiheit. Gelegentlich werden jedoch Schmerzen hinter dem Brustbein, Herzklopfen, Arrhythmien, Schwächegefühle, leichte Ermüdbarkeit, Atemnot, Lufthunger, selten auch Schwindel und Angstgefühle mit Kollapsneigung angegeben.

? Zu welchen Veränderungen am Herzen führt eine Aortenklappenstenose?

Antwort
Es kommt zur **Linksherzhypertrophie.**

? Zu welchen Veränderungen am Herzen führt eine Aortenklappeninsuffizienz?

Antwort
Durch den Druckanstieg in der linken Kammer kommt es zu einer Erweiterung (Dilatation) und einer **Hypertrophie** der linken Kammer.

? Geben Sie die Höhe der Blutdruckamplitude bei Aortenstenose und bei Aortenklappeninsuffizienz an!

Antwort
Aortenklappenstenose: **kleine** Blutdruckamplitude
Aortenklappeninsuffizienz: **große** Blutdruckamplitude

? Geben Sie Ursachen von angeborenen Herzfehlern an!

Antwort
Bei den angeborenen Herzfehlern spielen exogene und endogene Faktoren eine Rolle. Im Einzelnen kommen in Betracht: **Rötelnembryopathie, Medikamente** (Thalidomid, Zytostatika, Immunsuppressiva), Erkrankungen der Mutter (Diabetes mellitus,

LE), außerdem Chromosomenabweichungen wie z. B. Down-Syndrom und Turner-Syndrom.

? Was meint man bei einem Herzfehler mit Links-rechts-Shunt?

Antwort
Mit Links-rechts-Shunt meint man bei einem Herzfehler, dass das Blut einen verkürzten falschen Weg nimmt, **vom linken ins rechte Herz.** Dabei ist die Fließrichtung des Bluts jeweils vom Ort des höheren zum Ort des niedrigeren **Drucks.**

? Geben Sie Beispiele für Herzfehler mit Links-rechts-Shunt!

Antwort
Vorhof- und **Kammerseptumdefekt** und **offener Ductus Botalli.**

? Zählen Sie angeborene Herzfehler ohne Shunt auf!

Antwort
Pulmonal-, Aorten- und **Aortenisthmusstenose** sowie **Aortenbogenanomalien.**

? Welche Fehlentwicklung liegt einem Foramen-ovale-Defekt zugrunde?

Antwort
Vorgeburtlich besteht eine Öffnung zwischen dem rechten und dem linken Vorhof zur Umgehung des Lungenkreislaufs. Bei einem **Foramen-ovale-Defekt** hat sich diese Öffnung nachgeburtlich **nicht richtig geschlossen.**

? Müssen bei einem Kammerseptumdefekt immer Beschwerden auftreten?

Antwort
Nein. Ob Beschwerden auftreten, hängt von der **Größe** des **Defekts** ab. Da oft nur geringe Defekte bestehen, liegt meist Beschwerdefreiheit vor. In ausgeprägten Fällen können Blässe (eventuell Zyanose), Abgeschlagenheit und Atemnot auftreten. Nur in schweren Fällen kommt es zur pulmonalen Hypertonie und zur Rechtsherzinsuffizienz.

? Was meint man mit dem Herzfehler „offener Ductus Botalli"?

Antwort
Beim offenen Ductus Botalli hat sich **nach** der **Geburt** (über die ersten drei Lebensmonate hinaus) der **vorgeburtliche Shunt** (Ductus Botalli) zwischen dem Truncus pulmonalis und der Aorta **nicht geschlossen.**

? Welche Herzfehler liegen bei einer Fallot-Tetralogie vor?

Antwort
Bei der Fallot-Tetralogie treten folgende Symptome auf:
- **Kammerseptumdefekt**
- **Pulmonalklappenstenose**
- **Rechtsherzhypertrophie**
- **„reitende" Aorta:** Verlagerung der Aorta nach rechts, sodass diese aus beiden Kammern Blut erhält und über dem Septumdefekt „reitet".

? Zu welchen Umbauten am Herzen kommt es bei einer Pulmonalstenose?

Antwort
Bei einer Pulmonalstenose kommt es durch den Blutstau in der **rechten Kammer** hier zu einer **Hypertrophie.** Später kann die Hypertrophie in eine **Dilatation** der Herzkammer übergehen und so zu einer nachfolgenden Rechtsherzinsuffizienz führen.

? Bei einem Patienten liegt am Übergang vom Aortenbogen zur absteigenden Aorta eine Verengung vor. Um welches Krankheitsbild handelt es sich?

Antwort
Es handelt sich um eine **Aortenisthmusstenose,** also um einen angeborenen Herzfehler.

? Geben Sie Symptome und Komplikationen an, die bei einem Erwachsenen mit Aortenisthmusstenose bestehen können!

Antwort
Aneurysmabildung der Aorta, **arteriosklerotische Ablagerungen, Linksherzinsuffizienz** und **Blut-**

5

hochdruck in der **obereren Körperhälfte,** bei **niedrigem Blutdruck** in der **unteren Körperhälfte** (warme Hände, kalte Füße).

? Welche Arten von Herzrhythmusstörungen kann man unterscheiden?

Antwort
Unterschieden werden folgende Herzrhythmusstörungen:
- **Extrasystolen** (spontan auftretende Herzerregungen, die in den normalen Grundrhythmus eingestreut sind).
- **Tachykardien** (Herzschlagfrequenz über 100 Schläge in der Minute)
- **Bradykardien** (Herzschlagfrequenz unter 60 Schläge in der Minute)

? Warum werden von Patienten mit Herzrhythmusstörungen oft Schwindel, Leeregefühl im Kopf und Sehstörungen als Beschwerden angegeben?

Antwort
Aufgrund der Herzrhythmusstörungen kann es zur **Sauerstoffunterversorgung** kommen. Das Organ, das darauf am sensibelsten reagiert, ist das **Gehirn.** Deshalb sind die ersten Störungen, die ein Patient schildert, typischerweise auf diese zerebrale Minderversorgung zurückzuführen.

? Ein Patient sucht Ihre Praxis auf und klagt über „Herzstolpern". Nennen Sie mindestens vier mögliche Ursachen!

Antwort
Psychische Faktoren, Schilddrüsenüberfunktion, Kaffee, Myokarditis, Herzinfarkt, Herzinsuffizienz, Koronarinsuffizienz, Panzerherz, Cor pulmonale, Medikamente (Digitalis), Stoffwechselstörungen (Elektrolytstörungen).

? Ein Patient hat normalerweise einen Puls von 70. Jetzt hat er 40 °C Fieber. Welchen Pulsschlag würden Sie in diesem Fall erwarten?

Antwort
Man rechnet pro Grad Celsius Temperaturerhöhung 10 Schläge pro Minute mehr. Hat also ein Patient

40 °C Fieber, so muss man 30 Herzschläge pro Minute dazurechnen. Damit ergibt sich, dass der Betroffene 70 + 30, also einen **Puls** von **100** haben müsste.

? Was versteht man unter einer primären Tachykardie?

Antwort
Die primäre Tachykardie hat **keine andere (erkennbare) Krankheitsursache,** z. B. Schilddrüsenüberfunktion oder Anämie, sondern sie entsteht aus sich selbst heraus, d. h. idiopathisch.

? Was ist eine paroxysmale Tachykardie?

Antwort
Es handelt sich um **anfallsweises** Herzjagen. Die Tachykardie setzt hierbei aus voller Gesundheit meist mit 130–220 Schlägen pro Minute ein.

? Welche Erste-Hilfe-Maßnahmen können bei einer paroxysmalen Tachykardie durchgeführt werden?

Antwort
- Patient beruhigen
- **Bulbusdruckversuch** (Druck auf die Augäpfel)
- **Karotissinus-Druckversuch** (Druck auf **eine** der beiden Halsschlagadern) bleibt in der Regel dem Notarzt vorbehalten.

? Was versteht man unter Koronarinsuffizienz?

Antwort
Die Herzkranzgefäße sind **nicht** mehr in der Lage, den **Herzmuskel ausreichend** mit Sauerstoff und Nährstoffen zu **versorgen.**

? Durch welche Risikofaktoren sind auch Frauen unter 40 deutlich gefährdet, eine koronare Herzkrankheit zu erleiden?

Antwort
Frauen, die **rauchen** und gleichzeitig orale Kontrazeptiva („**Pille**") nehmen. Selbstverständlich erhöht sich das Risiko noch weiter, wenn auch andere übliche Risikofaktoren vorliegen, wie Stress, Bluthochdruck, Erhöhung der Blutfettwerte, Diabetes mellitus und Übergewicht.

? **Welche Faktoren können zu einer Einengung des Gefäßlumens der Koronarien führen?**

Antwort
- **Arteriosklerose** (Ablagerungen von Fetten und Kalk in der Gefäßwand)
- **Gefäßspasmen** (Gefäßkrämpfe) und Gefäßentzündungen (Angitiden)

? **Was versteht man unter Angina pectoris?**

Antwort
Unter Angina pectoris versteht man auftretende **Schmerzen** (eventuell nur ein Enge- und/oder Druckgefühl) im **Brustbereich,** die in bestimmte andere Körperregionen (z. B. in die linke Kleinfingerseite) ausstrahlen können. Ursache ist eine Unterversorgung des Herzmuskels. Allerdings führt die Unterversorgung nicht zum Absterben von Herzmuskelgewebe (im Unterschied zum Herzinfarkt).

? **Ein Patient sagt Ihnen, dass er einen Angina-pectoris-Anfall habe und klagt Ihnen ein äußerst starkes Druckgefühl im Brustkorb, das bereits seit 30 Minuten anhält. Das von ihm eingenommene Nitroglyzerin hat seine Beschwerden nur kaum merklich gelindert. Wie gehen Sie vor?**

Antwort
Der Patient **irrt** sich offensichtlich in seiner Diagnose. Es muss davon ausgegangen werden, dass kein schwerer Angina-pectoris-Anfall vorliegt, sondern dass es zu einem **Herzinfarkt** gekommen ist. Der Patient muss umgehend in die **Klinik** eingewiesen werden.

? **Dürfen Sie einen Patienten mit Angina-pectoris-Anfällen behandeln?**

Antwort
Grundsätzlich **ja.** Leichtere Angina-pectoris-Anfälle eignen sich sehr gut für eine naturheilkundliche Behandlung (Bischofskraut bei Angina-pectoris-Anfällen, Knoblauch gegen Arteriosklerose und Bluthochdruck, Ginkgo biloba gegen periphere und zentrale Durchblutungsstörungen). **Schwere Fälle** müssen allerdings an den **Arzt** verwiesen werden!

? **Was wird bei einer kardialen Bypass-Operation gemacht?**

Antwort
Bei einer Bypass-Operation wird ein **Gefäßverschluss umgangen,** indem eine Verbindung von der Aorta zu den Koronarien geschaffen wird. Zur Herstellung dieser Verbindung wird entweder eine Vene (z. B. aus dem Ober- oder Unterschenkel) entnommen oder die innere Brustkorbschlagader (hierbei geringere Verschlussrate). Danach kann evtl. ein Stent (Gitterröhrchen), das mit einem Medikament beschichtet sein kann, eingesetzt werden, um einem erneuten Gefäßverschluss vorzubeugen.

? **Welches Medikament wird in der Schulmedizin zur Therapie eines Angina-pectoris-Anfalls eingesetzt?**

Antwort
Nitroglyzerin.

? **Ein 50-jähriger Mann sucht Ihre Praxis auf und klagt über Angina-pectoris-Anfälle, Herzrasen, Herzstolpern und Schweißausbrüche. Bei der Untersuchung stellen Sie durch Perkussion fest, dass der Darm gasgebläht ist, wodurch es zu einem Zwerchfellhochstand gekommen ist. Welches Krankheitsbild liegt hier vor?**

Antwort
Roemheld-Syndrom.

? **Was liegt einem Herzinfarkt zugrunde?**

Antwort
Es ist zu einer **akuten Unterversorgung** des **Herzmuskels** gekommen, wodurch der betroffene Bereich **abstirbt.**

? **Was versteht man nach einem durchgemachten Herzinfarkt unter Resorptionsfieber?**

Antwort
Unter Resorptionsfieber versteht man, dass es ungefähr 1–2 Tage **nach** einem Herzinfarkt für ungefähr **eine Woche** zu einem **Anstieg** der **Körpertemperatur** von meist nicht über 38 °C kommen kann.

5

Ursache ist der Anfall von pyrogenen (fiebererzeugenden) Eiweißzerfallsprodukten aus den abgestorbenen Herzmuskelzellen.

? Geben Sie an, in welchen Körperregionen der Betroffene bei einem Herzinfarkt Schmerzen angeben kann!

Antwort
Die Schmerzen werden meist als sehr starkes Druck- und Vernichtungsgefühl **hinter** dem **Brustbein** angegeben. Evtl. können sie – ähnlich wie bei einem Angina-pectoris-Anfall – in die linke Schulter und in die Kleinfingerseite des linken Arms ausstrahlen. Evtl. treten auch im linken Halsbereich, dem linken Unterkiefer, dem Oberbauch, dem Rücken, manchmal sogar in der rechten Schulter und gleichzeitig im linken und rechten Arm Schmerzen auf.

? Welche Enzyme können im Serum bestimmt werden, um die Diagnose „Herzinfarkt" zu sichern?

Antwort
- **CK,** Kreatinkinase, maximale Konzentration im Serum nach 18 Stunden
- **SGOT,** Lebertransaminase, maximale Konzentration im Serum nach 26 Stunden
- **LDH,** maximale Konzentration im Serum nach 34 Stunden
- **Alpha-HBDH,** maximale Konzentration nach 51 Stunden.

? Warum dürfen bei einem Patienten mit Herzinfarktverdacht keine i. m. Injektionen vorgenommen werden?

Antwort
Durch die in der Klinik durchgeführte Lysetherapie kann es in dem angestochenen Muskel zu **schweren Einblutungen** kommen. Außerdem können durch die Injektion aus dem Skelettmuskel Enzyme freigesetzt werden, welche die Enzymdiagnostik verfälschen.

? Was müssen Sie unbedingt bei einem Patienten mit Herzinfarktverdacht beachten, wenn Sie Nitroglyzerin verabreichen wollen?

Antwort
Vor der Verabreichung muss unbedingt der **Blutdruck kontrolliert** werden. Nur wenn der systolische Wert über 120 mmHg liegt, darf das Präparat verabreicht werden.

? Wie heißt die wichtigste Wirkstoffgruppe, die in der Schulmedizin zur Therapie einer schweren Herzmuskelschwäche eingesetzt wird?

Antwort
Herzglykoside (Digitalisglykoside).

? Ein digitalisierter Patient kommt zu Ihnen und klagt über eine Allergie. Was muss bei der von Ihnen durchgeführten Therapie unbedingt beachtet werden?

Antwort
Der Patient darf **kein Kalzium** verabreicht bekommen, da es dadurch zu schweren Herzrhythmusstörungen kommen könnte (Kalzium verstärkt die Digitaliswirkung!)

? Nennen Sie die bekannteste schulmedizinische Wirkstoffgruppe, die vor allen Dingen bei tachykarden Herzrhythmusstörungen eingesetzt wird!

Antwort
Betablocker (Betarezeptorenblocker).

? Ein Patient kommt zu Ihnen in die Praxis und berichtet Ihnen, dass er die vom Arzt verordneten Betablocker, die er seit einiger Zeit einnimmt, nicht mehr nehmen möchte. Worauf müssen Sie ihn unbedingt hinweisen?

Antwort
Durch ein **plötzliches Absetzen** von Betablockern kann es zu **gefährlichen Komplikationen** kommen, wie lebensbedrohliche Tachykardien, Herzinfarkt, Angina-pectoris-Anfall und Blutdruckanstieg.

? Bei welchen Erkrankungen werden in der Schulmedizin Kalziumblocker eingesetzt?

Antwort
Bei **Bluthochdruck** und **Angina pectoris**.

? **Ein Patient hat von seinem Arzt Diuretika verordnet bekommen, um die Harnausscheidung zu fördern. Außerdem soll er gleichzeitig gerinnungshemmende Mittel (Antikoagulanzien) einnehmen, was ihm unverständlich ist. Deshalb möchte er nun von Ihnen wissen, ob er die Antikoagulanzien auch einnehmen soll oder ob er hierauf nicht verzichten könnte. Wie gehen Sie in diesem Fall vor?**

Antwort

Der Patient muss darauf hingewiesen werden, dass es durch die **Diuretika** zu einer **Bluteindickung** und damit zu einer **erhöhten Thromboseneigung** kommt. Die **Antikoagulanzien müssen genommen werden,** um die Fließeigenschaft des Bluts wieder zu verbessern, da er sonst damit rechnen muss, z. B. einen Herzinfarkt oder einen Hirnschlag zu erleiden.

? **Bei welcher Erkrankung werden ACE-Hemmer in der Schulmedizin eingesetzt?**

Antwort

ACE-Hemmer werden zur **Blutdrucksenkung** eingesetzt. Sie verhindern die Bereitstellung von Angiotensin und damit eine Verengung der Blutgefäße, die Freisetzung von Aldosteron und das vermehrte Zurückhalten von Natrium im Blut. Auf diesen Eigenschaften beruht ihre **blutdrucksenkende Wirkung.**

Multiple-choice-Fragen

? **Welche Aussagen über das Herz sind zutreffend?**

1 Das Herz liegt im Brustkorb.
2 Die innerste Herzschicht ist das Epikard.
3 Die Atrioventrikularklappen sind Taschenklappen.
4 Am Herzen gibt es ein Atrium dextrum, ein Atrium sinistrum, ein Ventriculus dexter, ein Ventriculus sinister und ein Ventriculus coronarius.

5 Die linke Herzkammerwand ist dicker als die rechte.
6 Die Herzklappen werden von der Herzmuskelschicht gebildet.

Lösung

Die Antworten 1 und 5 sind richtig.
Anmerkungen:
- Punkt 2: Die Herzinnenschicht heißt Endokard.
- Punkt 3: Die Atrioventrikularklappen sind Segelklappen.
- Punkt 4: Falsch ist Ventriculus coronarius, da es ihn überhaupt nicht gibt.
- Punkt 6: Die Herzklappen werden von der Herzinnenschicht gebildet.

? **Welche Aussagen über die Herzklappen sind richtig?**

1 Die Mitralklappe ist die zweizipfelige Klappe. Sie liegt zwischen rechtem Vorhof und rechter Kammer.
2 Die Trikuspidalklappe ist die dreizipfelige Klappe. Sie liegt zwischen rechtem Vorhof und rechter Kammer.
3 Die Aortenklappe ist eine Semilunarklappe. Sie liegt zwischen der linken Kammer und dem Abgang der Aorta.
4 Die Pulmonalklappe gehört zu den Atrioventrikularklappen.
5 Die Taschenklappen sind durch Sehnenfäden, die an Papillarmuskeln sitzen, an der Kammerwand befestigt.

Lösung

Die Antworten 2 und 3 sind richtig.
Anmerkungen:
- Punkt 1: Die Mitralklappe liegt zwischen linkem Vorhof und linker Kammer.
- Punkt 4: Die Atrioventrikularklappen sind die Mitral- und die Trikuspidalklappe.
- Punkt 5: Nur die Segelklappen sind durch Sehnenfäden über Papillarmuskeln mit der Kammerwand verbunden.

? Was stimmt für den Herzschlag?

1   Beim Blutdruckmessen ermitteln Sie den Wert von 120/80 mmHg. In diesem Fall wird der Wert von 120 mmHg als der systolische Wert bezeichnet.
2   Bei jeder Kontraktion ziehen sich gleichzeitig der rechte Vorhof und die rechte Kammer zusammen. Auffolgend kontrahiert sich der linke Vorhof und die linke Kammer.
3   Der Klappenschlusston ist der erste dumpfere Herzton.
4   Der Klappenschlusston kommt durch das Zuschlagen der Aorten- und Pulmonalklappe zustande.
5   Herztöne und Herzgeräusche sind Synonyme.

Lösung
Die Antworten 1 und 4 sind richtig.
Anmerkungen:
• Punkt 2: Es kontrahieren gleichzeitig beide Vorhöfe. Auffolgend kontrahieren die beiden Kammern.
• Punkt 3: Der Klappenschlusston ist der zweite helle Herzton.

? Welche anatomischen Strukturen gehören zum Erregungsleitungssystem des Herzens?

1   Purkinje-Fasern
2   Atrioventrikularklappen
3   Sinusknoten
4   Koronarien
5   Tawara-Schenkel
6   His-Bündel
7   Erb-Punkt

Lösung
Die Antworten 1, 3, 5 und 6 sind richtig.
Anmerkungen:
• Punkt 2: Atrioventrikularklappen gehören zum Klappensystem.
• Punkt 4: Koronarien dienen der Herzversorgung.

? Was sind einfache Untersuchungsmethoden des Herzens, die der Heilpraktiker auch durchführen kann und darf?

1   Perkussion
2   Inspektion
3   Palpation
4   Auskultation
5   Blutdruckmessung
6   Pulsmessung
7   Koronarangiografie

Lösung
Die Antworten 1, 2, 3, 4, 5, und 6 sind richtig.

? Was stimmt für die Herzinsuffizienz?

1   Unter Herzinsuffizienz versteht man eine Schwäche des Endokards.
2   Das Herz ist nicht mehr in der Lage, eine ausreichende Menge Blut in die Peripherie zu pumpen.
3   Einer Rechtsherzinsuffizienz geht immer eine Linksherzinsuffizienz voraus.
4   Meist besteht zuerst eine Rechtsherzinsuffizienz, der dann eine Linksherzinsuffizienz folgt.
5   Eine Globalinsuffizienz bedeutet, dass die Herzkranzgefäße insuffizient sind.

Lösung
Antwort 2 ist richtig.
Anmerkungen:
• Punkt 1: Herzinsuffizienz ist eine Schwäche des Myokards.
• Punkt 3: Eine Rechtsherzinsuffizienz kann auch aus sich heraus entstehen, z. B. aufgrund eines Trikuspidalfehlers.
• Punkt 4: Meist ist zuerst eine Linksherzinsuffizienz da, der dann eine Rechtsherzinsuffizienz folgt.
• Punkt 5: Eine Globalinsuffizienz bedeutet, dass der gesamte Herzmuskel insuffizient ist.

? Wodurch kann eine Herzinsuffizienz verursacht werden?

1   Arteriosklerose
2   Mitralklappenstenose
3   Ausgeprägte Tachykardie
4   Chronische Hepatitis
5   Hypertonie
6   Lungenemphysem
7   Anämie
8   Fallot-Tetralogie

Lösung

Die Antworten 1, 2, 3, 5, 6, 7 und 8 sind richtig.

Anmerkungen:

Punkt 7: Infolge einer Anämie wird der Herzmuskel nicht mehr ausreichend mit Sauerstoff versorgt.

? Wählen Sie typische Beschwerden einer Linksherzinsuffizienz aus!

1 Orthopnoe
2 Nykturie
3 Tachypnoe
4 Dyspnoe
5 Asthma bronchiale
6 Lungenödem
7 Venenstauung

Lösung

Die Antworten 1, 3, 4 und 6 sind richtig.

Anmerkungen:

- Punkte 2 und 7: Es handelt sich um Beschwerden der Rechtsherzinsuffizienz.
- Punkt 5: Asthma **bronchiale** darf nicht mit Asthma cardiale verwechselt werden.

? Welche Aussagen über Entzündungen des Herzens sind zutreffend?

1 Am Herzen kann sich immer nur eine Schicht entzünden, also entweder das Endokard oder das Myokard oder das Perikard.
2 Bei der Myokarditis besteht die Gefahr, dass Klappenfehler zurückbleiben.
3 Rheumatisches Fieber in Folge einer Streptokokkeninfektion kann sich nur am Endokard abspielen und nicht am Myokard.
4 Bei der bakteriellen Endokarditis besteht eine höhere Gefahr, dass sich Thromben ablösen und zu einer Embolie führen, als bei der abakteriellen Form.
5 Die abakterielle Endokarditis kann als Begleiterscheinung von PCP, LE und Morbus Bechterew auftreten.
6 Die Myokarditis kann eine Begleiterscheinung von Infektionskrankheiten sein.

Lösung

Die Antworten 4, 5 und 6 sind richtig.

Anmerkungen:

- Punkt 1: Es können sich auch zwei oder alle drei Schichten entzünden.
- Punkt 2: Klappenfehler bleiben aufgrund einer Endokarditis zurück.
- Punkt 3: Rheumatisches Fieber kann sich am Endokard, am Myokard und am Perikard zeigen.

? Welche Aussagen über die Perikarditis sind zutreffend?

1 Man kann eine akute und eine chronische Herzbeutelentzündung unterscheiden.
2 Man kann eine trockene und eine feuchte Herzbeutelentzündung unterscheiden.
3 Die akute Perikarditis geht häufig mit einer Ergussbildung einher.
4 Pericarditis calcarea ist das Panzerherz.
5 Beim Panzerherz ist es zu Kalkeinlagerungen in den narbig verheilten Herzbeutel gekommen.

Lösung

Die Antworten 1, 2, 3, 4 und 5 sind richtig.

? Welche Aussagen über Herzklappenfehler sind richtig?

1 Können angeborenermaßen bestehen.
2 Können erworbenermaßen bestehen.
3 Sie entwickeln sich typischerweise aufgrund einer Myokarditis.
4 Aufgrund einer Klappenstenose kommt es zu Pendelblut.
5 Bei Klappenerkrankungen ist am häufigsten die Trikuspidalklappe betroffen.
6 Besteht eine Aortenklappenstenose, so ist ein harter, hämmernder Puls zu tasten.

Lösung

Die Antworten 1 und 2 sind richtig.

Anmerkungen:

- Punkt 3: Herzklappenfehler entwickeln sich typischerweise aufgrund einer Endokarditis.
- Punkt 4: Folge einer Klappenstenose ist ein Blutstau vor der verengten Klappe. Zum Pendelblut kommt es aufgrund einer Klappeninsuffizienz.
- Punkt 5: Am häufigsten ist die Aortenklappe betroffen.

5

- Punkt 6: Bei Aortenklappenstenose kommt es zu einer schwachen Pulswelle.

? Was stimmt für die angeborenen Herzfehler?

1 Bei einem Kammerseptumdefekt kommt es zu einem Links-rechts-Shunt.
2 Mit dem offenen Ductus Botalli meint man ein Offenbleiben der fetalen Verbindung zwischen Pulmonalarterie und Aorta.
3 Bei der Fallot-Tetralogie liegen die folgenden Herzfehler vor: Kammerseptumdefekt, reitende Aorta, Pulmonalklappenstenose und Linksherzhypertrophie.
4 Bei der Aortenisthmusstenose liegt eine Verengung der Pulmonalarterien aufgrund von Verwachsungen der Pulmonalklappen vor.

Lösung
Die Antworten 1 und 2 sind richtig.
Anmerkungen:
- Punkt 3: Nicht Linksherz-, sondern Rechtsherzhypertrophie, da eine Pulmonalklappenstenose vorliegt.
- Punkt 4: Aortenisthmusstenose ist eine Verengung in der Aorta.

? Für Rhythmusstörungen trifft zu:

1 Rhythmusstörungen werden immer autonom vom Sinusknoten verursacht. Sympathikus und Parasympathikus können dabei keine Rolle spielen.
2 Bei einem Sportler ist eine Herzfrequenz von 50 Schlägen pro Minute in jedem Fall behandlungsbedürftig.
3 Extrasystolen können durch Herzentzündungen verursacht werden.
4 Extrasystolen können durch eine Überdosierung mit Digitalis verursacht werden.
5 Psychische Ursachen können keine Extrasystolen auslösen.

Lösung
Die Antworten 3 und 4 sind richtig.

? Welche Aussagen über die Koronarinsuffizienz und den Herzinfarkt sind zutreffend?

1 Bei einem Angina-pectoris-Anfall können eine Arteriosklerose der Kranzgefäße und Spasmen der Kranzgefäße eine Rolle spielen.
2 Jeder Angina-pectoris-Anfall führt auch zu einem Herzinfarkt.
3 Häufig strahlt der Angina-pectoris-Schmerz in die Daumenseite des linken Unterarms aus.
4 Jeder Herzinfarkt geht mit stärksten Schmerzen im Brustkorb einher.
5 Ein Herzinfarkt geht oft mit Todesangst einher.
6 Ein Herzinfarkt kann aufgrund der Beschwerden immer leicht von einem Angina-pectoris-Anfall unterschieden werden.

Lösung
Die Antworten 1 und 5 sind richtig.
Anmerkungen:
- Punkt 3: Angina-pectoris-Schmerz strahlt in die Kleinfingerseite aus.
- Punkt 4: Es gibt auch stumme Infarkte.

? Welche Aussagen über die schulmedizinische Herztherapie sind richtig?

1 Digitalis wirkt positiv chronotrop.
2 Vergiftungserscheinungen von Digitalis sind Gelbsehen, Übelkeit und Rhythmusstörungen.
3 Nitroglyzerin wird beim Angina-pectoris-Anfall eingesetzt.
4 Diuretika werden eingesetzt, um Ödeme auszuschwemmen.
5 Antikoagulanzien werden bei einer erhöhten Emboliegefahr eingesetzt. Typischerweise werden sie vom Arzt nach einem abgelaufenen Hirnschlag verordnet.
6 Aufgrund einer zu hoch dosierten Antikoagulanzientherapie kann es zu einer hämorrhagischen Diathese kommen.

Lösung
Die Antworten 2, 3, 4, 5 und 6 sind richtig.
Anmerkung:
Punkt 1: Digitalis wirkt positiv inotrop und negativ chronotrop.

6 Kreislaufsystem und Gefäßapparat

Bildfragen

? Bezeichnen Sie die Anteile der Aorta und einige wichtige Abgänge!

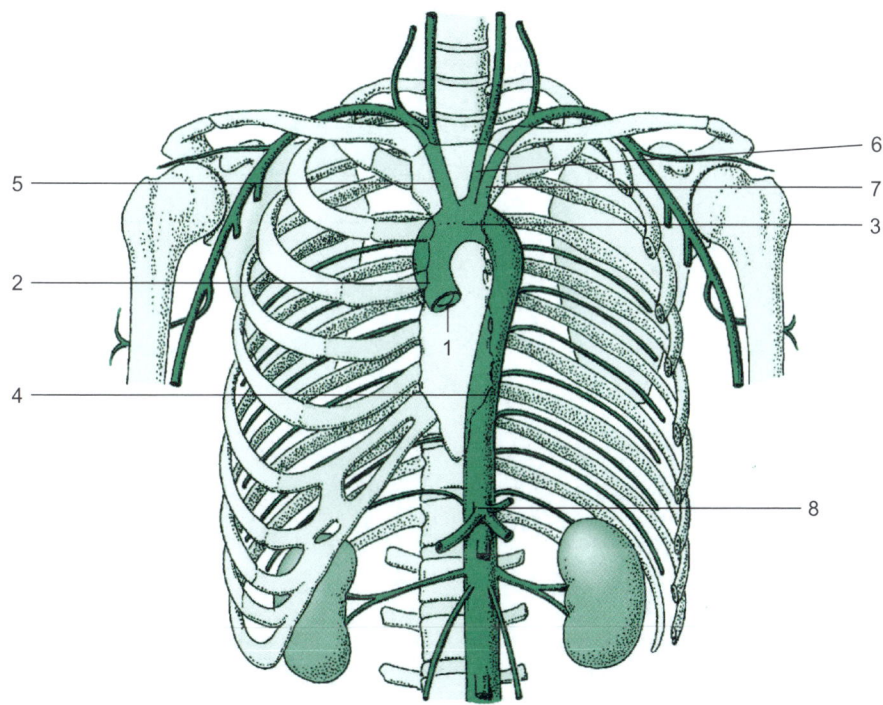

Abb. 6.1 Die Aorta und ihre wichtigsten Abgänge. [L190]

Lösung

1 Aortenklappe (Valva aortae)
2 Aufsteigende Aorta (Aorta ascendens)
3 Aortenbogen (Arcus aortae)
4 Brustaorta (Aorta thoracica)
5 Arm-Kopf-Schlagaderstamm (Truncus brachiocephalicus)
6 Gemeinsame Halsschlagader (A. carotis communis)
7 Schlüsselbeinschlagader (A. subclavia)
8 Magen-Leber-Milz-Schlagaderstamm (Truncus coeliacus)

? **Bezeichnen Sie die wichtigen Arterien!**

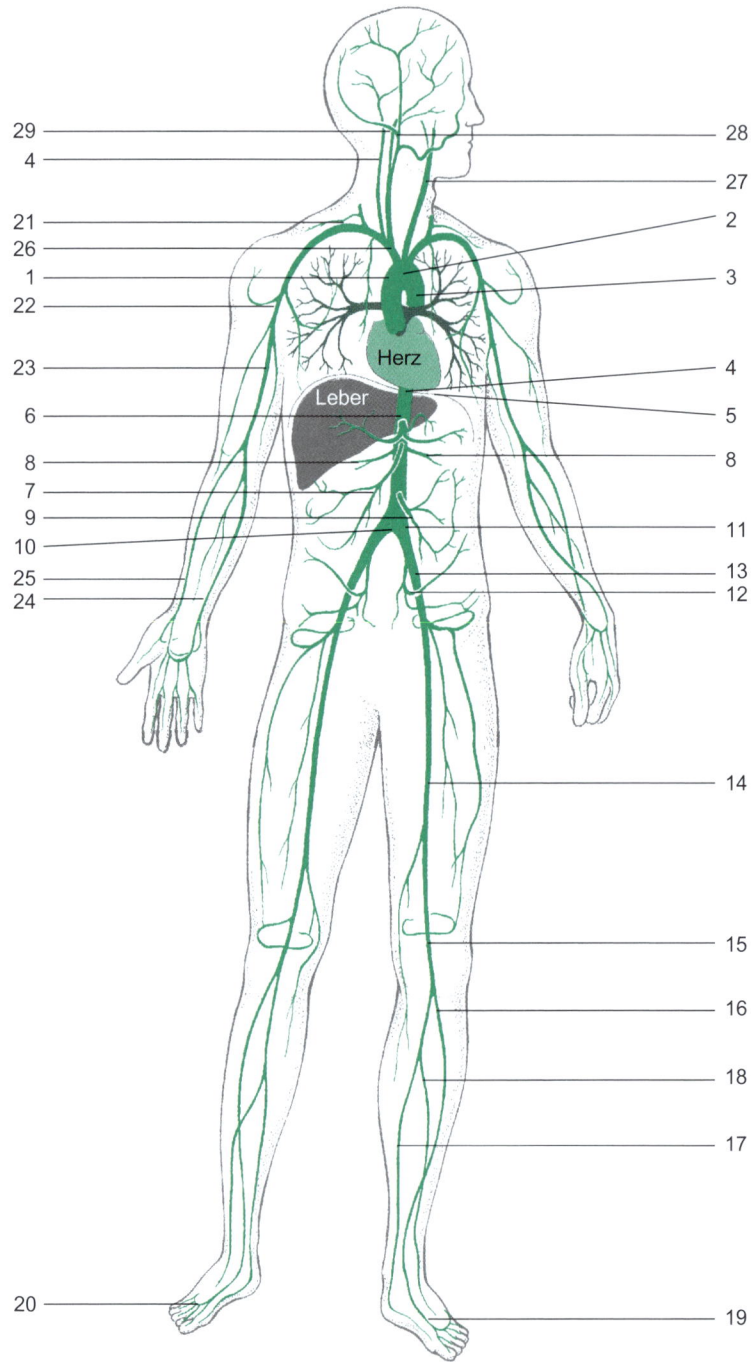

Abb. 6.2 Übersicht über die wichtigsten Arterien. [L190]

Lösung

1 Aufsteigende Aorta (Aorta ascendens)
2 Aortenbogen (Arcus aortae)
3 Absteigende Aorta (Aorta descendens)
4 links: Wirbelschlagader (A. vertebralis)
  rechts: Brustaorta (Aorta thoracica)
5 Zwerchfell (Diaphragma)
6 Magen-Leber-Milz-Schlagaderstamm (Truncus coeliacus)
7 Obere Gekröseschlagader (A. mesenterica superior)
8 Nierenschlagader (A. renalis)
9 Untere Gekröseschlagader (A. mesenterica inferior)
10 Bauchaorta (Aorta abdominalis mit der Teilungsstelle der Aorta, Bifurcatio aortae)
11 Gemeinsame Beckenschlagader (A. iliaca communis)
12 Innere Beckenschlagader (A. iliaca interna)
13 Äußere Beckenschlagader (A. iliaca externa)
14 Oberschenkelschlagader (A. femoralis)
15 Kniekehlenschlagader (A. poplitea)
16 Vordere Schienbeinschlagader (A. tibialis anterior)
17 Hintere Schienbeinschlagader (A. tibialis posterior)
18 Wadenbeinschlagader (A. fibularis)
19 Fußrückenschlagader (A. dorsalis pedis)
20 Bogenschlagader (A. arcuata)
21 Schlüsselbeinschlagader (A. subclavia)
22 Achselschlagader (A. axillaris)
23 Oberarmschlagader (A. brachialis)
24 Ellenschlagader (A. ulnaris)
25 Speichenschlagader (A. radialis)
26 Arm-Kopf-Schlagaderstamm (Truncus brachiocephalicus)
27 Gemeinsame Halsschlagader (A. carotis communis)
28 Äußere Halsschlagader (A. carotis externa)
29 Innere Halsschlagader (A. carotis interna)

Fragen ohne Antwortauswahl

? **Wie wirken sich örtliche Kälte- und Wärmereize auf die lokale Durchblutung aus?**

Antwort

Die Arterienwand der mittleren und kleinen Gefäße besitzt in ihrer Mittelschicht reichlich Muskelfasern. Diese, vorwiegend ringförmig angeordneten Muskelfasern, können den Durchmesser des Gefäßes verändern und damit die Menge des durchfließenden Blutes regulieren.

Thermische Reize können die **Gefäßweite verändern.** So **erschlaffen** die **Gefäßmuskeln** aufgrund eines **äußeren Wärmereizes,** wie es z.B. bei einem warmen Fußbad geschieht. Durch die größere Gefäßweite strömt mehr Blut durch das Gefäß. Schon äußerlich sieht man eine **Hautrötung,** da die roten Blutkörperchen durch die Haut schimmern. Andererseits wirkt ein **Kältereiz** auf die Blutgefäße **zusammenziehend,** worauf die **Haut erblasst.**

? **Nennen Sie die drei Schichten, aus denen die Arterienwand aufgebaut ist! Geben Sie dazu die Gewebeart an, aus der diese Schicht besteht!**

Antwort

Die Arterienwand besteht aus den folgenden drei Schichten:

- **Intima** (innere Schicht): Sie besteht aus **einschichtigem Plattenepithel,** das einer Basalmembran aufsitzt. Zwischen dem Epithelgewebe und der Media befindet sich etwas Bindegewebe.
- **Media** (mittlere Schicht): Bei mittelgroßen und kleinen Arterien besteht diese Schicht aus **ringförmigen Muskelfasern.** Bei sehr großen Arterien wie z.B. der Aorta und den Ästen des Aortenbogens sind zusätzlich viele elastische Bindegewebsfasern eingelagert.
- **Adventitia** (äußere Schicht): Sie besteht aus **Bindegewebe.**

? **Wählen Sie von den beiden folgenden Aussagen die richtige aus und begründen Sie Ihre Meinung!**

- Aussage: Der Stoffaustausch in das umliegende Gewebe findet mittels der kleinen Arteriolen und Venolen statt.
- Aussage: Der Stoffaustausch in das umliegende Gewebe findet ausschließlich mittels der Kapillaren statt.

6

Antwort

Die **zweite Aussage** ist richtig. **Begründung:** Die Wand der Arteriolen und Venolen ist zu dick, als dass hier Stoffe durchtreten könnten.

? Welche Aufgabe haben die Venenklappen und wie funktionieren sie?

Antwort

Die Venenklappen **verhindern** ein **Zurückströmen** des **Bluts.** Die Klappen legen sich beim Strömen des Bluts in Richtung Herz der Wand an. Kommt es zum **Strömungsstillstand** oder zur **Strömungsumkehr,** **blähen** sie sich **auf** und legen sich aneinander. Dadurch **verlegen** sie die **Lichtung** des Gefäßes und verhindern ein Zurückströmen des Bluts.

? Wie heißen die beiden großen Venen, die das sauerstoffarme Blut aus dem Körperkreislauf in den rechten Vorhof des Herzens zurückbringen?
- Vene, die das Blut aus dem Kopf und den Armen zum rechten Vorhof bringt.
- Vene, die das Blut aus den Beinen und dem Bauchraum zum rechten Vorhof bringt.

Antwort
- **Obere Hohlvene** (Vena cava superior)
- **Untere Hohlvene** (Vena cava inferior)

? Wo verläuft die Drosselvene (Vena jugularis)?

Antwort

Die Drosselvene (Vena jugularis) verläuft im **Halsbereich.** Bei den Venen des Halsbereichs unterscheidet man Hautvenen und tiefe Venen:
- **Hautvenen:** Sie verlaufen unabhängig von den Arterien im Unterhautfettgewebe des Halses. Man unterscheidet:
  - **Äußere Drosselvene** (V. jugularis externa): Sie steigt vom Unterkieferwinkel über die Außenfläche des Kopfwenders in die große Unterschlüsselbeingrube ab. Sie wird nur von dem breiten, aber sehr dünnen Hautmuskel (Platysma) bedeckt. Sie ist vor allem bei Rechtsherzinsuffizienz deutlich zu sehen. Aber auch beim Gesunden schimmert sie oft durch die Haut.

  - **Vordere Drosselvene** (V. jugularis anterior): Sie steigt vom Mundboden in die Drosselgrube ab und mündet in die äußere Drosselvene. Die vordere Drosselvene ist meist wesentlich schwächer als die äußere Drosselvene.
- **Tiefe Venen**
- **Innere Drosselvene** (V. jugularis interna): Sie verläuft ähnlich wie die gemeinsame und die innere Kopfschlagader (A. carotis communis und A. carotis interna).

? Was ist die Pfortader? Woher bekommt sie ihr Blut?

Antwort

Die Pfortader ist ein **Blutgefäß** von ungefähr 5 cm Länge, das durch die Leberpforte in die **Leber** eintritt. Sie wird durch den Zusammenfluss der drei Wurzelvenen gebildet, und zwar der Milz-, der oberen und der unteren Gekrösevene. In den Stamm der Pfortader münden die rechte und linke Magenvene und die Gallenblasenvene. An der Leberpforte teilt sich die Pfortader, wie die Leberschlagader, in einen rechten und linken Ast. Die Pfortader bekommt ihr Blut aus den **unpaaren Bauchorganen:** Magen, Milz, Gallenblase, Bauchspeicheldrüse und Darm (Ausnahme: Canalis analis).

? Geben Sie an, wie lange Sie eine Pulstastung vornehmen und begründen Sie Ihre Meinung!

Antwort

Eine Pulstastung sollte **mindestens** eine **halbe Minute,** besser noch eine Minute lang erfolgen.
Werden kürzere Zeiten gewählt, so kann es sein, dass eventuell bestehende **Arrhythmien** und Extrasystolen **nicht festgestellt** werden können.

? Geben Sie an, wozu in der Angiologie (Lehre von den Blutgefäßen und ihren Krankheiten) das Ultraschall-Doppler-Verfahren (Dauerschallverfahren) vor allem eingesetzt wird!

Antwort

Das Ultraschall-Doppler-Verfahren wird eingesetzt, um **arterielle** und **venöse Gefäßerkrankungen** zu erkennen und zu beurteilen.

? Was ist eine Angiografie?

Antwort

Eine Angiografie ist eine **Gefäßdarstellung.** In einem engeren Sinn meint man damit eine Darstellung der Arterien (Arteriografie), in einem weiteren Sinn bezeichnet man damit auch die Darstellung der Venen (Phlebogramm) und der Lymphgefäße (Lymphangiografie). Zur Durchführung wird ein Röntgenkontrastmittel injiziert und darauffolgend wird geröntgt.

? Welche Ursachen ziehen Sie bei auffallender Blässe in Betracht?

Antwort
Hypotonie:
Es besteht eine Blässe, von der auch die Stirn und die Nasenspitze betroffen sind. Die Lippen sind ausreichend rot.
Nierenerkrankungen:
Bei der *Glomerulonephritis* besteht eine fahl-weißliche Blässe von Haut und Schleimhaut durch eine spastische Einengung der präkapillaren Gefäßabschnitte (Vasokonstriktion). Die Ursache liegt darin, dass bei der Glomerulonephritis nicht nur die Glomeruli entzündet sind, sondern auch andere Kapillaren im Körper. Grundsätzlich kommt es bei Nierenerkrankungen oft zu Blutungen, und zwar entweder zu Blut im Urin oder zu Sickerblutungen ins Nierengewebe. Dadurch kann es zur Eisenmangelanämie kommen. Darüber hinaus kann die Blässe durch Hautödeme verstärkt werden.
Bei der *Niereninsuffizienz* kann es zu einer mangelnden Ausschüttung von Erythropoetin kommen und damit zu einer mangelhaften Bildung der roten Blutkörperchen.
Die *Pyelonephritis* geht häufig mit Eisenmangelanämie einher.
Anämie:
Bei den Anämien besteht meist nicht nur eine Blässe der Haut, sondern auch der Schleimhaut.
Als Anämieformen kommen die Eisenmangelanämie, die perniziöse Anämie, die hämolytische und die aplastische Anämie in Betracht.
Es muss jedoch auch an andere Erkrankungen gedacht werden, die typischerweise zur Anämie führen, z. B. die *Leukämie.*

Myxödem:
Es handelt sich um eine schwere Schilddrüsenunterfunktion, bei der es zur ödematös-teigigen Infiltration von Haut, Unterhaut und Muskelgewebe kommt.
Die ödematöse Schwellung tritt vor allem im Gesicht und an den Extremitäten auf. Es kommt zum Bild des „aufgeschwemmten Patienten". Die Zunge ist ausreichend rot.
Die Blässe bei Myxödem hat mehrere Gründe. Zum einen kommt es zur Einlagerung einer schleimartigen Substanz (proteingebundene Polysaccharide) in das Unterhautgewebe. „Myx" als Wortteil bedeutet Schleim, vom griechischen myxa. Es handelt sich also nicht um ein echtes Ödem im Sinne einer Flüssigkeitsansammlung im Gewebe.
Zum anderen kommt es beim Myxödem durch einen verlangsamten Stoffwechsel zu Resorptionsstörungen von Eisen und/oder Vitamin B_{12}. Dies wiederum führt zur Eisenmangel- und/oder Vitamin-B_{12}-Mangelanämie.
Ödeme:
Hautödeme können das Durchschimmern des Hämoglobins der Erythrozyten und das Durchschimmern des Melanins verhindern.
Mögliche Ursachen hierzu sind Herzinsuffizienz, Natrium- und Wasserretention, Cushing-Syndrom, Hypoproteinämie (nephrotisches Syndrom, Hunger), Leberzirrhose, Glomerulonephritis und Lymphabflussstörungen.

? Worüber gibt die Pulstastung Aufschluss?

Antwort
Die Pulstastung gibt Aufschluss über die **Herzfrequenz,** die **Herzkraft,** die **Regelmäßigkeit** oder **Unregelmäßigkeit** des **Herzschlags** und über die **Durchgängigkeit** der **Arterien.**

? Geben Sie die Palpationsstellen der Fußrückenschlagader (Arteria dorsalis pedis) und der hinteren Schienbeinschlagader (Arteria tibialis posterior) an!

Antwort
Fußrückenschlagader (Arteria dorsalis pedis):
Die Palpationsstelle liegt auf dem **Fußrücken, lateral vom 1. Strahl,** das heißt, zwischen den Sehnen von Großzehe und zweiter Zehe. Manchmal kann

6

diese Schlagader auch seitlich des 2. Strahls, noch seltener seitlich des 3. Strahls getastet werden.
Hintere Schienbeinschlagader (Arteria tibialis posterior):
Die Palpationsstelle liegt **zwischen** der **Achillessehne** und dem **inneren Fußknöchel.**

? Wozu dient die Kreislauffunktionsprüfung nach Schellong?

Antwort
Der Schellong-Test dient dem Auffinden **hypotoner Kreislaufregulationsstörungen.**

? Wie wird die Kreislauffunktionsprüfung nach Schellong durchgeführt?

Antwort
Der Patient legt sich einige Minuten auf die Liege. Danach werden ca. minütlich für 5–10 Minuten **im Liegen Blutdruck** und **Puls** gemessen. Danach steht der Patient auf und nun werden nochmals Blutdruck und Puls gemessen (sog. „Sofortwert").
Stehbelastung:
Der Patient stellt sich zehn Minuten lang in entspannter Haltung hin. Danach werden Blutdruck und Puls gemessen.
Treppen steigen:
Der Patient steigt 25 Stufen zweimal auf und ab. Danach werden wiederum Blutdruck und Puls gemessen.

? Welche Ergebnisse bekommen Sie beim Schellong-Test bei einem Kreislaufgesunden und welche bei einem Patienten mit einer hypotonen Kreislaufregulationsstörung?

Antwort
Stehbelastung:
Beim Kreislaufgesunden steigt der Puls aufgrund der Stehbelastung nur wenig an. Systolischer und diastolischer Blutdruckwert ändern sich < 15 mmHg. Bei hypotonen Kreislaufregulationsstörungen sinkt vor allem der systolische Blutdruckwert, der diastolische Wert bleibt meist unverändert, gelegentlich steigt er etwas an. Infolge der verkleinerten Blutdruckamplitude kommt es zur Pulsbeschleunigung.

Treppen steigen:
Beim Kreislaufgesunden kann der systolische Blutdruckwert um 30–80 mmHg ansteigen, wohingegen der diastolische Wert weitgehend konstant bleibt. Der Puls kann sich um 20–30 Schläge pro Minute steigern, steigt aber nicht über 100 Schläge pro Minute. Nach spätestens zwei Minuten erreicht der Kreislaufgesunde wieder seine Ausgangswerte.

Abweichungen von diesen genannten Werten sind Zeichen einer Kreislaufregulationsstörung. Hier spielen vor allem ein zu starkes Ansteigen des Pulses und ein zu stark erhöhter Blutdruck eine Rolle. Auch kann es sein, dass es zu lange dauert, bis die Ausgangswerte wieder erreicht werden.

? Wozu dient die Kreislauffunktionsprüfung nach Ratschow?

Antwort
Die Kreislauffunktionsprüfung nach Ratschow dient der Erkennung **arterieller Durchblutungsstörungen** der **Beine.**

? Wie wird die Kreislauffunktionsprüfung nach Ratschow durchgeführt?

Antwort
Der Patient liegt auf der Liege und hebt die **Beine senkrecht** an, wobei das Gesäß auf der Liege bleibt. Patient oder Untersucher stützen die Beine mit den Händen. Der Patient **rollt** nun **2–5 Minuten** lang die **Füße,** und zwar **einmal** pro **Sekunde.**

? Wozu dient der Gehtest?

Antwort
Der Gehtest dient der Erkennung **arterieller Durchblutungsstörungen** der **Beine.**

? Wie wird der Gehtest durchgeführt?

Antwort
Der Patient wird aufgefordert, mit rascher Schrittfolge (60–80 Schritte pro Minute) soweit zu **gehen, bis Schmerzen** auftreten. Es werden die Entfernung und die Zeit bis zum Auftreten der Schmerzen gemessen.

? Wozu dient die Faustschlussprobe?

Antwort

Die Faustschlussprobe dient dem Auffinden **arterieller Durchblutungsstörungen** der **Arme**.

? **Wie wird die Faustschlussprobe durchgeführt?**

Antwort

Der Patient wird gebeten, die **Arme senkrecht** über den Kopf anzuheben. Nun muss er die **Fäuste** innerhalb von **zwei Minuten 60-mal** öffnen und schließen.

? **Unterhalb welchen Blutdruckwerts spricht man von Hypotonie?**

Antwort

Von Hypotonie spricht man bei **Männern** bei systolischen Blutdruckwerten kleiner als **110 mmHg**; bei **Frauen** bei systolischen Blutdruckwerten kleiner als **100 mmHg**.

? **Welche bekannten hormonellen Erkrankungen gehen typischerweise mit Hypotonie einher?**

Antwort

Hormonelle Erkrankungen, die mit Hypotonie einhergehen, sind der **Morbus Addison** und die **HVL-Insuffizienz** (Simmonds-Krankheit).

? **Wie erfolgt die Einteilung der Hypertonie nach einer Empfehlung der WHO nach den bereits eingetretenen Organveränderungen? Geben Sie zu jedem Stadium die bereits eingetretenen Organschäden an!**

Antwort

Einteilung der Hypertonie nach der WHO aufgrund der Organveränderungen:

I   **Keine nachweisbaren Organschäden**
II Milde Schäden wie **Linksherzhypertrophie,** Augenhintergrundveränderungen, Proteinurie, arteriosklerotische Plaques in Gefäßen
III Schwere **Organschäden** wie **Schäden am Herz** (Herzhyperplasie, Herzdilatation, Angina pectoris, Herzinfarkt), an **Nieren** (Niereninsuffizienz, Urämie), **Gehirn** (Hirnarteriosklerose, Hirnschlag), **arteriellen Gefäßen** (Arteriosklerose, intermittierendes Hinken, Gangrän) und Augen (Netzhautschäden)

? **Bei einem Patienten stellen Sie erhöhte Blutdruckwerte fest. Was kommt als Ursache in Betracht?**

Antwort

Stress, Vererbung, Nierenerkrankungen (Glomerulonephritis, Pyelonephritis, Nierenarterienstenosen), **Herz-Kreislauf-Erkrankungen** (Arteriosklerose, Aortenisthmusstenose), **hormonelle Erkrankungen** (Morbus Cushing, Conn-Syndrom, Phäochromozytom, Einnahme von Antikonzeptiva, selten: Schilddrüsenüberfunktion).

? **Was versteht man unter einer malignen Hypertonie?**

Antwort

Bei ungefähr 1 % der Hypertoniker kommt es zu **sehr hohen Blutdruckwerten.** Typischerweise sind vor allem die **diastolischen Werte** auf 120–140 mmHg erhöht. Da die maligne Hypertonie auf die üblichen **blutdrucksenkenden Medikamente nicht** gut anspricht, kommt es sehr schnell zu Organschäden, vor allem zu einer schnell fortschreitenden Niereninsuffizienz.

? **Über welche früheren Beschwerden könnte ein Patient mit Hypertonie klagen?**

Antwort

Möglicherweise klagt ein Patient mit Hypertonie über **Unruhegefühl, Kopfschmerzen, Ohrensausen, unangenehmes Herzklopfen** oder **Atemnot.** Man muss aber bedenken, dass in einem frühen Stadium **oft keine Beschwerden** geklagt werden.

? **Wie therapieren Sie bei leichter Hypertonie?**

Antwort

Es muss immer versucht werden, die **Ursache** herauszufinden und diese zu beheben. Symptomatisch können **Entspannungsübungen** u. ä. beruhigend wirkende Dinge vorgeschlagen werden. Des Weiteren können beruhigend wirkende Tees eingesetzt werden wie Hopfen, Melisse und Baldrian. Eine direkt blutdrucksenkende Wirkung wird der **Mistel** zugeschrieben, die als Tee oder Fertigpräparat eingesetzt werden kann. Besonders bewährt hat sich

6

Knoblauch, da er nicht nur eine blutdrucksenkende Wirkung hat, sondern auch die Arteriosklerose günstig beeinflusst. Um das Herz zu schützen, kann zusätzlich Weißdorn empfohlen werden.

? Was unterscheidet funktionelle von organischen Durchblutungsstörungen?

Antwort
Funktionelle Durchblutungsstörungen werden durch **Spasmen** der mittleren und großen Arterien hervorgerufen. In den Arterien selbst liegt keine organische Veränderung vor.
Organische Durchblutungsstörungen sind durch eine **Veränderung** der **Gefäßwand** gekennzeichnet. Hier sind entzündlich bedingte Umbauten möglich oder eine Einlagerung von Fetten und Kalk, eventuell auch Thrombenbildung.

? Schildern Sie die beim primären Morbus Raynaud auftretenden Beschwerden!

Antwort
Beim primären Morbus Raynaud kommt es anfangs zu einer deutlichen **Blässe** der betroffenen Finger, die später meist in eine **blaurote Verfärbung** übergeht. Es kommt zu Kribbeln und zu heftigen, stechenden **Schmerzen** in der betroffenen Region.

? Welches Geschlecht ist in erster Linie vom Morbus Raynaud betroffen?

Antwort
Frauen.

? An welchen Fingern spielt sich ein Morbus-Raynaud-Anfall typischerweise ab?

Antwort
Ein Morbus-Raynaud-Anfall spielt sich typischerweise am **2.–5. Finger** ab.

? Welche beiden unterschiedlichen Schmerzarten treten bei Migräne auf?

Antwort
Bei Migräne kommt es typischerweise entweder zu einem **pulsierenden** oder **klopfenden** Schmerz.

? Eine Patientin sucht wegen Migräne Ihre Praxis auf. Wie therapieren Sie?

Antwort
Die Behandlung der Migräne muss sich nach den zugrunde liegenden **Ursachen** richten.
Sehr bewährt hat es sich, sofort bei Beginn eines Anfalls ein **heißes Fußbad** zu machen. Vorbeugend können **Kneipp**-Güsse, kalte Ganzkörperwaschungen und Wassertreten gemacht werden. Abzuraten ist von Sauna, Sonnenbädern und abendlicher Bettlektüre (Anfall beginnt meist während des Schlafs oder beim Aufwachen). Allgemeine lindernde Maßnahmen sind **Chiropraktik, Akupunktur, Neuraltherapie,** Schröpfen, Baunscheidtieren und Homöopathie.

? Beschreiben Sie die Veränderungen in den Arterien bei Arteriosklerose!

Antwort
Der Arteriosklerose liegt eine **degenerative Arterienveränderung** zugrunde, die zur **Verhärtung** und **Verdickung** der Arterienwand führt und damit zu **Elastizitätsverlust** und **Lumeneinengung**.

? Nennen Sie frühe Beschwerden bei Arteriosklerose!

Antwort
In einem frühen Stadium der Erkrankung **fehlen meist** Symptome. Als erste Beschwerden kommt es zu **Parästhesien, Kältegefühl, Hautblässe** und **Schmerzen.** Später können sich Claudicatio intermittens, häufige Pilzerkrankungen, schlecht heilende Wunden und Ulcus cruris einstellen.

? Wodurch kommt es zu Claudicatio intermittens?

Antwort
Claudicatio intermittens entsteht durch eine **arterielle Verschlusskrankheit** der Beine.
Durch **Laufen** kommt es zu einem **erhöhten Sauerstoffbedarf** der **Muskulatur.** Diesem können jedoch die verengten Arterien nicht gerecht werden, wodurch es zur **Unterversorgung** der Muskeln kommt, was **Schmerzen** auslöst.

? Welche Beschwerden klagt der Betroffene bei Claudicatio intermittens?

Antwort

Patienten mit Claudicatio intermittens klagen über **Schmerzen,** die nach dem Gehen einer bestimmten Wegstrecke auftreten, und zwar treten diese Schmerzen, wie bei der vorstehenden Frage beschrieben, dann auf, wenn der Muskel für seine Arbeit mehr Sauerstoff benötigt, als die verengten Gefäße transportieren können.

? Ordnen Sie die folgenden zusammengehörenden Begriffe zu!

1	Endangiitis obliterans	A	Gefäßentzündung
2	Hereditäre Teleangiektasie	B	Morbus Osler
3	Angiitis	C	Claudicatio intermittens
4	Schaufensterkrankheit	D	Winiwarter-Buerger-Krankheit

Lösung

1: D
2: B
3: A
4: C

? Ein Patient sucht Ihre Praxis auf und berichtet Ihnen, dass er heute morgen in seinem rechten Arm für einige Minuten kein Gefühl mehr hatte und ihn nicht mehr bewegen konnte. Nun möchte er von Ihnen wissen, wie es dazu kommen konnte. Was sagen Sie, was tun Sie?

Antwort

Es handelt sich um eine **neurologische Ausfallserscheinung.** Im **Gehirn** kam es aufgrund eines **Gefäßverschlusses** zu einer **Minderversorgung** des betroffenen Bereichs. Der Patient muss sofort an den **Arzt** (Neurologen) oder das Krankenhaus verwiesen werden, damit entsprechende Maßnahmen zur Verhütung eines vollständigen Gefäßverschlusses im Gehirn eingeleitet werden.

? Eine Patientin wird von ihrem Mann als Notfall in Ihre Praxis gebracht. Sie schildert Ihnen stärkste Schmerzen in ihrem rechten Arm, die plötzlich, „aus heiterem Himmel" aufgetreten sind. Sie kann ihren Arm nicht mehr bewegen. Bei einer Inspektion des betroffenen Arms stellen Sie fest, dass er leichenblass ist. Den Puls können Sie nicht mehr tasten. Worum handelt es sich? Wie therapieren Sie? Begründen Sie Ihr Vorgehen!

Antwort

Es handelt sich vermutlich um eine **arterielle Embolie** der **Armarterie,** die aufgrund eines Thrombus entstanden ist. Die Patientin muss sofort an das **Krankenhaus** überwiesen werden, damit entsprechende Maßnahmen eingeleitet werden können, wie z. B. Auflösung des Embolus durch Medikamente oder eine Embolektomie, da es sonst zum Absterben des Arms kommen kann.

? Von der linken Herzinnenwand löst sich ein Thrombus. In welchen Körperteilen kann es zur Embolie kommen?

Antwort

Grundsätzlich kann der Thrombus in **jeder Arterie** des **Körpers** stecken bleiben. Häufigste Lokalisation ist das **Gehirn** (Gehirnschlag). Weitere mögliche Embolielokalisationen sind die Extremitäten (Gangränbildung) und die Gekrösegefäße (Mesenterialembolie).

? Von einer Beckenvene hat sich ein Thrombus gelöst und wird im Blut als Embolus mitgeschwemmt. Womit ist in diesem Fall zu rechnen?

Antwort

In diesem Fall ist mit einer **Lungenembolie** zu rechnen. In seltenen Fällen, wenn ein Septumdefekt vorliegt, kann es auch zu einer arteriellen Embolie kommen (paradoxer Embolus).

6

? Worum handelt es sich bei der Endangiitis obliterans?

Antwort
Die Endangiitis obliterans heißt auch noch **Winiwarter-Buerger-Krankheit.** Es handelt sich um eine **segmentale Entzündung** von **Arterien.**

? Nennen Sie die typische Risikogruppe für Endangiitis obliterans!

Antwort
Zur typischen Risikogruppe gehören **rauchende Männer** und **Frauen,** die sowohl **rauchen** als auch **Ovulationshemmer** einnehmen.

? An welchen Körperteilen spielt sich die Krankheit bevorzugt ab?

Antwort
Die Krankheit spielt sich bevorzugt an den kleinen und mittelgroßen **Extremitätenarterien** ab, vor allem an Unterschenkel und Fuß, aber auch an Unterarm und Hand.

? Mit welchen Folgen muss bei Endangiitis obliterans gerechnet werden?

Antwort
Das Krankheitsbild kann sich akut abspielen, sodass es bald zur **Gangränbildung** kommt. Sie kann aber auch subakut oder chronisch ablaufen. In diesem Fall pfropft sich auf die entzündeten Arterien eine **Arteriosklerose** mit all ihren gefürchteten Folgen auf, wie Claudicatio intermittens, häufige Pilzinfektionen, Ulcus cruris arteriosum, Gangränbildung u. a.

? Was sind Vaskulitiden?

Antwort
Vaskulitiden sind **Gefäßentzündungen,** die durch Autoimmunvorgänge bedingt sind.

? Wie könnten Sie einem Patienten unter Umständen schon bei der Inspektion ansehen, dass er an Morbus Osler leidet?

Antwort
Der Morbus Osler wird auch als hereditäre Teleangiektasie bezeichnet. Es gehört zum typischen Erscheinungsbild der Erkrankung, dass es vor allem im **Gesicht** und an der **Mundschleimhaut** zu **angiomatösen Teleangiektasien** kommt. Dabei handelt es sich um kleine, flache, rötliche Knötchen, die zusammen mit erweiterten Hautgefäßen auftreten.

? Was sind gefürchtete Komplikationen bei Morbus Osler?

Antwort
Da diese angeborenen Gefäßerweiterungen nicht nur im Gesicht und an der Mundschleimhaut auftreten können, sondern auch an inneren Organen, kann es zur **hämorrhagischen Diathese** kommen. Die vermehrte Blutungsneigung kann sich als Nasenbluten, Bluthusten, Blut im Stuhl u. a. zeigen. Es besteht die Gefahr, dass die Blutungen so stark sind, dass es zum Verbluten kommt.

? Ordnen Sie die folgenden zusammengehörenden Begriffe zu!

1	Varizen	A	Venenentzündung
2	Phlebothrombose	B	Folgen einer tiefen Beinvenenthrombose
3	Phlebitis	C	Blutgerinnsel, das sich an Gefäßen oder an der Herzwand abgesetzt hat
4	Thrombophlebitis	D	Krampfadern
5	Postthrombotisches Syndrom	E	Tiefe Beinvenenthrombosenentzündung
6	Thrombus	F	Beinvenenthrombosenentzündung

Lösung
1: D
2: E
3: A
4: F
5: B
6: C

? **Nennen Sie Faktoren, welche die Bildung von Thromben begünstigen!**

Antwort

Bei den Faktoren, welche die Bildung von Thromben begünstigen, kennt man die so genannte **thrombogene Funktionstrias:**

- **Gefäßwandschaden** (führt zur Bildung eines Abscheidungsthrombus).
- **Blutgerinnungsstörung** (führt zur Bildung eines Gerinnungsthrombus).
- **Herabgesetztes Stromzeitvolumen** (begünstigt sowohl die Bildung von Abscheidungs- als auch von Gerinnungsthromben).

? **Warum ist es wichtig, zu wissen, ob es sich um eine oberflächliche oder um eine tiefe Thrombophlebitis handelt?**

Antwort

Die oberflächliche und die tiefe Thrombophlebitis unterscheiden sich grundlegend hinsichtlich ihrer **Gefährlichkeit**. Des Weiteren werden sie **völlig unterschiedlich behandelt**.

? **Wie können Sie unterscheiden, ob es sich um eine oberflächliche oder um eine tiefe Beinvenenthrombose handelt?**

Antwort

Die oberflächliche Thrombophlebitis ist von außen meist gut zu sehen und zu tasten. Sie macht deutliche Beschwerden.

Die tiefe Thrombophlebitis ist von außen oft nicht so gut zu erkennen, da oberflächlich keine entzündete oder verhärtete Vene zu tasten ist.

Das wichtigste **differenzialdiagnostische Symptom** ist das **Ödem**. Bei der oberflächlichen Thrombophlebitis tritt kein Beinödem auf, da der venöse Abstrom, auch der Hautvenen, über die tiefen Beinvenen erfolgt. Dagegen bildet sich bei der tiefen Thrombophlebitis ein Ödem aus. Dieses kann jedoch auch nur diskret ausgebildet sein.

Zu beachten ist: Auch wenn eine gut festzustellende, oberflächliche Thrombophlebitis vorliegt, können auch zusätzlich die tiefen Beinvenen betroffen sein.

Stellt man also eine oberflächliche Thrombophlebitis fest **und** liegt ein Ödem vor, so ist davon auszugehen, dass es sich um eine gemischte Entzündung handelt.

Treten am Bein Schmerzen auf und sind oberflächlich keine entzündeten Venen festzustellen, kann man das **Payr-, Homans-, Meyer-** und **Lowenberg-Meyer-Zeichen** prüfen. Bei positivem Befund spricht es für eine Phlebothrombose.

? **Zu welchen sichtbaren Veränderungen kommt es am Bein beim postthrombotischen Syndrom?**

Antwort

Beim postthrombotischen Syndrom kommt es am Bein zu **Ödemen**. Diese sind typischerweise anfangs noch weich, später verhärten sie.

Des Weiteren kommt es zur Bildung von **sekundären Krampfadern**. Die Ursache ist, dass durch die abgelaufene Thrombophlebitis Venenklappen geschädigt wurden. Darüber hinaus wird die Krampfaderbildung noch durch eine entsprechende angeborene Disposition verstärkt.

Beim postthrombotischen Syndrom kann es zu **Hautveränderungen** wie Ekzemen, Pigmentationen und Pilzbefall kommen.

Besonders gefürchtet ist die Bildung eines **Unterschenkelgeschwürs** (Ulcus cruris venosum).

? **Wie therapieren Sie bei einem postthrombotischen Syndrom?**

Antwort

Beim postthrombotischen Syndrom kann, **wie** bei **Krampfadern** auch, mit **pflanzlichen Mitteln** wie Rosskastanie, Steinklee, Gingko biloba und Hamamelis behandelt werden. Es können **äußerliche Umschläge** mit Heilerde, Quark, Arnikatinktur (nur auf unverletzte Haut), Eichenrinde oder Kamille gemacht werden. Darüber hinaus versucht man die **Beindurchblutung** zu **verbessern,** z. B. durch Kneipp-Anwendungen, Hochlagern der Beine, Laufen, Schwimmen u. Ä.

Man versucht, wenn es indiziert ist, eine **Gewichtsreduktion** zu erreichen und behandelt eine eventuell bestehende Obstipation. **Gefäßgifte** wie Nikotin sind zu **meiden**.

6

Multiple-choice-Fragen

❓ Welche Aussagen über Arterien sind richtig?

1 Arterien führen immer sauerstoffreiches Blut.
2 Die Intima der Arterienwand besteht aus Übergangsepithel.
3 Die Media der Arterienwand besteht aus quer gestreifter Muskulatur.
4 Die Adventitia der Arterienwand besteht aus Bindegewebe.
5 Mit Vasa vasorum bezeichnet man kleine Gefäße in der Wand großer Gefäße, welche die Aufgabe haben, die Gefäßwand der großen Gefäße zu ernähren.
6 Mittelgroße Arterien enthalten Klappen.

Lösung
Die Antworten 4 und 5 sind richtig.
Anmerkungen:
- Punkt 1: Arterien führen das Blut vom Herzen weg. Im Lungenkreislauf führen sie sauerstoffarmes Blut.
- Punkt 2: Übergangsepithel gibt es im Harnwegssystem.
- Punkt 3: Die Media besteht aus glatter Muskulatur.
- Punkt 6: Nur Venen und Lymphgefäße enthalten Klappen.

❓ Welche Aussagen beschreiben den richtigen Verlauf wichtiger Arterien?

1 Aus dem Aortenbogen gehen direkt vier Arterien ab, und zwar je eine Arterie, die in den rechten und linken Arm läuft, und je zwei Arterien, die als rechte und linke Halsschlagader in den Kopf laufen.
2 Im Brustraum teilt sich die Aorta in einer Teilungsstelle (Bifurcatio aortae) in zwei Arterien auf.
3 Der Truncus coeliacus geht aus der Bauchaorta ab. Es handelt sich um den Stamm für die Leber-, Milz- und Magenschlagader.
4 Die linke gemeinsame Halsschlagader teilt sich im Halsbereich in eine innere und eine äußere Halsschlagader auf.

5 Die Schlüsselbeinschlagader geht in die Achsel- und darauf folgend in die Oberarmschlagader über, die sich in die Speichen- und Ellenschlagader aufteilt.

Lösung
Die Antworten 3, 4 und 5 sind richtig.
Anmerkungen:
- Punkt 1: Aus dem Aortenbogen gehen drei Arterien ab.
- Punkt 2: Die Aorta teilt sich im Bauchraum auf.

❓ Was trifft über den Verlauf wichtiger Venen zu?

1 Die obere Hohlvene mündet in den linken Vorhof des Herzens.
2 Das Blut aus den Drosselvenen und den Schlüsselbeinvenen fließt über die Arm-Kopf-Venen in die obere Hohlvene.
3 Das Blut der unteren Extremitäten wird über die Vena cava inferior abtransportiert.
4 In der Pfortader (Vena portae) fließt sauerstoffreiches Blut.

Lösung
Die Antworten 2 und 3 sind richtig.
Anmerkungen:
- Punkt 1: Die obere Hohlvene mündet in den rechten Vorhof ein.
- Punkt 4: In der Pfortader fließt sauerstoffarmes Blut.

❓ Welche Aussagen sind zutreffend?

1 Im Körperkreislauf transportieren die Venen sauerstoffarmes Blut.
2 Im Lungenkreislauf transportieren die Venen sauerstoffarmes Blut.
3 Die Pfortader nimmt das Blut von Darm, Magen, Milz und Bauchspeicheldrüse auf.
4 Der Körperkreislauf wird auch als großer Kreislauf bezeichnet.

Lösung
Die Antworten 1, 3 und 4 sind richtig.
Anmerkung:
Punkt 2: Im Lungenkreislauf transportieren die Venen sauerstoffreiches Blut.

? Welche Aussagen sind richtig?

1 Blässe kann ihre Ursachen in einer Hypotonie, einer Anämie oder in einer Niereninsuffizienz haben.
2 Bei der Kreislauffunktionsprüfung nach Ratschow werden Puls und Blutdruck mehrfach gemessen, und zwar im Liegen, im Stehen und nach Belastung.
3 Die gebräuchlichsten Stellen der Pulstastung sind die A. ulnaris am Handgelenk und die A. carotis am Hals.
4 Bei einer Angiografie wird zuerst ein Kontrastmittel in die zu untersuchenden Gefäße gespritzt; darauf folgend wird geröntgt.
5 Die Ultraschall-Doppler-Untersuchung eignet sich zum Auffinden von arteriellen und venösen Durchblutungsstörungen.
6 Die Faustschlussprobe wird zum Aufdecken von Durchblutungsstörungen in den Beinen durchgeführt.

Lösung
Die Antworten 1, 4 und 5 sind richtig.
Anmerkungen:
- Punkt 2: Beschrieben ist der Schellong-Test. Beim Ratschow-Test liegt der Patient auf dem Rücken, hebt die Beine an und lässt die Füße kreisen.
- Punkt 3: Die gebräuchlichste Stelle ist die Arteria radialis, nicht A. ulnaris.
- Punkt 6: Die Faustschlussprobe dient dem Aufdecken von Durchblutungsstörungen in den Armen.

? Welche Aussagen über Hypotonie sind zutreffend?

1 Eine hypotone Kreislaufregulationsstörung zeigt sich im Stehversuch durch ein Absinken vor allem des systolischen Werts, wohingegen der diastolische Wert weitgehend konstant bleibt. Außerdem steigt die Pulsfrequenz an.
2 Hypotonie kann in Folge eines Morbus Addison auftreten.
3 Leidet jemand an Hypotonie, so soll er seinen Kreislauf möglichst schonen und sich nur wenig bewegen.
4 Von Hypotonie sind in erster Linie ältere Männer betroffen.

Lösung
Die Antworten 1 und 2 sind richtig.
Anmerkungen:
- Punkt 3: Bei Hypotonie soll der Kreislauf trainiert werden.
- Punkt 4: In erster Linie sind junge Frauen betroffen.

? Welche Beschwerden treten typischerweise bei Hypertonie auf?

1 Beschwerden können fehlen
2 Kopfschmerzen
3 Ohrensausen
4 Schwindelgefühl
5 Epileptische Anfälle
6 Tachykardie
7 Salbengesicht

Lösung
Die Antworten 1, 2, 3 und 4 sind richtig.
Anmerkungen:
- Punkt 6: Tachykardie tritt typischerweise bei Hypotonie auf.
- Punkt 7: Das Salbengesicht ist ein Symptom bei Morbus Parkinson.

? Welche Ursachen kommen bei Hypertonie in Betracht?

1 Nierenerkrankungen
2 Chronische Hepatitis
3 Ovulationshemmer
4 Arteriosklerose
5 Betarezeptorenblocker
6 Morbus Cushing
7 Enteritis infectiosa
8 Hypersplenismus

Lösung
Die Antworten 1, 3, 4 und 6 sind richtig.
Anmerkungen:
- Punkt 1: Renale Hypertonie
- Punkt 5: Betarezeptorenblocker werden gegen Tachykardie und zur Unterdrückung der Herzleistung eingesetzt.
- Punkt 8: Hypersplenismus ist eine erhöhte Tätigkeit der Milz.

6

? Welche Folgeschäden kann eine Hypertonie verursachen?

1   Hypertrophie des Herzens
2   Herzinsuffizienz
3   Herzdilatation
4   Herzinfarkt
5   Niereninsuffizienz
6   Hepatitis
7   Morbus Alzheimer
8   Arteriosklerose

Lösung
Die Antworten 1, 2, 3, 4, 5 und 8 sind richtig.

? Welche Aussagen über Morbus Raynaud sind zutreffend?

1   Von primärem Morbus Raynaud sind in erster Linie jüngere Frauen betroffen.
2   Der primäre Morbus Raynaud führt nicht zu bleibenden Ernährungsstörungen der Finger.
3   Beim sekundären Morbus Raynaud kann die zugrunde liegende Krankheit die Sklerodermie sein. Hier kann es zu schweren Ernährungsstörungen der Finger kommen.
4   Mit Digitus mortuus (Leichenfinger) bezeichnet man die Mangeldurchblutung eines Fingers.
5   Beim primären Morbus Raynaud handelt es sich um eine funktionelle Durchblutungsstörung der Finger.

Lösung
Die Antworten 1, 2, 3, 4 und 5 sind richtig.

? Welche Behauptungen über Migräne sind richtig?

1   Beim typischen Migräneanfall treten die Schmerzen halbseitig auf.
2   Bei der Migräne handelt es sich um eine funktionelle, örtliche Durchblutungsstörung im Gehirn.
3   Typischerweise sind die Schmerzen pulsierend oder klopfend.
4   Als Ursache kommen Veränderungen im Halswirbelbereich in Betracht, unter anderem können aber auch Hormone und Allergien eine Rolle spielen.

Lösung
Die Antworten 1, 2, 3 und 4 sind richtig.

? Welche Therapien können bei Migräne grundsätzlich eingesetzt werden?

1   Neuraltherapie
2   Homöopathie
3   Heiltees
4   Akupunktur
5   Schröpfen
6   Gabe von Schmerzmitteln

Lösung
Die Antworten 1, 2, 3, 4, 5 und 6 sind richtig.

? Wodurch kann eine Arteriosklerose ausgelöst oder verstärkt werden?

1   Diabetes mellitus
2   Hypertonie
3   Überfunktion der Nebenschilddrüse
4   Gallensteine
5   Morbus Cushing
6   Adipositas
7   Morbus Meniére
8   Zigarettenrauchen

Lösung
Die Antworten 1, 2, 3, 5, 6 und 8 sind richtig.
Anmerkungen:
• Punkt 3: Eine Überfunktion der Nebenschilddrüse führt zum Anstieg von Parathormon, was wiederum zum Kalziumanstieg im Blut führt. Zuviel Kalzium im Blut kann eine Arteriosklerose verstärken.
• Punkt 7: Morbus Meniére ist eine Innenohrerkrankung mit Drehschwindel, Innenohrschwerhörigkeit und Tinnitus.

? Welche Aussagen über Claudicatio intermittens sind zutreffend?

1   Es kommt zu einem Durchblutungsmangel in der Beinmuskulatur aufgrund von Arteriosklerose.
2   Typisch sind die heftigen Schmerzen, die nach einer bestimmten Gehstrecke auftreten.

3 Bei Claudicatio intermittens kommt es zu überhaupt keinen Schmerzen.

4 Die erkrankten Gefäße sollen geschont werden. Deshalb sollen die Betroffenen möglichst wenig laufen.

5 In schweren Fällen kann unter bestimmten Voraussetzungen eine Bypass-Operation durchgeführt werden.

Lösung
Die Antworten 1, 2 und 5 sind richtig.
Anmerkung:
Punkt 4: Die Betroffenen sollen viel laufen, damit die Bildung von Kollateralkreisläufen angeregt wird.

? Welche Folgen können typischerweise bei einer arteriellen Embolie auftreten?

1 Darmgangrän
2 Herzinfarkt
3 Apoplexie
4 Venenthrombose
5 Hörsturz
6 Sehstörungen
7 Zeitweise auftretende neurologische Ausfallserscheinungen
8 Halbseitenlähmungen

Lösung
Die Antworten 1, 2, 3, 5, 6, 7 und 8 sind richtig.
Anmerkung:
Punkt 4: Venenthrombosen führen nicht typischerweise zu einer arteriellen Embolie sondern nur im Ausnahmefall als paradoxe Embolie.

? Bestimmen Sie die für Gefäßentzündungen richtigen Aussagen!

1 Die Fachbezeichnung lautet Angiitis.
2 Die Endangiitis obliterans wird auch als Winiwarter-Buerger-Krankheit bezeichnet. Es handelt sich um eine Gefäßentzündung.
3 Die Aortenisthmusstenose ist eine Gefäßentzündung.
4 Die Panarteriitis nodosa ist eine Gefäßentzündung.

5 Bei der Ursache der Endangiitis obliterans spielt das Rauchen eine wichtige Rolle, bzw. bei Frauen Rauchen und Einnahme von Ovulationshemmern.

Lösung
Die Antworten 1, 2, 4 und 5 sind richtig.
Anmerkung:
Punkt 3: Die Aortenisthmusstenose ist eine Gefäßverengung.

? Welche Aussagen über den Morbus Osler sind zutreffend?

1 Äußerliche Kennzeichen können oberflächlich liegende angiomatöse Teleangiektasien sein.
2 Ein typisches frühes Kennzeichen sind Orientierungsstörungen.
3 Krankheitsbeginn meist ab dem 40. Lebensjahr.
4 Es kann zu einer hämorrhagischen Diathese kommen.
5 Es kann zu lebensbedrohlichen Blutungen kommen.

Lösung
Die Antworten 1, 3, 4 und 5 sind richtig.

? Welche Beschwerden können bei Varizen auftreten?

1 Beschwerden können fehlen.
2 Nächtliche Wadenkrämpfe.
3 Schweregefühl und Parästhesien.
4 In schweren Fällen kann es zur Phlebitis kommen.
5 In schweren Fällen kann es zum Unterschenkelgeschwür (Ulcus cruris) kommen.

Lösung
Die Antworten 1, 2, 3, 4 und 5 sind richtig.

6

? Welche Aussagen über die oberflächliche Thrombophlebitis sind richtig?

1 Es liegen meist Krampfadern vor.
2 Man kann lokale Entzündungszeichen feststellen: Rötung, Schmerz und Überwärmung der betroffenen Vene.
3 Hochlagern der Beine verbessert die Beschwerden.
4 Es bilden sich am betroffenen Bein Ödeme aus.
5 Die betroffene Extremität muss absolut ruhig gestellt werden.

Lösung
Die Antworten 1, 2 und 3 sind richtig.
Anmerkungen:
• Punkt 4: Nur bei der tiefen Thrombophlebitis bilden sich Beinödeme aus.
• Punkt 5: Eine Ruhigstellung muss nur bei der tiefen Thrombophlebitis erfolgen.

? Für die Phlebothrombose stimmt:

1 Positives Payr-Zeichen.
2 Positives Babinski-Zeichen.
3 Positives Homans-Zeichen.
4 Positives Kernig-Zeichen.
5 Positives Trömner-Zeichen.
6 Positives Brudzinski-Zeichen.

Lösung
Die Antworten 1 und 3 sind richtig.
Anmerkungen:
• Punkt 2: Positives Babinski-Zeichen als Pyramidenbahnzeichen.
• Punkt 4: Positives Kernig-Zeichen bei Meningitis, Ischiassyndrom und Bandscheibenschaden.
• Punkt 5: Positives Trömner-Zeichen oft bei vegetativer Übererregbarkeit. Bei starker, einseitiger Form auch als Pyramidenbahnzeichen.
• Punkt 6: Positives Brudzinski-Zeichen bei Meningitis und Hirnblutung.

? Für das postthrombotische Syndrom stimmt:

1 Man fasst darunter Veränderungen zusammen, die sich an den Beinen nach einer abgelaufenen Phlebothrombose einstellen.
2 Oft liegen Ödeme im Knöchel- oder Unterschenkelbereich vor.
3 Oft Zunahme der Hautpigmentierung im betroffenen Bereich.
4 Gefürchtete Komplikation ist das Ulcus cruris.
5 Behandlungsverbot für Heilpraktiker.

Lösung
Die Antworten 1, 2, 3 und 4 sind richtig.

7 Blut

Fragen ohne Antwortauswahl

❓ Nennen Sie wichtige Bluteiweiße und geben Sie jeweils deren Hauptaufgabe an!

Antwort

Albumine:
Sie transportieren bestimmte Stoffe und sie sind wichtig zur Aufrechterhaltung des osmotischen Drucks.

Globuline:
Sie transportieren bestimmte Stoffe und bilden die Antikörper.

Fibrinogen und **Prothrombin:**
Sie spielen eine wichtige Rolle bei der Blutgerinnung.

Transferrin:
Transferrin ist die Transportform des Eisens.

Plasminogen:
Plasminogen wird zur Fibrinolyse benötigt.

❓ Geben Sie an, was im Blutserum enthalten ist!

Antwort

Im Blutserum sind enthalten: Wasser, Nährstoffe, Abbaustoffe, Hormone, Vitamine, Elektrolyte, Spurenelemente und Bluteiweiße (Albumine und Globulin).

Bestandteile, die im Blut vorhanden sind und im **Serum fehlen:** Erythrozyten, Leukozyten, Thrombozyten und **Fibrinogen.**

❓ Geben Sie an, welche beiden Hauptblutbestandteile man am ungerinnbar gemachten Blut unterscheiden kann!

Antwort

Am ungerinnbar gemachten Blut unterscheidet man:

a. **Feste Bestandteile** (Blutzellen) Erythrozyten, Leukozyten und Thrombozyten.

b. **Flüssige Bestandteile**

c. **Blutplasma**, in dem noch alle Bestandteile des Bluts enthalten sind, mit Ausnahme der Blutzellen.

❓ Wie heißt die Stammzelle aller Blutzellen im Knochenmark?

Antwort

Hämozytoblast (pluripotente Knochenmarkzelle, indifferente Blutstammzelle).

❓ Vervollständigen Sie folgende Angaben über die Erythrozyten!
- **Aussehen**
- **Bildungsstätte**
- **Lebensdauer**
- **Hauptaufgabe**
- **Abbaustätten**

Antwort

Aussehen: Runde, kernlose Scheiben mit einer zentralen Eindellung

Bildungsstätte: Rotes Knochenmark

Lebensdauer: 120 Tage (4 Monate)

Hauptaufgabe: Sauerstofftransport

Abbaustätten: Milz, Leber und Knochenmark

❓ Was ist das Hämoglobin?

Antwort

Hämoglobin ist ein **Eiweiß-Farbstoff-Gemisch,** das in den roten Blutkörperchen enthalten ist. Es setzt sich zusammen aus:

94 % Globin (Eiweiß): Globin besteht aus farblosen Eiweißen, welche die Trägersubstanz des Häms sind.

6 % Häm (Farbstoffanteil mit Eisen): Häm ist der Farbstoffanteil des Hämoglobins, der nach Abtrennung des Globins zurückbleibt. In seiner Mitte befindet sich ein zweiwertiges Eisenatom.

Das Häm ist entscheidend wichtig für den Sauerstoff- und Kohlendioxidtransport.

? In welche Bestandteile wird Hämoglobin abgebaut?

Antwort
Hämoglobin wird in Häm und den Eiweißbestandteil Globin abgebaut. Häm wird in den Farbstoffanteil Bilirubin und Eisen abgebaut.

? Geben Sie die Hauptbildungsstätte des Erythropoetins an!

Antwort
Nieren.

? Was meint man mit „Blutgruppenindividualität"?

Antwort
Unter Blutgruppenindividualität versteht man die erblichen **Merkmale** auf der **Oberfläche** der **roten Blutkörperchen,** welche die Träger der Blutgruppenantigene sind.

? Welche Hauptblutgruppen unterscheidet man?

Antwort
Blutgruppen **A, B, AB, 0.**

? Wer ist „Universalempfänger"?

Antwort
Blutgruppe **AB.**

? Wer ist „Universalspender"?

Antwort
Blutgruppe **0.**

? Welche Folgen hat es, wenn unverträgliches Blut übertragen wird?

Antwort
Es läuft eine Antigen-Antikörper-Reaktion ab mit der Folge einer **Blutagglutination** (Blutverklumpung). Je nach Ausmaß kommt es lediglich zu **Temperaturanstieg** bis hin zum schweren **Schock.**

? In welchen Fällen spielt der Rhesusfaktor – außer bei Fremdblutübertragungen – noch eine wichtige Rolle?

Antwort
Bei der wiederholten **Schwangerschaft** einer Rhesus-negativen Mutter mit Rhesus-positivem Vater.

? Eine Schwangere ist Rhesus-negativ, der Vater des Kindes Rhesus-positiv. Das Kind ist wie die Mutter Rhesus-negativ. Mit welchen Komplikationen muss während der Schwangerschaft und der Geburt gerechnet werden?

Antwort
Mit **keinen,** da das Kind die gleiche Blutgruppe wie die Mutter hat.

? Eine Rhesus-negative Frau hat bereits ein gesundes Rhesus-positives Kind entbunden. Nun ist sie erneut mit einem Rhesus-positiven Kind schwanger. Können Sie die Mutter beruhigen und sagen, dass auch diesmal keine Komplikationen auftreten werden?

Antwort
Nein. Es ist damit zu rechnen, dass die Mutter aufgrund der ersten Schwangerschaft Antikörper gebildet hat. Diese können nun die Plazentaschranke durchdringen und beim Kind zur Hämolyse führen. Je nach Ausmaß der Antikörperbildung kann es beim Kind zum Ikterus, zum Hirnschaden oder sogar zum Absterben kommen.

? Wie geht man schulmedizinisch vor, wenn eine Rhesus-negative Frau schwanger wird?

Antwort
Ihr wird routinemäßig in der 29.–31. Schwangerschaftswoche ein **Anti-Rhesus-D-Gammaglobulin** gespritzt, damit ihre **Antikörperbildung vermieden** wird.

? Was meint man damit, dass Fresszellen die Fähigkeit zur Phagozytose haben?

Antwort

Unter der Phagozytosefähigkeit der Fresszellen versteht man, dass sie in der Lage sind, Fremdkörper wie Zellbestandteile, Bakterien, Viren und Staub aufzunehmen, d. h., **aufzulösen,** gewissermaßen zu „fressen".

? Was sind amöboide Bewegungen der Leukozyten?

Antwort

Unter den amöboiden Bewegungen der Leukozyten versteht man ihre Art, sich ähnlich wie Amöben zu bewegen, wobei sie einen **Teil** ihres **Zellleibs füßchenförmig ausstülpen** und den restlichen Leukozytenkörper **nachziehen.**

? Was versteht man unter „Chemotaxis" bei Leukozyten?

Antwort

Chemische Substanzen im Gewebe veranlassen die Leukozyten, sich in Richtung des chemischen Reizes **hin**-, bzw. von diesem **wegzubewegen.**

? Welche Lebensdauer haben Granulozyten?

Antwort

Die Lebensdauer liegt zwischen **wenigen Stunden** bis hin zu **mehreren Tagen.** Sie hängt im Wesentlichen von der erbrachten Phagozytoseleistung ab.

? Warum heißen die Granulozyten „Granulozyten"?

Antwort

Sie heißen so, weil das Zytoplasma der Granulozyten eine feine „Körnung" enthält, die so genannte **Granula** (lat. granula = Körnchen), die unter dem Mikroskop sichtbar ist. (Allerdings hat man festgestellt, dass die Granula aber aus Bläschen besteht.)

? Wodurch unterscheiden sich segmentkernige von stabkernigen Neutrophilen?

Antwort

Die **segmentkernigen** Neutrophilen besitzen einen **voll ausgebildeten** (segmentierten) **Kern** im Gegensatz zu den **stabkernigen** (unreifen) Neutrophilen, bei denen der Kern noch stabförmig, also noch **nicht** segmentiert ist.

? Handelt es sich bei den Basophilen (Blutmastzellen) auch um Fresszellen?

Antwort

Die Basophilen sind **keine** Fresszellen. Sie enthalten sowohl Heparin, einen gerinnungshemmenden Stoff, als auch Histamin, das bei allergischen Reaktionen vom Soforttyp freigesetzt wird.

? Hält sich der größere Anteil der Lymphozyten im Blut oder in den lymphatischen Geweben auf?

Antwort

Der größere Anteil, nämlich ungefähr 70 %, befindet sich in den **lymphatischen Organen.** Im Blut zirkulieren nur ca. 4 %. Der Rest hält sich im Knochenmark und anderen Geweben auf.

? Was meint man damit, dass die Lymphozyten rezirkulieren?

Antwort

Die Lymphozyten können aus der **Blutbahn austreten,** ins Gewebe wandern, in die **Lymphbahn** eintreten und über die Lymphflüssigkeit wieder ins **Blut** zurückkehren.

? Geben Sie die Lebensdauer der Lymphozyten an!

Antwort

Die Lymphozyten haben je nach ihrer Aufgabe eine unterschiedliche Lebensdauer. Sie liegt zwischen **sieben Tagen** bis hin zu **mehreren Jahren** (letzteres trifft für die Gedächtniszellen zu, von denen man bisher aber nur wenig weiß).

7

? Warum wird der Thymus als primäres lymphatisches Organ bezeichnet?

Antwort
Der Thymus ist die **Prägungsstätte** für die **T-Lymphozyten.** Haben sie die Prägung durchlaufen, so können sie nun die sekundären lymphatischen Organe (Milz, Lymphknoten, Mandeln, Lymphfollikel) besiedeln, wo sie sich durch Zellteilung weitervermehren.

? Zu welchen Zellen bzw. Untergruppen können sich die B-Lymphozyten weiter ausdifferenzieren?

Antwort
B-Lymphozyten können sich in **Plasmazellen** und **Gedächtniszellen** (Memory-Zellen) ausdifferenzieren.

? Welche Zellen sind die wichtigsten Antikörperproduzenten?

Antwort
Die **Plasmazellen.**

? Was meint man damit, dass ein B-Lymphozyt in der Lage ist, sich zu klonen?

Antwort
Ein B-Lymphozyt kann **identische Abbilder** von sich herstellen.

? Was sind Gedächtniszellen?

Antwort
Gedächtniszellen sind in der Lage, **Informationen** über **Erreger** zu **speichern.** Dringt der gleiche Erreger zu einem späteren Zeitpunkt erneut in den Körper ein, so kann nun dank dieser Gedächtniszellen sofort mit einer wirkungsvollen Antikörperproduktion begonnen werden.

? Wo werden die T-Lymphozyten geprägt?

Antwort
Im **Thymus.**

? Was sind die Lymphokine und welche Aufgabe haben sie?

Antwort
Lymphokine sind **Mittlersubstanzen,** die von **T-Lymphozyten** produziert werden und die Aufgabe haben, andere Zellen zu einer gesteigerten Abwehrtätigkeit anzuregen.

? Zählen Sie Differenzierungsformen der T-Lymphozyten auf!

Antwort
Differenzierungsformen von T-Lymphozyten sind
- **Helferzellen** (T-Helfer-Zellen),
- **Unterdrückerzellen** (Regulationszellen, T-Suppressor-Zellen),
- **Gedächtniszellen** (T-Memory-Zellen)
- **Zytotoxische Zellen**

? Welche Aufgaben haben die T-Suppressorzellen?

Antwort
Sie **unterdrücken** unnötige und zu heftige **Abwehrreaktionen.** Sie sind im Wesentlichen dafür verantwortlich, dass eine einmal in Gang gekommene Immunantwort auch wieder zum Stillstand kommt, sodass nicht unentwegt Antikörper gegenüber einem bestimmten Erreger gebildet werden.

? Zu welchen Blutzellen gehören die natürlichen Killerzellen?

Antwort
Es handelt sich um eine **Untergruppe der Lymphozyten.**

? Geben Sie die Hauptaufgabe der zytotoxischen Zellen an!

Antwort
Sie **zerstören** in erster Linie **virus-** und **krebsbefallene Zellen.** Sie arbeiten **antigenspezifisch,** d. h., sie reagieren auf antigene Strukturen auf der Oberfläche von Körperzellen, die durch Virusbefall derselben entstanden sind.

7

? Geben Sie die Hauptaufgabe der Natürlichen Killerzellen an!

Antwort
Natürliche Killerzellen greifen **virus-** und **krebsbefallene Zellen** an, allerdings arbeiten sie **nicht antigenspezifisch.**

? Welches sind die größten Fresszellen im Blut?

Antwort
Die **Monozyten.**

? Die Blutplättchen (Thrombozyten) sind nur Zellfragmente. Wie heißen die Zellen im Knochenmark, aus denen sie gebildet werden?

Antwort
Megakaryozyt.

? Erklären Sie die Begriffe Thrombozytose und Thrombozytopenie!

Antwort
Thrombozytose: Erhöhung der Thrombozytenzahl im Blut auf über 380 000/mm^3.
Thrombozytopenie: Absinken der Thrombozytenzahl im Blut unter 150 000/mm^3.

? Was ist die gefürchtete Folge einer Thrombozytopenie?

Antwort
Es kommt zu einer **vermehrten Blutungsneigung** mit Petechien (vereinzelte, kleine Blutpunkte), Purpura (dicht gesäte, punktförmige bis kleinfleckige Blutaustrittsstellen), Hämatomen (Blutergüsse) oder sogar zu großflächigen Hautblutungen (Sugillationen und Suffisionen) und inneren Blutungen.

? Nennen Sie einige Stoffe, die im Plasma transportiert werden!

Antwort
Nährstoffe, Abbaustoffe, Hormone, Sauerstoff, Kohlendioxid, Enzyme, Antikörper u. a. m.

? Was ist die Blutstillung?

Antwort
Die Blutstillung ist ein lebenswichtiger Vorgang, der zur **Beendigung** einer **Blutung** führt und somit das Verbluten verhindert.

? Geben Sie die Gefäßreaktionen bei der Blutstillung an!

Antwort
Sobald ein Blutgefäß verletzt wird, **zieht** es sich **zusammen,** und zwar zunächst reflektorisch und nachfolgend durch die Wirkung gefäßaktiver Stoffe der Thrombozyten. Außerdem kann sich das **geschädigte Endothel zusammenrollen** und **verkleben.**

? Was versteht man unter einer Thrombozytenaggregation?

Antwort
Unter der Thrombozytenaggregation versteht man die Bildung eines **Thrombozytenpfropfs.**
Die Bildung eines solchen Pfropfs wird durch den stark verlangsamten Blutstrom an der Verletzungsstelle ausgelöst, indem sich die Thrombozyten an deren „Rauigkeit" anlagern. Außerdem spielt die Freisetzung bestimmter Stoffe aus der verengten Gefäßwand und aus den angelagerten Thrombozyten eine Rolle, wodurch deren Verklumpung wesentlich begünstigt wird.

? Was versteht man unter Gerinnungskaskade?

Antwort
Mit Gerinnungskaskade meint man, dass die **Blutgerinnungsfaktoren – einer nach dem anderen –** aktiviert werden.

? Geben Sie die Blutgerinnungszeit an!

Antwort
3–11 Minuten.

7

? Wie viele Blutgerinnungsfaktoren gibt es?

Antwort
12–13 (Faktor VI konnte in seiner Existenz nicht bestätigt werden, er ist wahrscheinlich mit Faktor V identisch).

? Zählen Sie einige Ihnen bekannte Blutgerinnungsfaktoren auf!

Antwort
Hier sollten Sie erwähnt haben: **Fibrinogen, Prothrombin,** und **Kalziumionen.** Weitere bekannte Blutgerinnungsfaktoren sind noch Gewebethromboplastin, Faktor X und die antihämophilen Faktoren A und B.

? Wodurch unterscheiden sich – hinsichtlich ihrer Aktivierung – das Extrinsic- und das Intrinsic-System der Blutgerinnung?

Antwort
Das **Extrinsic-System** wird aktiviert, wenn es durch **Gefäßverletzungen** zu Einblutungen in das umliegende Gewebe kommt. Dagegen läuft das **Intrinsic-System** aufgrund einer **Verletzung** des **Gefäßendothels** ab, z. B. durch eine Entzündung der Intima.

? Zählen Sie Hemmstoffe der Blutgerinnung auf!

Antwort
Natriumzitrat, Heparin, Acetylsalicylsäure und **Cumarin.**

? Was versteht man unter einer Thrombolyse?

Antwort
Bei einer Thrombolyse wird ein **Blutpfropf aufgelöst.** Dies kann durch das körpereigene Plasmin oder durch bestimmte Medikamente erfolgen.

? Jemand hat einen Mangel an Gerinnungsfaktoren, z. B. Mangel an Faktor VIII oder IX. Was hat das für den Betreffenden zur Folge?

Antwort
Es kommt zu einer erhöhten **Blutungsneigung.**

? Jemand hat einen Mangel an Hemmstoffen. Wie wirkt sich dies aus?

Antwort
Es besteht nun eine erhöhte **Thromboseneigung.**

? Wozu dient die Bestimmung des INR-Werts?

Antwort
Die INR-Bestimmung dient der **Bestimmung** der **Blutgerinnungszeit.**

? Sie stellen bei einem Patienten eine verlängerte Blutgerinnungszeit fest. Was können die Ursachen sein?

Antwort
Ursachen können sein: angeborene Blutgerinnungsstörung (z. B. **Hämophilie**), **Antikoagulanzieneinnahme, Vitamin-K-Mangel** aufgrund von Lebererkrankungen oder Vitamin-K-Resorptionsstörungen.

? Erklären Sie, warum es bei einer Entzündung zu Rubor, Calor, Dolor und Tumor kommt!

Antwort
Rubor (Rötung):
Durch die Erweiterung kleiner Hautgefäße enthalten diese vermehrt rote Blutkörperchen, was als Rötung sichtbar wird.
Calor (Hitze):
Durch die gesteigerte Stoffwechseltätigkeit und die vermehrte Durchblutung im Entzündungsgebiet fällt vermehrt Wärme an.
Dolor (Schmerz):
Vermehrter Flüssigkeitsdruck im Gewebe und Entzündungsmediatoren reizen die Nervenendigungen.
Tumor (Schwellung):
Durch die gesteigerte Kapillardurchlässigkeit ist vermehrt Exsudat in das Gewebe ausgetreten.

? Wodurch kommt es im Laufe einer Entzündung zu einer Blutstase?

Antwort
Durch das vermehrte Austreten des Plasmas **dickt** das Blut in den Kapillaren **ein,** d. h., es enthält pro Volumeneinheit mehr zelluläre Bestandteile als zuvor.

Dies führt zu einer verschlechterten Fließeigenschaft. Außerdem ist durch die Weitstellung der Gefäße der Blutfluss verlangsamt und gerät so ins Stocken.

? In welcher Gewebeart spielt sich eine Entzündung ab?

Antwort
Im **Bindegewebe.**

? Welche Wirkungen hat Histamin?

Antwort
Das in den basophilen Granulozyten (Blut- und Gewebsmastzellen) und den Thrombozyten gespeicherte Histamin bewirkt bei Freisetzung:
- Gefäßerweiterung von Gefäßen mit einem Durchmesser < 80 µm
- Gefäßverengung von Gefäßen mit einem Durchmesser > 80 µm
- Zusammenziehung der Bronchialmuskulatur (Gefahr Asthma bronchiale)
- Adrenalinausschüttung (wirkt den meisten Kreislaufeffekten des Histamins entgegen)
- Endothelkontraktion und dadurch gesteigerte Permeabilität (Gewebsödem)
- Steigerung der Magensaftsäureproduktion
- Steigerung der Darmmotilität
- Auf das Herz wirkt es:
  - positiv inotrop
  - positiv chronotrop
  - positiv bathmotrop
  - positiv dromotrop

? Nennen Sie Blutzellen, die bei der Abwehr eines Entzündungsherdes eine Rolle spielen!

Antwort
Neutrophile und eosinophile Granulozyten
Monozyten
B- und T-Lymphozyten

? Ab welchen Leukozytenwerten im Blut spricht man von einer Leukozytose und woran lässt Sie eine Leukozytose denken?

Antwort
Bei einer Zunahme der Leukozyten auf über 9.000 pro mm^3 Blut.

Zu einer Leukozytose kommt es typischerweise bei **Infektionskrankheiten, lokalen Entzündungen** und bei **Leukämien.**

Physiologisch ohne Krankheitswert kann es zur Leukozytose während der Schwangerschaft, nach schwerer körperlicher Arbeit, nach dem Essen, bei Säuglingen und Kleinkindern kommen.

? Was ist ein weißes Differenzialblutbild?

Antwort
Bei einem weißen Differenzialblutbild werden die **prozentuale Verteilung** der **weißen Blutkörperchen** und **krankhafte Zellformen** bestimmt. Dies erfolgt durch Auszählen von jeweils 100 Blutzellen (oder ein Vielfaches).

? Was sind die Retikulozyten?

Antwort
Die Retikulozyten (Proerythrozyten) sind **junge rote Blutkörperchen.**

Das rote Blutkörperchen wird im roten Knochenmark aus dem Hämozytoblasten (Stammzelle) gebildet und wandelt sich dann in den Erythroblasten um. Dieser verlässt das Knochenmark und tritt ins Blut über. Dabei stößt er seinen Kern aus. Diese **kernlose Zelle** im Blut wird als Retikulozyt bezeichnet. Dieser Retikulozyt reift nun im Blut zu seiner endgültigen Form als Erythrozyt aus.

? Erklären Sie kurz die folgenden Begriffe!
- **Rotes Differenzialblutbild**
- **Leukozytose mit Linksverschiebung**
- **Leukopenie**

Antwort
- **Rotes Differenzialblutbild:**
Bei einem roten Differenzialblutbild werden die Erythrozyten nach **Qualität** (z. B. Kernreste), **Form, Größe** und **färberischem Verhalten** beurteilt.
- **Leukozytose mit Linksverschiebung:**
Die meisten bakteriellen Infektionskrankheiten führen zunächst zu einer Erhöhung der neutrophilen Granulozyten (Leukozytose). Im Differenzialblutbild

erscheinen sie als reife segmentkernige neutrophile Granulozyten.

Wenn im Körper jedoch anhaltend segmentkernige neutrophile Granulozyten verbraucht werden, werden aus dem Knochenmark verstärkt die **unreifen stabkernigen neutrophilen Granulozyten** abgegeben. Man spricht beim Auftreten dieser jugendlichen Formen der neutrophilen Granulozyten im Blut von Linksverschiebung.

• **Leukopenie:**
Bei einer Leukopenie kommt es zu einem **Absinken der Leukozyten unter 5.000** pro mm³ Blut. Meist sind die neutrophilen Granulozyten vermindert.

? Wie verändert sich während einer bakteriellen Infektionskrankheit das weiße Differenzialblutbild typischerweise?

Antwort
Bei einer Infektionskrankheit ändert sich das weiße Differenzialblutbild oft in der folgenden Weise:
• **Akute Kampfphase:** Erhöhung der neutrophilen Granulozyten
• **Überwindungsphase:** Erhöhung der Monozyten
• **Heilphase:** Erhöhung der Lymphozyten und eosinophilen Granulozyten (lymphozytäre eosinophile Heilphase)

? Bei einem Patienten stellen Sie eine verlangsamte BKS (Blutkörperchensenkung) fest. Nennen Sie mögliche Ursachen!

Antwort
Zur verlangsamten BKS kann es kommen durch:
• **Medikamente** (Senkungsblocker: Kortison, Acetylsalicylsäure)
• **Blutkrankheiten** (Polyzythämie, Erythrozytose, Sichelzellanämie)

? Was wird bei einer Blutgasanalyse bestimmt?

Antwort
Bei der Blutgasanalyse werden meist im arteriellen, seltener im venösen oder kapillären **Blut** die **vorhandenen Gase** bestimmt. Dabei werden im Allgemeinen **Sauerstoff** und **Kohlendioxid** im Blut ermittelt, seltener werden die pathologischen Blutgase Stickstoff, Kohlenmonoxid, Blausäure u. a. bestimmt.

Die Blutgasanalyse spielt im Krankenhaus eine wichtige Rolle zur Beurteilung des pulmonalen Gasaustauschs und wird deshalb vor allem bei der Narkoseüberwachung eingesetzt. Sie kann aber auch bei Lungenfunktionsprüfungen und zur Beurteilung einer respiratorischen Insuffizienz eingesetzt werden.

? Was wird bei einer Knochenmarkbiopsie gemacht?

Antwort
Bei der Knochenmarkbiopsie wird mittels einer Spezialkanüle **Gewebe aus** dem **Markraum** der **platten Knochen** (Beckenkamm, Brustbein) **entnommen.**

? Wozu dient eine Knochenmarkbiopsie?

Antwort
Das so gewonnene Material kann untersucht und beurteilt werden. Dadurch kann man **Aufschluss** auf eventuell zugrunde liegende **Blutbildungsstörungen** wie **aplastische Anämien** oder **Leukämie** gewinnen.

? Was ist eine Anämie?

Antwort
Eine Anämie ist eine **Blutarmut.** Es kann ein **Mangel** an **Hämoglobin** (roter Blutfarbstoff) oder ein **Mangel** an **Erythrozyten** oder ein Mangel an beidem bestehen.

? Ordnen Sie zusammengehörende Begriffe zu!

1	Perniziöse Anämie	A	Blutbildungsstörung aufgrund von Knochenmarkerkrankungen
2	Hämolytische Anämie	B	Vermehrter und verfrühter Abbau von Erythrozyten
3	Aplastische Anämie	C	Vitamin-B$_{12}$-Mangelanämie

Lösung
1 C
2 B
3 A

? Nennen Sie Gründe für eine renale Anämie!

Antwort

Gründe der renalen Anämie sind, dass es aufgrund einer Niereninsuffizienz zu einer **mangelhaften Ausschüttung** von **Erythropoetin** kommen kann und damit zu einer unzureichenden Anregung der Bildung der roten Blutkörperchen. Darüber hinaus können entzündliche Erkrankungen der Niere zu **Blut** im **Urin** oder zu **Sickerblutungen** führen, wodurch es zur **Eisenmangelanämie** kommt.

? Woher hat die Sichelzellanämie ihren Namen?

Antwort

Bei der Sichelzellanämie sind die **roten Blutkörperchen** bei abnehmendem Sauerstoffgehalt **sichelförmig.**

? Wieso baut die Milz bei Kugelzellanämie vermehrt Erythrozyten ab?

Antwort

Bei der Kugelzellanämie erkennt die Milz die kugelförmigen roten Blutkörperchen aufgrund ihrer **herabgesetzten Verformbarkeit** als **fehlerhaft** und baut sie deshalb ab. Dieses Erkennen von fehlerhaften roten Blutkörperchen in der Milz kann man sich folgendermaßen vorstellen: Die Erythrozyten müssen sich in der roten Pulpa durch ein enges Netzwerk von bindegewebigen Strängen zwängen. Dieses Hindurchzwängen gelingt nur den jungen, gut verformbaren Zellen. Fehlerhafte und überalterte Erythrozyten verfangen sich im Netzwerk und werden von den Fresszellen abgebaut.

? Geben Sie den Hämoglobingehalt des Blutes an!

Antwort

Frauen: 12–16 g/dl (120–160 g/l)
Männer: 14–18 g/dl (140–180 g/l)

? Was gibt der MCH (mittleres korpuskuläres Hämoglobin) an?

Antwort

Der MCH-Wert gibt den **Hämoglobingehalt** eines durchschnittlichen **Erythrozyten** an.

? Was bedeutet es, wenn der MCH erhöht ist?

Antwort

Eine Erhöhung des MCH-Werts wird als hyperchrome Anämie bezeichnet. Bei der hyperchromen Anämie besteht ein **Mangel** an **Erythrozyten.** Um diesen Mangel auszugleichen, ist der **Hämoglobingehalt** der einzelnen **Erythrozyten erhöht.**

Bei der zugrunde liegenden Störung handelt es sich typischerweise um eine **Vitamin-B$_{12}$-Mangelanämie** (perniziöse Anämie).

? Was bedeutet es, wenn der MCH erniedrigt ist?

Antwort

Wenn der MCH-Wert erniedrigt ist, liegt eine hypochrome Anämie vor. Es besteht ein **Mangel** an **Hämoglobin** der Erythrozyten. Die roten Blutkörperchen selbst liegen in ausreichender Anzahl vor. Die hypochrome Anämie tritt typischerweise bei **Eisenmangelanämie** auf.

? Geben Sie typische Beschwerden bei Eisenmangelanämie an!

Antwort

Typische Beschwerden bei Eisenmangelanämie sind **Hautblässe, Müdigkeit, Tachykardie, Schwindel, Kälteempfindlichkeit, schlechtes Gedächtnis, spröde Haut, brüchige Nägel, Mundwinkelrhagaden, Zungenbrennen** und Atrophie der Schleimhäute des Munds, des Rachens, der Speiseröhre, des Magens und des Darms.

? Bei einer Patientin stellen Sie eine Eisenmangelanämie fest. Was ziehen Sie als mögliche Ursachen in Betracht?

Antwort

Ursachen der Eisenmangelanämie können **Blutungen** sein, die z. B. aus Magen- oder Zwölffingerdarmgeschwüren, von Zwerchfellhernien oder aus verstärkten Regelblutungen bei Frauen stammen.

Weitere in Betracht kommende Ursachen sind **chronische Infektionskrankheiten, Tumorerkrankungen, erhöhter Bedarf** während der Wachstumsphase, der Schwangerschaft oder der Stillzeit oder eine **gestörte Eisenaufnahme** aufgrund von

7

Magensäuremangel, Magenkrebs oder nach Magenentfernung. Selten wird zu wenig Eisen über die **Nahrung** zugeführt.

? Wie therapieren Sie bei Eisenmangelanämie?

Antwort
Es muss auf jeden Fall die **Ursache** des Eisenmangels herausgefunden werden und, soweit möglich, diese behandelt werden. Zudem wird **Eisen substituiert,** indem man ein zweiwertiges Eisenpräparat verordnet. Eventuell ist es sinnvoll, zusätzlich Vitamin C zu verordnen, da Vitamin C die Eisenaufnahme verbessert.

? Bei einem Kind stellen Sie Mundwinkelrhagaden fest. Nennen Sie nur die wahrscheinlichste Ursache!

Antwort
Eisenmangelanämie.

? Was liegt der perniziösen Anämie für eine Störung zugrunde?

Antwort
Der perniziösen Anämie liegt eine **Resorptionsstörung** oder eine **unzureichende Zufuhr** von Vitamin B_{12} vor.

? In welchem Lebensalter tritt die perniziöse Anämie bevorzugt auf?

Antwort
Die perniziöse Anämie tritt bevorzugt im **fortgeschrittenen Lebensalter** auf.

Dies hat seinen Grund darin, dass die Ursache der perniziösen Anämie oft in einem Fehlen des Intrinsic-Faktors aufgrund einer schweren Gastritis, eines Magenkrebses oder einer Magenentfernung liegt. Alle diese Schädigungen treten meist erst im fortgeschrittenen Lebensalter auf.

? Geben Sie typische Beschwerden bei perniziöser Anämie an!

Antwort
Typische Beschwerden bei perniziöser Anämie sind die **allgemeinen Anämiesymptome** wie Müdigkeit, Kopfschmerzen, Tachykardie und schlechtes Gedächtnis. Darüber hinaus kommt es noch zu **Haut- und Schleimhautbeschwerden** wie Zungenbrennen, Mundwinkelrhagaden, Lacklippen und Lackzunge. Häufig bestehen Beschwerden seitens des **Magen-Darm-Trakts** wie Völlegefühl und Appetitlosigkeit. Da oft nicht nur Vitamin B_{12} fehlt, sondern auch noch andere Vitamine des B-Komplexes, kann es zu **Neuropathien** wie Parästhesien und Gangunsicherheit kommen. Oft besteht eine **fahle Blässe.**

? Wieso kommt es bei der perniziösen Anämie typischerweise zu einer fahlen Hautblässe mit gelblichem Unterton?

Antwort
Aufgrund des Vitamin-B_{12}-Mangels kommt es zu einer **Verzögerung** der **Zellteilung** bei sonst normalem Zellwachstum. Aufgrund dieser verzögerten Zellteilung entstehen abnorm große Erythrozyten. Diese vergrößerten roten Blutkörperchen werden in der Milz und der Leber als fehlerhaft erkannt und abgebaut. Die Folge ist, dass insgesamt vermehrt Erythrozyten abgebaut werden, wodurch es zu einem erhöhten Anfall von Bilirubin kommt, der für die fahl-gelbliche Hautverfärbung verantwortlich ist.

? Wie therapieren Sie bei perniziöser Anämie?

Antwort
Es muss in jedem Fall sorgfältig nach der **Ursache** geforscht und – soweit möglich – behandelt werden. Dabei muss vor allem an das Vorliegen eines Magenkrebses oder einer schweren Gastritis gedacht werden. Ersteres muss durch geeignete Untersuchungen ausdrücklich ausgeschlossen werden.

Um den schweren Schäden des Vitamin-B_{12}-Mangels entgegenzuwirken, muss das fehlende Vitamin **substituiert** werden.

Kann im Körper der Intrinsic-Faktor nicht ausreichend gebildet werden, so hat es keinen Sinn, Vitamin B_{12} oral zu verabreichen, da es nicht aufgenommen werden kann. Es muss **parenteral** (unter Umgehung des Verdauungskanals) verabreicht werden.

Liegt der Intrinsic-Faktor ausreichend vor, aber Vitamin B_{12} wurde über die Nahrung nicht ausreichend zugeführt, so kann eine orale Verordnung erfolgen. Hier haben sich gerade für Kinder **Trinkfläschchen** bewährt.

? Welche Störung liegt der hämolytischen Anämie zugrunde?

Antwort
Bei der hämolytischen Anämie kommt es zu einem **vermehrten** und **verfrühten Untergang** der **roten Blutkörperchen.**

? Welche angeborenen Anämieformen, bei der die Erythrozyten eine krankhaft veränderte Form annehmen, gehören zu der hämolytischen Anämie?

Antwort
Zur angeborenen hämolytischen Anämie gehören die **Kugel-** und die **Sichelzellanämie.**

? Wodurch kann es zur hämolytischen Anämie kommen?

Antwort
Die Ursachen der hämolytischen Anämie können **erblich** bedingt sein. Dies trifft für die Kugel- und die Sichelzellanämie zu. Die Ursache kann aber auch **erworben** sein. Hier können **Autoantikörper** gegen Erythrozyten vorliegen, die sich im Zuge von Infektionskrankheiten oder Krebserkrankungen gebildet haben. Des Weiteren können noch **Blutgifte** wie Blei oder Schlangengifte eine Rolle spielen. **Sulfonamide** können als unerwünschte Wirkung eine hämolytische Anämie auslösen.

? Wie heißt die Anämieform, bei der es aufgrund einer Knochenmarkschädigung zu Blutbildungsstörungen kommt?

Antwort
Es handelt sich um die **aplastische Anämie.**

? Welche Störung liegt der Erythrozytose (Polyglobulie) zugrunde?

Antwort
Bei der Erythrozytose (Polyglobulie) treten im Blut **vermehrt rote Blutkörperchen** auf, um einen bestehenden **Sauerstoffmangel** auszugleichen.

? Nennen Sie Ursachen für Erythrozytose (Polyglobulie)!

Antwort
Mögliche Ursachen für Erythrozytose (Polyglobulie) sind **Lungenerkrankungen** wie Lungenemphysem oder Lungenfibrosen, **Herzfehler** mit **Shunt,** bei denen es zur Mischblutbildung kommt, Langzeiteinnahme von **Kortison, starkes Rauchen** und bestimmte **Gifte** wie Blausäure und Kohlenmonoxid. Es kann jedoch auch sein, dass sich aufgrund eines **Aufenthalts** in **großen Höhen** eine Erythrozytose (Polyglobulie) eingestellt hat. Gelegentlich liegt der Krankheit auch eine **gesteigerte Erythropoetinfreisetzung** in Folge einer Nierenerkrankung zugrunde.

? Was ist eine Pseudoerythrozytose (Pseudopolyglobulie)?

Antwort
Von einer Pseudoerythrozytose (Pseudopolyglobulie) spricht man, wenn im Blut die Anzahl der roten Blutkörperchen nicht tatsächlich erhöht ist, sondern wenn es aufgrund eines **starken Flüssigkeitsverlusts** zu einer **Bluteindickung** gekommen ist.

? Dürfen Sie bei einer Erythrozytose (Polyglobulie) therapieren? Falls ja, wie würden Sie vorgehen?

Antwort
Ja. Wegen der Schwere der Erkrankung, vor allem wegen des erhöhten Thromboserisikos, ist es sinnvoll, dass der Heilpraktiker nur **begleitend** zum **Arzt** behandelt.

Zur wirkungsvollen Behandlung ist es unabdingbar notwendig, die **Ursache** der Erkrankung festzustellen, und, falls möglich, diese zu beheben.

? Worum handelt es sich bei Leukämie?

Antwort
Bei der Leukämie handelt es sich um eine **maligne Entartung** der **weißen Blutkörperchen,** bei der es zu einer **qualitativen** und meist auch zu einer **quantitativen Veränderung** der Leukozyten kommt.

? **Geben Sie an, ob bei der akuten Leukämie die Anzahl der Leukozyten im Blut erhöht, erniedrigt oder unverändert ist!**

Antwort
Bei den akuten Leukämien sind die Leukozyten in **50 %** der Fälle **erhöht,** in **25 %** der Fälle **erniedrigt** und in **25 %** der Fälle liegen die Leukozyten in **normaler** Anzahl vor.

? **Sind Kinder eher von der akuten oder der chronischen Leukämie betroffen?**

Antwort
Kinder sind eher von der **akuten Leukämie** betroffen.

? **Nennen Sie wichtige Beschwerden, die bei der akuten Leukämie auftreten können!**

Antwort
Bei der akuten Leukämie kann es zu ähnlichen Beschwerden wie bei einer **schweren Infektionskrankheit** kommen, nämlich zu **Schüttelfrost** mit **hohem Fieber** und **Ulzerationen** im **Mundbereich.**

Aber die akute Leukämie kann auch **schleichend** mit **unklarer Symptomatik** beginnen:

Anämie mit Hautblässe, Müdigkeit, Tachykardie, Kopfschmerzen, schlechtem Gedächtnis, Schwindel und Kälteempfindlichkeit.

Granulozytopenie (Abnahme der Granulozyten) mit der Folge Abwehrschwäche, Soor, Fieber, eitrige Hauterscheinungen.

Thrombozytopenie (Abnahme der Thrombozyten) mit der Folge der hämorrhagischen Diathese mit Petechien, Hämatomen, Nasen- und Zahnfleischbluten.

? **Welches Lebensalter und welches Geschlecht werden bevorzugt von der chronisch-lymphatischen Leukämie befallen?**

Antwort
Von der chronisch-lymphatischen Leukämie werden in erster Linie **Männer über 50 Jahre** befallen.

? **Hat die chronisch-lymphatische oder die chronisch-myeloische Leukämie eine bessere Prognose?**

Antwort
Die **chronisch-lymphatische Leukämie** hat eine **bessere Prognose** als die chronisch-myeloische.

? **Was sind die gefürchteten Komplikationen bei Leukämien?**

Antwort
Die gefürchteten Folgen der Leukämie sind die **Leukozytopenie** (Abnahme funktionstüchtiger Leukozyten) mit der daraus resultierenden **Abwehrschwäche.**

Durch Verdrängungen im Knochenmark kann es zur **Anämie** mit ihren typischen Anämiesymptomen kommen und zur **Abnahme** der **Thrombozyten,** die zur hämorrhagischen Diathese führt.

? **Wodurch könnten Sie schon bei der Inspektion des Patienten die Verdachtsdiagnose Polyzythämie stellen?**

Antwort
Die Verdachtsdiagnose Polyzythämie kann schon bei der Inspektion gestellt werden, wenn eine **zyanotische Verfärbung** in Kombination mit einer **Pseudokonjunktivitis** vorliegt.

? **Welche Beschwerden wird Ihnen vermutlich ein Patient mit Polyzythämie bei der Anamneseerhebung klagen?**

Antwort
Vermutlich wird der Patient über **Hautjucken** klagen, das vor allem nach einem warmen Bad auftritt. Möglicherweise klagt er über **Druck im rechten Oberbauch,** der sich aufgrund einer Lebervergrößerung eingestellt hat. Oft bestehen noch eine Blutdruckerhöhung, Atem- und Kreislaufbeschwerden, gelegentlich auch Magen- oder Zwölffingerdarmgeschwüre.

? **Wieso besteht bei Polyzythämie eine erhöhte Thromboseneigung?**

Antwort
Bei der Polyzythämie besteht eine erhöhte Thromboseneigung, weil es zur **Bluteindickung** gekommen ist.

? Wieso liegt bei Polyzythämie eine Hepatosplenomegalie vor?

Antwort

Die Leber- und Milzvergrößerung ist auf den **vermehrten Abbau der Blutzellen** zurückzuführen.

? Wodurch unterscheiden sich Polyzythämie (Polycythaemia rubra vera) und Erythrozytose (Polyglobulie)?

Antwort

Bei der Polyzythämie sind **alle drei Blutzellen** (Erythrozyten, Thrombozyten, Leukozyten) vermehrt. Bei der Erythrozytose (Polyglobulie) dagegen sind nur die **Erythrozyten vermehrt.**

? Wodurch kann eine Agranulozytose ausgelöst werden?

Antwort

Zur Agranulozytose kann es infolge einer **Unverträglichkeit** auf bestimmte **Medikamente** kommen (z.B. Schmerz- und Beruhigungsmittel, Diuretika, Antibiotika, Sulfonamide). Sie kann sich aber auch bei entsprechender Disposition als Reaktion auf **Toxine** von **Krankheitserregern** einstellen.

? Wieso erkranken an Hämophilie fast ausschließlich Männer?

Antwort

Der Erbdefekt bei Hämophilie ist auf dem X-Chromosom lokalisiert. Da die Frau zwei X-Chromosomen besitzt, kann sie den Defekt des geschädigten Chromosoms mit ihrem zweiten Chromosom ausgleichen.

Der Mann besitzt **nur ein X-Chromosom.** Trägt dieses Chromosom die falsche Information, so hat der Mann keine Möglichkeit des Ausgleichs.

? Was sind Blutergelenke?

Antwort

Bei Bluterkranken kommt es typischerweise zu **wiederholten Gelenkeinblutungen.** Diese haben zur Folge, dass es zu **degenerativen Knorpel- und Knochendefekten** und Ablagerungen von Hämosiderin (eisenhaltige Eiweißkörper, Speicherform des Eisens) in die Gelenke kommt. Deshalb kommt es im fortgeschrittenen Stadium zu **Deformierungen, Bewegungseinschränkungen** und **Versteifungen** in **Fehlstellungen.**

Multiple-choice-Fragen

? Was stimmt für die Gesamtblutmenge eines Erwachsenen?

1   20 % des Körpergewichts
2   8 % des Körpergewichts
3   5–7 Liter
4   7–9 Liter
5   1/12 des Körpergewichts
6   1/6 des Körpergewichts

Lösung

Die Antworten 2, 3 und 5 sind richtig.

? Blutbildungsstätten beim Erwachsenen sind:

1   Brustbein
2   Epiphysen der Röhrenknochen
3   Diaphysen der Röhrenknochen
4   Wirbelkörper
5   Handwurzelknochen
6   Beckenknochen

Lösung

Die Antworten 1, 2, 4, 5 und 6 sind richtig.
Anmerkung:
Punkt 3: In den Diaphysen wird nur beim Kind Blut gebildet.

? Was sind die Normalwerte des Hämatokrits für Frauen?

1   25–35 Vol.-%
2   37–47 Vol.-%
3   55–65 Vol.-%

Lösung

Antwort 2 ist richtig.

7

? Was ist im Blutplasma enthalten?

1   Aminosäuren
2   Kreatinin
3   Vitamin B_{12}
4   Erythrozyten
5   ACTH
6   B-Lymphozyten

Lösung
Die Antworten 1, 2, 3 und 5 sind richtig.
Anmerkung:
Punkt 4 und 6: Erythrozyten und B-Lymphozyten
zählen zu den Blutzellen und nicht zum Blutplasma.

? Welche Bestandteile enthält das Blutserum?

1   Globuline
2   Fibrinogen
3   Vitamine
4   Thrombozyten
5   Fibrin
6   Harnstoff

Lösung
Die Antworten 1, 3 und 6 sind richtig.

? Welche Substanzen enthalten Bluteiweiße?

1   Spurenelemente
2   Fibrinogen
3   Fibrin
4   Globuline
5   Albumine
6   Glukose
7   Fettsäuren

Lösung
Die Antworten 2, 3, 4 und 5 sind richtig.

? Zu den Blutzellen gehören?

1   Granulozyten
2   Blutplättchen
3   Fibrinogen
4   Killerzellen
5   Plasmazellen
6   Basophile

Lösung
Die Antworten 1, 2, 4, 5 und 6 sind richtig.

? Die Normalwerte der Erythrozyten von Männern in einem Kubikmillimeter Blut sind:

1   4–6 Milliarden
2   4–6 Millionen
3   4.000–6.000
4   400–600
5   40–60
6   4–6

Lösung
Antwort 2 ist richtig.

? Welche Aussagen über die roten Blutkörperchen sind zutreffend?

1   Lebensdauer ungefähr 4 Monate.
2   Sie haben typischerweise eine kugelige Form.
3   Sie haben typischerweise keinen Kern mehr.
4   Sie bestehen im Wesentlichen aus Häm und Globin.
5   Sie spielen eine wichtige Rolle beim Transport von Medikamenten.
6   Sie spielen eine Rolle beim Sauerstofftransport.
7   Sie spielen bei der Abwehr eine Rolle.
8   Ihre Bildung wird durch den Wirkstoff Erythropoetin angeregt.

Lösung
Die Antworten 1, 3, 4, 6 und 8 sind richtig.
Anmerkung:
Punkt 2: Typisch ist die Scheibchenform mit der zentralen Eindellung.

? Die Normalwerte der Leukozyten in einem Kubikmillimeter Blut betragen:

1   40.000–90.000
2   4.000–9.000
3   400–900
4   40–90

Lösung
Antwort 2 ist richtig.

? Welche Aussagen über die Leukozyten sind richtig?

1 Sie spielen eine Rolle beim Sauerstofftransport.
2 Sie spielen eine Rolle bei der Abwehr.
3 Bestimmte Leukozyten haben die Fähigkeit zur Phagozytose.
4 Bestimmte Leukozyten haben die Fähigkeit zur Antikörperbildung.
5 Bestimmte Leukozyten haben die Fähigkeit zur Lyse von Zellen, durch „Anstechen" der Zellmembran.
6 Sie besitzen die Fähigkeit zur Diapedese.
7 Sie besitzen die Fähigkeit zur Emigration.
8 Sie besitzen die Fähigkeit, sich amöboid vorwärts zu bewegen.
9 Sie spielen bei Entzündungsvorgängen eine Rolle.

Lösung
Die Antworten 2, 3, 4, 5, 6, 7, 8 und 9 sind richtig.

? Was stimmt für die Granulozyten?

1 Sie werden unterteilt in Leukozyten, Lymphozyten und Monozyten.
2 Sie gehören zu den Mikrophagen.
3 Sie haben eine Lebensdauer von 120 Tagen.
4 Sie enthalten eine feine Granula, die unter dem Mikroskop sichtbar ist.

Lösung
Die Antworten 2 und 4 sind richtig.
Anmerkungen:
• Punkt 1: Sie werden unterteilt in neutrophile, eosinophile und basophile Granulozyten.
• Punkt 3: Die Lebensdauer beträgt einige Stunden bis wenige Tage.

? Wählen Sie die richtigen Aussagen aus!

1 Die Eosinophilen stellen mengenmäßig die größte Gruppe der Leukozyten dar.
2 Neutrophile phagozytieren.
3 Neutrophile bilden Antikörper.
4 Basophile enthalten Heparin.
5 Basophile enthalten Histamin.
6 Basophile enthalten Kreatinin.

7 Zur Eosinophilie kommt es bei Allergien und Wurmerkrankungen.

Lösung
Die Antworten 2, 4, 5 und 7 sind richtig.
Anmerkung:
Punkt 1: Die Neutrophilen sind die größte Gruppe der Leukozyten.

? Was meint man mit Linksverschiebung? Kreuzen Sie nur die zutreffendste Definition an!

1 Vermehrung der Eosinophilen.
2 Vermehrung der stabkernigen Neutrophilen.
3 Vermehrung der segmentkernigen Neutrophilen.
4 Vermehrung aller Leukozyten.
5 Vermehrung der Lymphozyten.
6 Vermehrung der Erythrozyten.

Lösung
Antwort 2 ist richtig.

? Was stimmt für die Lymphozyten?

1 Bildungsstätten sind das Knochenmark und die lymphatischen Organe.
2 Die Hauptbildungsstätte ist die Leber.
3 Die B-Lymphozyten sind wichtige Fresszellen.
4 Die T-Lymphozyten reifen im Thymus heran.
5 Die Helferzellen haben sich aus den T-Lymphozyten entwickelt.

Lösung
Die Antworten 1, 4 und 5 sind richtig.
Anmerkung:
Punkt 3: Die B-Lymphozyten sind wichtige Antikörperbildner.

? Wie viele Thrombozyten befinden sich beim Erwachsenen in einem Kubikmillimeter Blut?

1 4.000–9.000
2 37–47 Vol.-%
3 150.000–380.000
4 4–6 Millionen

Lösung
Antwort 3 ist richtig.

7

? Welche Aufgaben hat das Blut?

1 Aufrechterhaltung eines bestimmten pH-Werts im Blut
2 Transportfunktion
3 Bildung von Kalzium
4 Mitwirkung bei der Erregerabwehr durch Phagozytose und Antikörperbildung

Lösung
Die Antworten 1, 2 und 4 sind richtig.
Anmerkung:
Punkt 3: Im Blut befindet sich zwar Kalzium, aber es wird hier nicht gebildet, sondern es wird durch die Nahrung aufgenommen.

? Was sind die typischen lokalen Entzündungszeichen?

1 Koagulation
2 Rubor
3 Schwellung
4 Schmerz
5 Functio laesa
6 Calor
7 Beeinträchtigung der Funktion
8 Dolor

Lösung
Die Antworten 2, 3, 4, 5, 6, 7 und 8 sind richtig.

? Was sind die typischen allgemeinen Entzündungszeichen?

1 Erhöhte BSG
2 Erhöhte BKS
3 Retraktion
4 Leukozytose
5 Leukozytose mit Linksverschiebung
6 Fieber

Lösung
Die Antworten 1, 2, 4, 5 und 6 sind richtig.

? Welches sind die Normalwerte nach Westergren für Frauen nach einer Stunde?

1 3–8 mm
2 5–18 mm
3 6–11 mm
4 6–20 mm

Lösung
Antwort 3 ist richtig.

? Welche Ursachen kommen in Betracht, wenn die Blutsenkungsgeschwindigkeit verlangsamt ist?

1 Lebererkrankungen
2 Infektionskrankheiten
3 Entzündungen
4 Erythrozytose (Polyglobulie)
5 Polyzythämie
6 Medikamente (Acetylsalicylsäure, Kortison)
7 Herzinsuffizienz

Lösung
Die Antworten 1, 4, 5, 6 und 7 sind richtig.
Anmerkung:
Punkt 2 und 3: Bei Infektionskrankheiten und Entzündungen ist die Blutsenkungsgeschwindigkeit beschleunigt.

? Welche Anämiearten gibt es?

1 Hämolytische Anämie
2 Sichelzellanämie
3 Folsäuremangelanämie
4 Magnesiummangelanämie
5 Mikrozytäre Anämie

Lösung
Die Antworten 1, 2, 3, 5 sind richtig.

? **Welche Aussagen über die Anämie sind richtig?**

1 Bei der mikrozytären Anämie liegen abnorm kleine Leukozyten vor.
2 Die Kugelzellanämie kommt fast nur bei Schwarzen und bei Bewohnern des Mittelmeerraums vor.
3 Bei der hypochromen Anämie liegt ein Mangel an Hämoglobin vor.
4 Eine akute Anämie kann sich aufgrund einer inneren Blutung entwickeln.

Lösung
Die Antworten 3 und 4 sind richtig.
Anmerkungen:
• Punkt 1: Es darf nicht heißen Leukozyten, sondern richtig ist: Erythrozyten.
• Punkt 2: Es darf nicht heißen Kugelzellanämie, sondern richtig ist: Sichelzellanämie.

? **Welche Beschwerden können bei chronischer Anämie auftreten?**

1 Müdigkeit
2 Schwitzen
3 Tachykardie
4 Schwindelgefühl
5 Vermehrtes Frieren
6 Konzentrationsstörungen
7 Arteriosklerose
8 Bronchiektasie

Lösung
Die Antworten 1, 3, 4, 5 und 6 sind richtig.

? **Wodurch kann eine Anämie verursacht werden?**

1 Schwangerschaft
2 Wachstum
3 Tumor
4 Mangel an Magensaft
5 Chronische Infektionskrankheiten
6 Hämaturie
7 Sickerblutungen
8 Leberzirrhose
9 Malaria

Lösung
Alle Antworten sind richtig.

? **Welche Aussagen sind für die perniziöse Anämie zutreffend?**

1 Sie wird auch noch als Vitamin-B_{12}-Mangelanämie bezeichnet.
2 Die Ursache liegt in einer Resorptionsstörung von Cobalamin (Vitamin B_{12}).
3 Die Ursache kann eine erloschene Produktion von Pepsinogen sein.
4 Typischerweise tritt die Krankheit bei schulpflichtigen Kindern auf.
5 Bei der perniziösen Anämie handelt es sich um eine mikrozytäre Anämie.
6 Es kann zu einer Blässe mit gelblichem Unterton kommen.
7 Bei perniziöser Anämie können gleichzeitig Beschwerden seitens des Nervensystems bestehen wie Parästhesien bis hin zu Gangunsicherheit.

Lösung
Die Antworten 1, 2, 6 und 7 sind richtig.
Anmerkungen:
• Punkt 3: Pepsinogen ist für die Eiweißverdauung zuständig.
• Punkt 4: Typischerweise ab dem 45. Lebensjahr.
• Punkt 5: Es muss heißen makrozytäre Anämie.

? **Welche Aussagen sind für die hämolytische Anämie zutreffend?**

1 Bei der hämolytischen Anämie gehen rote Blutkörperchen vermehrt und verfrüht zugrunde.
2 Aplastische Anämie ist ein Synonym für hämolytische Anämie.
3 Kugel- und Sichelzellanämie werden zu den hämolytischen Anämieformen gerechnet.
4 Aufgrund einer hämolytischen Anämie kann es zum Ikterus kommen.
5 Häufig bestehen eine Leber- und Milzschwellung.

Lösung
Die Antworten 1, 3, 4 und 5 sind richtig.

7

? Welche Aussagen sind für die aplastische Anämie zutreffend?

1 Es ist zu einer Schädigung des Knochenmarks gekommen.
2 Von der Fehlbildung sind oft nicht nur die roten, sondern auch die weißen Blutkörperchen und die Blutplättchen betroffen.
3 Es bestehen eine Anämie, erhöhte Infektionsanfälligkeit und erhöhte Blutungsneigung.
4 Medikamente wie Antibiotika, Schmerzmittel und Antirheumatika können eine aplastische Anämie auslösen.
5 Bestimmte Strahlungen können eine aplastische Anämie auslösen.

Lösung
Alle Antworten sind richtig.

? Mögliche Ursachen einer Erythrozytose (Polyglobulie) sind:

1 Aufenthalt in großen Höhen
2 Hochleistungssport
3 Epilepsie
4 Lungenfibrose
5 Lungenemphysem
6 Diabetes mellitus
7 Morbus Basedow
8 Länger dauernde Kortisoneinnahme
9 Herzfehler mit Shunt

Lösung
Die Antworten 1, 2, 4, 5, 8 und 9 sind richtig.

? Typische Folgen einer Leukämie-Erkrankung sind:

1 Anämie
2 Abwehrschwäche
3 Nierensteine
4 Hämorrhagische Diathese
5 Arteriosklerose
6 Schlaflosigkeit
7 Knöchelödeme

Lösung
Die Antworten 1, 2 und 4 sind richtig.

? Welche Einteilung der Leukämie-Erkrankungen gibt es?

1 Akut – chronisch
2 Mikrozytär – makrozytär
3 Trocken – feucht
4 Reifzellig – unreifzellig
5 Myeloisch – lymphatisch
6 Hyperleukämie – Hypoleukämie
7 Mit Shunt – ohne Shunt
8 Mechanisch – paralytisch

Lösung
Die Antworten 1, 4 und 5 sind richtig.
Anmerkung:
Punkt 2: Mikro- und makrozytär wird bei den Anämieformen unterschieden.

? Für die akute Leukämie trifft zu:

1 Leukämie-Erkrankungen treten fast immer akut auf (über 90 %).
2 Sie heilen nach einigen Wochen auch ohne Therapie meist spontan aus.
3 Die Leukozytenzahl ist immer erhöht.
4 Die Naturheilkunde hat bei der Behandlung gute Erfolge zu verzeichnen, deshalb kann die Krankheit auch gut vom Heilpraktiker behandelt werden.
5 Sie kann ähnlich wie eine akute Infektionskrankheit beginnen.

Lösung
Antwort 5 ist richtig.
Anmerkungen:
• Punkt 1: Leukämie-Erkrankungen treten in ungefähr 50 % akut auf.
• Punkt 2: Ohne Therapie verlaufen sie meist tödlich.
• Punkt 3: Die Leukozytenzahl ist in 50 % erhöht, 25 % erniedrigt und 25 % normal.
• Punkt 4: Es besteht für akute Leukämie zwar kein Behandlungsverbot, aber der Heilpraktiker muss den Patienten wegen der Schwere der Erkrankung immer an einen Arzt verweisen. Begleitend darf er allerdings therapieren.

7

? **Welche Aussagen über die Polyzythämie sind zutreffend?**

1 Polyzythämie und Erythrozytose (Polyglobulie) sind Synonyme.
2 Es besteht eine fahle, gelbliche Blässe.
3 Ein häufiger Befund ist eine Pseudokonjunktivitis.
4 Aderlässe verschlimmern das Krankheitsbild.

Lösung
Antwort 3 ist richtig.
Anmerkungen:
- Punkt 2: Typischerweise kommt es zur Zyanose.
- Punkt 4: Aderlässe können das Bild verbessern.

? **Welche Aussagen über die Agranulozytose sind richtig?**

1 Es kommt zu einem starken bis völligen Rückgang der Monozyten.
2 Als Ursachen kommen Unverträglichkeiten auf bestimmte Medikamente wie Schmerz- oder Beruhigungsmittel oder auf Toxine bestimmter Krankheitserreger in Betracht.
3 Es handelt sich um eine typische Erbkrankheit.
4 Die Krankheit verläuft fast immer gutartig.
5 Typischerweise kommt es zu Schleimhautnekrosen an Rachen, Tonsillen und Geschlechtsorganen.

Lösung
Die Antworten 2 und 5 sind richtig.
Anmerkungen:
- Punkt 1: Es muss heißen Granulozyten und nicht Monozyten.
- Punkt 3: Die Ursachen sind unbekannt, man vermutet, dass es sich um eine ererbte Allergie handeln könnte.
- Punkt 4: Die akute Agranulozytose verläuft oft tödlich.

? **Was stimmt für die Bluterkrankheit?**

1 Ein Synonym ist Hämophilie.
2 Es handelt sich um eine erworbene Krankheit.
3 Meist sind Frauen betroffen.
4 Es besteht eine hämorrhagische Diathese.
5 Es liegt eine Blutgerinnungsstörung vor, die auf einer ungenügenden Bildung des Faktors I oder II bei der Blutgerinnung beruht.
6 Es kann zur Ausbildung von Blutergelenken kommen.

Lösung
Die Antworten 1, 4 und 6 sind richtig.
Anmerkung:
Punkt 5: Betroffen sind in erster Linie die Faktoren VIII oder IX.

7

KAPITEL

8 Lymphatisches System

Bildfragen

? Bezeichnen Sie die bezifferten Anteile des lymphatischen Systems!

4 Darmlymphgefäß (Truncus intestinalis)
5 Leistenlymphknoten (Nodi lymphatici inguinales)
6 Achsellymphknoten (Nodi lymphatici axillares)
7 Rechter Hauptlymphstamm (Ductus lymphaticus dexter)
8 Mündungsstelle des Milchbrustgangs in den Venenwinkel von Drossel- und Schlüsselbeinvene
9 Mündungsstelle des rechten Hauptlymphstamms

? Bezeichnen Sie die Anteile des Lymphknotens!

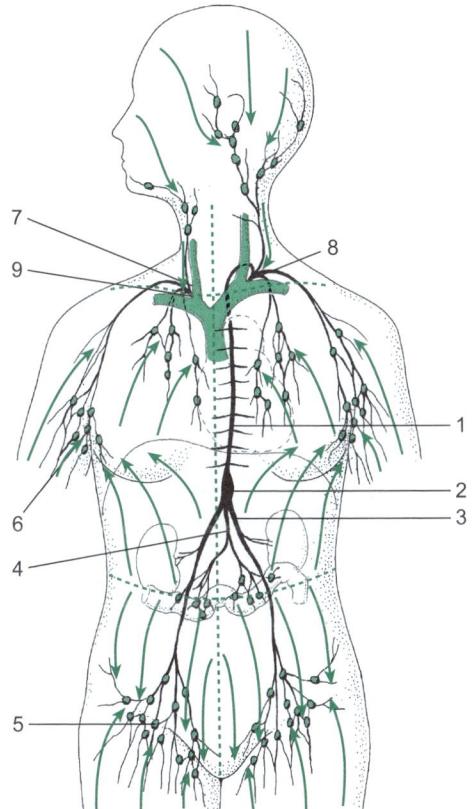

Abb. 8.1 Wichtige Lymphgefäße. [L190]

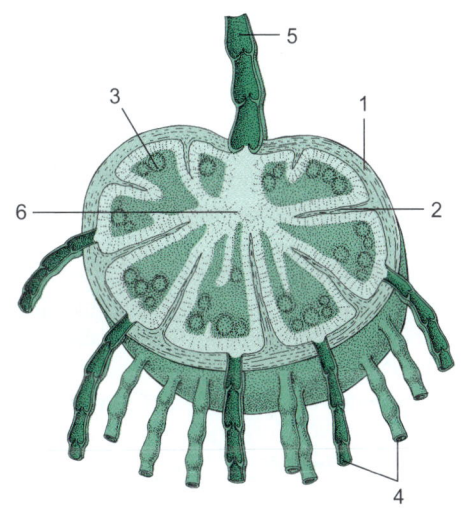

Abb. 8.2 Aufbau eines Lymphknotens. [R264]

Lösung
1 Milchbrustgang (Ductus thoracicus)
2 Sammelstelle der Lymphe des Bauchraums (Cisterna chyli)
3 Lendenhauptlymphgefäß (Truncus lumbalis)

Lösung
1 Kapsel (Capsula)
2 Zwischenwand (Septum)
3 Lymphfollikel (Nodulus lymphaticus)
4 Zuführendes Lymphgefäß (Vas lymphaticum afferens)
5 Abführendes Lymphgefäß (Vas lymphaticum efferens)
6 Markregion mit Lymphknotensinus (Medulla nodi lymphatici)

Fragen ohne Antwortauswahl

? **Woraus besteht das lymphatische System?**

Antwort

Das lymphatische System ist die **Gesamtheit** des **lymphatischen Gewebes** wie **Lymphknoten, Lymphgefäße, Milz, Thymus, Tonsillen, Peyer-Plaques** des Darms, **Waldeyer-Abwehrring** (lymphatischer Abwehrring) und **Wurmfortsatz** (Appendix vermiformis).

? **Was sind die Hauptaufgaben des lymphatischen Systems?**

Antwort

Das Lymphsystem bildet ein eigenes **Transportsystem.** Des Weiteren ist es die **Grundlage** des **Immunsystems.**

? **Wie ist die Lymphflüssigkeit zusammengesetzt?**

Antwort

Das **Lymphplasma** entspricht im Wesentlichen der Gewebeflüssigkeit. Es schwimmen hier in gelöster Form:

- **Nährstoffe** (Glukose, Aminosäuren, Fettsäuren)
- **Abbaustoffe** (Harnstoff, Harnsäure, Kreatinin)
- **Eiweißstoffe** (z. B. Albumin, Globulin und Fibrinogen)
- **Lymphozyten** (reichlich B- und T-Lymphozyten)

? **Was ist der Chylus?**

Antwort

Chylus heißt **Milchsaft.** Es handelt sich hierbei um die Lymphe aus dem **Abflussgebiet** des **Darms** nach einer fettreichen Mahlzeit. Sie hat ein **milchig-trübes Aussehen.** Sie wird von den Dünndarmzotten in das zentrale Lymphgefäß aufgenommen und nachfolgend über die Lymphgefäße zum Milchbrustgang (Ductus thoracicus) transportiert.

? **Welche Farbe hat die Lymphe, mit Ausnahme der Lymphe aus dem Abstromgebiet des Darms?**

Antwort

Die in den Lymphgefäßen fließende Lymphe ist **wasserklar,** mit Ausnahme der milchig-trüben Lymphe aus dem Abstromgebiet des Darms. Sind in der Lymphe (infolge von Entzündungsvorgängen) viele Eiweiße enthalten, nimmt sie eine gelbliche Färbung an.

? **Kann man im engeren Sinn von einem „Lymphkreislauf" sprechen?**

Antwort
Nein.
Man kann nicht im eigentlichen Sinn von einem „Lymphkreislauf" sprechen, vielmehr handelt es sich um einen „beigeordneten Schenkel" zum Kreislaufsystem.

? **Wodurch wird die Lymphe vorwärts bewegt?**

Antwort

Die Lymphe wird durch folgende Faktoren vorwärts bewegt:

- **Fähigkeit** der **Lymphgefäße,** sich in bestimmten Ausmaßen **zusammenzuziehen** (Lymphangiomotorik).
- **Flüssigkeitsdruck** im **Interstitium**
- **arterielle Pulsationen**
- **Muskel-** und **Gelenkbewegungen**
- **Bewegungen** der **Eingeweide**
- **Veränderungen** der **Druckverhältnisse** durch die Ein- und Ausatmung.

? **Warum haben die Lymphgefäße Klappen?**

Antwort

Die Lymphgefäße sind mit Klappen ausgestattet, damit sich die **Faktoren** der **Lymphpumpe nicht gegenseitig aufheben** und so die Lymphe in den Gefäßen zurückströmt.

? **Wie ist die Wand eines Lymphgefäßes aufgebaut?**

Antwort

Die Lymphgefäße **ähneln** in ihrem Aufbau den **Venen,** besitzen also eine Intima, eine Media und eine

Adventitia. Allerdings sind sie dünnwandiger und besitzen mehr Klappen als die Venen.

? Wie viel Liter Lymphe werden pro Tag gebildet?

Antwort
Pro Tag werden etwa **zwei Liter** Lymphe gebildet.

? Wie heißen die beiden größten Lymphstämme des Körpers?

Antwort
Ductus thoracicus (Milchbrustgang)
Ductus lymphaticus dexter (rechter Hauptlymphgang)

? Aus welchen Teilen des Körpers erhält der Milchbrustgang (Ductus thoracicus) seine Lymphe?

Antwort
Der Milchbrustgang nimmt die **gesamte Lymphe** des **Körpers** auf, mit **Ausnahme** der rechten oberen Körperhälfte.

? Was ist die Cisterna chyli?

Antwort
Die Cisterna chyli bildet den **Ausgangspunkt** des **Milchbrustgangs,** der sich an dieser Stelle **sackartig ausweitet**. Sie wird durch den Zusammenfluss der beiden Lendenhauptlymphgefäße (Trunci lumbales) und des Darmlymphgangs (Truncus intestinalis) gebildet.

? Wo liegt die Einmündungsstelle des Milchbrustgangs in den venösen Anteil des Blutkreislaufs?

Antwort
Der Milchbrustgang mündet in den **linken Venenwinkel,** der durch den Zusammenfluss der linken Drosselvene (V. jugularis) und der linken Schlüsselbeinvene (V. subclavia) gebildet wird.

? In welchen Regionen treten gehäuft Lymphknoten auf?

Antwort
Lymphknoten treten gehäuft in der **Hals-Rachen-Region** auf, wo sie einen ersten Abwehrring gegen Erreger bilden, die über die Nahrung oder die Atemluft eindringen. Zudem treten Lymphknoten vermehrt an den **Grenzen** des **Rumpfs** auf.

? Was ist ein regionärer Lymphknoten?

Antwort
Ein regionärer Lymphknoten gehört zu einem **bestimmten Organ.** Er hat die Aufgabe, die aus diesem Organ abströmende Lymphe zu filtern, sodass die hier eventuell angefallenen Schadstoffe (z. B. Mikroorganismen, Krebszellen) nicht gleich ins allgemeine Lymphsystem gelangen.

? Was ist ein Sammellymphknoten?

Antwort
Sammellymphknoten **sammeln** die Lymphe aus **verschiedenen regionären Lymphknoten.** Sie treten gehäuft entlang der Bauchaorta und im Hals auf.

? Geben Sie die wichtigsten Aufgaben der Lymphknoten an!

Antwort
1. Reinigung der Lymphe von Mikroorganismen (Bakterien, Viren), Schadstoffen (Toxinen, Staubteilchen), Zellfragmenten und überalterten Lymphozyten.
2. Produktion von B- und T-Lymphozyten

? Schildern Sie stichpunktartig den Aufbau eines Lymphknotens!

Antwort
Ein Lymphknoten hat meist mehrere zuführende aber nur ein abführendes Gefäß. Von der bindegewebigen Kapsel, die den Lymphknoten umgibt, ziehen Bälkchen (Trabekel) ins Innere. An den Bälkchen sitzt ein Netz aus retikulären Fasern. Hier findet die Reinigung der Lymphe statt. Zwischen dem Bälkchenwerk sitzen Lymphfollikel, die B- und T-Lymphozyten produzieren.

8

? Zählen Sie die Nachbarorgane der Milz auf!

Antwort
Die Milz liegt im hinteren linken Oberbauch. Ihre Nachbarorgane sind das **Zwerchfell,** der **Magen,** das **Pankreas,** der **Dickdarm** und die **linke Niere.**

? Geben Sie kurz den anatomischen Aufbau der Milz an!

Antwort
Die Milz ist von einer **derben bindegewebigen Kapsel** umgeben, von der aus Bälkchen ins Innere ziehen. An einer durchgeschnittenen Milz kann man zwei Anteile unterscheiden, nämlich die **rote** und die **weiße Pulpa.**

? Woraus besteht die rote Pulpa der Milz?

Antwort
Die rote Pulpa besteht im Wesentlichen aus den **Milzsinusoiden** (weite Kapillaren mit vielen Makrophagen) und aus kleinen, **zartwandigen Blutgefäßen.** Sie erhält ihre Farbe durch die zahlreichen roten Blutkörperchen, die sich hier befinden.

? Was ist die weiße Pulpa der Milz?

Antwort
Die weiße Pulpa der Milz besteht vorwiegend aus **lymphatischem Gewebe.** Sie umgibt die kleinen Milzarterien wie eine Scheide (Lymphscheide). An dieser Scheide sitzen die **Malpighi-Körperchen,** kugelförmige Verdickungen.

? Was ist die Aufgabe der weißen Pulpa?

Antwort
In der weißen Pulpa werden **Lymphozyten hergestellt.** Deshalb wird die weiße Pulpa zu den lymphatischen Organen gezählt.

? Was tritt durch das Milzhilum?

Antwort
Milzarterie und **Milzvene.**

? Was sind die Malpighi-Körperchen der Milz?

Antwort
Die Malpighi-Körperchen sind die **kugelförmigen Verdickungen** der weißen Pulpa, die wie eine Scheide um die Arterien herum angeordnet sind. Es handelt sich um lymphatisches Gewebe, in dem sich vor allem B-Lymphozyten befinden.

? Schildern Sie stichwortartig die Blutmauserung!

Antwort
Unter Blutmauserung versteht man den natürlichen Abbau der roten Blutkörperchen in Kombination mit ihrer Neubildung. In der Milz müssen sich die Erythrozyten durch ein **enges Netzwerk** von **Milzsträngen** zwängen. Den jungen roten Blutkörperchen, die noch gut verformbar sind, gelingt dies. **Ältere** dagegen **verfangen sich** in diesem Netz und werden von Phagozyten **abgebaut.**

? Nennen Sie Nachbarorgane des Thymus!

Antwort
Nachbarorgane des Thymus sind das **Brustbein** und der **Herzbeutel.** Rückwärts berührt er die großen Gefäße, nämlich die obere Hohlvene und den Aortenbogen. Normalerweise überragt er das Brustbein nicht. Gelegentlich kann er sich jedoch bis zur Schilddrüse erstrecken (s. auch nächste Frage).

? Wie groß ist der Thymus beim Kind, wie groß beim Erwachsenen?

Antwort
Beim **Kind** reicht der Thymus **vom Herzbeutel** bis hinauf **zur Schilddrüse.**
Beim **Erwachsenen** bildet er sich zurück und wird zum **retrosternalen Fettkörper.**

? Was meint man damit, dass es sich beim Thymus des Erwachsenen um einen retrosternalen Fettkörper handelt?

Antwort
Beim Kleinkind erreicht der Thymus seine größte Ausdehnung. Bis zur Pubertät behält er seine absolute Größe bei. Betrachtet man allerdings sein Verhältnis zum Körpergewicht, so verkleinert er sich bereits jetzt relativ.

Nach der Pubertät beginnt der Thymus zu **verfetten,** das **Thymusgewebe nimmt ab.** Nach dem 20. Lebensjahr spricht man vom retrosternalen Fettkörper und meint damit den so genannten **Thymusrestkörper.** Im Laufe der Jahre bildet sich der Thymus noch weiter zurück und verfettet noch mehr.

Man überlegt, ob die Abwehrschwäche alter Leute mit dieser Verfettung des Thymus in Zusammenhang stehen könnte.

? Was meint man damit, dass der Thymus die Differenzierungsstätte der T-Lymphozyten ist?

Antwort
Schon während der Fetalzeit, aber auch noch in der frühen Kindheit, wandern Lymphozyten aus dem Knochenmark über das Blutgefäßsystem in die äußere Thymusrinde ein. Hier setzen sie sich fest und beginnen sich zu teilen. In einem Ausreifungsvorgang werden sie langsam in Richtung des Thymusmarks weitergeschoben, wobei sie auf noch nicht geklärte Art und Weise zu T-Lymphozyten ausreifen. Man vergleicht diesen Vorgang gerne mit einer Schulung, wobei die Lymphozyten ihre spätere **Aufgabe als T-Lymphozyt** lernen.

? Was sind die Hassall-Körperchen?

Antwort
Im Thymusmark kommen die Thymuskörperchen vor. Es handelt sich hierbei um Epithelkugeln, die aus Zelllagen, vergleichbar wie Zwiebelschalen, angeordnet sind. Diese **Thymuskörperchen** werden nach dem englischen Histologen Arthur Hassall (1819–1892) als Hassall-Körperchen bezeichnet. Ihre Aufgabe liegt noch im Dunkeln.

? Welche Aufgabe hat Thymosin?

Antwort
Das Thymosin ist ein hormonähnlicher Wirkstoff, der auf die **Differenzierung** der **T-Lymphozyten** einwirkt.

? Was ist der lymphatische Abwehrring?

Antwort
Der lymphatische Abwehrring wird auch als Waldeyer-Abwehrring bezeichnet. Er besteht aus einer **Ansammlung** von **lymphatischem Gewebe** im **Rachenbereich.**

? Was sind die lymphatischen Seitenstränge?

Antwort
Bei den lymphatischen Seitensträngen handelt es sich um **Lymphstränge im Rachen,** die in einer Schleimhautfalte liegen, die von der Öffnung der Ohrtrompete zu den nasalen Flächen des weichen Gaumens verlaufen.

? Was ist eine adenoide Vegetation?

Antwort
Eine adenoide Vegetation ist eine **Wucherung** der **Rachenmandel,** wodurch es eventuell zur Verlegung des Nasenrachens (Epipharynx) und der Tuba auditiva kommen kann. Die Folgen bei den betroffenen Kindern sind Mundatmung mit Neigung zu Rhinitis, Laryngitis, Otitis, Tracheitis, Bronchitis, nächtlicher Atemerschwernis, Schnarchen und Mundgeruch. Eventuell kann es zu Schwerhörigkeit kommen.

? Was sind Nasen- und Rachenpolypen?

Antwort
Ein **Polyp** ist eine **Schleimhautgeschwulst.** Er tritt im Darm, im Magen, an der Zervix und seltener an der Nasen- und Rachenschleimhaut auf. Umgangssprachlich wird die Bezeichnung „Nasenpolyp" oft fälschlicherweise für eine adenoide Vegetation verwendet.

? Wo sitzt die Rachenmandel?

Antwort
Die Rachenmandel liegt am **Rachendach** des **Nasen-Rachen-Raums** (Pars nasalis, Epipharynx).

? Welcher Zusammenhang besteht zwischen dem Lebensalter und der Größe der Gaumenmandeln?

Antwort.
Die Gaumenmandeln haben ihre **größte Entfaltung** in der **Kindheit.** Dies ergibt sich aus der Tatsache, dass das Kind erst die Infektionen durchmachen muss, gegen die es dann später immun ist. Schon

8

mit der Pubertät bilden sich die Gaumenmandeln zurück. Beim Erwachsenen sind meist nur noch kleine Reste vorhanden.

? **Geben Sie für die folgenden Anginaformen das typische Erscheinungsbild an, das sich bei einer Racheninspektion ergibt: Angina catarrhalis, Plaut-Vincent-Angina, Diphtherie, Agranulozytose und Tonsillarabszess!**

Antwort
Angina catarrhalis:
Rötung, eventuell auch Schwellung
Plaut-Vincent-Angina:
Tritt typischerweise nur einseitig auf. Die betroffene Mandel ist membranös belegt und geschwürig verändert.
Diphtherie:
Pseudomembranen, die sich von den Mandeln über Zäpfchen, Rachen und noch weiter ausdehnen können. Die Beläge haben eine grau-weiße Farbe und sitzen fest. Versucht man sie abzulösen, so beginnen sie zu bluten.
Agranulozytose:
Es kommt zu Schleimhautgeschwüren und zu Schleimhautnekrosen, nicht nur der Mandeln, sondern auch des Rachens und des Anal- und Genitalbereichs.
Tonsillarabszess:
Der Rachen ist typischerweise einseitig hochrot entzündet. In der betroffenen Mandel bildet sich ein Eiterherd. Es kommt zur Abdrängung des Zäpfchens zur Gegenseite.

? **Geben Sie mögliche Komplikationen einer Streptokokken-Angina an!**

Antwort
Gefürchtete Komplikationen einer Streptokokken-Angina sind **rheumatisches Fieber, Glomerulonephritis, Endo-, Myo-, Perikarditis, Mittelohrentzündung, Tonsillarabszess** und **Sepsis.**

? **Nennen Sie die Symptome eines Tonsillarabszesses!**

Antwort
Es kann zu **Schüttelfrost** mit nachfolgendem **hohem Fieberanstieg, starken Halsschmerzen** und

Schluckbeschwerden kommen. Zudem kann sich eine **Kieferklemme** einstellen. Eine Racheninspektion ergibt eine einseitige, hochrote Verfärbung und Schwellung der betroffenen Seite, in der es dann zur Eiteransammlung kommt. Das Zäpfchen ist oft zur Gegenseite abgedrängt.

? **Wodurch kann es zu einem Tonsillarabszess kommen?**

Antwort
Ein Tonsillarabszess kann sich aufgrund einer **Streptokokken-Angina** oder bei **chronischer Tonsillitis** einstellen. Selten ist auch ein Eiterherd im Kiefer oder Ohr (Felsenbeinspitzeneiterung) die Ursache.

? **Erklären Sie kurz die folgenden Begriffe!**
* **Hepatomegalie**
* **Splenomegalie**
* **Hepatosplenomegalie**
* **Hypersplenismus**
* **Splenektomie**
* **Milzpalpation**

Antwort
Hepatomegalie:
Leberschwellung
Splenomegalie:
Milzschwellung
Hepatosplenomegalie:
Leber- und Milzschwellung
Hypersplenismus:
Erhöhte Tätigkeit der Milz. Führt zum vermehrten Abbau von Blutzellen (Anämie, Granulozytopenie, Thrombozytopenie).
Splenektomie:
Operative Entfernung der Milz
Milzpalpation:
Abtastung der Milz

? **Ein Patient kommt in die Praxis und zeigt Ihnen einen roten Streifen auf der Haut, der von einer Verletzung seinen Ausgang nimmt. Bei der näheren Untersuchung stellen Sie fest, dass der regionäre Lymphknoten geschwollen ist. Beantworten Sie stichpunktartig die folgenden Fragen!**

8

- Um welche Krankheit handelt es sich?
- Kann dabei Fieber auftreten?
- Welche Komplikationen sind möglich? Wie therapieren Sie?

Antwort
- *Um welche Krankheit handelt es sich?*
  Lymphangitis
- *Kann dabei Fieber auftreten?*
  Eventuell
- *Welche Komplikationen sind möglich?*
  Sepsis, später Lymphödem
- *Wie therapieren Sie?*
  Der Patient muss an den Arzt verwiesen werden, da verschreibungspflichtige Medikamente (Antibiotika) eingesetzt werden müssen.

? Geben Sie eine andere Krankheitsbezeichnung für Lymphogranulomatose an!

Antwort
Bei der Lymphogranulomatose unterscheidet man:
- **Lymphogranulomatosis benigna** (Sarkoidose, Morbus Boeck): chronische, meist generalisierte gutartige Granulomatose („Sarkoidose"), vor allem der Lunge, der Haut und der Lymphknoten
- **Lymphogranulomatosis maligna** (Morbus Hodgkin)
- **Lymphogranulomatosis inguinalis** (sexuell übertragbare Krankheit)

? Wie behandeln Sie bei Lymphogranulomatosis? Begründen Sie Ihre Meinung!

Antwort
Der Patient muss in jedem Fall an den **Arzt** verwiesen werden.
Bei Morbus Boeck wegen der Schwere der Erkrankung, bei Morbus Hodgkin, weil es sich um eine bösartige Erkrankung handelt und bei der Lymphogranulomatosis inguinalis, weil Behandlungsverbot für den Heilpraktiker besteht (sexuell übertragbare Krankheit, § 24 IfSG).

? Was ist ein Lymphom?

Antwort
Ein Lymphom ist eine **Lymphknotenvergrößerung.** Es kann unterschiedliche Ursachen haben.

? Was ist ein benignes Lymphom?

Antwort
Benigne Lymphome sind **gutartige Lymphknotenvergrößerungen,** wie sie z. B. bei akuten bakteriellen Infektionen im zugehörigen Abflussgebiet auftreten, aber auch bei anderen Erkrankungen, wie z. B. Toxoplasmose, Mononucleosis infectiosa, Lymphknotentuberkulose, Boeck-Krankheit und vielen anderen.

? Was ist ein malignes Lymphom?

Antwort
Beim malignen Lymphom ist es zu einer **bösartigen Wucherung** gekommen, die vom lymphatischen Gewebe ihren Ausgang genommen hat. Sie tritt beim Morbus Hodgkin (Lymphogranulomatosis maligna), lymphatischer Leukämie und bei Lymphknotenmetastasen auf. Maligne Lymphome kommen gehäuft bei AIDS-Kranken vor.

? Wann spricht man von einer generalisierten Lymphknotenschwellung?

Antwort
Von einer generalisierten Lymphknotenschwellung spricht man, wenn **zwei oder mehrere nicht** in **Beziehung** stehende **Lymphknotengruppen** betroffen sind.

? Sie stellen bei einem Patienten eine generalisierte Lymphknotenschwellung fest. Welche Ursachen kommen in Betracht?

Antwort
Morbus Hodgkin (Lymphogranulomatosis maligna): Es handelt sich um eine bösartige, chronisch fortschreitende Erkrankung des lymphatischen Gewebes, bei der es zur Granulombildung kommt. Es besteht eine schmerzlose Schwellung einzelner Lymphknotengruppen, vor allem der Halslymphknoten.

8

Symptome: Alkoholschmerz, hartnäckiger Juckreiz, Nachtschweiß, Infektabwehrschwäche.

Leukämie:

Maligne Entartung der weißen Blutkörperchen. Verschiedene Verlaufsformen möglich: akut und chronisch, unreifzellige und reifzellige, myeloische und lymphatische.

Symptome: Abwehrschwäche gegen Infektionen, Anämie und bedrohliche Blutungen durch Verminderung der Thrombozyten.

Mononucleosis infectiosa:

(Pfeiffer-Drüsenfieber, Monozytenangina, infektiöse Mononukleose, Studentenfieber) Es handelt sich um eine Viruserkrankung, die durch das Epstein-Barr-Virus, das zu den Herpes-Viren gehört, hervorgerufen wird.

Symptome: Es kommt zu Fieber, allgemeiner oder regionaler (vor allem im Hals- und Kopfbereich) Lymphknotenschwellung, Angina mit diphtherieähnlichen Belägen. Die Beläge greifen jedoch im Gegensatz zu Diphtherie nicht auf die Umgebung der Tonsillen über und sind mehr schmutziggrau. Hepatosplenomegalie, eventuell mit Ikterus. Gelegentlich multiformes Exanthem. Im Blutbild tritt die typische Vermehrung der mononukleären (lymphoiden) Zellen auf.

Lues (Stadium II):

Sexuell übertragbare Krankheit. Generalisierte Lymphknotenschwellung mit Allgemeinerscheinungen wie Fieber, Kopf- und Gliederschmerzen und Hautausschlägen.

Röteln:

Meist harmlos verlaufende Viruserkrankung mit Lymphknotenschwellung und Exanthem, eventuell mit leichtem katarrhalischem Vorstadium.

Masern:

Sehr ansteckende Kinderkrankheit.

Einem Vorstadium mit katarrhalischen Erscheinungen folgt ein Exanthemstadium. Im Exanthemstadium kommt es zur generalisierten Lymphknotenschwellung.

Toxoplasmose:

Als Infektionsquelle kommen Katzen und rohes oder ungenügend gekochtes Fleisch von erkrankten Tieren in Betracht.

Es handelt sich um eine häufige Infektionskrankheit, die meist inapparent verläuft. Bei schweren Verläufen kommt es zu Fieber mit grippeähnlichen Symptomen, Angina und Lymphknotenschwellungen, vor allem am Hals. Bei schwersten Verläufen kommt es zu sehr hohem Fieber, Lähmungserscheinungen, Augen-, Lungen- und Herzbeteiligung.

Brucellosen:

Wichtige Brucellosen sind Morbus Bang, Maltafieber und die Schweinebrucellose. Es handelt sich um eine Berufskrankheit von Tierärzten, Tierpflegern u. Ä., da die Krankheit durch Tiere auf Menschen übertragen wird.

Symptome: Es kommt zu einem schubweisen Verlauf mit undulierendem Fieber und Organmanifestationen vor allem an Leber und Milz.

Primäre chronische Polyarthritis (PCP):

Entzündliche Gelenkerkrankung, von der vor allem Frauen betroffen sind.

Symptome: Schleichender Krankheitsbeginn mit Abgeschlagenheit, subfebrilen Temperaturen, Parästhesien, Morgensteifigkeit der Gelenke. Die Krankheit manifestiert sich meist zuerst an den Fingermittel- und Fingergrundgelenken. Im Blut ist häufig der Rheumafaktor nachweisbar.

AIDS (acquired immune deficiency syndrome):

Erworbene Abwehrschwäche. Ab der dritten Krankheitsphase (Prä-AIDS) kann die Lymphknotenschwellung entweder generalisiert auftreten oder nur im Hals-Nacken-Bereich.

Lymphknotentuberkulose:

Tuberkulöse, entzündliche Lymphknotenschwellung. Zur Lymphknotentuberkulose kommt es in jedem Fall im Rahmen des Primärkomplexes bei Lungenbefall. Die Abheilung erfolgt meist unter Verkalkung. Zur postprimären Lymphknotentuberkulose kann es durch hämatogene, seltener durch lymphogene Aussaat der Erreger kommen. Je nach Lokalisation der betroffenen Lymphknoten kommt es zu unterschiedlichen Beschwerden (z. B. Bronchial- oder Mesenteriallymphknotentuberkulose).

Zytomegalie:

Kann inapparent oder lokalisiert mit meist nur leichten Symptomen verlaufen oder generalisiert als schweres Krankheitsbild bei Abwehrgeschwächten (z. B. AIDS). Es kann fast jedes Organ betroffen sein.

? Bei der Untersuchung einer Patientin stellen Sie eine Schwellung der Achsellymphknoten fest. Woran denken Sie?

Antwort

Brustkrebs (Mammakarzinom):
Leitsymptom ist der einseitige Knoten in der Brust, vor allem, wenn er sich derb und höckerig anfühlt und mit der Haut verbacken ist. Weitere Verdachtshinweise sind sezernierende Mamillen, Einziehungen von Haut oder Brustwarze, Plateau- und Orangenhautphänomen und lokales Ödem.

Morbus Hodgkin (Lymphogranulomatose):
Es handelt sich um eine bösartige, chronisch fortschreitende Erkrankung des lymphatischen Gewebes, bei der es zur Granulombildung kommt. Es besteht eine schmerzlose Schwellung einzelner Lymphknotengruppen, vor allem der Halslymphknoten.
Symptome: Alkoholschmerz, hartnäckiger Juckreiz, Nachtschweiß, Infektabwehrschwäche.

Lymphatische Leukämie:
Maligne Entartung der weißen Blutkörperchen. Akute und chronische Verlaufsform möglich.
Symptome: Abwehrschwäche gegen Infektionen, Anämie und bedrohliche Blutungen durch Verminderung der Thrombozyten.

Toxoplasmose:
Als Infektionsquelle kommen Katzen und rohes oder ungenügend gekochtes Fleisch von erkrankten Tieren in Betracht. Es handelt sich um eine häufige Infektionskrankheit, die meist inapparent verläuft. Bei schweren Verläufen kommt es zu Fieber mit grippeähnlichen Symptomen, Angina und Lymphknotenschwellungen, vor allem am Hals. Bei schwersten Verläufen kommt es zu sehr hohem Fieber, Lähmungserscheinungen, Augen-, Lungen- und Herzbeteiligung.

Lupus erythematodes (LE):
Seltene Erkrankung des Gefäßbindegewebes, meist bei Frauen zwischen dem 20. und 30. Lebensjahr. Kann akut und chronisch verlaufen.
Symptome: Oft „schmetterlingsförmiger" Hautausschlag über Nase und Wangen. Gelenkbeteiligung, häufig auch innere Organe (Pleuritis!) betroffen.

Mastitis:
Entzündung der weiblichen Brustdrüse. Es kommt zu Schmerzen, Fieber und Rötung. Später eventuell zur Fluktuation, d. h., zum „Schwappen" beim Palpieren durch die Bewegungen des Eiters.

Erysipel (Wundrose):
Von einer Verletzung ausgehend, dringen Streptokokken in die Lymphbahn ein.
Symptome: Es kommt zur flächenhaften Rötung, die meist scharf begrenzt ist und flammenförmige Ausläufer hat. Außerdem treten Fieber, regionale Lymphknotenschwellung, CRP-Anstieg und Leukozytose auf. Prädilektionsstellen sind allerdings das Gesicht und die Unterschenkel, sodass die Arme nur selten betroffen sind.

Lymphangitis:
Entzündung der Lymphbahn, die meist in einer Infektion der Haut ihren Ursprung hat.
Symptome: Vom Infektionsherd ausgehend, sieht man einen roten Streifen, der sich entlang der Lymphbahn ausbreitet. Anschwellung der regionalen Lymphknoten, eventuell Fieber.

Beulenpest:
Wird von Rattenflöhen auf den Menschen übertragen. Plötzlicher Krankheitsbeginn mit regionaler Lymphknotenbeteiligung, meist ist die Leistenregion betroffen.

Tularämie (Hasenpest):
Durch blutsaugende Insekten von Nagetieren auf den Menschen übertragen.
Primäraffekt und Beteiligung der regionalen Lymphknoten.

Brucellosen:
Wichtige Brucellosen sind Morbus Bang, Maltafieber und die Schweinebrucellose. Es handelt sich um eine Berufskrankheit von Tierärzten, Tierpflegern u. Ä., da die Krankheit durch Tiere auf Menschen übertragen wird.
Symptome: Es kommt zu einem schubweisen Verlauf mit undulierendem Fieber und Organmanifestationen vor allem an Leber und Milz.

Milzbrand:
Milzbrand kann aus dem Tierreich auf den Menschen übertragen werden. Häufigste Verlaufsform ist der Hautmilzbrand mit dem Auftreten des Hautmilzbrandkarbunkels vor allem an den Unterarmen, z. B. bei Metzgern, bei dem es zu einem lokalen Ödem und Lymphknotenschwellung kommt.

Syphilis (Stadium II):
Sexuell übertragbare Krankheit. Meist generalisierte Lymphknotenschwellung mit Allgemeinerscheinungen wie Fieber, Kopf- und Gliederschmerzen und Hautausschlägen.

8

AIDS:
Erworbene Abwehrschwäche. Ab der dritten Krankheitsphase (Prä-AIDS) kann die Lymphknotenschwellung entweder generalisiert auftreten oder nur im Hals-Nacken-Bereich.

? **Geben Sie ganz grundsätzliche Überlegungen an, die Sie anstellen, wenn Sie bei einem Kind, einem Erwachsenen oder bei einem älteren Patienten Lymphknotenschwellungen feststellen!**

Antwort
Kind:
Im Kindesalter kommt es typischerweise zu einer starken lymphatischen Reaktion bei **ablaufenden Infekten.** Aber man muss auch eine **Leukämie** in Betracht ziehen.
Jüngere Erwachsene:
Pfeiffer-Drüsenfieber, Morbus Hodgkin, Sarkoidose.
Ältere Erwachsene:
Lymphatische Leukämie, Lymphosarkom, Lymphknotenmetastasen.

? **Ein Patient kommt wegen eines Juckreizes in Ihre Praxis. Bei der Untersuchung stellen Sie eine einseitige schmerzlose Schwellung der Halslymphknoten fest. An welche Blut- bzw. Lympherkrankungen denken Sie?**

Antwort
An **Morbus Hodgkin** (Lymphogranulomatose) und **chronisch lymphatische Leukämie.** Bei Leukämie treten allerdings meist symmetrische Lymphknotenschwellungen auf.

? **Ein Patient klagt über Gewichtsabnahme, Abgeschlagenheit und Nachtschweiß. Woran denken Sie?**

Antwort
An einen **bösartigen Prozess.**

? **Worauf deutet ein vergrößerter, gut verschieblicher Lymphknoten hin und worauf ein schlecht verschieblicher?**

Antwort
Ein **gut verschieblicher** Lymphknoten weist eher auf eine **entzündliche** Lymphknotenveränderung hin, eine **schlechte Verschieblichkeit** eher auf **Krebs.**

? **Bei einem Patienten stellen Sie eine Splenomegalie (Milzschwellung) fest. Welche Ursachen kommen in Betracht?**

Antwort
Infektionskrankheiten mit Behandlungsverbot:
Fleckfieber:
Rickettsiose, bei der es zu hohem Fieber mit Kopf- und Gliederschmerzen, zu Roseolen und enzephalitischen Erscheinungen kommt.
Ornithose:
Durch Vögel auf den Menschen übertragbare Infektionskrankheit, die meist als atypische Pneumonie verläuft. Aber es kommen auch grippale, typhöse und enzephalitische Erscheinungsbilder vor. Die Erkrankung kann auch inapparent verlaufen.
Paratyphus:
Verläuft ähnlich wie Typhus, allerdings ist der Verlauf im Allgemeinen milder.
Typhus abdominalis:
Erreger sind Salmonellen. Es kommt zu einem treppenförmigen Fieberanstieg, dann Kontinua-Fieber und darauf folgend lytische Entfieberung. Anfangs besteht Verstopfung, dann kommt es zu erbsbreiartigen Durchfällen, Benommenheit und Roseolen.
Brucellosen (Morbus Bang):
Infektionskrankheit, die von Tieren auf den Menschen übertragen werden kann. Es kommt zu undulierendem Fieber und Bang-Granulomen.
Leptospirosen (Weil-Krankheit, Canicola-Fieber):
Infektionskrankheit, die vom Tier auf den Menschen übertragen werden kann. Es kommt nach einem Generalisationsstadium zum Stadium der Organschädigung, in dem es zu Meningitis, Ikterus, Nephritis und hämorrhagischer Diathese kommen kann. Die bekanntesten Leptospiren-Erkrankungen sind Morbus Weil, Canicola-Fieber und Feldfieber.
Malaria:
Durch Plasmodien ausgelöste Infektionskrankheit mit typischen Fieberanfällen und Anämie. Man unterscheidet die Malaria tertiana, quartana und tropica.
Q-Fieber:
Durch Rickettsien hervorgerufene Infektionskrankheit, die meist als atypische Pneumonie verläuft.

Miliartuberkulose:
Der Tuberkulose-Erreger, Mycobacterium tuberculosis, gelangt in die Blutbahn und besiedelt von hier aus mehrere Organe.

Virushepatitis:
Akute Infektionskrankheit der Leber, bei der das Virus A, B, C, D und E unterschieden wird. Es kommt zu einem Vorläuferstadium mit uncharakteristischen Beschwerden, in 50 % der Fälle stellt sich ein Ikterus ein.

Syphilis:
Chronisch verlaufende sexuell übertragbare Krankheit, die in vier charakteristischen Stadien verläuft.

Milzbrand:
Kann aus dem Tierreich übertragen werden. Es kann sich ein Haut-, Lungen- oder Darmmilzbrand entwickeln. Bei Milzbrandsepsis kommt es zum Anschwellen der Milz und später zur brandigen Verfärbung.

Echinokokkose:
Es kommt zum Befall eines Menschen mit Finnen des Hunde- oder Fuchsbandwurms. Es bilden sich vor allem in der Leber flüssigkeitsgefüllte Zysten.

Infektionskrankheiten ohne Behandlungsverbot:

Röteln:
Meist harmlos verlaufende Kinderkrankheit mit Exanthem und Lymphknotenschwellung.

Mononucleosis infectiosa (Pfeiffer-Drüsenfieber):
Durch das Epstein-Barr-Virus (Herpes-Virus) hervorgerufene fieberhafte Infektionskrankheit des lymphatischen Gewebes, die mit einer Angina und oft mit generalisierten Lymphknotenschwellungen einhergeht.

Wolhynisches Fieber (Fünftagefieber):
In Osteuropa auftretende Rickettsiose, bei der es zu periodischem Fieber kommt, das meist alle fünf Tage für 8–48 Stunden auftritt.

Endocarditis lenta:
Subakut verlaufende Herzinnenhautentzündung, die vor allem nach Zahnextraktionen oder einer Angina tonsillaris auftreten kann. Erreger sind Streptokokken. Symptome: Es kommt zu subfebrilen Temperaturen, Herz- und Gelenkbeschwerden. In der Haut treten linsengroße, druckschmerzhafte, rote Knötchen ("Osler-Knötchen") und petechiale Hautblutungen auf. Es kommt zur Herzinsuffizienz und zu Herzklappenfehlern.

Sarkoidose (Morbus Boeck):
Allgemeinerkrankung, bei der bevorzugt die Lungen (Lungenfibrose), die Lymphknoten und die Haut betroffen werden. Es bilden sich Granulome.

Bluterkrankungen:

Hämolytische Anämie:
Es kommt zu einem vermehrten und verfrühten Untergang der Erythrozyten und zum hämolytischen Ikterus. Ursache können Kugel- und Sichelzellanämie, chemische Gifte (Blei, Sulfonamide, Schlangengifte) und Autoantikörper sein.

Erythrozytose (Polyglobulie):
Im Blut treten vermehrt Erythrozyten auf, um einen Sauerstoffmangel auszugleichen. Haut und Schleimhäute sind zyanotisch verfärbt. Der Hämatokritwert ist erhöht.

Polyzythämie:
Es handelt sich um eine Vermehrung der Erythrozyten, Leukozyten und Thrombozyten. Es kommt zur Zyanose mit Pseudokonjunktivitis. Es besteht eine erhöhte Thromboseneigung.

Chronisch myeloische Leukämie:
Die Krankheit beginnt meist schleichend zwischen dem 20.–40. Lebensjahr. Es kommt zu einer Vermehrung der Leukozyten auf 30.000–300.000 Zellen pro mm^3.

Chronisch lymphatische Leukämie:
Es sind vorwiegend Männer im fortgeschrittenen Alter betroffen. Es besteht eine symmetrische Lymphknotenschwellung. Die Leukozyten vermehren sich meist bis zu 50.000 Zellen pro mm^3.

Lymphogranulomatose (Morbus Hodgkin):
Es handelt sich um eine chronisch fortschreitende, bösartige Erkrankung des lymphatischen Gewebes, bei der sich Granulome bilden, welche die charakteristischen Hodgkin-Zellen enthalten. Es kommt zur Schwellung einzelner Lymphknotengruppen, die nach Alkoholgenuss schmerzen können. Es besteht ein hartnäckiger Juckreiz.

Pfortaderstauung:

Leberzirrhose:
Leberzellgewebe geht durch Nekrose zugrunde und wird durch Bindegewebe ersetzt. Dadurch wird der Blutdurchfluss behindert und es kommt zu einem Pfortaderhochdruck. Es können sich Ösophagusvarizen, ein Caput medusae und ein Aszites ausbilden.

Stauungsleber:
Bei Rechtsherzinsuffizienz kann es zur Stauungsleber und dann zum Pfortaderhochdruck kommen. Es bestehen gleichzeitig Ödeme, Zyanose, Meteorismus und manchmal Aszites.

8

Milzvenenthrombose:
Es besteht eine Thrombose der Vena lienalis, die zu Abflussstörungen in der Milzvene führt. Ursachen sind Entzündungen bei Allgemeininfektionen oder fortgeleiteter Thrombophlebitis, idiopathisch, Polyzythämie und Milzzysten.

Milzvenenstenose:
Die Milzvenenstenose hat ähnliche Beschwerden wie die Milzvenenthrombose. Ursache kann hier z. B. ein Tumor sein.

Multiple-choice-Fragen

? Welche Organe werden zum lymphatischen System gerechnet?

1 Lymphknoten
2 Milz
3 Leber
4 Wurmfortsatz
5 Thymus
6 Rachenmandel
7 Nebenschilddrüse
8 Langerhans-Insel
9 Leydig-Zwischenzellen

Lösung
Die Antworten 1, 2, 4, 5 und 6 sind richtig.
Anmerkungen:
• Punkt 8: Langerhans-Inseln kommen im Pankreas vor.
• Punkt 9: Leydig-Zwischenzellen kommen im Hoden vor.

? Was befindet sich typischerweise in der Lymphflüssigkeit?

1 Glukose
2 Kreatinin
3 Große Eiweißteilchen
4 Reichlich Erythrozyten
5 Reichlich Lymphozyten
6 Fettsäuren
7 Hodgkin-Zellen

Lösung
Die Antworten 1, 2, 3, 5 und 6 sind richtig.

? Welche Faktoren haben Einfluss auf die Lymphpumpe?

1 Muskelbewegungen
2 Bewegungen des Brustkorbes durch Ein- und Ausatmung
3 Darmbewegungen
4 Nervenimpulse der Nervenfasern
5 Filtration der Glomeruli
6 Arterielle Pulsationen
7 Flüssigkeitsdruck des Interstitiums

Lösung
Die Antworten 1, 2, 3, 6 und 7 sind richtig.

? Welche Aussage über das lymphatische System stimmt?

1 Beim Lymphgefäßsystem handelt es sich um ein in sich geschlossenes Kreislaufsystem, vergleichbar mit dem Blutkreislaufsystem.
2 Bestimmte Stoffe können durch aktiven Transport in das Lymphgefäßsystem aufgenommen werden.
3 Lymphgefäße ähneln in ihrem Aufbau sehr stark den Arterien, vor allem kommen bei beiden Gefäßtypen Klappen vor.
4 Lymphe und Chylus sind Synonyme.
5 Beim Erwachsenen werden pro Tag ungefähr 5–7 Liter Lymphe gebildet.

Lösung
Antwort 2 ist richtig.
Anmerkungen:
• Punkt 1: Es handelt sich nicht um ein geschlossenes Kreislaufsystem, sondern eher um einen beigeordneten Schenkel zum Blutkreislaufsystem.
• Punkt 3: Arterien haben keine Klappen, außerdem ähneln die Lymphgefäße in ihrem Aufbau eher den Venen.
• Punkt 4: Mit Chylus bezeichnet man die milchigtrübe Lymphe aus dem Abstromgebiet des Darms.
• Punkt 5: Pro Tag werden ungefähr 2–3 Liter Lymphe gebildet.

8

? Welche Aussagen über die Lymphgefäße sind zutreffend?

1 Der größte Lymphstamm ist der Milchbrustgang.
2 Der größte Lymphstamm ist der Ductus thoracicus.
3 Der größte Lymphstamm ist der Ductus lymphaticus dexter.
4 In die Cisterna chyli münden die beiden Lendenhauptlymphgefäße (Trunci lumbales) und der Darmlymphgang (Truncus intestinalis) ein. Der Milchbrustgang entspringt aus der Cisterna chyli.
5 Der Ductus lymphaticus dexter sammelt die Lymphe aus der linken Kopf-, Hals- und Brustkorbhälfte.
6 Der Milchbrustgang mündet in den linken Venenwinkel, der durch den Zusammenfluss der Drosselvene und der Schlüsselbeinvene gebildet wird.

Lösung
Die Antworten 1, 2, 4 und 6 sind richtig.
Anmerkung:
Punkt 5: Der Ductus lymphaticus dexter sammelt die Lymphe aus der rechten Kopf-, Hals- und Brustkorbhälfte.

? Welche Aufgaben haben Lymphknoten?

1 Produktion von Lymphozyten
2 Reinigung der Lymphe
3 Produktion von Granulozyten
4 Abbau von Zellteilen
5 Speicherung von Eisen
6 Abbau von überalterten roten Blutkörperchen

Lösung
Die Antworten 1, 2 und 4 sind richtig.
Anmerkungen:
• Punkt 3: Granulozyten werden im Knochenmark gebildet.
• Punkt 6: Rote Blutkörperchen kommen in der Lymphe nicht vor und werden deshalb vor allem in Milz, Leber und Knochenmark abgebaut.

? Welche Organe sind die Nachbarorgane der Milz?

1 Zwerchfell
2 Leber
3 Rechte Niere
4 Pankreas
5 Dünndarm
6 Magen

Lösung
Die Antworten 1, 4 und 6 sind richtig.
Anmerkung:
Punkt 3: Nur die linke Niere ist ein Nachbarorgan der Milz.

? Welche Aussagen über die Milz sind zutreffend?

1 Die Fachbezeichnung lautet Splen.
2 Die Fachbezeichnung lautet Lien.
3 Die Fachbezeichnung lautet Vesica fellea.
4 Man unterscheidet eine rote und eine weiße Pulpa.
5 Die Malpighi-Körperchen werden zur roten Pulpa gerechnet.
6 In der weißen Pulpa werden Lymphozyten produziert.
7 In der roten Pulpa findet die Blutmauserung statt.
8 Die Milz wird von der Milzarterie versorgt, die aus dem Truncus coeliacus entspringt.
9 Die Milzvene gibt ihr Blut an das Pfortadersystem ab.

Lösung
Die Antworten 1, 2, 4, 6, 7, 8 und 9 sind richtig.
Anmerkungen:
• Punkt 3: Vesica fellea ist die Gallenblase.
• Punkt 5: Malpighi-Körperchen sind kugelige Verdickungen der weißen Pulpa.

? Welche Aufgaben hat die Milz?

1 Blutreinigung
2 Lymphreinigung
3 Glykogenspeicherung
4 Erythrozytenabbau
5 Fettspeicherung

8

Lösung

Die Antworten 1 und 4 sind richtig.

Anmerkungen:

- Punkt 2: Die Milz wird nicht von Lymphe, sondern von Blut durchflossen.
- Punkt 3: Wichtige Glykogenspeicher sind Leber und Muskel.

? Welche Aussagen über den Thymus sind richtig?

1 Blutspeicherung
2 Produktion von Thymosin
3 Im Thymus werden Krankheitserreger durch Phagozytose bekämpft.
4 Im Thymus werden Krankheitserreger durch Antikörperproduktion bekämpft.
5 Im Thymus werden Lymphozyten zu T-Lymphozyten ausdifferenziert.
6 Nach der Pubertät bildet sich der Thymus zurück.
7 Beim Erwachsenen ist der Thymus oft nur noch als retrosternaler Fettkörper vorhanden.

Lösung

Die Antworten 2, 5, 6 und 7 sind richtig.

Anmerkungen:

Punkt 3 und 4: Im Thymus findet keine direkte Bekämpfung von Krankheitserregern statt, sondern es handelt sich um eine Ausreifungsstätte der T-Lymphozyten.

? Welche anatomischen Strukturen werden zum Waldeyer-Rachenring gezählt?

1 Zwei Gaumenmandeln
2 Zwei Rachenmandeln
3 Wurmfortsatz des Blinddarms
4 Lymphatische Seitenstränge
5 Milz

Lösung

Die Antwort 1 und 4 sind richtig.

Anmerkungen:

- Punkt 2: Es gibt nur eine Rachenmandel.
- Punkte 3 und 5: Wurmfortsatz und Milz gehören zwar zu den lymphatischen Organen, aber nicht mehr zum lymphatischen Abwehrring, der sich in der Kopf-Hals-Region befindet.

? Welche Aussagen über die Angina sind richtig?

1 Wenn die Gaumen- und die Rachenmandeln entfernt wurden, so kann der Betreffende nicht mehr an Angina erkranken.
2 Angina tritt bevorzugt im höheren Lebensalter auf.
3 Die Ansteckung erfolgt vor allem durch Schmierinfektion.
4 Der Heilpraktiker darf eine Streptokokken-Angina behandeln.
5 Ein wichtiges Symptom sind Halsschmerzen, die sich durch Schlucken verstärken.
6 Ein wichtiges Symptom sind Oberbauchschmerzen und Völlegefühl.

Lösung

Antwort 5 ist richtig.

Anmerkungen:

- Punkt 1: Er kann noch an Seitenstrangangina erkranken.
- Punkt 2: Angina tritt bevorzugt bei Kindern und Jugendlichen auf.
- Punkt 3: Ansteckung erfolgt durch Tröpfcheninfektion.
- Punkt 4: Der Heilpraktiker darf nicht behandeln, aufgrund §§ 24, 34 IfSG.

? Welche Aussagen sind richtig?

1 **Angina catarrhalis:** Lymphfollikel geschwollen
2 **Angina lacunaris:** Kein Eiter vorhanden
3 **Angina catarrhalis**: Kein Eiter vorhanden
4 **Plaut-Vincent-Angina**: Meist beidseitig
5 **Plaut-Vincent-Angina**: Meist bei Kindern
6 **Plaut-Vincent-Angina**: Meist sehr hohes Fieber
7 **Tonsillarabszess:** Subfebrile Temperatur
8 **Tonsillarabszess:** Möglicherweise Kieferklemme
9 **Tonsillarabszess:** Sehr schmerzhaft

Lösung

Die Antworten 3, 8 und 9 sind richtig.

Anmerkungen:

- Punkt 1: Angina catarrhalis hat Rötung und eventuell Schwellung.
- Punkt 2: Bei Angina lacunaris ist typischerweise Eiter vorhanden.
- Punkt 4: Plaut-Vincent-Angina tritt meist einseitig auf.

- Punkt 5: Plaut-Vincent-Angina tritt meist zwischen dem 20.–40. Lebensjahr auf.
- Punkt 6: Plaut-Vincent-Angina hat häufig subfebrile Temperaturen.
- Punkt 7: Ein Tonsillarabszess geht typischerweise mit hohem Fieber einher.

? Welche Aussagen über die Lymphangiitis sind richtig?

1 Es handelt sich um eine Entzündung der Lymphbahn
2 Es handelt sich um eine Blutvergiftung.
3 Geht meist von einer Hautverletzung aus. Äußerlich zeigt sich ein roter Streifen.
4 Es kann zu Fieber kommen.
5 Die regionalen Lymphknoten sind in keinem Fall betroffen.
6 Für Heilpraktiker besteht ein absolutes Behandlungsverbot.

Lösung
Die Antworten 1, 3 und 4 sind richtig.
Anmerkungen:
- Punkt 2: Bei der Lymphangiitis handelt es sich nicht um eine Blutvergiftung (Sepsis), sondern um eine Entzündung der Lymphbahn. Allerdings ist die Sepsis eine mögliche Komplikation der Lymphangitis.
- Punkt 5: Die regionalen Lymphknoten sind meist mitbetroffen.
- Punkt 6: Es besteht kein absolutes Behandlungsverbot. Je nach Schwere der Erkrankung muss der Patient jedoch an den Arzt überwiesen werden, damit verschreibungspflichtige Medikamente angewendet werden können. Begleitend zum Arzt darf der Heilpraktiker auf jeden Fall behandeln.

? Welche typischen Merkmale kennzeichnen das Lymphödem?

1 Abends sind vor allem in der Knöchelgegend Ödeme, die am nächsten Morgen verschwunden sind.
2 Das Ödem ist vor allem morgens nach dem Aufstehen an Füßen und Händen besonders ausgeprägt.
3 Das Ödem bildet sich vom Fußrücken aus und steigt dann allmählich die Beine auf.
4 Das Ödem bildet sich vor einem Abflusshindernis, z. B. nach einer Operation, und steigt nach unten ab.
5 Frische Ödeme sind eindrückbar.
6 Alte Ödeme sind eindrückbar.

Lösung
Die Antworten 3, 4 und 5 sind richtig.
Anmerkungen:
- Punkt 1: Geschildert sind Herzödeme.
- Punkt 2: Geschildert sind Nierenödeme.

? Welche Beschwerden treten typischerweise bei Morbus Hodgkin auf?

1 Schmerzlose Schwellung einer oder mehrerer Lymphknotengruppen.
2 Schmerzhafte Schwellung einer oder mehrerer Lymphknotengruppen.
3 Nach Alkoholgenuss schmerzen die betroffenen Lymphknoten.
4 Nystagmus
5 Tremor
6 Nachtschweiß
7 Infektabwehrschwäche
8 Hypertonie
9 Hypotonie

Lösung
Anzugeben sind 1, 3, 6, 7.

8

9 Verdauungstrakt

Bildfragen

? Bezeichnen Sie die Anteile der Mundhöhle!

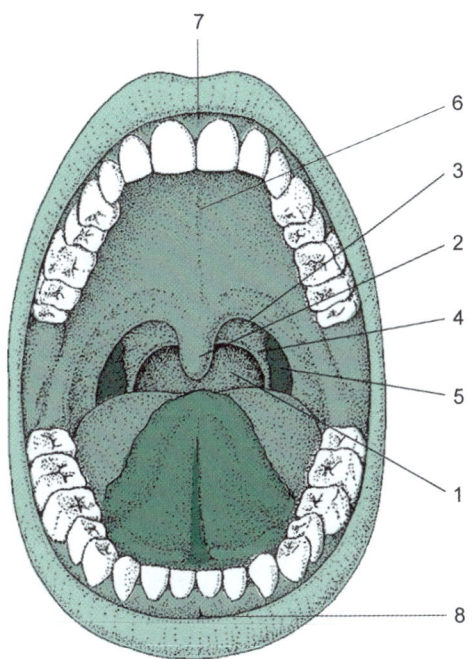

Abb. 9.1 Darstellung der Mundhöhle. [L190]

Lösung

1 Schlundenge (Isthmus faucium)
2 Zäpfchen (Uvula)
3 Vorderer Gaumenbogen (Arcus palatoglossus)
4 Hinterer Gaumenbogen (Arcus palatopharyngeus)
5 Gaumenmandel (Tonsilla palatina)
6 Harter Gaumen (Palatum durum)
7 Oberes Lippenbändchen (Frenulum labii superioris)
8 Unteres Lippenbändchen (Frenulum labii inferioris)

❓ **Geben Sie die Bezeichnungen der Speicheldrüsen an, ob sie überwiegend ein seröses oder muköses Sekret produzieren, und wo die Mündungsstelle des zugehörigen Ausführungsganges liegt!**

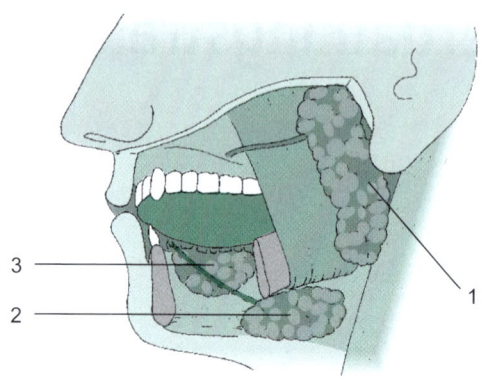

Abb. 9.2 Anatomischer Aufbau der Speicheldrüsen. [L190]

Lösung

1	**Ohrspeicheldrüse** (Glandula parotidea)	Seröses Sekret	*Mündungsstelle des Ausführungsgangs:* Vorhof der Mundhöhle auf Höhe des 2. oberen Mahlzahns.
2	**Unterkieferspeicheldrüse** (Glandula submandibularis)	Gemischtes seröses und muköses Sekret	*Mündungsstelle des Ausführungsgangs:* unterhalb der Zungenspitze beim Zungenbändchen im Mundboden.
3	**Unterzungenspeicheldrüse** (Glandula sublingualis)	Muköses Sekret	*Mündungsstelle des Ausführungsgangs:* am seitlichen Zungenrand im Mundboden, ein größerer Ausführungsgang mündet meist gemeinsam mit dem Unterkieferspeicheldrüsenausführungsgang auf der kleinen Warze unterhalb der Zungenspitze.

? Bezeichnen Sie die Anteile des Magens!

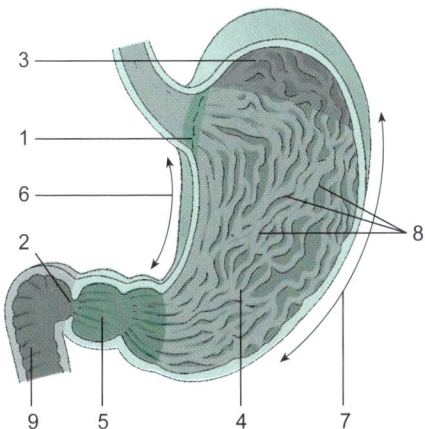

Abb. 9.3 Anatomischer Aufbau des Magens. [L190]

Lösung

1 Mageneingang (Kardia, Ostium cardiacum)
2 Magenausgang (Pförtner, Pylorus)
3 Magenkuppel (Magenfundus, Fundus gastricus, Fundus ventricularis)
4 Magenkörper (Corpus gastricum, Corpus ventriculi)
5 Magenausgangsteil (Antrum pyloricum)
6 Kleine Innenkrümmung (Curvatura minor)
7 Große Außenkrümmung (Curvatura major)
8 Schleimhautfalten (Plicae gastricae)
9 Zwölffingerdarm (Duodenum)

? Bezeichnen Sie die Anteile des Jejunums!

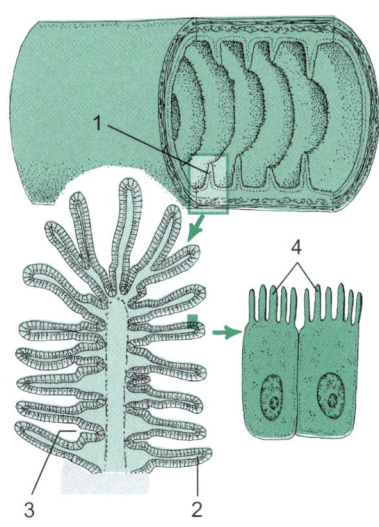

Abb. 9.4 Strukturen des Leerdarms (Jejunum). [L190]

Lösung

1 Ringfalten (Kerckring-Falten, Plicae circulares)
2 Zotten (Villi)
3 Krypten
4 Bürstensaum (Mikrovilli)

9

? **Bezeichnen Sie die Anteile des Dickdarms!**

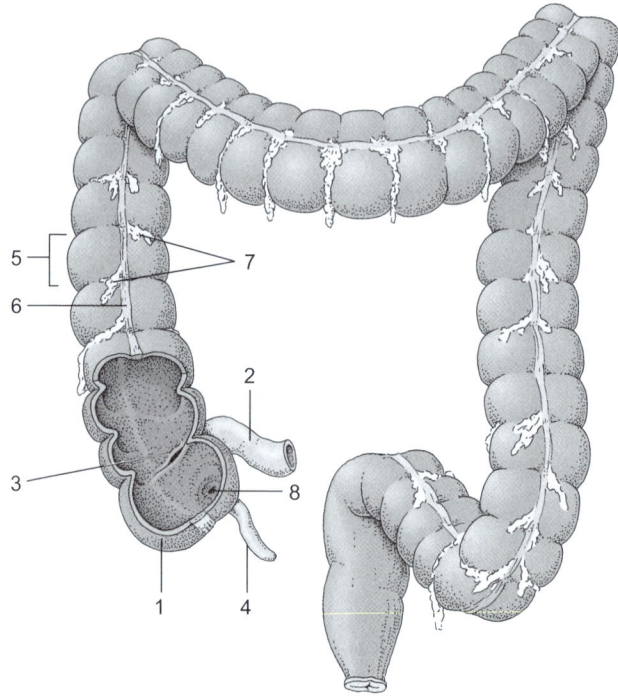

Abb. 9.5 Anatomischer Aufbau des Dickdarms. [L190]

Lösung
1 Blinddarm (Zäkum)
2 Krummdarm (Ileum)
3 Bauhin-Klappe (Ileozäkalklappe, Valva ileocaecalis)
4 Wurmfortsatz (Appendix, Appendix vermiformis)
5 Ausbuckelung (Haustre)
6 Längsmuskelband (Taenia libera)
7 Fettanhängsel (Appendix epiploica)
8 Abgang des Wurmfortsatzes (Ostium appendicis vermiformis)

Fragen ohne Antwortauswahl

? **Geben Sie die deutsche Bezeichnung der folgenden Begriffen an: Pharynx, Larynx, Ösophagus, Ventriculus, Gaster, Enteron, Kolon, Rektum und Hepar!**

Antwort
Pharynx:	Rachen
Larynx:	Kehlkopf
Ösophagus:	Speiseröhre
Ventriculus:	Magen
Gaster:	Magen
Enteron:	Darm (im engeren Sinn: Dünndarm)
Kolon:	Dickdarm
Rektum:	Mastdarm
Hepar:	Leber

9

? Was meint man mit „Resorption" der abgebauten Nahrungsbestandteile?

Antwort
Mit Resorption meint man, dass bestimmte **Stoffe** (Nährstoffe, Medikamente) auf dem Weg über den **Verdauungstrakt,** über die **Haut** oder die **Schleimhaut** in die **Blut-** oder **Lymphbahn aufgenommen** werden.

? Geben Sie stichwortartig an, wie ein Zahn aufgebaut ist!

Antwort
Ein Zahn ist ein knochenartiges Gebilde.
Das **Zahnbein** (Dentinum) umschließt die **Zahnpulpa,** die reich an feinfasrigem Bindegewebe, an Blutgefäßen und Nerven ist. In seinem **Wurzelanteil** ist das Zahnbein vom **Wurzelzement** umgeben. In seinem **Kronenanteil** ist es vom **Zahnschmelz** überzogen.

? Ordnen Sie zu, welche Art von Sekret die jeweilige Drüse überwiegend produziert!

A	Ohrspeicheldrüse (Glandula parotidea)	1	Seröses Sekret
B	Unterzungenspeicheldrüse (Glandula sublingualis)	2	Seröses und muköses Sekret
C	Unterkieferspeicheldrüse (Glandula submandibularis)	3	Muköses Sekret

Lösung
A: 1
B: 3
C: 2

? Was sind Enzyme, was Fermente?

Antwort
Enzyme sind **Eiweißverbindungen,** die als **Katalysatoren** die Stoffwechselvorgänge im Körper entscheidend beeinflussen. Sie werden innerhalb bestimmter, auf Enzymproduktion spezialisierter Zellen gebildet (z. B. in Magen, Darm und Pankreas).
Enzyme **beschleunigen** im Körper **bestimmte chemische Vorgänge,** bzw. bestimmte chemische Abläufe kommen durch Enzyme überhaupt erst in Gang. Das Enzym selbst bleibt bei diesem Vorgang **unverändert.**
Ferment ist eine **ältere Bezeichnung** für **Enzym.** Die Bezeichnung Ferment wurde vor allem für Enzyme des Verdauungstrakts benutzt.

? Wo liegen die Mündungsstellen der Ausführungsgänge der Ohr-, Unterkiefer- und Unterzungenspeicheldrüse?

Antwort
Mündungsstelle des Ausführungsgangs der Ohrspeicheldrüse:
Vorhof des Mundes in Höhe des zweiten Mahlzahns.
Mündungsstelle des Ausführungsgangs der Unterkieferspeicheldrüse:
In der Mundhöhle auf einer kleinen Warze unterhalb der Zungenspitze.
Mündungsstelle des Ausführungsgangs der Unterzungenspeicheldrüse:
In der Mundhöhle am seitlichen Zungengrund auf einer Schleimhautfalte. Meist mündet noch ein größerer Ausführungsgang gemeinsam mit dem Ausführungsgang der Unterkieferspeicheldrüse auf der kleinen Warze unterhalb der Zungenspitze.

? Welche Aufgabe hat die Alpha-Amylase des Mundspeichels?

Antwort
Die Alpha-Amylase hat die Aufgabe **Kohlenhydrate abzubauen.** Dabei spaltet sie die Kohlenhydrate meist zu Maltose oder Maltotriose.

? Geben Sie jeweils die obere und untere Begrenzung des Nasen-, Mund- und Kehlkopf-Rachen-Raums an!

Antwort
Nasen-Rachen-Raum (Pars nasalis pharyngis, Epipharynx):
Er beginnt in Höhe des unteren Endes der **Nasenscheidewand** und reicht bis zum **weichen Gaumen.**
Mund-Rachen-Raum (Pars oralis pharyngis, Mesopharynx):
Er beginnt am **weichen Gaumen** und reicht bis zur Höhe des **Kehldeckels.**

9

Kehlkopf-Rachen-Raum (Pars laryngea pharyngis, Hypopharynx):
Er beginnt in Höhe des **Kehldeckels** und reicht bis zum Beginn der Speiseröhre in Höhe des **Unterrands** des **Ringknorpels** des Kehlkopfs.

❓ Geben Sie die Nachbarorgane der Speiseröhre an!

Antwort
Nachbarorgane im Halsteil der Speiseröhre:
- Luftröhre (vorne)
- Schilddrüse mit Nebenschilddrüse (seitlich)
- Wirbelsäule (hinten)

Nachbarorgane im Brustteil der Speiseröhre:
- Luftröhre und linker Stammbronchus (vorne)
- Herzbeutel (vorne)
- Brustfell mit Lungen (seitlich)
- Wirbelsäule (hinten)
- Brustaorta (im unteren linken Teil)

Nachbarorgane im Bauchteil der Speiseröhre:
- Zwerchfell (Durchtrittsstelle)
- Magen (Mageneingang)

❓ Wie heißt die Durchtrittsstelle der Speiseröhre durch das Zwerchfell?

Antwort
Hiatus oesophageus.

❓ Welche beiden Organe verbindet die Speiseröhre miteinander?

Antwort
Die Speiseröhre verbindet den **Rachen** mit dem **Magen.**

❓ Wieso ist es wichtig, dass die Speiseröhre einen wirkungsvollen Verschluss gegen den Magen hat?

Antwort
Wenn die Speiseröhre keinen wirkungsvollen Verschluss gegenüber dem Magen hat, kann es zum **Rückfluss** (Reflux) von **Mageninhalt** in die Speiseröhre kommen. Hierdurch kann es zur **Reizung** und **Entzündung** der **Speiseröhrenwand** kommen, da vor allem die aggressiven Magensäfte (Salzsäure und Pepsin) die Speiseröhrenwand schädigen.

❓ Wo befinden sich die natürlichen Engen der Speiseröhre?

Antwort
Natürliche Engen der Speiseröhre bilden der **Ringknorpel** des **Kehlkopfs,** die **Teilungsstelle** der **Luftröhre** und die **Durchtrittsstelle** durch das **Zwerchfell.**

❓ Wo liegt die Magenkuppel (Fundus)?

Antwort
Die Magenkuppel liegt **oberhalb** des **Mageneingangs.**

❓ Wo liegt der Magenausgangsteil (Antrum pyloricum)?

Antwort
Der Magenausgangsteil schließt sich an den **Magenkörper** an. Er endet am **Pförtner.**

❓ Wie heißt der Mageneingang?

Antwort
Der Mageneingang heißt **Kardia** (Cardia, Ostium cardiacum).

❓ Wie heißt der Magenausgang?

Antwort
Der Magenausgang heißt **Pförtner** (Pylorus).

❓ Wie heißen die beiden seitlichen Begrenzungen des Magens?

Antwort
- **Große Außenkrümmung** (Curvatura major)
- **Kleine Innenkrümmung** (Curvatura minor)

❓ Nennen Sie die Aufgaben des Magens!

Antwort
Aufgaben des Magens sind die **Speicherung** und **Zerkleinerung** der Nahrung durch segmentale und peristaltische Bewegungen, die Einleitung der **Eiweißverdauung,** die **Abtötung** von **Mikroorganismen** durch die Salzsäure und die Produktion des Intrinsic-Faktors zur Aufnahme von Vitamin B_{12}.

? Welche Muskelschichten kann man an der Magenwand unterscheiden?

Antwort

An der Muskelschicht des Magens kann man **drei Lagen** unterteilen:

- eine innere schräg verlaufende Muskelschicht (nur in bestimmten Magenabschnitten),
- eine mittlere zirkulär verlaufende Muskelschicht,
- eine äußere längs verlaufende Muskelschicht.

? Ordnen Sie zu, welche Magendrüsen welchen Magensaft produzieren!

A	Hauptzellen	1	Muzin (Schleim)
B	Nebenzellen	2	Salzsäure
C	Belegzellen	3	Pepsinogen

Lösung

A: 3

B: 1

C: 2

? Geben Sie die Nachbarorgane des Magens an!

Antwort

Nachbarorgane des Magens sind **Leber, Milz, Zwerchfell, Dickdarm, Bauchspeicheldrüse, Zwölffingerdarm, Bauchaorta, Speiseröhre, linke Niere** und **linke Nebenniere.**

? Was meint man damit, dass der Magen intraperitoneal liegt?

Antwort

Mit intraperitonealer Lage meint man, dass der Magen mit **Bauchfell überzogen** ist.

? Wodurch unterscheiden sich peristaltische und segmentale Bewegungen der Wand des Verdauungstrakts?

Antwort

Bei der **segmentalen** Bewegung kommt es zum Zusammenziehen eines bestimmten Darmabschnitts. Sie dient dem **Durchmischen** des Nahrungsbreis mit Enzymen.

Bei der **peristaltischen** Bewegung dagegen ziehen sich die einzelnen Organabschnitte **nacheinander** zusammen und **transportieren** so den Inhalt des Hohlorgans **weiter.**

? Welche Aufgaben hat der Sympathikus bei der Magenbewegung, welche der Parasympathikus?

Antwort

Der **Sympathikus hemmt,** der **Parasympathikus fördert** die Magenbewegung und die Magensaftproduktion.

? Wo wird Gastrin gebildet?

Antwort

Gastrin wird im **Ausgangsteil** der Magenschleimhaut gebildet, in den sogenannten G-Zellen.

? Welche Aufgaben hat Gastrin?

Antwort

Die wichtigste Aufgabe des Gastrins ist die **Anregung** der **Salzsäurebildung** in den Belegzellen des Magens. Mit zunehmender Konzentration regt es auch die Bildung von Pepsinogen und von Bauchspeichelsaft an. Außerdem aktiviert es die Magen-Darm-Muskulatur einschließlich Mageneingang und Magenausgang.

? Wo wird GIP (gastric inhibitory polypeptide; früher: Enterogastron) gebildet?

Antwort

GIP wird im **Zwölffingerdarm** gebildet, und zwar in enterochromaffinen Zellen.

? Welche Aufgaben hat GIP?

Antwort

GIP **hemmt** die **Magenbewegung** und die **Salzsäureproduktion.**

9

? Wozu wird der Intrinsic-Faktor im Körper benötigt?

Antwort
Der Intrinsic-Faktor wird benötigt, damit **Vitamin B$_{12}$** im **Ileum** resorbiert werden kann.

? Welche beiden Hauptaufgaben hat der Dünndarm?

Antwort
Die beiden Hauptaufgaben des Dünndarms sind der weitere **Abbau** der Nahrungsstoffe und deren **Resorption.**

? Geben Sie die Nachbarorgane des Zwölffingerdarms an!

Antwort
Bauchspeicheldrüse, Leber, je nach Lage auch die Gallenblase, **rechte Niere, Dickdarm** (quer liegender Teil), Pförtnerabschnitt des **Magens** (ist jedoch durch das Dickdarmgekröse von ihm getrennt), **Wirbelsäule** und **untere Hohlvene.**

? Was ist die Vater-Papille?

Antwort
Die Vater-Papille ist die **Mündungsstelle** des **Gallengangs** und des **Bauchspeichelgangs in den Zwölffingerdarm.** Die Papille befindet sich in der Hinterwand des absteigenden Teils des Zwölffingerdarms. Innerhalb der Papille liegt ein Schließmuskel (Oddi-Sphincter, M. sphincter ampullae hepatopancreaticae), der den Sekretfluss steuert.

? Schildern Sie den Aufbau einer Dünndarmzotte!

Antwort
Bei den Zotten handelt es sich um **fingerförmige Ausstülpungen** der **Dünndarmwand.** Eine Zotte hat eine Länge von ungefähr einem Millimeter. Sie ist mit einschichtigem Darmepithel überzogen, in das Becherzellen eingelagert sind. In der Zotte befindet sich retikuläres Bindegewebe mit reichlich Ka-

pillaren, Arteriolen, Venolen und einem zentralen Lymphgefäß.

? Was sind die Kerckring-Falten?

Antwort
Bei den Kerckring-Falten (Plicae circulares) handelt es sich um **Ringfalten,** die von der Schleimhaut und der Verschiebeschicht des Dünndarms gebildet werden. Diese Ringfalten sind knapp einen Zentimeter hoch und dienen der Oberflächenvergrößerung des Dünndarms.

? Aus welcher Gewebeart ist die Submukosa des Dünndarms aufgebaut?

Antwort
Die Submukosa des Dünndarms besteht aus **Bindegewebe.**

? In welchem Dünndarmabschnitt kommen die Brunner-Drüsen vor?

Antwort
Die Brunner-Drüsen (Glandulae duodenales) kommen nur im **Zwölffingerdarm** vor. Sie sondern den Duodenalsaft ab.

? Was meint man mit dem Begriff „Darmflora"?

Antwort
Mit Darmflora bezeichnet man die **physiologischerweise** im **Darm** vorkommenden **Mikroorganismen.**

? Nennen Sie die Hauptaufgabe des Dickdarms!

Antwort
Die Hauptaufgabe des Dickdarms ist die **Wasserresorption.**

? Was sind die Tänien des Dickdarms?

Antwort
Die Tänien des Dickdarms sind **drei,** aus **glatter Längsmuskulatur** bestehende Bänder, die streifenartig am Dickdarm entlang ziehen.

? Was sind die Haustren des Dickdarms?

Antwort
Bei den Haustren handelt es sich um **Ausbuckelungen** der Dickdarmwand zwischen den drei Tänien. Die einzelnen Ausbuckelungen sind durch Einschnürungen voneinander getrennt. Die Einschnürungen kommen durch Segmentationsbewegungen und Peristaltik der Ringmuskulatur zustande. Sie werfen im Inneren des Dickdarms Schleimhautfalten auf. Die Ausbuckelungen und Einschnürungen ändern ständig ihren Platz (im Gegensatz zu den Kerckring-Falten).

? Wo liegt der Blinddarm?

Antwort
Der Blinddarm (Zäkum) liegt im **rechten Unterbauch, unterhalb** der **Einmündungsstelle** des **Ileums.**

? Welche Aufgabe hat der Wurmfortsatz des Blinddarms?

Antwort
Beim Wurmfortsatz handelt es sich um einen rudimentären Teil des Blinddarms, der zu einem **lymphatischen Organ** umgestaltet wurde und der deshalb wichtige **Abwehrfunktionen** hat.

? Was meint man umgangssprachlich mit Blinddarmentzündung?

Antwort
Wenn man umgangssprachlich von Blinddarmentzündung spricht, meint man eine **Entzündung** des **Wurmfortsatzes.** Die korrekte medizinische Bezeichnung muss aber in diesem Fall **Appendizitis** lauten.

? Nennen Sie die häufigste Ursache der Appendizitis!

Antwort
Eine Blinddarmentzündung wird meist durch **örtlich** vorhandene **Darmkeime** ausgelöst.

? Wie prüfen Sie das Rovsing-Zeichen?

Antwort
Zur Prüfung des Rovsing-Zeichens **streicht** man den aufsteigenden **Dickdarm** in Richtung des **rechten Unterbauches** aus, also entgegengesetzt seiner natürlichen Flussrichtung.

? Worauf ist ein positives Rovsing-Zeichen ein Hinweis?

Antwort
Appendizitis.

? Bei einem Patienten stellen Sie Aphthen in der Mundhöhle fest. Welche Ursachen kommen hierfür in Betracht?

Antwort
Aphthen können sich aufgrund von **Allergien,** vor allem auf scharfe Gewürze und Nüsse, **Magen-Darm-Erkrankungen, Traumen, elektrogalvanischen Strömen** oder durch **Viren** bilden. Sie können solitär auftreten oder als Begleiterscheinung bei Allgemeinerkrankungen, z. B. bei Viruserkrankungen.

? Können Aphthen schmerzen?

Antwort
Ja, sogar sehr.

? Geben Sie häufige Ursachen für Mundwinkelrhagaden an!

Antwort
Häufige Ursachen für Mundwinkelrhagaden sind **Mangelernährung** und **Resorptionsstörungen,** vor allem Vitamin- und Eisenmangel. Außerdem könnten Infektionen (Strepto-, Staphylokokken, Herpesviren, Candida albicans) oder vermehrter Speichelfluss vorliegen.

? Bei einem Patienten stellen Sie eine Soorerkrankung der Mundhöhle fest. Nennen Sie mindestens drei mögliche Ursachen!

Antwort
• **Abwehrschwäche** (AIDS, Säuglingsalter, Kachexie)

9

- **Medikamente** (Antibiotika, Kortison)
- **Diabetes mellitus**

❓ Ein Patient sucht wegen Sodbrennens Ihre Praxis auf. Wie therapieren Sie?

Antwort

Es muss auf jeden Fall versucht werden, die **Ursache herauszufinden,** warum es zu einem Rückfluss von Mageninhalt in die Speiseröhre kommt. Die Therapie richtet sich nach der zugrunde liegenden Ursache.

❓ Ein Patient klagt Ihnen einen heftigen, seit Tagen anhaltenden Singultus. Wie therapieren Sie in diesem Fall?

Antwort

Auch in diesem Fall muss unbedingt die **Ursache herausgefunden** werden, z.B. Mediastinitis, Perikarditis, Cholezystitis oder Tumoren. Symptomatisch können Dillsamen und Kümmel eingesetzt werden, aber auch Akupunktur, Homöopathie.

❓ Welche Erste-Hilfe-Maßnahme führen Sie bei einer akuten Ösophagitis durch?

Antwort

Bei einer akuten Ösophagitis, die durch das Verschlucken von Säuren oder Laugen ausgelöst wurde, gibt man bei **Säureverätzungen Natriumbikarbonat** und bei **Laugenvergiftungen verdünnten Essig** zu trinken. Steht davon nichts zur Verfügung, so verabreicht man reichlich **Wasser.**

Der Betroffene darf **nicht zum Erbrechen** gebracht werden.

❓ Wie behandeln Sie eine Refluxösophagitis?

Antwort

Die Therapie muss sich nach der zugrunde liegenden **Ursache** richten.

So kann es sinnvoll sein, einen Verzicht auf Nikotin, Alkohol („Hochprozentiges") und zu scharfe, zu heiße und zu stark gewürzte Speisen zu erreichen. Liegt die Ursache in überschüssiger Magensäure, soll der Patient auf säurelockende Speisen verzichten. Darüber hinaus können säurebindende Medika-

mente gegeben werden. Es muss für eine geregelte Verdauung gesorgt werden, um den intraabdominellen Druck zu senken.

❓ Was versteht man unter einer Achalasie der Speiseröhre?

Antwort

Eine Achalasie der Speiseröhre ist ein **spastischer Verschluss** des **unteren Ösophagusanteils.** Es besteht eine **Öffnungshemmung.**

❓ Welche Ursache liegt der Achalasie zugrunde?

Antwort

Die Ursache liegt in einer **Innervationsstörung,** verursacht durch Degeneration oder Fehlen des Auerbach-Plexus (Plexus myentericus).

❓ Welche Beschwerden schildert Ihnen ein Patient mit Achalasie vermutlich?

Antwort

Vor allem zu **Beginn** der Erkrankung kommt es zu **starken retrosternalen Schmerzen,** da die Speiseröhre durch eine verstärkte Peristaltik die Engstelle zu überwinden versucht. Später nimmt die Speiseröhrenmotilität ab und damit die retrosternalen Schmerzen.

Typisch ist bei der Ösophagusachalasie, dass die Betroffenen beim Essen eine **Zwangshaltung** einnehmen, mit Flüssigkeit nachspülen und beim Essen die Gesellschaft anderer meiden. Vor allem nachts und beim Liegen kommt es zur Regurgitation.

❓ Mit welcher Komplikation muss man bei einem bettlägerigen Patienten mit Achalasie rechnen?

Antwort

Bei Bettlägerigen besteht Aspirationsgefahr (Eindringen von Nahrung in die Atemwege) mit der Gefahr der „Schluckpneumonie".

❓ Dürfen Sie eine Achalasie behandeln?

Antwort

Grundsätzlich **ja,** da bei Achalasie kein Behandlungsverbot besteht. Je nach Schwere der Erkrankung, muss der Patient aber an den **Arzt** verwiesen werden, da schwere Fälle medikamentös mit verschreibungspflichtigen Medikamenten oder operativ behandelt werden müssen.

? Ein Patient hat eine Hiatushernie. Welche Beschwerden wird er Ihnen vermutlich schildern?

Antwort
Er könnte über **Druckgefühl** und/oder **Schmerzen** hinter dem **Brustbein** klagen, **Völlegefühl, häufiges Aufstoßen, Sodbrennen** und **Atemnot.** Eventuell könnte er auch Herzjagen angeben, wenn es aufgrund einer Herzverlagerung zur Tachykardie gekommen ist.

Es könnte aber auch sein, dass ihm die Hiatushernie **keine Beschwerden** bereitet, und dass er wegen einer anderen Erkrankung die Praxis aufsucht.

? Wie therapieren Sie in diesem Fall?

Antwort
Der Patient muss nur an den Arzt verwiesen werden, wenn Einklemmungsgefahr besteht oder wenn es zu Komplikationen wie Ulzerationen mit Blutungen (Anämie) oder zu Perforationen gekommen ist.

Ansonsten kann mit einer **Ernährungsumstellung,** bei der häufige, kleine Mahlzeiten aufgenommen werden, durch **Senkung** des **intraabdominellen Drucks,** durch **Behandlung** einer eventuell bestehenden **Obstipation** und von **Meteorismus** sowie durch **Abbau** von **Übergewicht** Beschwerdefreiheit erreicht werden.

? Wodurch kann es zur Ausbildung von Ösophagusdivertikeln kommen?

Antwort
Ursachen von Ösophagusdivertikeln können eine **anlagebedingte Schwäche** der **Wandmuskulatur** sein.

Diese Divertikel treten an bestimmten Stellen auf. So kommt es vor allem oberhalb des oberen Speiseröhrenmunds (gelegentlich auch oberhalb des Schließmuskels am unteren Ende der Speiseröhre), wenn die Schließmuskeln unter einer zu hohen Spannung stehen, zu einem großen Divertikel. Genau genommen handelt es sich allerdings im ers-

ten Fall um ein Divertikel des Kehlkopf-Rachen-Raums (Pars laryngea pharyngis) und nicht der Speiseröhre.

Direkt am Übergang von der Muskelschicht des Rachens in die Muskelschicht der Speiseröhre entsteht aufgrund der unterschiedlichen Verlaufsrichtungen der Muskelfasern ein muskelschwaches Dreieck an der Rückseite der Speiseröhre. Hier kann sich das sog. Zenker-Divertikel bilden.

Treten Divertikel an der Mitte der Speiseröhre auf, so haben diese sich oft unter dem **Zug anliegender Organe,** vor allem von erkrankten und vernarbten **Lymphknoten** gebildet.

? Ein Patient berichtet Ihnen, dass bei ihm Speiseröhrenkrampfadern festgestellt wurden. Mit welcher zugrunde liegenden Ursache muss hier gerechnet werden?

Antwort
Speiseröhrenkrampfadern im unteren Drittel der Speiseröhre haben als Ursache in der Regel einen **Pfortaderhochdruck** (portale Hypertension). Die wichtigste Ursache für einen Pfortaderhochdruck ist die **Leberzirrhose.**

? Ein Patient berichtet Ihnen, dass ihm das Schlucken der Nahrung Schmerzen bereitet. An welche zugrunde liegenden Ursachen denken Sie?

Antwort
Chronische Speiseröhrenentzündung, Refluxösophagitis, Achalasie (Kardiospasmus), Speiseröhrenkrebs, Angina, retrosternale Struma, lokale Spasmen, verschluckte Fremdkörper und progressive Sklerodermie.

? Ein Patient sucht mit plötzlichen starken Bauchschmerzen Ihre Praxis auf und berichtet Ihnen über Übelkeit und Erbrechen. Bei der Untersuchung stellen Sie eine starke Abwehrspannung der Muskulatur fest. Worum handelt es sich? Welche Maßnahme führen Sie durch?

Antwort
Es handelt sich um ein **akutes Abdomen.**
Der Patient muss **umgehend** ins **Krankenhaus** eingewiesen werden.

9

? Wodurch unterscheidet sich ein Reizmagen in organischer Hinsicht von einer Gastritis?

Antwort

Beim **Reizmagen** besteht lediglich eine **funktionelle Störung.** Eine organische Veränderung des Magens kann nicht festgestellt werden.

Bei der **Gastritis** dagegen ist es zu einer **entzündlichen Veränderung** der **Magenschleimhaut** gekommen.

? Geben Sie die typischen Beschwerden bei Reizmagen an!

Antwort

Schmerzen in der Magengegend, **Unverträglichkeit bestimmter Speisen,** Sodbrennen, Druck- und Völlegefühl im Oberbauch.

? Nennen Sie Ursachen für akute Gastritis!

Antwort

Ursachen der akuten Gastritis können in **verdorbener Nahrung**, in **Alkoholabusus, Medikamenteneinnahme** oder in der Zufuhr anderer schädlicher Stoffe liegen. Zudem kann sie als **Begleiterscheinung** von **Infektionskrankheiten** auftreten.

? Darf ein Heilpraktiker eine akute Gastritis behandeln?

Antwort

Handelt es sich um eine **infektiös** bedingte akute Gastroenteritis, so besteht aufgrund §§ 6, 24 IfSG **Behandlungsverbot.** Ist sie jedoch durch Alkoholabusus oder Medikamenteneinnahme bedingt, **darf** therapiert werden. Es muss jedoch beachtet werden, dass es bei schweren Fällen zur Exsikkose oder zur schweren Schädigung der Magenschleimhaut mit Blutungen kommen kann. In diesen Fällen muss der Patient an den **Arzt** verwiesen werden und der Heilpraktiker darf nur begleitend behandeln.

? Welche beiden Verlaufsformen unterscheidet man bei der chronischen Gastritis, aufgrund des an der Magenschleimhaut eingetretenen Schadens?

Antwort

- **Oberflächengastritis** mit einer oberflächlichen Entzündung der Magenschleimhaut.
- **Chronisch-atrophische Gastritis** mit einer tiefer vorgedrungenen Entzündung der Magenschleimhaut, bei der es auch zu entzündlichen Veränderungen der Drüsen kommt. Die Magenschleimhaut hat eine erhöhte Neigung zur Bildung von Erosionen und Ulzerationen.

? Welche typischen Beschwerden zeigt eine chronische Gastritis?

Antwort

Es kann sein, dass **keine Beschwerden** bestehen. Mögliche Symptome sind **Unverträglichkeit bestimmter Speisen, Druck-** und **Völlegefühl**, selten kommt es zu Übelkeit, Brechreiz und Appetitlosigkeit.

? Wie therapieren Sie bei chronischer Gastritis?

Antwort

Bei chronischer Gastritis muss darauf geachtet werden, dass die Nahrungsaufnahme in **Ruhe** geschieht, Hektik und Ärger während des Essens sind zu meiden. Die Mahlzeiten sollen über den Tag verteilt in **mehreren kleinen Portionen** eingenommen werden. Es soll **gut gekaut** werden.

Typische **pflanzliche Mittel** gegen chronische Gastritis sind Kalmuswurzel, Pfefferminze (vor allem bei Übelkeit und Brechreiz), Melisse und Fenchel.

Selbstverständlich können auch andere naturheilkundliche Behandlungsmethoden durchgeführt werden, z. B. Homöopathie, Farbtherapie, Akupunktur, Neuraltherapie.

? Wie schildert Ihnen ein Patient mit Magengeschwür vermutlich seine Schmerzen, wie ein Patient mit Zwölffingerdarmgeschwür?

Antwort

In beiden Fällen zeigt der Patient gewissermaßen mit dem Finger von außen auf das Geschwür. Beim **Magengeschwür** zeigt er mehr **links** der **Mittellinie,** beim **Zwölffingerdarmgeschwür** mehr **rechts** der **Mittellinie** den Sitz des **Hauptschmerzes** an. Der Schmerz tritt vor allem als **Früh-, Spät-** oder **Nüchternschmerz** auf.

Des Weiteren kann es zu Druck- und Völlegefühl, Unverträglichkeit bestimmter Speisen, Übelkeit und Aufstoßen kommen.

? Ein Patient klagt Ihnen, dass er in den frühen Morgenstunden heftige Magenschmerzen bekomme. Was ist vermutlich der Grund?

Antwort
Es handelt sich um einen sogenannten Nüchternschmerz. Dieser ist typisch für ein **Zwölffingerdarmgeschwür,** er kann jedoch auch bei einem pylorusnahen Magengeschwür auftreten.

? Wie therapieren Sie bei Magen- und Zwölffingerdarmgeschwür?

Antwort
Der Patient wird angehalten, in **Ruhe** zu **essen,** seine **Mahlzeiten** in **mehreren Portionen** über den Tag verteilt einzunehmen, **unverträgliche Speisen** zu **meiden** und während des Essens **gut** zu **kauen.** Oft ist eine **psychische Betreuung** notwendig, bei welcher der Betroffene lernt, mit belastenden Faktoren und mit Stress umzugehen.
    Bei **pflanzlichen Mitteln** hat sich vor allem die Kamille bewährt. Natürlich können auch andere naturheilkundliche Therapien eingesetzt werden.

? Sind vom Zwölffingerdarmgeschwür überwiegend Frauen oder Männer betroffen?

Antwort
Vom **Ulcus duodeni** (Zwölffingerdarmgeschwür) sind **Männer** dreimal so häufig betroffen wie Frauen. Dagegen sind vom Magengeschwür (Ulcus ventriculi) Männer und Frauen gleich häufig betroffen.

? Hat das Magen- oder das Zwölffingerdarmgeschwür eine größere Neigung zu entarten?

Antwort
Das **Magengeschwür** hat eine wesentlich größere Neigung maligne zu entarten als das Zwölffingerdarmgeschwür.

? Kann ein Fehlen von Gallensaft zur Malabsorption führen? Begründen Sie Ihre Meinung!

Antwort
Ja. Durch das Fehlen von Gallensaft können die aufgenommenen Fette nicht in Mizellen aufgespalten werden und dadurch können sie von der Lipase des Pankreas und des Dünndarms nicht abgebaut werden. Darüber hinaus sind meist in den Fetten die fettlöslichen Vitamine eingeschlossen. Die Folge ist, dass es nicht nur zur Malabsorption der Fette, sondern auch der fettlöslichen Vitamine kommt.

? Dürfen Sie Magenkrebs behandeln?

Antwort
Ja. Allerdings muss der Heilpraktiker den Patienten unbedingt auf eine notwendige schulmedizinische Therapie (z. B. Operation) hinweisen.

? Nennen Sie einige Erkrankungen, die sich (auch) im Dünndarm abspielen können!

Antwort
Morbus Crohn, Sprue (Zöliakie), Cholera, Enteritis infectiosa, Typhus abdominalis, Paratyphus, Ileus, Wurmerkrankungen.

? Geben Sie einige mögliche Folgen von Malabsorption an!

Antwort
Mögliche Folgen der Malabsorption sind z. B. **Gewichtsverlust, Anämie, Vitaminmangelerscheinungen, Massenstühle, Muskelschwäche, Ödeme, Muskelatrophie.**

? Geben Sie an, welche Organe vom Morbus Crohn betroffen sein können!

Antwort
Grundsätzlich kann der Morbus Crohn **alle Abschnitte** des **Verdauungstrakts** befallen.

? Nennen Sie die Ursache von Morbus Crohn!

Antwort
Die Ursache von Morbus Crohn ist **unbekannt.** Man vermutet, dass folgende Faktoren eine Rolle spielen: **Autoimmungeschehen, Erreger** (Chlamydien, Viren), **bestimmte Ernährungsgewohnheiten** (fett-

9

reich und ballaststoffarm), **genetische Disposition, psychische Störungen.**

? Geben Sie die wichtigsten Symptome bei Morbus Crohn an!

Antwort

Die Beschwerden können **akut** oder **schleichend** (häufiger) einsetzen. Es kommt im Bauchbereich zu **Schmerzen** bis hin zu Koliken, zu **lang andauernden Durchfällen, Gewichtsverlust** und **Fieberschüben.** In der Analgegend kommt es oft zu schmerzhaften Fissuren, Fisteln und ödematösen Schwellungen. Im rechten unteren Bauchquadranten kann oft eine walzenartige, auf Druck schmerzhafte Verdickung getastet werden.

? Geben Sie Komplikationen bei Morbus Crohn an!

Antwort

Es kann zur **Perforation** oder zur **Stenosierung** und damit zum **Ileus** kommen. Es können sich an weiteren Organen Entzündungen einstellen, z. B. an der Haut (Erythema nodosum), den Augen, der Leber und den Gelenken. Oft entwickeln sich Mangelerscheinungen, v. a. Vitamin-Mangelerscheinungen (Hypovitaminosen).

? Darf ein Heilpraktiker bei Morbus Crohn behandeln? Falls ja, wie würden Sie behandeln?

Antwort

Ja. Wegen der Schwere der Erkrankung muss der Patient aber auch an den **Arzt** verwiesen werden, damit ggf. verschreibungspflichtige Medikamente eingesetzt werden können.

Der Heilpraktiker kann jedoch mit den ihm bekannten naturheilkundlichen Therapien, z. B. mit Neuraltherapie oder Homöopathie, begleitend behandeln.

? Welches Leitsymptom kennzeichnet die Sprue?

Antwort

Das wichtigste Symptom bei Sprue sind die **Durchfälle,** die durch die gestörte Fettresorption charakteristischerweise voluminös, breiig, übel riechend und grau-weiß-glänzend sind.

? Welche Folgen kann eine unentdeckte Sprue haben?

Antwort

Durch eine **Zottenatrophie** kommt es zur **Malabsorption.** Durch den Mangel an fettlöslichen Vitaminen können sich **Vitaminmangelzustände** (therapieresistente Rachitis), **Gewichtsverlust, Osteoporose, Ödeme, vermehrte Blutungsneigung** und **Anämie** entwickeln. Bei gehäuften wässrigen Durchfällen kann es zu lebensbedrohlichen Wasser- und Elektrolytverlusten kommen, die zur Exsikkose führen können.

? Wie würden Sie bei Sprue behandeln?

Antwort

Der Patient muss eine **streng glutenfreie** Kost einhalten.

? Zählen Sie Ursachen für Durchfall auf!

Antwort

Mikroorganismen, z. B. Cholera, Enteritis infectiosa, Typhus abdominalis, **Allergien,** z. B. auf Milcheiweiß, **Reizkolon, Dickdarmerkrankungen,** z. B. Colitis ulcerosa, Morbus Crohn, Divertikulitis, **Nahrungsmittelvergiftungen, Wurmerkrankungen, Medikamente,** z. B. Digitalis, Diabetes mellitus, **Schilddrüsenüberfunktion, AIDS, psychische Faktoren** (Angst!). **Glutenunverträglichkeit** (Sprue bzw. Zöliakie).

? Welche pflanzlichen Heilmittel werden bei Durchfall typischerweise eingesetzt?

Antwort

Der Heilpraktiker darf nur pflanzliche Mittel gegen die Durchfallerkrankung einsetzen, wenn es sich nicht um einen infektiös bedingten Durchfall handelt, da hierfür **Behandlungsverbot** (§§ 6, 24 IfSG) besteht.

Wichtige Obstipantia sind **Blutwurz** (Tormentillwurzel), schwarze Johannisbeeren und **getrocknete Heidelbeeren.**

9

? Nennen Sie pflanzliche Heilmittel, die typischerweise gegen Verstopfung eingesetzt werden!

Antwort
Sehr stark wirkende pflanzliche Mittel gegen Obstipation sind **Sennesblätter** und **Aloe**. Auch Faulbaumrinde, Rhabarberwurzel und Lein haben abführende Wirkung.

? Darf ein Heilpraktiker bei einem Patienten einen Einlauf durchführen?

Antwort
Ja.

? Wodurch kann ein mechanischer Ileus ausgelöst werden?

Antwort
Ein mechanischer Ileus kann durch **Fremdkörper, Verwachsungen** des **Bauchfells,** in denen sich eine **Darmschlinge verfangen** hat, **Wurmknäuel, Kotmassen, Brucheinklemmung, Invagination** (Einstülpung eines Darmabschnitts in einen anderen Darmteil) und **Tumoren** ausgelöst werden.

? Wodurch kann ein paralytischer Ileus ausgelöst werden?

Antwort
Ein paralytischer Ileus kann durch eine **Peritonitis,** durch **Gefäßverschluss** (Mesenterialembolie) oder durch eine **Hypokaliämie** ausgelöst werden.

? Welche Beschwerden treten bei einem mechanischen Ileus auf?

Antwort
Es kommt zu **heftigsten, stechenden Schmerzattacken,** da der Darm versucht, das Hindernis zu überwinden. Es entwickelt sich eine **zunehmende Abwehrspannung** der **Bauchdecke.** Es kommt zu **Meteorismus** und **später,** wenn sich der Darmabschnitt zwischen der Verschlussstelle und dem After entleert hat, zu **Stuhl-** und **Windverhalten.** Zudem kann **Erbrechen** auftreten, das typischerweise zuerst sauer, dann bitter ist und letztendlich zum Koterbrechen führen kann.

? Welche Beschwerden treten bei einem paralytischen Ileus auf?

Antwort
Beim paralytischen Ileus kommt es zu **anhaltenden, dumpfen, mäßigen Bauchschmerzen,** des Weiteren zu **Meteorismus, Erbrechen, Stuhl-** und **Windverhalten.** Die Bauchdecke ist anfangs weich, später hart. Im Stethoskop kommt es beim Abhören des Abdomens zur „**Grabesstille".**

? Zu welchen Komplikationen kann es bei einem Ileus kommen?

Antwort
Je nach der zugrunde liegenden Ursache kann es beim Ileus zu **Peritonitis, Sepsis** und **Schock** kommen. Darmteile können absterben. Wird der Ileus nicht rechtzeitig sachgemäß behandelt, führt er zum **Tod.**

? Bei einem Patienten erscheint rotes Blut im Stuhl. Was kommt als Ursache in Betracht?

Antwort
Es ist zu erwarten, dass das rote Blut aus **unteren Darmabschnitten** stammt und nicht mit der Magensäure in Kontakt kam. Es ist aber auch denkbar, dass es sich um **starke Blutungen** aus den **oberen Abschnitten** des Verdauungstrakts handelt, nämlich dann, wenn das Blut den Magen-Darm-Kanal so schnell passiert, dass es nicht mit der Salzsäure in Verbindung treten konnte. Eine andere Möglichkeit ist, dass der Magen keine Salzsäure produziert.

Im Einzelnen kommen in Betracht: **Entzündungen, Geschwüre, Tumoren, Ösophagusvarizen** und **Hämorriden.**

Differenzialdiagnostisch muss „Blut im Stuhl" abgegrenzt werden gegen pflanzliche Farbstoffe, die dem Stuhl eine rote Färbung geben können, z.B. rote Bete, Heidelbeeren, Rotkohl und Spinat. Ebenfalls können Medikamente, und zwar eisen- und wismuthaltige Präparate, eine Verfärbung des Stuhls bewirken.

9

? Bei einem Patienten erscheint okkultes Blut im Stuhl. An welche häufigen Ursachen denken Sie?

Antwort
Bei okkultem, also mit dem bloßen Auge nicht feststellbarem Blut im Stuhl kommen als Ursache vor allem **Darmkrebs** und **Darmpolypen** in Betracht.

? Wie therapieren Sie bei einem Reizdarmsyndrom?

Antwort
Die Behandlung beim Reizdarmsyndrom kann durch **Psychotherapie, Homöopathie, Akupunktur, Neuraltherapie, Phytotherapie** (z.B. durch beruhigend wirkende Tees) und andere naturheilkundliche Therapien erfolgen. Sie muss sich immer an der Ursache der zugrunde liegenden Störung ausrichten.

? Nennen Sie die Ursachen von Colitis ulcerosa!

Antwort
Die genaue Ursache ist **unbekannt.** Man nimmt an, dass ein **Autoimmungeschehen, psychische Faktoren**, Erreger (Bakterien, Viren) und eine **familiäre Disposition** eine Rolle spielen.

? Welche Beschwerden treten bei Colitis ulcerosa auf?

Antwort
Das charakteristischste Symptom sind die **blutig-schleimigen Durchfälle,** die auch blutig-schleimig-eitrig sein können, wenn es zu Sekundärinfektionen gekommen ist. Der Beginn ist meist schleichend mit unklaren Bauchbeschwerden, die sich bis zu äußerst schmerzhaften **Tenesmen** steigern können.
   Nur in seltenen Fällen ist der Verlauf akut mit Fieber und schweren Durchfällen.

? Wie behandeln Sie bei Colitis ulcerosa?

Antwort
Schwere Verlaufsformen gehören in die Hand des **Arztes.** Leichte Verlaufsformen und präventiv, in der beschwerdefreien Zeit, kann der Heilpraktiker behandeln. Es muss eine **Ernährungsumstellung** erfolgen. Die weitere Behandlung kann durch naturheilkundliche Therapien erfolgen, wie **Phytotherapie, Homöopathie, Akupunktur.**

? Welche Ursachen hat eine Divertikulose?

Antwort
Die Ursache der Divertikulose liegt in einer **anlagebedingten Schwäche** der **Darmwandmuskulatur.** Die Ausbildung von Divertikeln wird begünstigt durch **steigendes Lebensalter, ballaststoffarme Ernährung, Obstipation** und **Bewegungsmangel.**
   Divertikel können sich aber auch bilden, wenn sich in der Umgebung der Darmwand entzündliche Prozesse abgespielt haben, die nun aufgrund von Vernarbung und Schrumpfung einen Zug auf die Darmwand ausüben.

? Welche Beschwerden verursacht eine Divertikulose?

Antwort
Eine Divertikulose macht im Allgemeinen **keine Beschwerden.**

? Welche Beschwerden treten bei Divertikulitis auf?

Antwort
Je nachdem, ob die Divertikulitis mehr **akut** oder mehr **chronisch** auftritt, kommt es zu mehr oder weniger heftigen Beschwerden. Es können **Schmerzen** von unterschiedlicher Intensität auftreten, bis hin zu äußerst schmerzhaften **Tenesmen.** Es kann zu Obstipation oder Diarrhö kommen oder Obstipation und Diarrhö wechseln sich ab. Des Weiteren können sich Übelkeit und Erbrechen einstellen. Je nachdem, wie akut das Krankheitsbild verläuft, kann es zu mehr oder weniger hohem Fieber und zur Leukozytose kommen. Typischerweise tritt ein walzenförmiger tastbarer Tumor im linken unteren Quadranten auf. Da die Beschwerden der Divertikulitis denen der Appendizitis ähneln, spricht man auch von der „Linksappendizitis".

? **Wie behandeln Sie bei Divertikulitis?**

Antwort
Bei **schweren** Formen von Divertikulitis muss wegen der möglichen gefährlichen Komplikationen eine **Krankenhauseinweisung** erfolgen. In leichten Fällen und präventiv kann der Heilpraktiker behandeln. Neben den bekannten naturheilkundlichen Therapien steht hier eine **Ernährungsumstellung** auf **ballaststoffreiche Nahrungsmittel** im Vordergrund.

? **Welches sind die häufigsten Tumoren des Dickdarms?**

Antwort
Grundsätzlich können im Dickdarm sowohl **gut-** als auch **bösartige Tumoren** vorkommen. Allerdings sind gerade im Dickdarm bösartige Tumoren häufig. Bei den **gutartigen Tumoren** spielen **Polypen** die wichtigste Rolle.

? **Wodurch kann es zu einer Peritonitis kommen?**

Antwort
Das Bauchfell entzündet sich fast immer **sekundär.** Der primäre Entzündungsherd kann z. B. eine Appendizitis, eine Cholezystitis, eine Pankreatitis, eine Magen- oder Darmperforation oder eine Entzündung der weiblichen Geschlechtsorgane sein.

? **Eine Mutter kommt mit ihrem 3-jährigen Kind in Ihre Praxis und zeigt Ihnen ein stark juckendes Analekzem des Kindes. Sie berichtet, dass das Kind tagsüber unruhig sei und nachts sehr schlecht schlafe. Was vermuten Sie als Ursache? Dürfen Sie behandeln?**

Antwort
Vermutete Ursache: **Madenwurmbefall.**
Die Behandlung ist dem Heilpraktiker **erlaubt.**

? **Was sind Finnen?**

Antwort
Als Finnen bezeichnet man das **Larvenstadium** (Jugendform) der **Bandwürmer** im **Zwischenwirt.**

? **Wie lang sind Madenwürmer ungefähr?**

Antwort
0,5–1 cm.

? **Wie behandeln Sie bei Madenwurmbefall?**

Antwort
Auf äußerste Sauberkeit achten. An pflanzlichen Mitteln können Karotten, Knoblauch, Kürbiskerne und die strahlenlose Kamille eingesetzt werden.

? **Geben Sie an, wodurch es zum Befall mit Spulwürmern kommen kann!**

Antwort
Die Hauptursache bei Spulwurmbefall ist eine **unsachgemäße Kopfdüngung** von Obst und Gemüse mit **frischen Fäkalien.**

? **Welche Therapieempfehlungen geben Sie bei Echinokokkose?**

Antwort
Keine, da Behandlungsverbot besteht (§§ 24, 7 IfSG).

? **Wodurch kann es zum Bandwurmbefall (Taeniasis) kommen?**

Antwort
Die Hauptansteckungsquelle ist **ungenügend gekochtes Fleisch** (z. B. Tatar) und **importiertes Fleisch,** das **keiner Fleischbeschau** unterzogen wurde.

Multiple-choice-Fragen

? **Welche anatomischen Strukturen gehören zum Verdauungskanal?**

1   Rektum
2   Larynx
3   Pharynx
4   Gaster
5   Ösophagus

6 Ventriculus
7 Lien
8 Diaphragma
9 Cor

Lösung
Die Antworten 1, 3, 4, 5 und 6 sind richtig.
Anmerkungen:
- Punkt 1: Rektum = Mastdarm
- Punkt 2: Larynx = Kehlkopf
- Punkt 3: Pharynx = Rachen
- Punkt 4: Gaster = Magen
- Punkt 5: Ösophagus = Speiseröhre
- Punkt 6: Ventriculus = Magen
- Punkt 7: Lien = Milz
- Punkt 8: Diaphragma = Zwerchfell
- Punkt 9: Cor = Herz

? Welche Aufgaben hat der Verdauungskanal im Gesamtorganismus?

1 Anabolismus
2 Digestion
3 Abbau von Erythrozyten
4 Resorption von abgebauten Stoffen
5 Transport von Hormonen
6 Ausscheidung unverdaulicher Nahrungsmittel-reste

Lösung
Die Antworten 2, 4 und 6 sind richtig.
Anmerkung:
Punkt 1: Anabolismus ist der Aufbaustoffwechsel.

? Welche Aussage über die Zunge ist richtig?

1 Sie ist im Wesentlichen aus glatter Muskulatur aufgebaut.
2 Außen hat sie einen Überzug aus Bindegewebe.
3 Die Wallpapillen liegen im vorderen Teil der Zunge. Sie sind für die Tastempfindung zuständig.
4 Das Zungenbändchen liegt unterhalb der Zunge.

Lösung
Antwort 4 ist richtig.

Anmerkungen:
- Punkt 1: Die Zunge ist im Wesentlichen aus quer gestreifter Muskulatur aufgebaut, da sie willkürlich bewegt werden kann.
- Punkt 2: Sie hat einen Schleimhautüberzug. Die äußerste Schicht der Schleimhaut besteht aus Epithelgewebe.
- Punkt 3: Die Wallpapillen liegen im hinteren Zungenanteil. Sie sind für die Geschmacksempfindung zuständig.

? Welche Aussagen über den Gaumen stimmen?

1 Man unterscheidet einen harten und einen weichen Gaumen.
2 Man unterscheidet einen vorderen und einen hinteren Gaumenbogen.
3 Der Gaumen bildet das Dach der Nasenhöhle.
4 Der harte Gaumen wird vom Unterkieferknochen gebildet.

Lösung
Die Antworten 1 und 2 sind richtig.
Anmerkungen:
- Punkt 3: Der Gaumen bildet den Boden der Nasenhöhle.
- Punkt 4: Der harte Gaumen wird vom Oberkiefer gebildet.

? Welche Aussagen über die Speicheldrüsen sind zutreffend?

1 Die Ohr-, Unterkiefer- und Unterzungenspeicheldrüsen kommen jeweils paarig vor.
2 Die Ohrspeicheldrüse produziert ein muköses Sekret.
3 Die Ausführungsgänge seröser Drüsen haben eine weite Lichtung.
4 Die Mündungsstelle der Ohrspeicheldrüse liegt im Vorhof des Mundes.

Lösung
Die Antworten 1 und 4 sind richtig.
Anmerkungen:
- Punkt 2: Die Ohrspeicheldrüsen produzieren ein seröses Sekret.
- Punkt 3: Die Ausführungsgänge seröser Drüsen haben eine enge Lichtung.

? Aufgaben des Speichels sind:

1 Verbesserung der Gleitfähigkeit der Nahrung.
2 Beginn der Eiweißverdauung durch Alpha-Amylase.
3 Abtöten von Bakterien.
4 Aufnahme von Vitamin B_{12}.
5 Herauslösen von Geschmacksstoffen.

Lösung
Die Antworten 1, 3 und 5 sind richtig.
Anmerkungen:
• Punkt 2: Die Alpha-Amylase ist zuständig für die Kohlenhydratverdauung.
• Punkt 4: Vitamin B_{12} benötigt für seine Aufnahme den Intrinsic-Faktor, der im Magen gebildet wird. Die eigentliche Resorption findet erst im Ileum statt.

? Welche Aussagen über den Rachen sind richtig?

1 Die Fachbezeichnung lautet Larynx.
2 Der Rachen zählt ausschließlich zum Verdauungskanal.
3 Der Rachen zählt ausschließlich zum Atmungstrakt.
4 Der Rachen zählt sowohl zum Verdauungs- als auch zum Atmungstrakt.
5 Man unterscheidet verschiedene Abschnitte: Pars nasalis, Pars oralis, Pars laryngea.

Lösung
Die Antworten 4 und 5 sind richtig.
Anmerkung:
Punkt 1: Es muss Pharynx heißen.

? Welches sind die richtig bezeichneten Nachbarorgane der Speiseröhre?

1 Vor der Speiseröhre verläuft die Luftröhre
2 Hinter der Speiseröhre verläuft die Luftröhre
3 Wirbelsäule
4 Brustfell der Lungen
5 Dickdarm
6 Herzbeutel
7 Milz
8 Brustaorta
9 Rechte Niere

Lösung
Die Antworten 1, 3, 4, 6 und 8 sind richtig.

? Nachbarorgane des Magens sind:

1 Leber
2 Rechte Niere
3 Milz
4 Lunge
5 Zwerchfell
6 Herzbeutel
7 Dickdarm
8 Gallenblase

Lösung
Die Antworten 1, 3, 5 und 7 sind richtig.

? Anteile des Magens sind:

1 Antrum
2 Rote Pulpa
3 Pylorus
4 Kardia
5 Hiatus oesophageus
6 Corpus ventriculi

Lösung
Die Antworten 1, 3, 4 und 6 sind richtig.
Anmerkungen:
• Punkt 2: Die rote Pulpa kommt in der Milz vor.
• Punkt 5: Hiatus oesophageus ist die Durchtrittsstelle der Speiseröhre durch das Zwerchfell.

? Welche Aussagen über die Magendrüsen sind richtig?

1 Die Belegzellen produzieren Schleim.
2 Die Nebenzellen produzieren Schleim.
3 Die Salzsäure wird von den Hauptzellen hergestellt.
4 GIP (Enterogastron) kommt aus den Hauptzellen.
5 Pepsinogen stammt aus den Hauptzellen.

Lösung
Die Antworten 2 und 5 sind richtig.

9

Anmerkungen:
- Punkt 1: Die Belegzellen produzieren Salzsäure und den Intrinsic-Faktor.
- Punkt 3: Die Salzsäure wird von den Belegzellen hergestellt.
- Punkt 4: GIP (Enterogastron) ist ein Gewebshormon, das im Zwölffingerdarm produziert wird. Es hat die Aufgabe, die Magenbewegung zu stoppen.

? Was stimmt über die Magenbewegung?

1. Der Magen führt peristaltische und segmentale Bewegungen aus.
2. Der Sympathikus fördert die Magenbewegung, der Parasympathikus hemmt sie.
3. Der Berührungsreiz der Nahrung mit der Magenwand stimuliert autonome Nervengeflechte in der Magenwand, die nun ihrerseits den Impuls zur Magenbewegung geben.
4. GIP (Enterogastron) stimuliert die Magenbewegung.

Lösung
Die Antworten 1 und 3 sind richtig.
Anmerkungen:
- Punkt 2: Der Sympathikus hemmt die Magenbewegung, der Parasympathikus fördert sie.
- Punkt 4: GIP (Enterogastron) hemmt die Magenbewegung.

? Welche anatomischen Strukturen gehören zum Dünndarm?

1. Duodenum
2. Rektum
3. Leerdarm
4. Blinddarm
5. Jejunum
6. Kolon
7. Krummdarm
8. Ileum
9. Zäkum

Lösung
Die Antworten 1, 3, 5, 7 und 8 sind richtig.
Anmerkungen:
- Punkt 1: Duodenum = Zwölffingerdarm

- Punkt 2: Rektum = Mastdarm
- Punkt 5: Jejunum = Leerdarm
- Punkt 6: Kolon = Dickdarm
- Punkt 8: Ileum = Krummdarm
- Punkt 9: Zäkum = Blinddarm (gehört zum Dickdarm)

? Welche Behauptungen über den Dünndarm sind richtig?

1. Der Dünndarm erstreckt sich vom Pylorus des Magens bis zum Blinddarm des Dickdarms.
2. Er besitzt Tänien und Fettanhängsel.
3. Typisch sind die äußerlich erkennbaren Haustren.
4. Der Gallengang und der Ausführungsgang der Bauchspeicheldrüse münden auf der Vater-Papille ins Ileum.
5. Das Duodenum hat ungefähr eine hufeisenförmige Gestalt.

Lösung
Die Antworten 1 und 5 sind richtig.
Anmerkungen:
- Punkt 2: Tänien und Fettanhängsel kommen beim Dickdarm vor.
- Punkt 3: Haustren kommen beim Dickdarm vor.
- Punkt 4: Die Vater-Papille mündet nicht ins Ileum (Krummdarm), sondern in den Zwölffingerdarm.

? Welche Aussagen über die Darmwand sind zutreffend?

1. Die Dünndarmschleimhaut besitzt Zotten.
2. Die Zotten haben eine wichtige Aufgabe bei der Resorption verdauter Nahrungsbestandteile.
3. Die Brunner-Drüsen kommen in der gesamten Dünndarmwand gleichmäßig verteilt vor.
4. Die Brunner-Drüsen wirken bei der Erneuerung der Darmschleimhaut mit.
5. Die Lieberkühn-Drüsen bestehen nur aus einer einzigen Zelle.
6. Die Muskularis der Darmwand besteht aus längs und zirkulär verlaufenden Muskelfasern.

Lösung
Die Antworten 1, 2 und 6 sind richtig.

Anmerkungen:
- Punkt 3: Brunner-Drüsen kommen im Zwölffingerdarm vor.
- Punkt 4: Die Erneuerung der Darmschleimhaut erfolgt von den Lieberkühn-Drüsen aus.
- Punkt 5: Sie bestehen aus vielen Zellen.

? Welche Aussagen sind richtig?

1 Immer wenn sich Bakterien im Dünndarm befinden, so hat dies Krankheitswert.
2 Die Peyer-Plaques sind Ansammlungen von lymphatischem Gewebe, die eine wichtige Aufgabe bei der Bekämpfung von Krankheitserregern haben.
3 Der Dünndarm führt im Gegensatz zum übrigen Verdauungstrakt nur peristaltische Bewegungen durch und keine segmentalen.
4 Im Dünndarm kennt man auch eine mechanische Steuerung der Darmbewegung.
5 Im Dünndarm kennt man keine mechanische Steuerung der Darmbewegung.

Lösung
Die Antworten 2 und 4 sind richtig.
Anmerkungen:
- Punkt 1: Auch im Dünndarm befindet sich physiologischerweise eine Darmflora.
- Punkt 3: Der Dünndarm führt peristaltische und segmentale Bewegungen durch.
- Punkt 5: Der Dehnungsreiz durch die Nahrung führt zu einer mechanischen Steuerung der Darmbewegung.

? Anteile des Dickdarms sind:

1 Colon transversum
2 Jejunum
3 Flexura coli sinistra
4 Aufsteigender Dickdarm
5 Sigmoid
6 Curvatura major

Lösung
Die Antworten 1, 3, 4 und 5 sind richtig.
Anmerkungen:
- Punkt 1: Colon transversum = quer liegender Dickdarm

- Punkt 2: Jejunum = Leerdarm (gehört zum Dünndarm)
- Punkt 3: Flexura coli sinistra = linke Dickdarmbiegung
- Punkt 5: Sigmoid = S-förmiger Dickdarm
- Punkt 6: Curvatura major = große Krümmung des Magens

? Typische Ursachen für Mundwinkelrhagaden sind:
1 Eisenmangel
2 Vitaminmangel
3 Mangel an Vitamin B_{12}
4 Überproduktion von Magensäure
5 Überproduktion von Pankreassaft
6 Überproduktion von Gallensaft
7 Schilddrüsenüberfunktion

Lösung
Die Antworten 1, 2 und 3 sind richtig.

? Was sind typische Ursachen für Mundsoor?

1 Antibiotikaeinnahme
2 Kortisoneinnahme
3 Virushepatitis
4 Alzheimer-Krankheit
5 Diabetes mellitus
6 Diabetes insipidus
7 AIDS
8 Meteorismus

Lösung
Die Antworten 1, 2, 5 und 7 sind richtig.
Anmerkungen:
- Punkt 6: Diabetes insipidus = Wasserharnruhr
- Punkt 8: Meteorismus = Blähsucht

? Beim Sodbrennen kommt es zu einem Rückfluss von Mageninhalt in die Speiseröhre. Wodurch kann ein solcher Reflux ausgelöst werden?

1 Überproduktion von Magensaft
2 Mangel an Magensaft
3 Hypersplenismus
4 Pylorusstenose
5 Zwerchfellbruch

9

6 Schwangerschaft
7 Zystitis

Lösung

Die Antworten 1, 2, 4, 5 und 6 sind richtig.

Anmerkungen:

- Punkt 3: Hypersplenismus = Überaktivität der Milz
- Punkt 4: Pylorusstenose = Verengung des Magenpförtners

? Typische Beschwerden bei Refluxösophagitis sind:

1 Schmerzen hinter dem Brustbein.
2 Druckgefühl unterhalb des rechten Rippenbogens.
3 Sodbrennen.
4 Schmerz im rechten Oberbauch, der in die rechte Schulter und den rechten Arm ausstrahlt.
5 Schmerz im linken Oberbauch, der in die linke Schulter und den linken Arm ausstrahlt.

Lösung

Die Antworten 1 und 3 sind richtig.

Anmerkungen:

- Punkt 2: Typisch für Gallenbeschwerden.
- Punkt 4: Typisch für Gallenbeschwerden.
- Punkt 5: Typisch für Herzbeschwerden.

? Welche Aussagen sind richtig?

1 Bei der Achalasie handelt es sich um einen Zwerchfellbruch.
2 Gerade bei älteren Bettlägerigen ist die Schluckpneumonie eine gefürchtete Folge der Achalasie.
3 Bei einem Kardiospasmus handelt es sich um einen Krampf des Verschlusses des Magenausgangsteils.
4 Bei Ösophagusdivertikeln handelt es sich um Erweiterungen der Speiseröhrenvenen.
5 Bei einem Zwerchfellbruch treten Bauchteile in den Brustkorb.
6 Ein Zwerchfellbruch bereitet immer erhebliche Beschwerden.

7 Von einem Zwerchfellbruch sind in erster Linie Säuglinge und kleine Kinder betroffen, weil bei ihnen die Muskulatur noch nicht so kräftig ausgebildet ist.

Lösung

Die Antworten 2 und 5 sind richtig.

Anmerkungen:

- Punkt 1: Bei der Achalasie handelt es sich um eine fehlende Erschlaffung des unteren Ösophagusabschnitts. Einen Zwerchfellbruch bezeichnet man als Hiatushernie.
- Punkt 4: Bei Ösophagusdivertikel handelt es sich um eine Aussackung der Speiseröhrenwand.
- Punkt 6: Ein Zwerchfellbruch macht meist keine Beschwerden.
- Punkt 7: In erster Linie sind ältere Menschen betroffen.

? Welche Beschwerden treten typischerweise bei Reizmagen auf?

1 Erbrechen
2 Unverträglichkeit von Kaffee
3 Druckgefühl in der Magengegend
4 Durchfälle
5 Verstopfung
6 Sodbrennen
7 Fieber

Lösung

Die Antworten 2, 3 und 6 sind richtig.

? Welche Beschwerden treten typischerweise bei akuter Gastritis auf?

1 Dumpfe Magenschmerzen
2 Punktuelle Magenschmerzen (eng umschriebene, genau zu lokalisierende)
3 Appetitlosigkeit
4 Hypertonie
5 Übelkeit und Erbrechen
6 Fieber
7 Blut im Urin

Lösung

Die Antworten 1, 3, 5 und 6 sind richtig.

Anmerkungen:

- Punkt 2: Punktuelle Magenschmerzen sind typisch für ein Magengeschwür.
- Punkt 7: Eine Magenblutung kann nur zu Blut im Stuhl führen.

? Welche Beschwerden treten typischerweise bei chronischer Gastritis auf?

1 Fieber
2 Dumpfe Magenschmerzen
3 Unverträglichkeit bestimmter Nahrungsmittel
4 Völlegefühl
5 Symptomenfreiheit möglich
6 Durchfälle und Verstopfung wechseln sich ab.

Lösung

Die Antworten 2, 3, 4 und 5 sind richtig.

? Welche Aussagen sind richtig?

1 Da die Gastritis eine Entzündung der Magenschleimhaut ist, können die Magendrüsen geschädigt sein, was sich wiederum auf die Produktion des Magensafts auswirken kann.
2 Alkoholabusus kann zu einer Gastritis führen.
3 Ein Magengeschwür bildet sich fast immer an der großen Krümmung (Curvatura major).
4 Von einem Magengeschwür ist ausschließlich die Schleimhaut betroffen. Die Muskelschicht bleibt hiervon immer unberührt.

Lösung

Die Antworten 1 und 2 sind richtig.

Anmerkungen:

- Punkt 3: Magengeschwüre sitzen fast immer an der kleinen Krümmung.
- Punkt 4: Typisch für das Geschwür ist, dass es sich um einen tiefen Defekt handelt.

? Welche Symptome können bei Magenkrebs auftreten (Früh- und Spätsymptome)?

1 Magenschmerzen
2 Eosinophilie

3 Abneigung gegen Fleisch
4 Lymphknotenschwellung
5 Schwellung der Virchow-Drüse
6 Eisenmangelanämie
7 Leukozytose mit Linksverschiebung
8 Blut im Stuhl
9 Bluterbrechen

Lösung

Die Antworten 1, 3, 4, 5, 6, 8 und 9 sind richtig.

Anmerkungen:

- Punkt 2: Eosinophilie tritt auf bei Wurmerkrankungen, Allergien und nach durchgestandenen Infektionskrankheiten.
- Punkt 7: Entzündungszeichen.

? Mögliche Ursachen für Malabsorption sind:

1 Hypertonie
2 Gallensaftmangel
3 Morbus Crohn
4 Zöliakie
5 Wurmbefall
6 Chronischer Durchfall
7 Lungenemphysem
8 Myeloische Leukämie

Lösung

Die Antworten 2, 3, 4, 5 und 6 sind richtig.

? Welche Symptome können bei Morbus Crohn auftreten?

1 Hypertonie
2 Lang andauernde Durchfälle
3 Starke Bauchschmerzen
4 Arteriosklerose
5 Gewichtszunahme
6 Fistelbildung
7 Hitzewallungen

Lösung

Die Antworten 2, 3 und 6 sind richtig.

Anmerkung:

Punkt 5: Es kommt zur Gewichtsabnahme.

9

? Welche Aussagen über Sprue sind zutreffend?

1   Bei Sprue liegt eine Überempfindlichkeit des Dickdarms gegen Gluten vor.
2   Tritt die Sprue bei Kindern auf, so bezeichnet man sie als Zoster.
3   Eine wichtige Beschwerde bei Sprue ist die chronische Verstopfung.
4   Es kann zu einer gestörten Aufnahme der fettlöslichen Vitamine kommen.
5   Die Betroffenen sollen von Weißmehlprodukten auf eine gesunde Vollkornnahrung umstellen.

Lösung
Antwort 4 ist richtig.
Anmerkungen:
• Punkt 1: Bei Sprue handelt es sich um eine Überempfindlichkeit des Dünndarms und nicht des Dickdarms.
• Punkt 2: Sprue heißt bei Kindern Zöliakie (nicht Zoster).
• Punkt 3: Typisch sind chronische Durchfälle.
• Punkt 4: Es ist typischerweise die Fettaufnahme gestört und damit auch die Aufnahme der fettlöslichen Vitamine.
• Punkt 5: Die Betroffenen sollen Gluten meiden und damit auch Vollkorn.

? Welche Behauptung stimmt?

1   Divertikel kommen im Dünndarm öfter vor als im Dickdarm.
2   Bei Divertikeln handelt es sich um entzündliche Aussackungen von Wandteilen.
3   Bösartige Tumoren kommen im Dünndarm wesentlich häufiger vor als im Dickdarm.
4   Die Folge eines Verschlusses der Mesenterialgefäße kann ein Absterben von Darmteilen sein.

Lösung
Antwort 4 ist richtig.
Anmerkungen:
• Punkt 1: Divertikel kommen, mit Ausnahme des Meckel-Divertikels, bevorzugt im Dickdarm vor.
• Punkt 2: Divertikel sind nichtentzündlich, sondern erst die Divertikulitis.
• Punkt 3: Bösartige Tumoren kommen vor allem im Rektum vor.

? Was sind mögliche Ursachen einer Durchfallerkrankung?

1   Hypertonie
2   Hyperthyreose
3   Hyperparathyreoidismus
4   Psychische Faktoren
5   Allergien
6   Salmonellose
7   Digitaliseinnahme

Lösung
Die Antworten 2, 4, 5, 6 und 7 sind richtig.
Anmerkung:
Punkt 3: Hyperparathyreoidismus = Überfunktion der Nebenschilddrüse

? Was sind mögliche Ursachen bei Verstopfung?

1   Ernährungsfehler
2   Bewegungsmangel
3   Kortisoneinnahme
4   Antibiotikaeinnahme

Lösung
Die Antworten 1 und 2 sind richtig.
Anmerkung:
Punkt 4: Antibiotika führen typischerweise zu Durchfall und nicht zu Verstopfung.

? Welche Aussagen über den Darmverschluss sind zutreffend?

1   Die Fachbezeichnung lautet Ileum.
2   Ursache kann eine Verlegung des Darmlumens sein.
3   Ursache kann sein, dass die Blutzufuhr zu einem bestimmten Darmabschnitt unterbrochen ist.
4   Ursache kann ein Kaliummangel sein.
5   Es können heftigste Darmkoliken auftreten.
6   Der Heilpraktiker muss auf jeden Fall versuchen, die Ursache des Darmverschlusses herauszufinden, bevor er den Patienten an die Klinik überweist, damit der Krankenkasse keine unnötigen Kosten entstehen.

Lösung
Die Antworten 2, 3, 4 und 5 sind richtig.

Anmerkungen:
- Punkt 1: Ileum bezeichnet den Krummdarm, Ileus heißt Darmverschluss.
- Punkt 2: Verlegung benutzt man im Sinne von Verstopfung (Passagehindernis).
- Punkt 3: Es kommt im betroffenen Abschnitt zur Gangränbildung und damit zum Darmverschluss.

? Wodurch kann schwarzes Blut im Stuhl verursacht werden?

1 Magenblutung
2 Blutungen der Harnblasenwand
3 Blutungen aus dem Rachenraum
4 Sickerblutungen bei Hiatushernie (Zwerchfellbruch)
5 Blutungen aus dem Darm, bei schneller Darmpassage
6 Blutungen aus dem Magen, bei Magensaftmangel und schneller Darmpassage

Lösung
Die Antworten 1, 3 und 4 sind richtig.
Anmerkungen:
- Punkt 2: Es kommt zu Blut im Urin.
- Punkt 4: Durch die Hiatushernie kann es im abgeschnürten Bereich zur Ausbildung eines Magengeschwürs kommen, das nun seinerseits zu Blut im Stuhl führen kann.
- Punkt 6: Bei Magensaftmangel kann es zu rotem Blut im Stuhl kommen, obwohl die Blutungsquelle im Magen liegt, weil keine Umwandlung des Hämoglobins in das schwarze Hämatin erfolgen kann.

? Welche Untersuchungen dürfen Sie bei Beschwerden des Verdauungstrakts durchführen?

1 Rektale Austastung
2 Makroskopische und mikroskopische Untersuchung des Stuhls auf unverdaute Nahrungsbestandteile.

3 Einsendung von salmonellenverdächtigem Stuhl an ein Labor zur Untersuchung
4 Einsendung von Stuhl an ein Labor zur Untersuchung auf Bandwurmbefall
5 Einsendung von Stuhl an ein Labor zur Untersuchung auf das Bauchspeicheldrüsenenzym Chymotrypsin
6 Palpation des gesamten Bauchraums
7 Auskultation des Bauchraums mittels eines Stethoskops

Lösung
Die Antworten 1, 2, 4, 5, 6 und 7 sind richtig.
Anmerkung:
Punkt 3: Bei Verdacht auf Salmonellen wird der Patient an den Arzt überwiesen, da für Salmonellose Behandlungsverbot besteht. Aufgrund der §§ 24 und 44 IfSG darf der Heilpraktiker nicht mit infektiösem Material hantieren.

? Welche Therapien dürfen Sie bei Beschwerden des Verdauungstrakts durchführen?

1 Subkutane Injektion in bestimmte Akupunkturpunkte
2 Psychologische Beratung
3 Ernährungsumstellung
4 Intravenöse Verabreichung eines bestimmten Mittels
5 Darmmassage
6 Blutiges Schröpfen
7 Röntgen des Bauchraums, allerdings ohne Kontrastmittel, wegen der Gefahr einer bestehenden Kontrastmittelallergie
8 Verschreibung eines Heiltees

Lösung
Die Antworten 1, 2, 3, 4, 5, 6 und 8 sind richtig.
Anmerkung:
Punkt 7: Röntgen ist dem Heilpraktiker nicht erlaubt.

9

? **Unter welchen häufigen Beschwerden leiden Patienten mit einem Reizdarmsyndrom?**

1 Schmerzen im Bereich der linken Dickdarmbiegung
2 Schmerzen im Bereich des Sigmoids
3 Durchfälle
4 Verstopfung
5 Durchfälle und Verstopfung wechseln sich ab
6 Absetzen von Massenstühlen
7 Absetzen von schafkotartigem Stuhl
8 Schwarzes Blut im Stuhl

Lösung

Die Antworten 1, 2, 3, 4, 5 und 7 sind richtig.

Anmerkungen:

- Punkt 6: Massenstühle sind typisch für eine gestörte Stoffaufnahme, wie sie z. B. bei Pankreasinsuffizienz vorkommen kann.
- Punkt 7: Zum schafkotartigen Stuhl kann es durch Verstopfung kommen.
- Punkt 8: Schwarzes Blut im Stuhl kann nicht auf ein Reizdarmsyndrom zurückgeführt werden, da es hier ja keine organischen Veränderungen gibt.

10 Stoffwechsel

Fragen ohne Antwortauswahl

? Geben Sie an, wozu Kohlenhydrate, Eiweiße und Fette im Körper abgebaut werden und worin ihre jeweilige Hauptaufgabe besteht!

Antwort
Kohlenhydrate werden abgebaut zu **Glukose.**
Hauptaufgabe: **Energiegewinnung.**
Eiweiße werden abgebaut zu **Aminosäuren.**
Hauptaufgabe: **Aufbau** von körpereigener Substanz.
Fette werden abgebaut zu **Fettsäuren** und Glyzerin.
Hauptaufgabe: **Reservestoffe** und **Wärmeisolation.**
Sie können von der Leber auch in Glukose und Aminosäuren umgebaut werden und dienen dann der **Energiegewinnung** und als **Aufbaustoff.**

? Nennen Sie das Monosaccharid, das im menschlichen Körper die wichtigste Rolle spielt!

Antwort
Glukose.

? Wie heißt die Speicherform der Kohlenhydrate beim Menschen, wie bei der Pflanze?

Antwort
- **Mensch:** Glykogen
- **Pflanze:** Stärke bzw. Zucker

? Was sind essenzielle Fettsäuren?

Antwort
Essenzielle Fettsäuren können im **Körper nicht** selbst **hergestellt** werden und müssen deshalb mit der Nahrung zugeführt werden. Werden sie mit der Nahrung nicht ausreichend aufgenommen, so kommt es zu Mangelerscheinungen.

? Wodurch unterscheiden sich Eiweiße in ihrer elementaren Zusammensetzung von Kohlenhydraten?

Antwort
Eiweiße enthalten neben den Elementen Kohlenstoff, Wasserstoff und Sauerstoff, die auch bei den Kohlenhydraten vorkommen, zusätzlich noch **Stickstoff.** Außerdem können sie noch Schwefel, Phosphor und Eisen besitzen.

? Kommt Natrium in erster Linie in der Zelle oder außerhalb der Zelle vor?

Antwort
Außerhalb der Zelle.

? Nennen Sie wichtige Aufgaben von Natrium!

Antwort
Aufrechterhaltung des **Flüssigkeitsgleichgewichts,** Mitwirkung bei der **Muskel-** und **Nervenerregbarkeit.**

? Welche Aufgabe erfüllt Kalzium, wenn es sich in den Körperflüssigkeiten befindet?

Antwort
Das Kalzium, das sich im Blut befindet, hat eine **antiallergische** und **antientzündliche** Wirkung. Außerdem wirkt es bei der Blutgerinnung mit (**gefäßabdichtende Wirkung**) und spielt bei der **Muskelkontraktion** eine Rolle, indem es das Gleiten der Aktin- und Myosinfilamente ermöglicht. Darüber hinaus ist Kalzium bei der **Aufrechterhaltung** der normalen **Nerven-** und **Muskelerregbarkeit** mitbeteiligt.

? Kommt Kalium in erster Linie in der Zelle oder außerhalb der Zelle vor?

Antwort
Innerhalb der Zelle.

? **Wo befindet sich im Körper Eisen?**

Antwort
Der Hauptanteil des Eisens kommt im Körper im **Hämoglobin** der roten Blutkörperchen vor. Wichtige Eisendepots sind in der Leber, der Milz und dem roten Knochenmark.

? **Zu welchem Organ wird fast das gesamte aufgenommene Jod transportiert?**

Antwort
Zur **Schilddrüse.**

? **Nennen Sie jeweils Lebensmittel, in denen die Vitamine A, B, C, D, E und K reichlich vorkommen!**

Antwort
- **Vitamin A:** Leber, Gemüse, Obst, Milch, Eier
- **Vitamin B:** Butter, Milch, Fleisch, Eier, Kartoffeln, Getreide, Gemüse
- **Vitamin C:** Obst, Gemüse
- **Vitamin D:** Leber (Fischlebertran!), Butter, Eier, Milch
- **Vitamin E:** Pflanzenöl
- **Vitamin K:** grüne Pflanzen, Blumenkohl. (Kann teilweise auch von der Darmflora hergestellt werden.)

? **Nennen Sie Organe, die bei der Wasserausscheidung eine wichtige Rolle spielen!**

Antwort
Niere, Haut (Schweiß), **Darm, Atmung.**

? **Nennen Sie hormonelle bzw. enzymatische Einflüsse, die bei der Aufrechterhaltung des Wasserhaushalts von Bedeutung sind!**

Antwort
ADH (Adiuretin, Vasopressin) und das **Renin-Angiotensin-Aldosteron-System.**

? **Geben Sie für die Kohlenhydrat-, Fett- und Eiweißverdauung jeweils das Enzym des Dünndarms an, das bei der endgültigen Zerlegung in die einfachsten Bestandteile eine wichtige Rolle spielt!**

Antwort
- **Kohlenhydratverdauung: Disaccharidase**
- **Fettverdauung: Darmlipase**
- **Eiweißverdauung: Darmpeptidase** (Aminopeptidase)

? **Wo kommt Pepsin vor und welche Rolle spielt es?**

Antwort
Pepsin kommt im **Magensaft** vor. Es hat die Aufgabe, **Eiweißmoleküle** zu Polypeptiden zu **spalten.**

? **Aus welchem Organ stammt Trypsinogen? Welche Aufgabe hat es?**

Antwort
Trypsinogen stammt aus der **Bauchspeicheldrüse.** Im Dünndarm wird es zu Trypsin umgewandelt, hier wirkt es beim **Eiweißabbau** mit.

? **In welchem Organ findet der endgültige Abbau der Fette zu Fettsäuren und Glyzerin statt?**

Antwort
Im **Dünndarm.**

? **Was meint man bei der Resorption der Nahrungsstoffe mit aktivem bzw. passivem Transport?**

Antwort
- **Aktiver Transport:** läuft **unter Energieverbrauch** ab. So kann z. B. ein Trägermolekül einen bestimmten zu transportierenden Stoff an sich binden und ihn durch die Zellmembran befördern.
- **Passiver Transport:** geht **ohne** zusätzlichen Energieverbrauch vor sich. Der Transport läuft aufgrund eines Konzentrationsgefälles ab.

? **Welches Lebensalter und welches Geschlecht sind in erster Linie von der Magersucht betroffen?**

Antwort
Mädchen im **Anschluss** an die **Pubertät.**

10

? Geben Sie typische Symptome bei Magersucht an!

Antwort
Gewichtsabnahme, Hypotonie, Bradykardie, niedrige Körpertemperatur, Amenorrhö (Ausbleiben der Regelblutung), **Zahnschmelzschäden, Mangelerscheinungen.**

? Wodurch unterscheidet sich die Bulimia nervosa von der Anorexia nervosa?

Antwort
- **Anorexia nervosa (Magersucht):** Essensverweigerung
- **Bulimia nervosa (Ess-Brechsucht):** Phasen der Essensverweigerung wechseln mit einer unkontrollierten Aufnahme großer Mengen Nahrungsmittel ab.

? Eine Patientin sucht Ihre Praxis auf und klagt über Gewichtszunahme. Wie therapieren Sie?

Antwort
Es muss versucht werden, die **Ursache herauszufinden!** Häufige zugrunde liegende bzw. gleichzeitig auftretende Erkrankungen sind neben psychischen Konflikten Schilddrüsenunterfunktion, Diabetes mellitus und Gicht.
Bei der Therapie muss versucht werden, die **Grunderkrankung** zu **behandeln,** z. B. eine Schilddrüsenunterfunktion.
Um eine Gewichtsreduktion zu erzielen, können ganz unterschiedliche Therapien eingesetzt werden, z. B. **Ohrakupunktur** mit **Dauernadelung** und **Psychotherapie.**

? Bei einem Patienten stellen Sie in der Augenumgebung Xanthelasmen fest. Was machen Sie?

Antwort
Da Xanthelasmen vermuten lassen, dass eine Hyperlipidämie vorliegt, muss der **Blutfettspiegel kontrolliert** werden.

? Was ist ein Kornealring? In welchem Lebensalter tritt er bevorzugt auf? Worauf weist er häufig hin?

Antwort
Ein Kornealring ist eine **ringförmige Trübung** der **Hornhaut.** Er tritt bevorzugt im **höheren Lebensalter** auf (Arcus senilis!); seltener kommt er bei jüngeren Leuten vor.
Ein Kornealring kann auf **erhöhte Blutfette** hinweisen. Allerdings gibt es gerade im höheren Lebensalter auch Fälle, in denen keine höheren Blutfette nachweisbar sind.

? Bei einem Screening-Test (Suchtest, Siebtest, Vortest) stellen Sie bei Ihrem Patienten eine Hyperlipoproteinämie fest. Für welche Erkrankung besteht nun ein erhöhtes Risiko?

Antwort
Für **Arteriosklerose** und damit für deren mögliche Folgen: Herzinfarkt, Gehirnschlag, Augen- und Nierenschädigung und Gangrän.

? Was versteht man unter einer Hypolipoproteinämie? Was ist die Ursache?

Antwort
Bei einer Hypolipoproteinämie liegen **zu niedrige Blutfette** vor.
Bei der primären Hypolipoproteinämie liegt ein **angeborener Defekt** zugrunde.
Bei der sekundären Hypolipoproteinämie kommen **Schilddrüsenüberfunktion, Leberzirrhose** und **Malabsorption** (Sprue, chronische Pankreatitis, Darmresektion, Morbus Addison) als Ursache in Betracht.

? Was ist Podagra?

Antwort
Mit Podagra („Zipperlein") bezeichnet man eine **Gichterkrankung,** die sich im **Großzehengrundgelenk** abspielt.

? Was sind Gichttophi? Woraus bestehen sie?

Antwort
Ohrtophi sind die **„Gichtperlen",** die an der Ohrmuschel sitzen. Sie können schon als Frühsymptom bei erhöhten Harnsäurewerten im Blut auftreten.
Ohrtophi bestehen aus **Harnsäurekristallen** und umgebendem reaktivem **Granulationsgewebe.**

10

❓ Welche Spätkomplikationen können bei unbehandelter Gicht auftreten?

Antwort

Im Verlauf der Gichterkrankung kann es zu **Gelenkdeformitäten** bis hin zur völligen **Versteifung** (Ankylose) der Gelenke kommen. Zudem können Harnsäurekristalle in inneren Organen abgelagert werden, vor allem in der **Niere** und hier zur **Organschädigung** führen, außerdem können sie **Nierensteine** bilden.

❓ Was ist die Osteoporose, was die Osteomalazie?

Antwort

- Osteoporose: Knochenschwund
- Osteomalazie: Knochenerweichung

❓ Eine Patientin mit Osteoporose sucht Ihre Praxis auf. Wie behandeln Sie?

Antwort

Es muss versucht werden, die **Ursache herauszufinden.** An der zugrunde liegenden Störung muss sich die Therapie ausrichten.

Die Patientin wird zur **Bewegungstherapie** an einen entsprechend ausgebildeten Therapeuten verwiesen. Eine **Ernährungsumstellung** wird mit der Patientin besprochen. Gegebenenfalls kommt eine Gabe von **Vitamin D und/oder Kalzium** infrage. Um dies beurteilen zu können, ist es erforderlich, den **Blutkalziumspiegel** zu **kontrollieren,** da oft eine Hyperkalzämie vorliegt.

Die Patientin muss an den **Arzt** verwiesen werden, da unter Umständen verschreibungspflichtige Medikamente eingesetzt werden müssen (z. B. Kalzitonin, Fluoride, Bisphosphonate). Auch wenn eine Kortison-Einnahme Ursache der Erkrankung ist, muss die Patientin an den Arzt verwiesen werden, damit die Einstellung überprüft wird.

❓ Geben Sie wichtige Ursachen an, die Osteoporose oder Osteomalazie auslösen können!

Antwort

Wichtige Ursachen sind **Nebenschilddrüsenüberfunktion, Vitamin-D-Mangel, Vitamin-D-Stoffwechselstörung, Kalziummangel, Bewegungsmangel, Morbus Cushing** und **Östrogenmangel.**

❓ Geben Sie frühe Beschwerden bei Osteomalazie an!

Antwort

Frühe Beschwerden bei Osteomalazie sind eine **Empfindlichkeit** des **Brustkorbs** auf Husten, Niesen und leichte Kompression. Außerdem kommt es zu **Schmerzen** im **Brustkorb** und im **Beckengürtel.**

❓ Nennen Sie gefürchtete Folgen bei Osteoporose!

Antwort

Gefürchtete Folgen bei Osteoporose sind **starke Schmerzen** in **Wirbelsäule** und **Extremitätenknochen.** Die **Knochen brechen leicht,** weshalb es vor allem zum Schenkelhalsbruch des Oberschenkels kommen kann. Schreitet die Osteoporose noch weiter fort, kann es sogar zu **Spontanbrüchen** kommen, das heißt, dass sich ohne äußere Gewalteinwirkung Knochenbrüche einstellen können.

❓ Eine Patientin berichtet Ihnen, dass sie zur Vorbeugung gegen Osteoporose seit Jahren hoch dosiert Kalzium-Tabletten einnimmt. Was kann die Folge sein?

Antwort

Es kann sein, dass nun ein erhöhter Blutkalziumspiegel vorliegt und sich deshalb **Nierensteine** bilden, oder dass Kalzium ins Nierengewebe eingelagert wird, oder dass sich eine **Arteriosklerose** einstellt.

❓ Geben Sie Beschwerden an, die sich aufgrund der folgenden Störungen einstellen können:
- **Vitamin-A-Hypervitaminose**
- **Vitamin-B$_{12}$-Hypervitaminose**
- **Vitamin-C-Hypervitaminose**
- **Vitamin-E-Hypervitaminose**
- **Vitamin-K-Hypovitaminose**

Antwort

Vitamin-A-Hypervitaminose:
kann akut und chronisch verlaufen
- **akut:** Kopfschmerzen, Schwindel, Erbrechen;
- **chronisch:** schmerzhafte Knochenhautschwellung, Haarausfall, Reizbarkeit, Blutbildungsstö-

10

rungen; während der Schwangerschaft kann es zur Schädigung des Kindes kommen.

Vitamin-B$_{12}$-Hypervitaminose:
ist unbekannt, da Vitamin B nicht gespeichert werden kann.

Vitamin-C-Hypervitaminose:
kurz andauernde Durchfälle. Nur in sehr seltenen Fällen kann es zur Nierensteinbildung kommen.

Vitamin-E-Hypervitaminose:
hoch dosierte Vitamin-E-Gabe kann zu Leberparenchymschäden, verringerter Immunabwehr und zur Blockierung von Vitamin K führen.

Vitamin-K-Hypovitaminose:
erhöhte Blutungsneigung

? Welche Ursachen können Sie sich für einen Natriummangel denken?

Antwort
Nierenerkrankungen, starkes Schwitzen (Sport), **Diuretikaeinnahme, heftiges Erbrechen** und **Durchfälle.**

? Wodurch kann es zu einer Hypokalziämie kommen?

Antwort
Nebenschilddrüsenunterfunktion, Vitamin-D-Mangel, Nierenerkrankungen (erhöhte Ausscheidung), **Bauchspeicheldrüsenerkrankungen** und **Morbus Cushing.**

? Wodurch kann es zu einer Hyperkalzämie kommen?

Antwort
Kalziumeinnahme, hoch dosierte **Vitamin-D-Einnahme, Nierenerkrankung** (verminderte Ausscheidung) und **Nebenschilddrüsenüberfunktion.**

? Wodurch kann Kaliummangel verursacht werden?

Antwort
Ungenügende Zufuhr, Malabsorption, starkes Erbrechen und **Durchfall** (Laxanzieneinnahme), **Diuretikaeinnahme** und **Niereninsuffizienz** (Kaliumverlustniere).

? Erklären Sie den Begriff Pfötchenstellung bzw. Geburtshelferhand; diese tritt bei Tetanie auf.

Antwort
„Geburtshelferhand" und „Pfötchenstellung" der Hand sind **Synonyme.** Man bezeichnet damit die bei Tetanie auftretenden **Krämpfe** der **Hände.** Dabei ist die Hand im Handgelenk gebeugt, der Daumen ist adduziert, die übrigen Finger sind im Grundgelenk gebeugt, sonst gestreckt.

? Wodurch kann Skorbut verursacht werden?

Antwort
Mangel an **Vitamin C.**

? Zu welchen Beschwerden kommt es bei Skorbut?

Antwort
Der Vitamin-C-Mangel führt zu einer Störung im Aufbau des Bindegewebes. Die Folge ist eine Brüchigkeit der Blutgefäße, was seinerseits zu **spontanen Blutungen, Zahnfleischentzündungen** bis hin zum **Zahnausfall** führen kann. Bei Kleinkindern kann es zu **Störungen** des **Knochenwachstums** kommen.

? Wodurch kommt es zu Rachitis?

Antwort
Mangel an **Vitamin D.**
Der Mangel an Vitamin D kann seinerseits in einer fehlenden UV-Bestrahlung oder in einer unzureichenden Vitamin-D-Zufuhr bzw. unzureichenden Vitamin-D-Aufnahme begründet sein. (UV-Strahlen werden übrigens durch Wolken, Dunst und Fensterglas absorbiert.)

? Welche Beschwerden treten bei Rachitis auf?

Antwort
Die Erkrankung zeigt sich meist im 2.–3. Lebensmonat mit Unruhe und vermehrtem Schwitzen, das vor allem am Kopf auftritt. Es kann zu einer Hinterkopfglatze kommen, ab 3.–4. Lebensmonat auch zur Muskelerschlaffung, schlaffer Bauchdecke (Froschbauch), Krämpfen und Verstopfung.

10

Die wichtigsten Veränderungen treten jedoch am Skelett auf. Es kommt zu einer abnormen Weichheit des Schädelknochens, die aufgrund einer Abflachung des Hinterkopfs zum **„Quadratschädel"** (Caput quadratum) führt. An der **Wirbelsäule,** den Beinen (**O-Beine**) und am **Brustkorb** kann es zu **Verkrümmungen** kommen. Typisch ist auch der **„rachitische Rosenkranz".** Hierbei handelt es sich um Auftreibungen der Knochen-Knorpel-Grenze der Rippen.

? **Geben Sie die Ursache von Beriberi an!**

Antwort
Mangel an **Vitamin B$_1$.**

? **Wie zeigt sich Beriberi?**

Antwort
Beriberi (singhalesisch = große Schwäche) zeigt sich durch **periphere Nervenlähmungen.** Es kann auch zur (möglicherweise tödlichen) Herzinsuffizienz und Ödemen (Kehlkopf-, seltener Hirnödemen) kommen.

? **Geben Sie eine häufige Ursache von Vitamin-B$_1$-Mangel an!**

Antwort
Alkoholabusus.

? **Geben Sie die Hauptbeschwerden bei leichtem Vitamin-B$_1$-Mangel an!**

Antwort
Bei leichten Vitamin-B$_1$-Mangelzuständen kommt es zu Verdauungsstörungen, Appetitlosigkeit, Müdigkeit und Muskelschwäche.

Multiple-choice-Fragen

? **Welche Aussagen sind richtig?**

1 Glykogen ist die Speicherform der Glukose bei Menschen und Tieren.
2 Stärke ist die Speicherform der Glukose bei Pflanzen.

3 Im Zuge der Eiweißverdauung werden Eiweiße zu Glukose abgebaut.
4 Fette werden durch Katabolismus in Fettsäuren und Glyzerin gespalten.
5 Kohlenhydrate enthalten neben Kohlenstoff, Wasserstoff und Sauerstoff auch noch Stickstoff.

Lösung
Die Antworten 1, 2 und 4 sind richtig.
Anmerkungen:
- Punkt 3: Eiweiße werden zu Aminosäuren abgebaut, Kohlenhydrate zu Glukose.
- Punkt 5: Kohlenhydrate enthalten nur Kohlenstoff, Wasserstoff und Sauerstoff. Die Eiweiße enthalten zusätzlich noch Stickstoff.

? **Welche Aufgaben übernehmen die Fette im Körper?**

1 Wärmeisolierung
2 Aufbau
3 Energiebevorratung
4 Aufrechterhaltung der Homöostase
5 Reservestoffe

Lösung
Die Antworten 1, 2, 3 und 5 sind richtig.

? **Welche Aussagen sind richtig?**

1 Natrium kommt vor allem in der Zelle vor und nicht in den Körperflüssigkeiten.
2 Kalzium spielt bei der Muskelkontraktion und der Blutgerinnung eine wichtige Rolle.
3 Kalziummangel kann Wadenkrämpfe verursachen.
4 Kaliummangel kann zur Verstopfung führen bis hin zum Ileus.
5 Phosphor wird in erster Linie in den Muskeln gespeichert.
6 Eisenmangel kann zur Leukämie führen.

Lösung
Die Antworten 2, 3 und 4 sind richtig.
Anmerkungen:
- Punkt 1: Natrium kommt vor allem in den Körperflüssigkeiten vor und nicht in der Zelle.

- Punkt 5: Phosphor wird in erster Linie in den Knochen gespeichert.
- Punkt 6: Eisenmangel führt zur Anämie.

? Welche besonders wichtigen Aufgaben hat Vitamin A?

1 Knochenaufbau
2 Abwehr
3 Augen
4 Aufbau der Muskulatur
5 Haut

Lösung
Die Antworten 3 und 5 sind richtig.
Anmerkungen:
- Punkt 1: Knochenaufbau benötigt Vitamin D.
- Punkt 2: Abwehr benötigt Vitamin C.
- Punkt 4: Aufbau der Muskulatur benötigt Vitamin E.

? Welche besonders wichtige Aufgabe hat Vitamin K? Nur einen Punkt angeben!

1 Blutbildung
2 Blutgerinnung
3 Aufbau von Enzymen
4 Abwehr
5 Knochenaufbau
6 Fortpflanzungsfähigkeit

Lösung
Antwort 2 ist richtig.
Anmerkungen:
- Punkt 1: Blutbildung benötigt Vitamin B_{12}.
- Punkt 3: Enzyme benötigen vor allem Vitamin B.
- Punkt 4: Abwehr benötigt Vitamin C.
- Punkt 5: Knochenaufbau benötigt Vitamin D.
- Punkt 6: Fortpflanzungsfähigkeit benötigt vor allem Vitamin E.

? Welche Aussagen sind zutreffend?

1 Ein Erwachsener besteht zu 20–40 % aus Wasser.
2 Ein Erwachsener besteht zu 50–60 % aus Wasser.
3 Ein Erwachsener besteht zu über 80 % aus Wasser.

4 Auf den Gesamtorganismus bezogen macht das Wasser, das sich innerhalb der Zellen befindet, einen größeren Anteil aus, als das Wasser, das sich außerhalb der Zellen befindet.
5 ADH bewirkt, dass vermehrt Wasser zurückgehalten wird.
6 ADH bewirkt, dass vermehrt Wasser ausgeschieden wird.
7 ADH wirkt überhaupt nicht auf den Wasserhaushalt ein.

Lösung
Die Antworten 2, 4 und 5 sind richtig.

? Welche Aussagen über die Verdauung der Nährstoffe sind richtig?

1 Alpha-Amylase leitet in der Mundhöhle die Eiweißverdauung ein.
2 Im Magen findet keine Kohlenhydratverdauung statt, weil der pH-Wert zu niedrig ist.
3 Die Gallensäure zerlegt Fette in feinste Mizellen, damit sie von der Lipase verdaut werden können.
4 Aminosäuren, Glukose und Fettsäuren werden v. a. von dem zentralen Lymphgefäß der Darmzotten aufgenommen.
5 Das Trypsin und das Chymotrypsin der Bauchspeicheldrüse bauen Kohlenhydrate weiter ab.

Lösung
Die Antworten 2 und 3 sind richtig.
Anmerkungen:
- Punkt 1: Die Alpha-Amylase wirkt auf die Kohlenhydratverdauung ein (nicht auf die Eiweißverdauung).
- Punkt 4: Vom zentralen Lymphgefäß werden nur die Fettsäuren aufgenommen.
- Punkt 5: Trypsin und Chymotrypsin bauen Eiweiße ab.

? Welche Aussagen über die Magersucht sind zutreffend?

1 Die Magersucht tritt bevorzugt bei Knaben (d. h. eher als bei Mädchen) im Anschluss an die Pubertät auf.

10

2 Magersucht und Ess-Brechsucht sind Synonyme.
3 Der Krankheitsausbruch der Magersucht erfolgt bevorzugt bei Mädchen im Anschluss an die Pubertät.
4 Es kommt praktisch nie tatsächlich zum Verhungern der Betroffenen, da doch wieder rechtzeitig Nahrung aufgenommen wird.
5 Typische Beschwerden sind Bluthochdruck und Fettleber.
6 Typische Beschwerden sind niedriger Blutdruck und Ausbleiben der Regelblutung.

Lösung
Die Antworten 3 und 6 sind richtig.

? Welche Beschwerden treten häufig bei Adipositas auf? Bitte insgesamt fünf Punkte angeben!

1 Gicht
2 Diabetes insipidus
3 Hypotonie
4 Hypertonie
5 Gelenkschmerzen
6 Fettleber
7 Leberzirrhose
8 Atemnot und abendlich geschwollene Knöchelödeme
9 Amenorrhö

Lösung
Die Antworten 1, 4, 5, 6 und 8 sind richtig.
Anmerkung:
Punkt 2: Nicht verwechseln: Diabetes insipidus und Diabetes mellitus!

? Wer hat das höchste Arterioserisiko? Bitte nur einen Punkt angeben!

1 LDL hoch, HDL hoch
2 LDL niedrig, HDL niedrig
3 LDL hoch, HDL niedrig
4 LDL niedrig, HDL hoch

Lösung
Antwort 3 ist richtig.

? Welche Aussagen über Fettstoffwechselstörungen sind richtig?

1 Erhöhte Blutfette bewirken zwangsläufig die Ausbildung von Arteriosklerose.
2 Stellt man beim Patienten um die Augen herum Xanthelasmen fest, so ist es sinnvoll, bei dem Betreffenden die Blutfettwerte zu prüfen.
3 Stellt man beim Patienten ein Arcus senilis fest, so ist es sinnvoll, die Blutfettwerte zu prüfen.
4 Durch Ernährungsumstellung und mittels Medikamente darf der Blutfettspiegel beliebig tief gesenkt werden, da keine negativen Folgen von einem zu niedrigen Blutfettwert bekannt sind.

Lösung
Die Antworten 2 und 3 sind richtig.
Anmerkung:
Punkt 1: Erhöhte Blutfette erhöhen zwar das Risiko für die Ausbildung der Arteriosklerose, aber sie bewirken ihre Entstehung nicht zwangsläufig.

? Was sind die Risikofaktoren für Arteriosklerose?

1 Erhöhte Blutfettwerte
2 Rauchen
3 Bewegungsmangel
4 Adipositas
5 Hyperthyreose
6 Rheuma
7 Diabetes mellitus
8 Alkoholabusus
9 Ulcus cruris

Lösung
Die Antworten 1, 2, 3, 4 und 7 sind richtig.
Anmerkung:
• Punkt 5: Die Schilddrüsenüberfunktion führt zu eher niedrigen Blutfettwerten.
• Punkt 6: Rheuma und Arteriosklerose gehören nicht zusammen.

? Mögliche Folgen eines erhöhten Blutfettspiegels sind:

1 Rheuma
2 Arteriosklerose
3 Apoplexie

4 Herzinfarkt
5 Gangrän
6 Niereninfarkt
7 Hypotonie
8 Tremor
9 Gesteigerte Reflexe

Lösung
Die Antworten 2, 3, 4, 5 und 6 sind richtig.

? **Welche Erkrankungen treten bei Gichtkranken gehäuft auf?**

1 PCP
2 Akute Glomerulonephritis
3 Diabetes mellitus
4 Hypertonie
5 Hypotonie
6 Hyperlipidämie
7 Psoriasis
8 Epilepsie
9 Adipositas

Lösung
Die Antworten 3, 4, 6 und 9 sind richtig.
Anmerkung:
Punkt 1: PCP = primär-chronische Polyarthritis.

? **Welche Symptome können bei Gicht auftreten?**

1 Symptomenfreiheit möglich
2 Schmerzen im Großzehengrundgelenk
3 Schmerzen im Daumengrundgelenk
4 Schmerzen in den Fingergrundgelenken
5 Ohrtophi
6 Nierensteine
7 Krebsrisiko deutlich erhöht
8 Pityriasis versicolor

Lösung
Die Antworten 1, 2, 3, 4, 5 und 6 sind richtig.
Anmerkung:
Punkt 8: Pityriasis versicolor gehört zu den Kleieflechten.

? **Welche Aussagen zur Therapie bei Gicht sind zutreffend?**

1 Generelles Behandlungsverbot für den Heilpraktiker.
2 Behandlungsverbot nur für den akuten Gichtanfall, ansonsten darf therapiert werden.
3 Gicht darf grundsätzlich vom Heilpraktiker behandelt werden.
4 Der Patient soll fasten, einerseits um abzunehmen und andererseits um den Körper zu reinigen.
5 Eine sinnvolle Ernährungsumstellung darf der Heilpraktiker dem Patienten auf jeden Fall empfehlen.

Lösung
Die Antworten 3 und 5 sind richtig.
Anmerkung:
Punkt 4: Fasten kann einen Gichtanfall auslösen.

? **Welches ist die typischste Blutbildveränderung eines Gichtpatienten? Bitte nur einen Punkt angeben!**

1 Auftreten von HLA-B27
2 Auftreten des Rheumafaktors
3 Auftreten von vermehrter Harnsäure
4 Auftreten von erhöhten Blutfettwerten

Lösung
Antwort 3 ist richtig.
Anmerkungen:
- Punkt 1: HLA-B 27 wird gehäuft bei Morbus Bechterew gefunden.
- Punkt 2: Der Rheumafaktor kann häufig bei PCP nachgewiesen werden.
- Punkt 4: Erhöhte Blutfettwerte werden auch häufig beim Gichtpatienten gefunden, wichtiger ist aber die vermehrte Harnsäure.

? **Welche Substanzen wirken vorrangig auf den Knochenstoffwechsel ein?**

1 Kalzium
2 Östrogen
3 Prolaktin
4 Parathormon

10

5   Kalzitonin
6   Vitamin D
7   Vitamin A
8   Eisen

Lösung
Die Antworten 1, 2, 4, 5 und 6 sind richtig.

? Was ist für die Osteoporose typisch – gerade im Unterschied zur Osteomalazie?

1   Es liegt eine Störung in der Mineralisierung des Knochengewebes vor.
2   Es liegt eine mengenmäßige Verminderung des Knochengewebes bei erhaltener Knochenstruktur vor.

Lösung
Antwort 2 ist richtig.

? Welche Ursachen kann eine Osteoporose haben?

1   Mangelernährung bei Alkoholabusus
2   Schilddrüsenunterfunktion
3   Progesteronmangel
4   Parathormonmangel
5   Östrogenmangel
6   Vorgerücktes Lebensalter
7   Leberzirrhose
8   Langzeiteinnahme von Kortison

Lösung
Die Antworten 1, 5, 6 und 8 sind richtig.

? Welche Beschwerden sind typisch für Osteomalazie? Bitte nicht die Punkte angeben, die typisch für Osteoporose sind!

1   Knochenverbiegungen
2   Oberschenkelhalsbrüche
3   Knochenschmerzen, vor allem in der Halswirbelsäule
4   Knochenschmerzen, vor allem im Bereich des Beckengürtels und Brustkorbs
5   Tachykardie
6   Bradykardie
7   Allergische Reaktion auf Kalziumgabe

Lösung
Die Antworten 1 und 4 sind richtig.
Anmerkungen:
• Punkte 2 und 3: Gelten für die Osteoporose.
• Punkt 7: Kalzium wird **gegen** Allergien eingesetzt.

? Wo siedeln sich bevorzugt Knochenmetastasen an? Bitte nur den wichtigsten Ort angeben!

1   In Knochen können sich überhaupt keine Metastasen ansiedeln
2   Brustbein
3   Rippen
4   Wirbelsäule
5   Extremitätenknochen

Lösung
Antwort 4 ist richtig.

? Welche Ursachen kann ein Vitaminmangel haben?

1   Schwangerschaft und Stillzeit
2   Leberzirrhose
3   Alzheimer-Krankheit
4   Mangel an Intrinsic-Faktor
5   Mangel an Gallensaft
6   Gicht
7   Ernährungsfehler

Lösung
Die Antworten 1, 2, 4, 5 und 7 sind richtig.

? Welche der folgenden Erkrankungen ist eine Vitaminmangelkrankheit?

1   Lassa-Fieber
2   Ulcus cruris
3   Rachitis
4   Myxödem
5   Beriberi
6   Zystitis
7   Skorbut

Lösung
Die Antworten 3, 5 und 7 sind richtig.

10

Anmerkungen:
- Punkt 1: Lassafieber gehört zum virusbedingten hämorrhagischen Fieber.
- Punkt 2: Ulcus cruris ist ein Unterschenkelgeschwür.
- Punkt 3: Rachitis bei Vitamin-D-Mangel.
- Punkt 5: Beriberi bei Vitamin-B$_1$-Mangel.
- Punkt 7: Skorbut bei Vitamin-C-Mangel.

? Welche typischen Beschwerden treten bei Vitamin-B-Mangel auf?

1 Abwehrschwäche
2 Perniziöse Anämie
3 Nachtblindheit
4 Nervenerkrankungen
5 Nierensteine
6 Blutgerinnungsstörungen
7 Morbus Bechterew

Lösung
Die Antworten 2 und 4 sind richtig.
Anmerkungen:
- Punkt 1: Abwehrschwäche bei Vitamin-C-Mangel.
- Punkt 2: Perniziöse Anämie bei Vitamin-B$_{12}$-Mangel.
- Punkt 3: Nachtblindheit bei Vitamin-A-Mangel.
- Punkt 5: Nierensteine können sich bei Vitamin-D-Überdosierung einstellen.
- Punkt 6: Blutgerinnungsstörungen bei Vitamin-K-Mangel.

? Welche Folgen kennzeichnen eine Vitamin-D-Überdosierung?

1 Ödeme
2 Nierensteine
3 Rachitis
4 Osteomalazie
5 Arteriosklerose
6 Wadenkrämpfe

Lösung
Die Antworten 2 und 5 sind richtig.

? Welche Aussagen sind richtig?

1 Hypernatriämie kann zu Ödemen und Bluthochdruck führen.
2 Hyponatriämie kann Hypotonie und Tachykardie verursachen.
3 Hypokalzämie verursacht Nierensteine und Arteriosklerose.
4 Hypermagnesiämie verursacht Muskelkrämpfe.

Lösung
Die Antworten 1 und 2 sind richtig.
Anmerkungen:
- Punkt 3: Die Hyperkalzämie verursacht Nierensteine und Arteriosklerose.
- Punkt 4: Muskelkrämpfe werden durch Hypomagnesiämie verursacht.

? Welche Folgen kann eine Hyperkaliämie haben?

1 Lähmungen
2 Bradykardie bis Herzstillstand
3 Arteriosklerose
4 Hypertonie
5 Erhöhte Infektanfälligkeit
6 Anämie

Lösung
Die Antworten 1 und 2 sind richtig.

10

11 Leber

Bildfragen

? **Bezeichnen Sie die Anteile der Leber!**

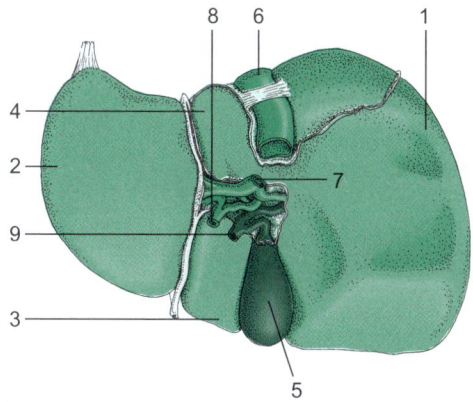

Abb. 11.1 Anatomische Darstellung der Leber von hinten. [R264]

Lösung
1 Rechter Leberlappen (Lobus hepatis dexter)
2 Linker Leberlappen (Lobus hepatis sinister)
3 Quadratischer Leberlappen (Lobus quadratus)
4 Geschwänzter Leberlappen (Lobus caudatus)
5 Gallenblase (Vesica fellea)
6 Untere Hohlvene (V. cava inferior)
7 Pfortader (V. portae)
8 Leberschlagader (A. hepatica)
9 Gallengang (Ductus choledochus)

Fragen ohne Antwortauswahl

? **Geben Sie die Nachbarorgane der Leber an!**

Antwort
Zwerchfell, Magen, Gallenblase, Zwölffingerdarm, rechte Dickdarmbiegung, querliegender Dickdarm, rechte Niere und **Nebenniere, Speiseröhre, untere Hohlvene.**

? **Wie heißen die einzelnen Leberlappen?**

Antwort
- **Rechter Leberlappen** (Lobus hepatis dexter)
- **Linker Leberlappen** (Lobus hepatis sinister)
- **Quadratischer Leberlappen** (Lobus quadratus)
- **Geschwänzter Leberlappen** (Lobus caudatus)
Der quadratische und der geschwänzte Leberlappen werden dem rechten Leberlappen zugeordnet.

? **Wie heißt die Durchtrittsstelle für die Pfortader, die Leberarterie und den Gallengang in die Leber?**

Antwort
Leberpforte (Porta hepatis).

? **Zählen Sie die unpaaren Bauchorgane auf, die das Blut an das Pfortadersystem abgeben!**

Antwort
Magen, Milz, Bauchspeicheldrüse, Dünndarm und **Dickdarm.**

? Schildern Sie kurz den Aufbau eines Leberläppchens!

Antwort
Die Leberläppchen sind die kleinste Funktionseinheit in der Leber. Sie haben einen Durchmesser von 1–2 Millimetern und erscheinen im **Querschnitt sechseckig.**

Das Leberläppchen wird aus einem Netzwerk von **Leberzellbalken** gebildet, zwischen denen sich die **Lebersinusoide** befinden. Im Läppchenzentrum befindet sich die **Zentralvene.**

Die zuführenden Blutgefäße (Äste der Pfortader und der Leberarterie) und die Gallengänge verlaufen zwischen den Läppchen.

? Was sind Lebersinusoide?

Antwort
Lebersinusoide sind **erweiterte Leberkapillaren.** Ihre Wand besteht aus Endothel (einschichtigem Plattenepithel). Es handelt sich um ein diskontinuierliches Endothel. Das heißt, dass zwischen den Endothelzellen Lücken klaffen, und dass außerdem die Basalmembran fehlt.

? Wo sitzen die Kupffer-Sternzellen?

Antwort
Die Kupffer-Sternzellen sitzen am Rand der **Lebersinusoide** (Uferzellen).

? Schildern Sie kurz den Weg des Blutes in der Leber!

Antwort
In die Leber mündet das **Blut** der **Pfortader** und der **Leberarterie** ein. Hier **mischt** es sich in den **Lebersinusoiden.** Es fließt dann über die **Zentralvene** in der Mitte des Leberläppchens ab, mündet in **Sammelvenen** ein, die sich zu meist drei **Lebervenen** vereinigen, die ihrerseits in die **untere Hohlvene** eintreten.

? Zählen Sie einige Bluteiweiße auf, welche die Leber produziert!

Antwort
Albumin, Globulin, Prothrombin, Fibrinogen, Plasminogen und **Transferrin** (Eisentransport).

? Was meint man mit der Transaminierung, die in den Leberzellen stattfindet?

Antwort
Mit Transaminierung meint man den **Vorgang,** dass die Leber eine **Aminosäureart** in eine **andere** umwandeln kann. Dieser Vorgang geht unter Mitwirkung von Transaminasen (SGPT und SGOT, neuere Bezeichnung AST und ALT) vor sich.

Bei den Aminosäuren unterscheidet man essenzielle und nichtessenzielle Aminosäuren. Erstere müssen mit der Nahrung aufgenommen werden, da diese in der Leber nicht hergestellt (transaminiert) werden können.

? Nennen Sie die Speicherform der Glukose in der Leber!

Antwort
Glykogen.

? Nennen Sie das Hormon, das die Glukoneogenese hemmt!

Antwort
Insulin.

? Nennen Sie wichtige Hormone, welche die Glukoneogenese fördern!

Antwort
Glukagon, Adrenalin, Kortison, STH.

? Wohin gelangt der größte Teil des in der Leber gebildeten Cholesterins?

Antwort
Das von der Leber gebildete Cholesterin gelangt zum größten Teil in die **Gallenflüssigkeit.** Zum Teil gelangt es aber auch über den Blutweg zu den Körperzellen, da Cholesterin ein wichtiger Bestandteil der Zellmembran ist. Cholesterin kommt auch in der Myelinscheide der Nervenzelle, in der Nebenniere, im Gehirn, in der Haut, in der Milz, in den Keimdrüsen und in den roten Blutkörperchen vor.

? Was sind die Mizellen, die sich im Zwölffingerdarm durch die Einwirkung der Gallenflüssigkeit bilden?

Antwort

Diese Mizellen sind **feinste Fetttröpfchen,** die durch die Einwirkung der Gallenflüssigkeit auf die mit der Nahrung aufgenommenen Fette entstanden sind.

? Wie beeinflusst eine unzureichende Galleproduktion der Leber die Resorption der fettlöslichen Vitamine?

Antwort

Produziert die Leber nicht mehr ausreichend Gallenflüssigkeit, so ist nicht nur die Aufnahme der Fette gestört, sondern auch die **Aufnahme** der **fettlöslichen Vitamine**, da diese eingeschlossen innerhalb der Fette liegen.

? Wobei entsteht im Körper Ammoniak und wozu wird es im Zuge der Entgiftung von der Leber umgewandelt?

Antwort

Ammoniak fällt als **Abbauprodukt** des **Eiweißstoffwechsels** an. Es wird in der Leber in den ungiftigen **Harnstoff** umgewandelt.

? Welcher Perkussionsschall ist über der Leber zu hören?

Antwort

Leberdämpfung.

? Perkutieren Sie die obere Lebergrenze durch starke oder schwache Perkussion?

Antwort

Die obere Lebergrenze wird durch **starke Perkussion** ermittelt, das heißt, dass man hier kräftig perkutieren muss, um das die Leber überlagernde Lungen- und Brustfellgewebe zu „durchschlagen".

? Wie gehen Sie bei der Kratz-Auskultation der Leber vor?

Antwort

Das **Stethoskop** wird im **epigastrischen Winkel** aufgesetzt. Nun werden mit dem Mittelfinger **kleine Linien** auf das zu untersuchende Areal gezeichnet.

Man beginnt etwas oberhalb des **rechten Rippenbogens** und fährt dann weiter nach **kaudal** fort.

? Bei einer Laboruntersuchung stellen Sie einen Anstieg der Transaminasen SGOT (Serum-Glutamatoxalacetat-Transaminase; AST = Aspartat-Aminotransferase) und SGPT (Serum-Glutamat-Pyrovat-Transaminase; ALT = Alanin-Aminotransferase) im Blut fest. Worauf ist dies ein Hinweis?

Antwort

Ein gleichzeitiger Anstieg von SGPT und SGOT ist ein Hinweis auf eine **akute Hepatitis.**

Bei der akuten Virushepatitis steigt SGPT anfangs stärker als SGOT an. Ist SGOT erhöht, so ist das ein Hinweis darauf, dass die Lebererkrankung schon längere Zeit besteht (z. B. chronische Hepatitis).

SGPT- und SGOT-Anstieg können auch ein Hinweis auf einen abgelaufenen Herzinfarkt oder auf eine akute Infektionskrankheit sein.

? Geben Sie an, wie sich bei einer länger dauernden Leberschädigung die Bluteiweiße typischerweise verändern!

Antwort

Bei einer länger dauernden Leberschädigung **sinken** die **Albumine** ab und die **Gammaglobuline steigen** an.

? Wozu dient die INR-Bestimmung (INR= International Normalized Ratio) bzw. der Quick-Test?

Antwort

Die INR-Bestimmung bzw. der Quick-Test dienen der **Feststellung** der **Blutgerinnungszeit.**

? Wieso kann eine Verlängerung der Blutgerinnungszeit ein Hinweis auf Leberschädigung sein?

Antwort

Eine verlängerte Blutgerinnungszeit kann unter anderem die Ursache darin haben, dass die Leber nicht mehr in der Lage ist, die für die **Blutgerinnung notwendigen Bluteiweiße** (Prothrombin und Fibrinogen) **herzustellen.**

11

? Wie verändert sich der Eisenspiegel des Blutes typischerweise bei akuter Hepatitis?

Antwort

Bei akuter Hepatitis **erhöht** sich der Bluteisenspiegel.

? Was ist eine Laparoskopie?

Antwort

Die Laparoskopie (sog. Bauchspiegelung) ist eine **Untersuchung** der **Bauchhöhle** mittels eines Laparoskops. Beim Laparoskop handelt es sich um ein optisches Instrument (Endoskop), das mit einer elektrischen Lichtquelle und einer Spiegelvorrichtung versehen ist.

Zur Durchführung einer Laparoskopie wird die Bauchhöhle mittels eines Bauchdeckenschnitts eröffnet, das Endoskop eingeführt und damit die Oberfläche der Bauchorgane betrachtet.

? Nennen Sie die häufigste Ursache der chronischen Hepatitis!

Antwort

Alkoholabusus (Alkoholmissbrauch).

? Welche Merkmale charakterisieren eine chronisch-persistierende Hepatitis?

Antwort

Bei der chronisch-persistierenden Hepatitis bestehen oft **jahrelang Hepatitissymptome**, ohne dass es zu nennenswerten Verschlimmerungen kommt. Bei einer entsprechenden Therapie besteht eine **gute Ausheilungstendenz.**

? Definieren Sie, was eine chronisch-progrediente Hepatitis ist!

Antwort

Die chronisch-progrediente Hepatitis heißt auch aggressive Hepatitis. Typisch ist hier eine **schubweise Verschlimmerung** des Krankheitsbilds. Diese Verlaufsform hat eine **schlechte Prognose**. Sie kann bis zur Leberzirrhose fortschreiten.

? Wie heißt das bekannteste pflanzliche Mittel, das in der Naturheilkunde bei Leberparenchymschäden eingesetzt wird?

Antwort

Mariendistel (Silybum marianum, Carduus marianus).

? Welche beiden Verlaufsformen unterscheidet man bei Leberzirrhose?

Antwort

• **Kompensierte inaktive Form**
• **Dekompensierte aktive (aggressive) Form**

? Was ist ein Aszites?

Antwort

Aszites ist die **Bauchwassersucht.** Es kommt zur Ansammlung von Flüssigkeit in der freien Bauchhöhle.

Häufige Ursachen für Aszites sind Leberzirrhose, portale Hypertension (erhöhter Druck in der Pfortader), Rechtsherzinsuffizienz, nephrotisches Syndrom, Hungerzustände und Peritonealkrebs.

? Wodurch kommt es bei Leberzirrhose zum Aszites?

Antwort

In die **zirrhotisch umgebaute Leber** kann das Blut der Pfortader **nicht** mehr **ungehindert einströmen.** Es **staut** sich zurück. Mit zunehmendem Druck werden die flüssigen Bestandteile des Blutes in den freien Bauchraum abgepresst.

Der Aszites wird noch dadurch **verstärkt,** dass die geschädigte Leber **nicht** mehr in der Lage ist, die **Bluteiweiße** ausreichend zu produzieren. Somit fehlt der osmotische Druck, der dafür sorgt, dass die Gewebsflüssigkeit wieder in das Blutgefäßsystem zurückströmt.

? Was ist ein Medusenhaupt?

Antwort

Unter Medusenhaupt (Caput medusae) versteht man eine deutliche **Venenerweiterung** in der

Bauchdecke um den **Nabel** herum. Ursache ist eine Behinderung des Blutabflusses innerhalb der Bauchhöhle, z. B. aufgrund einer Leberzirrhose.

? Welche Frühsymptome kennzeichnen eine Leberzirrhose?

Antwort
Bei der kompensierten Leberzirrhose bestehen die gleichen Beschwerden **wie** bei der **chronischen Hepatitis.**

Es kommt zu Abgeschlagenheit, Müdigkeit, Appetitlosigkeit, Übelkeit, Meteorismus, Flatulenz, Druck unter dem rechten Rippenbogen, Unverträglichkeit bestimmter Nahrungsmittel, vor allem von fetten Speisen. Es können die typischen Leberhautzeichen auftreten wie Gefäßsternchen, Palmarerythem, Lacklippen, Lackzunge, Behaarungsanomalie, Teleangiektasien und Nagelanomalien.

? Welche Spätsymptome kennzeichnen eine Leberzirrhose?

Antwort
Die späten Symptome bei Leberzirrhose sind einerseits durch die portale Hypertension geprägt, andererseits stellen sich Beschwerden aufgrund der ungenügenden Arbeitsleistung der Leber ein.

Die portale Hypertension führt zu **Aszites, Ösophagusvarizen** und **Medusenhaupt.** Durch die eingeschränkte Arbeitsleistung der Leber kommt es zur **zunehmenden Vergiftung** des Körpers und damit zur **Schädigung** des **zentralen Nervensystems** (Enzephalopathie) durch verschiedene Substanzen.

Gefürchtete Komplikationen sind **Ösophagusvarizenblutungen, hepatisches Koma** und **Leberkrebs** (primäres Leberzellkarzinom).

? Wie sieht ein Gefäßsternchen (Spider-Nävus) aus, das bei Leberzirrhose auftreten kann?

Antwort
Ein Gefäßsternchen (Naevus araneus, Spinnennävus, Spider-Nävus, Sternnävus, Gefäßspinne, Lebersternchen) ist eine arterielle Gefäßneubildung, mit einem **stecknadelkopfgroßen, zentralen Gefäßknötchen** und davon ausstrahlenden **radiären, feinen Gefäßreisern** (Teleangiektasien). Es handelt sich um Erweiterungen dysplastischer oder sekundär veränderter Hautarteriolen bzw. -kapillaren.

Gefäßsternchen können auch bei chronisch-progredienter Hepatitis vorkommen und bei lebergesunden Jugendlichen. Reversibel treten sie während der Schwangerschaft auf.

? An welchen Körperstellen bilden sich typischerweise Spinnennaevi?

Antwort
Bei Leberzirrhose treten die Gefäßsternchen nur am **Oberkörper** auf.

? Was ist ein Palmarerythem?

Antwort
Beim Palmarerythem handelt es sich um eine **Hautrötung** der **Handflächen** und **Fußsohlen.** Die Rötung kann manchmal auch auf die Fingerkuppen ausgedehnt sein.

Die Ursache der Hautrötung vermutet man in einer Hyperzirkulation gefäßerweiternder Substanzen, die sich aufgrund der Stauung im Pfortaderkreislauf vermehrt im Blut befinden.

? Welches sind die häufigen Todesursachen bei Leberzirrhose?

Antwort
Verbluten durch **geplatzte Ösophagusvarizen, Leberkoma** und **Leberkrebs** (primäres Leberzellkarzinom).

? Welche Prognose hat eine Fettleber, die sich aufgrund von Überernährung entwickelt hat?

Antwort
Eine durch Überernährung entstandene Fettleber hat eine **gute Prognose,** da sie sich nicht zur Leberzirrhose weiterentwickelt.

? Welche Prognose hat eine Fettleber, die sich aufgrund von Alkoholabusus entwickelt hat?

Antwort
Eine durch Alkoholabusus entwickelte Fettleber hat eine **schlechte Prognose,** sofern der Abusus weiter-

11

hin besteht. Es ist wahrscheinlich, dass sich die Fettleber zu einer chronischen Hepatitis weiterentwickelt und schließlich zur Leberzirrhose wird.

? Wie würden Sie bei Fettleber therapieren?

Antwort
Falls Alkoholabusus die Ursache ist, muss versucht werden, diesen **schädigenden Faktor auszuschalten.**
  Bei Überernährung muss eine **Gewichtsreduktion** versucht werden. Eine Ernährungsumstellung ist zu empfehlen. In jedem Fall kann die Erkrankung auch mit pflanzlichen Mitteln unterstützend behandelt werden. Das wichtigste pflanzliche Mittel in diesem Zusammenhang ist die **Mariendistel.**

? Zu welchen Lebererkrankungen kann Alkoholmissbrauch führen?

Antwort
Alkoholmissbrauch kann zu **Fettleber, Hepatitis** und **Leberzirrhose** führen.

? Wieso setzen gerade bösartige Tumoren von Magen und Darm in der Leber Metastasen?

Antwort
Magen und Darm geben ihr **Blut** an das **Pfortadersystem** ab, sodass die Krebszellen in die Leber gelangen und hier, wenn die Phagozytoseleistung der Kupffer-Sternzellen erschöpft ist, Metastasen setzen können.

Multiple-choice-Fragen

? Geben Sie die Organe an, bei denen es sich (auch) um exokrine Drüsen handelt!

1 Speicheldrüsen
2 Leber
3 Gallenblase
4 Schilddrüse
5 Lymphdrüsen
6 Pankreas
7 Lieberkühn-Drüsen

8 Milz
9 Thymus

Lösung
Die Antworten 1, 2, 6 und 7 sind richtig.
Anmerkungen:
- Punkt 3: Die Gallenblase ist keine Drüse, sondern nur ein Vorratsbehälter.
- Punkt 4: Die Schilddrüse hat keinen Ausführungsgang und ist deshalb eine endokrine Drüse.
- Punkt 5: Die Bezeichnung Lymphdrüsen gilt als veraltet, man spricht heute von Lymphknoten. Die Lymphknoten gehören zu den lymphatischen Organen.
- Punkt 6: Das Pankreas ist sowohl eine exo- als auch eine endokrine Drüse.
- Punkt 7: Die Lieberkühn-Drüsen befinden sich im Dünndarm. Sie haben die Aufgabe, Enzyme herzustellen, die sie über einen Ausführungsgang abgeben.
- Punkte 8 und 9: Milz und Thymus gehören zu den lymphatischen Organen.

? Welche Organe sind Nachbarorgane der Leber?

1 Zwerchfell
2 Magen
3 Milz
4 Untere Hohlvene
5 Duodenum
6 Rechte Niere
7 Rechte Nebenniere
8 Rechte Dickdarmkrümmung
9 Jejunum

Lösung
Die Antworten 1, 2, 4, 5, 6, 7 und 8 sind richtig.

? Welche Gefäße treten durch die Leberpforte (Porta hepatis)?

1 Ductus choledochus
2 Pfortader
3 Ductus cysticus
4 Vena portae
5 Leberarterie
6 Lebervene
7 Ductus hepaticus communis

Lösung

Die Antworten 2, 4, 5 und 7 sind richtig.

Anmerkung:

Punkt 6: Die Lebervenen haben eine eigene Einmündungsstelle direkt in die untere Hohlvene. Sie treten nicht durch die Leberpforte aus.

? Welche Organe führen ihr Blut der Pfortader zu?

1 Lungen
2 Magen
3 Milz
4 Nieren
5 Dünndarm
6 Dickdarm
7 Bauchspeicheldrüse
8 Eierstöcke
9 Hoden

Lösung

Die Antworten 2, 3, 5, 6 und 7 sind richtig.

? Aufgaben der Leber sind:

1 Abwehr
2 Produktion von Prothrombin
3 Herstellung von Lymphozyten
4 Glykogenabbau zu Glukose
5 Transaminierung
6 Blutbildung während der Fetalzeit
7 Hauptproduktionsstätte von Erythropoetin
8 Eisenspeicherung

Lösung

Die Antworten 1, 2, 4, 5, 6 und 8 sind richtig.

Anmerkung:

Punkt 1: In der Leber befinden sich die Kupffer-Sternzellen, die zum Monozyten-Makrophagen-System (MMS) gehören.

? Wodurch kann eine chronische Hepatitis verursacht werden?

1 Nicht ausgeheilte akute Virushepatitis B
2 Nicht ausgeheilte akute Virushepatitis C
3 Refluxösophagitis

4 Autoimmungeschehen
5 Bronchialkrebs
6 Alkohol
7 Pankreasinsuffizienz
8 Medikamente

Lösung

Die Antworten 1, 2, 4, 6 und 8 sind richtig.

? Welche Beschwerden treten bei chronischer Hepatitis auf?

1 Hepatomegalie
2 Müdigkeit und Abgeschlagenheit
3 Beschwerdefreiheit möglich
4 Hypertonie
5 Hypotonie
6 Besenreiser an den Unterschenkeln
7 Abneigung gegen bestimmte Speisen
8 Druck im Oberbauch
9 Hämolytische Anämie

Lösung

Die Antworten 1, 2, 3, 7 und 8 sind richtig.

? Geben Sie die zutreffendste Aussage über die Leberzirrhose an! Nur einen Punkt angeben!

1 Leber ist entzündlich verändert.
2 Leber ist degenerativ verändert.
3 Leberzellgewebe ist abgestorben und durch Bindegewebe ersetzt worden.
4 In die Leberzellen ist vermehrt Fett eingelagert worden.

Lösung

Antwort 3 ist richtig.

? Mögliche Folgen eines Pfortaderhochdrucks sind:

1 Medusenhaupt
2 Lackzunge und Lacklippen
3 Ösophagusvarizen
4 Beinödeme
5 Bauchwassersucht
6 Palmarerythem

11

Lösung

Die Antworten 1, 3 und 5 sind richtig.

Anmerkung:

Punkte 2 und 6: Es handelt sich hier nicht um Folgen des Pfortaderhochdrucks, sondern um Folgen der Leberzirrhose.

? Welche Aussagen für eine Therapie der Leberzirrhose sind zutreffend?

1 Aufgrund der Gefährlichkeit der Erkrankung besteht für Heilpraktiker generelles Behandlungsverbot.
2 Begleitend zum Arzt kann der Heilpraktiker in jedem Stadium der Erkrankung therapieren.

Lösung

Antwort 2 ist richtig.

? Welche Aussagen über die Fettleber sind richtig?

1 Eine Fettleber, die sich aufgrund von Adipositas gebildet hat, geht fast immer in eine chronische Hepatitis über und später in eine Leberzirrhose.
2 Eine Fettleber, die sich aufgrund von Adipositas gebildet hat, geht praktisch nie in eine Leberzirrhose über.
3 Eine Fettleber, die sich aufgrund von Alkoholabusus gebildet hat, kann in eine chronische Hepatitis und später in eine Leberzirrhose übergehen.

Lösung

Die Antworten 2 und 3 sind richtig.

12 Gallenblase und Gallenwege

Bildfragen

? **Bezeichnen Sie die Gallengänge und die bezifferten Strukturen!**

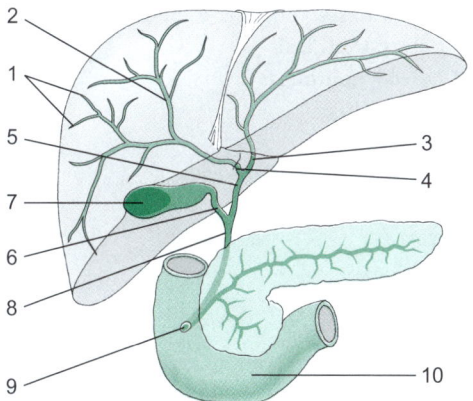

Abb. 12.1 Schematische Darstellung der Gallengänge. [L190]

Lösung
1 Leberkapillaren (Sinusoide, Vasa sinusoidea)
2 Sammelkanälchen (Ductulus interlobularis)
3 Rechter Lebergallengang (Ductus hepaticus dexter)
4 Linker Lebergallengang (Ductus hepaticus sinister)
5 Gemeinsamer Lebergallengang (Ductus hepaticus communis)
6 Gallenblasengang (Ductus cysticus)
7 Gallenblase (Vesica fellea)
8 Gallengang (Ductus choledochus)
9 Zwölffingerdarm-Papille (Vater-Papille, Papilla duodeni major)
10 Zwölffingerdarm (Duodenum)

Fragen ohne Antwortauswahl

? **Wie groß ist das Fassungsvermögen der Gallenblase?**

Antwort
50 ml.

? **Welche Gallengänge werden unterschieden?**

Antwort
A. Sammelkanälchen
sammeln die Galle in der Leber. Diese vereinigen sich zu dem
B. rechten und linken Lebergallengang
(Ductus hepaticus dexter et sinister), die sich zum
C. gemeinsamen Lebergallengang (Ductus hepaticus communis)
vereinigen. Dieser spaltet sich auf in den
D. Gallenblasengang (Ductus cysticus), der zur Gallenblase zieht, und in den
E. Gallengang (Ductus choledochus), der zur Vater-Papille des Zwölffingerdarms zieht.

? **Was ist die Vater-Papille?**

Antwort
Die Vater-Papille (Papilla duodeni major) ist die **Einmündungsstelle** des **Bauchspeicheldrüsengangs** (Ductus pancreaticus) und des **Gallengangs** (Ductus choledochus) in den **Zwölffingerdarm.**

? **Welche Aufgabe hat Cholezystokinin?**

Antwort
Cholezystokinin (CCK, Pankreozymin) veranlasst die **Gallenblase** zur **Kontraktion,** sodass sie die Gallenflüssigkeit in den Zwölffingerdarm abgibt.

Zudem steigert Cholezystokinin die **Peristaltik** des **Zwölffingerdarms,** es **hemmt** die **Magenmotorik** und **fördert** die Enzymproduktion der **Bauchspeicheldrüse.**

❓ Was ist der enterohepatische Kreislauf?

Antwort
Mit enterohepatischem Kreislauf bezeichnet man den **Transportweg** verschiedener Substanzen, die mit der **Galle ausgeschieden** und in **tieferen Darmabschnitten** wieder **rückresorbiert** werden. Bestimmte Medikamente, die Gallensäure und das Bilirubin unterliegen dem enterohepatischen Kreislauf.

❓ Schildern Sie kurz den Weg des Bilirubins im Körper!

Antwort
Bilirubin ist ein **Abbauprodukt** des **Hämoglobins.** Hämoglobin wird in Leber, Knochenmark und Milz in Globin und Häm zerlegt. Das Globin wird dem allgemeinen Eiweißpool des Körpers zugeführt. Das **Häm** wird in **Eisen** und **Bilirubin** zerlegt. Das Bilirubin wird in der Leber in die **Gallenflüssigkeit** abgegeben.

Mit der Gallenflüssigkeit gelangt es in den Darm, wo es von den Darmbakterien zu Urobilinogen, Urobilin, Sterkobilinogen und Sterkobilin umgewandelt wird. 15–20 % des Urobilinogens werden in den Pfortaderkreislauf zurückgeholt. Von hier aus gelangt ein Teil in die Leber zur weiteren Verarbeitung, ein anderer Teil gelangt in den Blutkreislauf und wird von den Nieren ausgeschieden.

Der im Darm verbliebene Anteil wird mit dem Stuhl ausgeschieden, wobei vor allem das enthaltene Sterkobilin für dessen Dunkelfärbung verantwortlich ist.

❓ Warum kommt es beim Verschluss der Gallenwege zu einer Gelbfärbung der Haut?

Antwort
Die Gelbfärbung der Haut bei Gallenwegsverschluss ist auf die **Unterbrechung** des **enterohepatischen Kreislaufs** zurückzuführen.

Durch den Verschluss gelangt das Bilirubin nicht mehr mit der Gallenflüssigkeit in den Zwölffinger-darm, sondern wird in der Leber gestaut. Dadurch gelangt das **Bilirubin vermehrt** in den **Blutkreislauf.** Die Nieren scheiden das überschüssige Bilirubin aus. Ist ihre Kapazität erschöpft, so wird das Bilirubin in der **Haut abgelagert.**

Bilirubin hat eine große Affinität zu den kollagenen Fasern des Bindegewebes. Deshalb ist es manchmal noch mit den kollagenen Fasern verbunden, wenn sich die Blutwerte des Bilirubins schon weitgehend normalisiert haben. Die Gelbfärbung lässt nur allmählich nach.

❓ Geben Sie die deutsche Bezeichnung für die folgenden Krankheitsbezeichnungen an!
- **Cholelithiasis**
- **Cholezystolithiasis**
- **Choledocholithiasis**
- **Cholezystitis**
- **Cholangitis**
- **Dyskinesie der Gallenwege**

Antwort
Cholelithiasis:
Gallensteinleiden
Cholezystolithiasis:
Steine in der Gallenblase
Choledocholithiasis:
Steine in den Gallenwegen
Cholezystitis:
Entzündung der Gallenblase
Cholangitis:
Entzündung der Gallenwege
Dyskinesie der Gallenwege:
Störung im Bewegungsablauf zwischen Gallenblase, Gallenwegen und Oddi-Sphincter (Ringmuskel in der Vater-Papille)

❓ Wodurch kann es zur Bildung von Gallensteinen kommen?

Antwort
Zur Bildung von Gallensteinen kommt es, wenn die **Gallenflüssigkeit nicht richtig zusammengesetzt** ist.

Die häufigsten Ursachen für die fehlerhaft zusammengesetzte Gallenflüssigkeit sind **erhöhte Blutfette, Schilddrüsenunterfunktion, Übergewicht** und **Schwangerschaft.**

? **Geben Sie an, woraus der weitaus größte Teil aller Gallensteine zusammengesetzt ist!**

Antwort

Der weitaus größte Teil aller Gallensteine besteht aus **Cholesterin.**

? **Was sind „stumme Gallensteine"?**

Antwort

Stumme Gallensteine machen **keine Beschwerden.** Oft weiß der Gallensteinträger nicht einmal, dass er Gallensteine hat.

? **Wie therapieren Sie bei einer akuten Gallensteinkolik?**

Antwort

Bewährte Therapien bei akuter Gallensteinkolik sind **Akupunktur, Homöopathie** und **Wärmeanwendungen.** Es können aber auch entkrampfende **pflanzliche** (z. B. Erdrauch) oder **chemische Mittel** (z. B. Butylscopolaminiumbromid) eingesetzt werden.

? **Wie therapieren Sie im beschwerdefreien Intervall bei Gallensteinen?**

Antwort

Es muss versucht werden, eine **Auflösung** der **Gallensteine** zu erreichen. Gerade in neuerer Zeit hat sich erwiesen, dass hierzu die Akupunktur ein wirksames Mittel ist; aber auch homöopathische Einzelmittel und Komplexmittel haben sich bewährt.

Darüber hinaus gibt man dem Patienten **Ernährungsempfehlungen.** Fette Speisen, Kaffee, Alkohol, Gewürze und Hülsenfrüchte sind möglichst zu meiden. Falls notwendig, wird der **Blutfettspiegel gesenkt, Übergewicht beseitigt** und die Verdauung geregelt. Bei physikalischen Maßnahmen muss die nötige Vorsicht walten, damit keine Kolik ausgelöst wird.

? **Geben Sie an, in welchen Schweregraden eine Gallenblasenentzündung auftreten kann!**

Antwort

Bei der Gallenblasenentzündung kommen **alle Schweregrade** vor, von ganz leichten Reizungen bis hin zu schwersten, eitrigen Entzündungen, die zum akuten Abdomen führen und unmittelbar lebensbedrohlich sind.

? **Wie behandeln Sie eine chronische Gallenblasenentzündung?**

Antwort

Da die chronische Gallenblasenentzündung als Ursache fast immer ein Gallensteinleiden hat, muss eine **Auflösung** der **Gallensteine** versucht werden. Vor allem mit Enzymen und pflanzlichen oder homöopathischen Mitteln wird die Entzündung behandelt und der Gallenfluss verbessert.

? **Welche Beschwerden erwarten Sie bei einer Dyskinesie der Gallenwege?**

Antwort

Bei der Dyskinesie der Gallenwege kommt es zu mehr oder weniger heftigen **Schmerzen** im **rechten Oberbauch** und zur **Unverträglichkeit bestimmter Speisen.**

? **Bei einem Patienten stellen Sie eine Gelbfärbung der Skleren fest. Nennen Sie wichtige Ursachen, die in Betracht kommen!**

Antwort

Lebererkrankungen:
Virushepatitis, chronische Hepatitis, Verschlussikterus, Begleiterscheinung bei verschiedenen Infektionskrankheiten.
Anämie:
Hämolytische Anämie, perniziöse Anämie
Pankreaskopfkarzinom:
Der wuchernde Krebs komprimiert die Gallenwege und es kommt zum Verschlussikterus.
Carotinikterus:
Gelbfärbung der Haut, vor allem der Handflächen und Fußsohlen bei übermäßigem Verzehr von carotinhaltigen Nahrungsmitteln wie Karotten oder Mandarinen oder durch Einnahme von Provitamin A. Kommt vor allem bei Säuglingen vor.

? **Wie unterscheiden sich die Symptome, die in einem frühen Stadium von Gallenwegstumoren (Gallenwegskarzinom) auftreten, von denen bei chronischer Gallenwegsentzündung?**

Antwort

In einem frühen Stadium unterscheiden sich die Beschwerden von chronischer Gallenwegsentzündung und Gallenwegstumoren **nicht** (erst im späteren Stadium).

? **Geben Sie an, in welches Organ Gallenblasenkarzinome am häufigsten metastasieren!**

Antwort

In die **Leber.**

Multiple-choice-Fragen

? **Welche Aufgaben hat die Gallenblase?**

1   Produktion der Gallenflüssigkeit
2   Eindickung der Gallenflüssigkeit
3   Speicherung der Gallenflüssigkeit
4   Speicherung von Eisen

Lösung

Die Antworten 2 und 3 sind richtig.

? **Aus welchen Bestandteilen besteht die Gallenflüssigkeit?**

1   Wasser
2   Bilirubin
3   Lymphozyten
4   Erythrozyten
5   Schleim
6   Cholesterin
7   Gallensäure

Lösung

Die Antworten 1, 2, 5, 6 und 7 sind richtig.

? **Welche Wirkstoffe veranlassen die Gallenblase zur Abgabe der Gallenflüssigkeit?**

1   Trypsinogen
2   Histamin
3   Cholezystokinin
4   Alpha-Amylase
5   Pankreozymin

Lösung

Die Antworten 3 und 5 sind richtig.

Anmerkungen:

- Punkt 1: Trypsinogen ist ein Pankreasenzym, das der Eiweißverdauung dient.
- Punkt 2: Histamin ist ein Gewebsmediator, der bei Allergien eine wichtige Rolle spielt.
- Punkt 4: Die Alpha-Amylase ist im Mundspeichel und im Pankreassaft enthalten.

? **Welche Aufgaben hat die Gallenflüssigkeit?**

1   Zerteilung der Fette in Mizellen
2   Abbau überalterter Erythrozyten
3   Abtötung von Bakterien
4   Abbau von Kohlenhydraten

Lösung

Die Antworten 1 und 3 sind richtig.

? **Welche Ursachen führen zur Bildung von Gallensteinen?**

1   Hypercholesterinämie
2   Hämaturie
3   Hypothyreose
4   PCP
5   LE
6   Ernährungsfehler

Lösung

Die Antworten 1, 3 und 6 sind richtig.

Anmerkungen:

- Punkt 2: Hämaturie = Blut im Urin
- Punkt 4: PCP = primär-chronische Polyarthritis
- Punkt 5: LE = Lupus erythematodes

? Welche Beschwerden können bei Gallensteinen auftreten?

1 Früher oder später löst jeder Stein eine Kolik aus.
2 Übelkeit
3 Druckgefühl im linken Oberbauch
4 Unverträglichkeit von fetten Speisen

Lösung
Die Antworten 2 und 4 sind richtig.
Anmerkung:
Punkt 3: Druckgefühl im rechten Oberbauch.

? Wodurch kann ein Verschlussikterus verursacht werden?

1 Lebermetastasen
2 Stein im Ductus choledochus
3 Stein in der Gallenblase
4 Stein im Ductus cysticus
5 Pankreaskopfkarzinom

Lösung
Die Antworten 1, 2 und 5 sind richtig.
Anmerkung:
Punkte 3 und 4: Steine der Gallenblase und des Ductus cysticus verursachen keinen Rückstau von Galle in die Leber.

13 Bauchspeicheldrüse

Bildfragen

❓ Bezeichnen Sie die Anteile der Bauchspeicheldrüse (Nr. 7, 8, 9) und der benachbarten Strukturen!

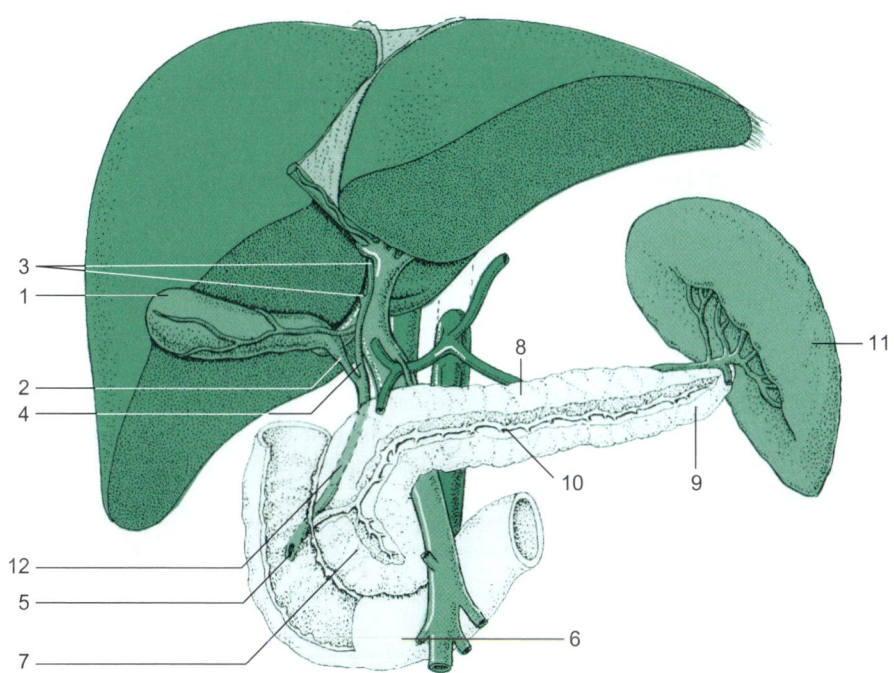

Abb. 13.1 Anatomische Darstellung der Bauchspeicheldrüse und ihrer Nachbarorgane. [L190]

Lösung

1 Gallenblase (Vesica fellea)
2 Gallenblasengang (Ductus cysticus)
3 Lebergallengang (Ductus hepaticus)
4 Gemeinsamer Lebergallengang (Ductus hepaticus communis)
5 Vater-Papille (Papilla duodeni major)
6 Zwölffingerdarm (Duodenum)
7 Kopf der Bauchspeicheldrüse (Caput pancreatis)
8 Körper der Bauchspeicheldrüse (Corpus pancreatis)
9 Schwanz der Bauchspeicheldrüse (Cauda pancreatis)
10 Bauchspeicheldrüsengang (Ductus pancreaticus)
11 Milz (Lien, Splen)
12 Gallengang (Ductus choledochus)

13

Fragen ohne Antwortauswahl

⁇ Geben Sie die Nachbarorgane des Pankreas an!

Antwort
Die Nachbarorgane des Pankreas sind **Magen, Zwölffingerdarm, Milz, linke Niere, linke Nebenniere** und **Gallengang.**

⁇ Was sind die Langerhans-Inseln des Pankreas?

Antwort
Die Langerhans-Inseln (Inselapparat) stellen den **endokrinen Anteil** des Pankreas dar. Hormonproduzierende Zellen sitzen eingebettet in das übrige Bauchspeicheldrüsengewebe, vor allem im Pankreaskörper und -schwanz. Die beiden wichtigsten Hormone, die hier hergestellt werden, sind Insulin und Glukagon.

⁇ Geben Sie die Hauptaufgabe der folgenden Enzyme an!
- **Alpha-Amylase**
- **Protease**
- **Lipase**

Antwort
Alpha-Amylase baut **Kohlenhydrate** ab, und zwar sowohl Stärke als auch Glykogen.
Protease baut **Proteine** ab.
Lipase baut **Fette** ab.

⁇ Wie heißen die beiden wichtigsten Peptidasen des Pankreas?

Antwort
Die beiden wichtigsten Peptidasen des Pankreas heißen **Trypsinogen** und **Chymotrypsinogen.**

⁇ Wo wird Sekretin produziert?

Antwort
Sekretin wird aus der **Schleimhaut** des **Zwölffingerdarms** freigesetzt, und zwar aufgrund des Säureübertritts aus dem Magen.

⁇ Welche Hauptaufgabe hat Sekretin?

Antwort
Sekretin wirkt auf **Pankreas, Galle** und **Magen** ein. Es stimuliert die Produktion und die Abgabe von Pankreassekret, regt die Gallensaftproduktion an und hemmt die Salzsäureproduktion des Magens.

⁇ Warum wird Trypsinogen erst im Duodenum zu Trypsin aktiviert?

Antwort
Trypsin ist ein Verdauungsenzym, das Proteine spaltet. Deshalb darf es erst im Zwölffingerdarm aktiviert werden, um sicherzustellen, dass die Säfte **nicht** das **Pankreas** selbst **schädigen.**

⁇ In welchen Schweregraden kann eine akute Pankreatitis auftreten?

Antwort
Eine akute Pankreatitis kann **alle Schweregrade** von leichter Reizung über mittelschwere bis schwere Erkrankungen, bis hin zu tödlichen Verlaufsformen zeigen.

⁇ Geben Sie die wichtigsten Ursachen für akute Pankreatitis an!

Antwort
Die wichtigsten Ursachen für akute Pankreatitis sind **Alkoholabusus** und **Gallenwegerkrankungen.**

⁇ Bei einem Patienten stellen Sie eine schwere Pankreatitis fest. Wie therapieren Sie?

Antwort
Eine schwere Pankreatitis ist eine unmittelbar lebensbedrohliche Erkrankung. Der Patient muss unverzüglich ins **Krankenhaus** eingewiesen werden.

⁇ Wodurch kann es bei Pankreasinsuffizienz zu voluminösen Stühlen kommen?

Antwort
Bei Pankreasinsuffizienz befinden sich aufgrund einer ungenügenden Produktion von Verdauungssäften **vermehrt unverdaute Nahrungsbestandteile** im Stuhl.

13

? Wodurch kann es zu einer chronischen Pankreatitis kommen?

Antwort

Bei der chronischen Pankreatitis kann es sich um eine **nicht ausgeheilte akute Pankreatitis** handeln oder um eine Entzündung, die sich aufgrund von **Alkoholabusus** oder **Gallenwegerkrankungen** (Steine!) eingestellt hat.

? Welche Beschwerden können bei chronischer Pankreatitis auftreten?

Antwort

Häufige Beschwerden bei chronischer Pankreatitis sind **Malabsorption, Schmerzen, Übelkeit, Erbrechen, Völlegefühl, Meteorismus, Durchfälle** und **voluminöse Stühle.** Seltene Symptome sind Eiweißmangelödeme, Kachexie und Diabetes mellitus.

? Warum kann es beim Pankreaskopfkarzinom zum Ikterus kommen?

Antwort

Die wuchernde Krebsgeschwulst kann die Gallenwege komprimieren und so zu einer **Behinderung** des **Gallenabflusses** führen.

Multiple-choice-Fragen

? Welche Organe sind Nachbarorgane des Pankreas?

1 Magen
2 Zwerchfell
3 Leber
4 Linke Nebenniere
5 Linke Niere
6 Zwölffingerdarm
7 Milz

Lösung

Die Antworten 1, 4, 5, 6 und 7 sind richtig.

? Welche Aussage über das Pankreas ist am zutreffendsten? Bitte nur einen Punkt angeben!

1 Es handelt sich um eine endokrine Drüse.
2 Es handelt sich um eine exokrine Drüse.
3 Es handelt sich um eine gemischte Drüse, die endokrine und exokrine Anteile hat.
4 Es handelt sich um überhaupt keine Drüse, sondern um ein Verdauungsorgan.

Lösung

Antwort 3 ist richtig.

? Welche Substanzen sind im Pankreassaft enthalten?

1 Lipase
2 Pankreozymin
3 Trypsinogen
4 Pepsinogen
5 Chymotrypsinogen
6 Protease
7 Enterokinase
8 Alpha-Amylase

Lösung

Die Antworten 1, 3, 5, 6 und 8 sind richtig.
Anmerkungen:
• Punkt 2: Pankreozymin (Cholezystokinin) kommt aus dem Zwölffingerdarm und veranlasst das Pankreas seine Verdauungssäfte abzugeben.
• Punkt 4: Pepsinogen befindet sich im Magensaft.
• Punkt 7: Enterokinase befindet sich im Duodenum.

? Welche anatomischen Strukturen gehören zum Pankreas?

1 Leydig-Zwischenzellen
2 Inselapparat
3 Langerhans-Inseln

Lösung

Die Antworten 2 und 3 sind richtig.
Anmerkung:
Punkt 1: Die Leydig-Zwischenzellen befinden sich im Hoden.

13

? Welche Hormone stammen aus dem Pankreas?

1 STH
2 Prolaktin
3 Glukagon
4 Insulin
5 Parathormon
6 Progesteron

Lösung
Die Antworten 3 und 4 sind richtig.
Anmerkungen:
- Punkt 1: STH = Somatotropes Hormon. Es stammt aus dem Hypophysenvorderlappen.
- Punkt 2: Prolaktin stammt aus dem Hypophysenvorderlappen.
- Punkt 5: Parathormon stammt aus der Nebenschilddrüse.
- Punkt 6: Progesteron (Gelbkörperhormon) stammt aus dem Eierstock.

? Mögliche Untersuchungsmethoden des Pankreas sind:

1 Amylasebestimmung im Blut
2 Amylasebestimmung im Urin
3 Perkussion
4 Untersuchung des Stuhls auf unverdaute Fette und Eiweiße
5 Untersuchung des Stuhls auf Chymotrypsin
6 Untersuchung des Stuhls auf Insulin

Lösung
Die Antworten 1, 2, 4 und 5 sind richtig.
Anmerkung:
Punkt 6: Die Untersuchung auf Insulin erfolgt im Blut und nicht im Stuhl.

? Mögliche Ursachen für eine akute Pankreatitis sind:

1 Erkrankung der Gallenwege
2 Alkoholabusus
3 Infektionskrankheiten
4 Lungenfibrose
5 Steine im Pankreasgang

Lösung
Die Antworten 1, 2, 3 und 5 sind richtig.
Anmerkung:
Punkt 3: Infektionskrankheiten wie Hepatitis oder Mumps können eine Pankreatitis auslösen.

? Was sind die typischen Beschwerden bei Pankreasinsuffizienz?

1 Gürtelförmige Schmerzen
2 Eingeschränkte Verdauungsleistung
3 Diabetes mellitus
4 Hyperthyreose
5 Gastritis
6 Massenstühle
7 Akromegalie
8 Malabsorption
9 Myeloische Leukämie

Lösung
Die Antworten 1, 2, 3, 6 und 8 sind richtig.
Anmerkung:
Punkt 7: Akromegalie wird hervorgerufen durch eine Überproduktion des Hypophysenvorderlappenhormons STH.

? Welche Aussagen sind richtig?

1 Jede Pankreatitis führt zum Schock.
2 Es gibt auch leichte Formen von Bauchspeicheldrüsenentzündungen, die sich lediglich in eingeschränkten Verdauungsleistungen zeigen.
3 Eine schwere Pankreatitis kann zur Peritonitis führen.
4 Eine schwere akute Pankreatitis kann zu einem „akuten Abdomen" führen.

Lösung
Die Antworten 2, 3 und 4 sind richtig.
Anmerkung:
Punkt 1: Eine Pankreatitis kann zwar zum Schock führen, das heißt aber nicht, dass **jede** Pankreatitis zum Schock führt.

? Geben Sie mögliche Schmerzlokalisationen bei chronischer Pankreatitis an!

1 Oberbauch
2 Linker Brustkorb in den linken Arm ausstrahlend
3 Hinter dem Sternum
4 Gürtelförmiger Schmerz
5 Oberbauch in den Rücken ausstrahlend
6 Rechter Unterbauch in die Genitalgegend ausstrahlend
7 Oberbauch in den gesamten Bauchraum ausstrahlend
8 Oberbauch und Lendengegend

Lösung
Die Antworten 1, 4, 5, 7 und 8 sind richtig.
Anmerkungen:
• Punkt 2: Der geschilderte Schmerz ist typisch für Herzerkrankungen.
• Punkt 3: Der geschilderte Schmerz ist typisch für Speiseröhrenerkrankungen.

? Welche Beschwerden treten bei Pankreaskrebs auf?

1 Oberbauchschmerzen
2 Verdauungsbeschwerden wie Meteorismus und Durchfälle
3 Ikterus mit Fieber
4 Ikterus ohne Fieber

Lösung
Die Antworten 1, 2 und 4 sind richtig.

? Welche Spätsymptome können bei Pankreaskrebs auftreten?

1 Gewichtszunahme
2 Lymphknotenschwellung
3 Eisenmangelanämie
4 CRP-Anstieg
5 Polyzythämie
6 Aplastische Anämie
7 Kachexie
8 Nephrotisches Syndrom

Lösung
Die Antworten 2, 3, 4 und 7 sind richtig.
Anmerkungen:
• Punkt 1: Typisch ist eine Gewichtsabnahme.
• Punkt 5: Polyzythämie = Zunahme der Erythrozyten, Leukozyten, Thrombozyten.
• Punkt 6: Aplastische Anämie = Blutbildungsstörung.
• Punkt 8: Nephrotisches Syndrom = Eiweißverlustniere.

13

14 Endokrinologie

Bildfragen

? Bezeichnen Sie die Anteile der Hypophyse!
Zählen Sie wichtige Hormone des HVL (Hypophysenvorderlappen) auf!
Nennen Sie Hormone, die im Hypothalamus produziert, im HHL (Hypophysenhinterlappen) gespeichert und bei Bedarf an das Blut abgegeben werden!

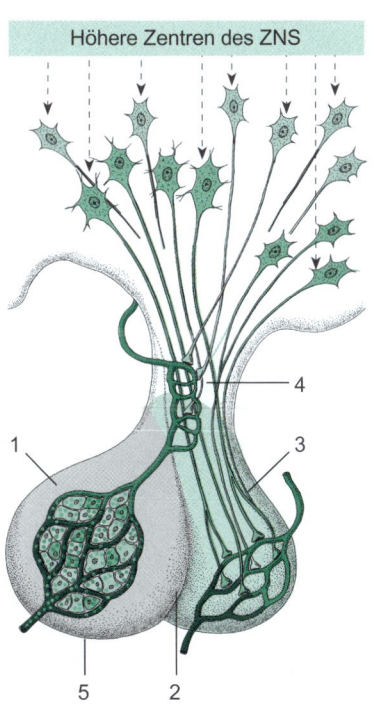

Abb. 14.1 Anatomischer Aufbau der Hirnanhangsdrüse (Hypophyse). [L190]

Lösung

1 Hypophysenvorderlappen (Adenohypophyse, Lobus anterior)
2 Zwischenlappen (Pars intermedia)
3 Hypophysenhinterlappen (Neurohypophyse, Lobus posterior)
4 Hypophysenstiel (Infundibulum)
5 Kapsel (Capsula glandularis)

Zählen Sie wichtige Hormone des HVL auf!

ACTH, adrenokortikotropes Hormon
TSH, thyreotropes Hormon, Thyreotropin
FSH, follikelstimulierendes Hormon
LH, luteinisierendes Hormon
Prolaktin, früher: LTH, luteotropes Hormon
STH, somatotropes Hormon, Somatotropin
MSH, melanozytenstimulierendes Hormon, Melanotropin

Nennen Sie wichtige Hormone, die im Hypothalamus produziert, im HHL gespeichert und bei Bedarf ans Blut abgegeben werden!

Oxytocin, Adiuretin, ADH, ADH, Vasopressin

14

? **Bezeichnen Sie die Niere und die Anteile der Nebenniere!**
Beschreiben Sie die Form der rechten und der linken Nebenniere!
Welche drei Hormongruppen unterscheidet man in der Rindenschicht von außen nach innen?
Nennen Sie die wichtigsten Hormone des Nebennierenmarks!

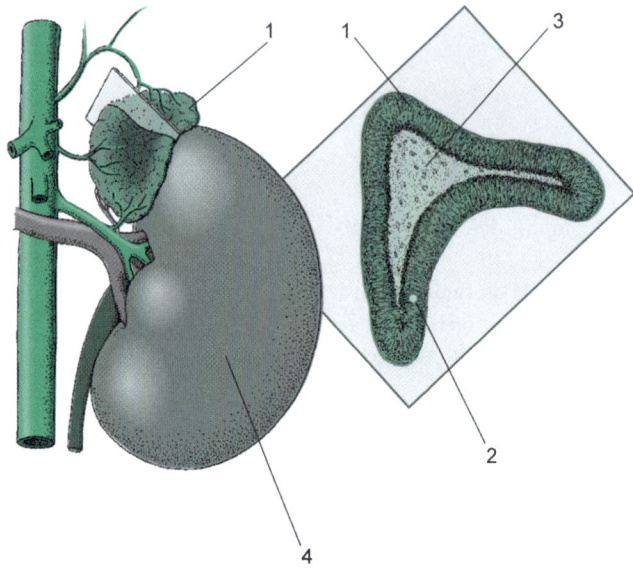

Abb. 14.2 Anatomischer Aufbau der Nieren mit Nebennieren. [L190]

Lösung
1 Nebenniere (Glandula suprarenalis)
2 Nebennierenrinde (Cortex glandulae suprarenalis)
3 Nebennierenmark (Medulla glandulae suprarenalis)
4 Niere (Ren)

Beschreiben Sie die Form der rechten und linken Nebenniere!

Rechte Nebenniere: dreieckig bzw. bischofsmützenförmig
Linke Nebenniere: halbmondförmig

Welche Hormongruppen unterscheidet man in der Rindenschicht von außen nach innen?

a **Mineralstoffwechselhormone** (Mineralokortikoide)
b **Zuckerstoffwechselhormone** (Glukokortikoide)
c **Männlich prägende Hormone** (Androgene)

Nennen Sie die wichtigsten Hormone des Nebennierenmarks!

a **Adrenalin**
b **Noradrenalin**

Fragen ohne Antwortauswahl

? Zählen Sie die Hormondrüsen auf!

Antwort
Hypothalamus
Hirnanhangsdrüse (Hypophyse)
Zirbeldrüse (Epiphyse)
Schilddrüse (Glandula thyreoidea)
Nebenschilddrüsen (Glandulae parathyroideae)
Nebennieren (Glandulae suprarenales)
Inselapparat des Pankreas (Langerhans-Inseln)
Männliche Keimdrüsen (Testes)
Weibliche Keimdrüsen (Ovarien und Plazenta)

? Welche Wirkung haben Releasing-Hormone?

Antwort
Die Releasing-Hormone (Freisetzungshormone, Liberine) regen den **HVL** (Hypophysenvorderlappen) an, seine **Hormone auszuschütten.**

? Wo werden Releasing-Hormone produziert?

Antwort
Die Releasing-Hormone werden im **Hypothalamus** produziert.

? Grenzen Sie die Wirkungen von Oxytocin und Prolaktin gegeneinander ab!

Antwort
Oxytocin wirkt auf die glatte Muskulatur von Gebärmutter und Brustdrüsen. Während der Geburt veranlasst es die Gebärmutter zur **Wehentätigkeit.** Die Brustdrüsen regt es zu **Milchausschüttung** an. **Prolaktin** regt das **Brustdrüsenwachstum** an und setzt die **Milchproduktion** in Gang.

? Wie wird das antidiuretische Hormon noch bezeichnet?

Antwort
Adiuretin, ADH und **Vasopressin.**

? Welche Aufgabe hat das antidiuretische Hormon?

Antwort
Adiuretin veranlasst die Nierentubuli **Wasser zurückzuholen.** Außerdem wirkt es vasokonstriktiv (gefäßzusammenziehend) auf Arterien, Venolen und Kapillaren.

? Geben Sie die Lage und Größe der Hypophyse an!

Antwort
Die Hypophyse liegt im **Türkensattel** des **Keilbeins.** Der Türkensattel ist oben durch eine Platte der harten Hirnhaut („Zwerchfell des Türkensattels") abgedeckt, die allerdings eine Durchtrittsstelle für den Hypophysenstiel besitzt, der die Hypophyse mit dem Hypothalamus verbindet.
Die Hypophyse ist ungefähr **kirschkerngroß** und wiegt **weniger** als **1 g.**

? Geben Sie weitere Bezeichnungen für die folgenden Hormone an: STH, MSH, FSH, LH, ACTH und TSH!

Antwort
STH (somatotropes Hormon, Somatotropin)
MSH (melanozytenstimulierendes Hormon, Melanotropin)
FSH (follikelstimulierendes Hormon)
LH (luteinisierendes Hormon)
ACTH (adrenokortikotropes Hormon, Kortikotropin)
TSH (thyreotropes Hormon, Thyreotropin)

? Geben Sie die Wirkung von STH (somatotropes Hormon) an! Wie wirkt sich eine Überproduktion vor und wie nach der Pubertät aus?

Antwort
STH **regt** das **Körperwachstum** an. Eine Überproduktion **vor** der Pubertät führt zu **Riesenwuchs** (Gigantismus); eine Überproduktion **nach** der Pubertät zu **Akromegalie.**

14

☐ Geben Sie die Wirkung von MSH (melanozytenstimulierendes Hormon) an!

Antwort
Die Wirkung von MSH kennt man erst aus Tierversuchen. Hier konnte man nachweisen, dass es eine **stimulierende** Wirkung auf die **Melanozyten** (pigmentbildende Zellen) hat.

☐ Geben Sie die Aufgabe von FSH (follikelstimulierendes Hormon) und LH (luteinisierendes Hormon) getrennt für Frauen und Männer an!

Antwort
Bei Frauen:
FSH wirkt auf die Reifung des Bläschenfollikels im Eierstock.
LH wirkt auf den Eisprung ein und auf den Umbau des gesprungenen Bläschenfollikels in den Gelbkörper.
Bei Männern:
FSH fördert die Ausreifung der Spermien.
LH wirkt auf die Androgenbildung in der NNR ein und auf die Testosteronbildung in den Leydig-Zwischenzellen der Hoden.

☐ Wie wirkt sich ein Mangel von FSH und LH aus?

Antwort
Bei Mangel an FSH und LH kommt es zum **sexuellen Infantilismus.** Das heißt, dass die Betroffenen keine Pubertät durchlaufen. Die sekundären Geschlechtsmerkmale sind nicht ausgeprägt. Bei der Frau kommt es also nicht zu einer Brustentwicklung und die Regel bleibt aus. Beim Mann erfolgt kein Bartwuchs, und die Stimme bleibt hoch.

☐ Geben Sie die Wirkung von ACTH (adrenokortikotropes Hormon) an!

Antwort
ACTH **wirkt** auf die **Nebennierenrinde** (NNR) ein, indem es ihr Wachstum stimuliert und die Bildung und Absonderung der Glukokortikoide (Kortison und Kortisol) anregt. Bei ACTH-Mangel kommt es zur Atrophie der NNR.

☐ Geben Sie die Wirkung von TSH (thyreotropes Hormon) an!

Antwort
TSH **wirkt** auf die **Schilddrüse** ein, indem es ihr Wachstum anregt und sie zur Bildung und Freisetzung ihrer Schilddrüsenhormone stimuliert.

☐ Wie heißt die Fachbezeichnung für Zirbeldrüse? Wofür wird diese Bezeichnung noch benutzt?

Antwort
Die Zirbeldrüse wird noch als **Epiphyse** und **Corpus pineale** bezeichnet.
Der Begriff Epiphyse wird noch für das **Gelenkende** der **Röhrenknochen** benutzt.

☐ Welche Aufgaben hat die Zirbeldrüse?

Antwort
Die Zirbeldrüse stellt das Hormon **Melatonin** her.

☐ Worum handelt es sich bei Pubertas praecox?

Antwort
Bei Pubertas praecox handelt es sich um eine **vorzeitige Geschlechtsreife,** bei der es zu einer zu frühen Geschlechtsentwicklung mit den Zeichen der sexuellen Reife kommt. Bei Knaben spricht man von vorzeitiger Geschlechtsreife, wenn diese vor dem 10. (8.) und bei Mädchen vor dem 8. (6.) Lebensjahr einsetzt.

☐ Welche Rolle spielt die Zirbeldrüse bei Pubertas praecox?

Antwort
Schüttet die Zirbeldrüse **nicht genug Melatonin** aus, so kann es zur vorzeitigen Geschlechtsreife (Pubertas praecox) kommen.
Erwähnt werden soll noch, dass bei der vorzeitigen Geschlechtsentwicklung nicht nur die Zirbeldrüse eine Rolle spielen kann, sondern auch der Hypothalamus, Hirntumoren, Hydrozephalus oder Tumoren, die Gonadotropin produzieren (Hepatom).

? Wie ist die Schilddrüse anatomisch aufgebaut?

Antwort

Die Schilddrüse hat eine **Schmetterlingsform.** Sie besteht aus einem **rechten** und einem **linken Lappen,** die durch eine **Brücke** (Isthmus) miteinander verbunden sind.

? Durch welche Hormone übergeordneter Drüsen wird die Schilddrüse angeregt? Wo werden diese Hormone jeweils gebildet?

Antwort

- **TRH** (= Thyreotropin-Releasing-Hormon; Freisetzungshormon) aus dem Hypothalamus
- **TSH** (= Thyreotropin, thyreotropes Hormon) aus dem HVL (Hypophysenvorderlappen)

? Wozu benötigt die Schilddrüse Jod?

Antwort

Die Schilddrüse benötigt Jod, damit sie ihre **Hormone** T_3 und T_4 **produzieren** kann.

? Was ist der Grundumsatz?

Antwort

Mit Grundumsatz bezeichnet man den **Ruheumsatz,** das heißt, den Energieumsatz, den der nüchterne, ruhende Körper verbraucht, um seine Grundfunktionen (Atmung, Herzschlag, Stoffwechsel) aufrechterhalten zu können.

Der Grundumsatz ist abhängig von Geschlecht, Alter, Körperoberfläche und von den Schilddrüsenhormonen.

? Geben Sie an, welcher Teil der gesunden Schilddrüse (rechter und linker Lappen, Isthmus) der Palpation zugänglich ist!

Antwort

Von der gesunden Schilddrüse ist vor allem die **Brücke** (Isthmus) der Palpation zugänglich, da der rechte und linke Lappen weitgehend unter dem Kopfdrehermuskel (M. sternocleidomastoideus) liegen.

? Welche Veränderungen der Schilddrüse weisen auf Schilddrüsenkrebs hin?

Antwort

Grundsätzlich ist **jeder Knoten** verdächtig!

Prognostisch ungünstige Zeichen bei Knoten sind derbe Beschaffenheit, schlechte Verschieblichkeit und Verbackensein mit der Haut.

? Kommt es bei Schilddrüsenkrebs eher zu einer Überfunktion oder zu einer Unterfunktion der Schilddrüse?

Antwort

Bei Schilddrüsenkrebs kann eine normale Konzentration von Schilddrüsenhormonen im Blut vorliegen **(euthyreote Lage),** aber es kann auch eine **Schilddrüsenunterfunktion, seltener** auch eine **Schilddrüsenüberfunktion** bestehen.

? Was ist ein Schilddrüsenszintigramm?

Antwort

Zur Anfertigung eines Szintigramms bekommt der Patient **radioaktives Jod** verabreicht. Da fast alles Jod, das man dem Körper zuführt, in der Schilddrüse gespeichert wird, wird auch dieses radioaktive Jod in die Schilddrüse transportiert.

Die nun von der Schilddrüse ausgehende Strahlung kann mittels einer Gammakamera aufgezeichnet werden. Die Darstellung der Strahlen erfolgt mittels eines Szintiscanners, der eine Strichmarkierung auslöst. So kann nun ein der **Aktivitätsverteilung** entsprechendes **Strichebild** entstehen.

? Was kann mit einem Szintigramm festgestellt werden?

Antwort

Mit einem Szintigramm können **kalte** und **heiße Knoten** festgestellt werden.

? Worauf weisen kalte und heiße Knoten in einem Szintigramm hin?

14

14

Antwort
Kalter Knoten:
Er zeigt einen Bezirk in der Schilddrüse an, in dem die zugeführte radioaktive Substanz nicht oder nur vermindert gespeichert wird. Als mögliche Ursachen kommen **Zysten,** Blutungen, Entzündungen, **maligne Tumoren,** Metastasen, Verkalkungen und hormonell inaktive Adenome in Betracht.
Heißer Knoten:
Ein heißer Knoten weist auf eine lokal vermehrte Hormonproduktion oder Hormonspeicherung hin. Das ist bei einem **Adenom** und **selten** auch bei einem hormonaktiven, **bösartigen** Knoten der Fall.

? Darf ein Heilpraktiker eine Schilddrüsenhormonmessung im Blut veranlassen?

Antwort
Ja.

? Geben Sie die Wirkung des Parathormons an!

Antwort
Parathormon **hebt** den **Blutkalziumspiegel,** indem es Kalzium aus dem Knochen herauslöst, für die Resorption des Kalziums aus der Nahrung sorgt und die Rückresorption von Kalzium in den Nieren steigert.

? Geben Sie die Wirkung von Kalzitonin an!

Antwort
Kalzitonin **senkt** den **Blutkalziumspiegel,** indem es Kalzium in den Knochen einlagert und die Kalziumausscheidung durch die Nieren steigt. Damit sind Parathormon und Kalzitonin Gegenspieler.

? Wo liegt die Bildungsstätte des Parathormons?

Antwort
Parathormon wird in der **Nebenschilddrüse** gebildet.

? Welches Vitamin spielt beim Knochenauf- und Knochenabbau eine wichtige Rolle?

Antwort
Vitamin D (Knochenvitamin).

? Durch welche übergeordnete Drüse wird die Nebenschilddrüse gesteuert?

Antwort
Die Nebenschilddrüse wird durch **keine** übergeordnete Drüse gesteuert, sondern sie arbeitet **autonom.**
Die Regelung der Ausschüttung von Parathormon erfolgt über den Blutkalziumspiegel. Sinkt der Kalziumspiegel des Blutes ab, so regt das die Nebenschilddrüse an, ihr Parathormon abzugeben. Steigt der Kalziumspiegel wieder an, so stellt die Nebenschilddrüse die Parathormonabgabe ein.

? Welche Hormone und Vitamine spielen bei der Regelung des Blutkalziumspiegels eine Rolle?

Antwort
Parathormon, Kalzitonin, Vitamin D.

? Zählt der Thymus zu den Hormondrüsen?

Antwort
Nein, er wird heute zu den lymphatischen Organen gezählt.

? Ist die Nebenniere eine endo- oder exokrine Drüse?

Antwort
Die Nebenniere ist eine **endokrine Drüse.**

? Geben Sie die drei Schichten der Nebennierenrinde von außen nach innen an! Nennen Sie zu jeder Schicht die jeweilige Hauptgruppe von Hormonen, die hier produziert wird! Geben Sie des Weiteren zu jeder Hauptgruppe von Hormonen den Hauptvertreter an und dessen wichtigste Aufgabe!

Antwort
Schichten der Nebennierenrinde von außen nach innen:
• **Außenschicht** (Zona glomerulosa)
Mineralstoffwechselhormone (Mineralokortikoide)
Hauptvertreter: **Aldosteron**
Hauptaufgabe: **Regulierung des Salz- und Wasserhaushalts**
• **Mittelschicht** (Zona fasciculata)

Zuckerstoffwechselhormone (Glukokortikoide)
Hauptvertreter **Kortisol**
Hauptaufgabe: **Anstieg des Blutzuckerspiegels**
- **Innenschicht** (Zona reticularis)
Androgene (männlich prägende Hormone)
Hauptvertreter: **Testosteron**
Hauptaufgabe: **Anregung der Ausbildung der männlich prägenden sekundären Geschlechtsmerkmale**

? Liegen die Nebennieren intra- oder retroperitoneal?

Antwort
Die Nebennieren liegen **retroperitoneal.**

? Welche Form hat die linke Nebenniere, welche die rechte?

Antwort
Linke Nebenniere: **halbmondförmig.** Rechte Nebenniere: **dreieckig,** bzw. **bischofsmützenförmig.**

? Welches sind die beiden bekanntesten Hormone des Nebennierenmarks?

Antwort
Adrenalin und **Noradrenalin.**

? Warum spielt Adrenalin als Notfallmedikament eine wichtige Rolle?

Antwort
Adrenalin wirkt durch Verengung der peripheren Arterien **blutdrucksteigernd.** Es **beschleunigt** den **Herzschlag** und hebt den **Blutzuckerspiegel an.**

? Welches Hormon des Hypophysenvorderlappens wirkt auf die Nebennierenrinde ein?

Antwort
ACTH (adrenokortikotropes Hormon).

? Geben Sie wichtige Wirkungen von Kortisol an!

Antwort
Kortisol ist **antiallergisch** und **antientzündlich.** Darüber hinaus wirkt es **steigernd** auf den **Blutzucker-**

spiegel, den **Blutdruck** und die **Magensaftproduktion.** Des Weiteren **setzt** es die **Eosinophilen** im Blut **herab.**

? Wie heißt der endokrine Anteil des Pankreas?

Antwort
Der endokrine Anteil des Pankreas wird als **Inselapparat** oder **Langerhans-Inseln** bezeichnet.

? Welches sind die beiden wichtigsten Hormone des Pankreas und welche Hauptaufgabe haben sie?

Antwort
Insulin wirkt **blutzuckersenkend. Glukagon** wirkt **blutzuckersteigernd.**

? Worum handelt es sich bei der Simmonds-Krankheit?

Antwort
Mit Simmonds-Krankheit bezeichnet man eine **Unterfunktion** der Hypophyse.

? Geben Sie mögliche Ursachen für HVL-Insuffizienz (Hypophysenvorderlappeninsuffizienz) an!

Antwort
Ursachen für HVL-Insuffizienz können eine Zerstörung oder Verdrängung von HVL-Gewebe sein, z. B. durch **Tumoren** oder **Adenome.** Aber auch **Hirnblutungen, Hirnthrombosen** oder **Entzündungen** im Bereich des HVL können eine Rolle spielen. Gerade bei Kindern und Jugendlichen kann manchmal keine Ursache der Erkrankung festgestellt werden.

? Geben Sie Beschwerden bei HVL-Insuffizienz an!

Antwort
Der Mangel an HVL-Hormonen führt zu einer **mangelhaften Stimulation** der **Schilddrüse,** der **NNR** und der **Keimdrüsen.** Das führt zur Abnahme des Grundumsatzes, zu Hypotonie, Blässe, Amenorrhö, Müdigkeit, Antriebsschwäche und Kälteempfindlichkeit.

14

14

? Geben Sie die durchschnittliche Körpergröße bei hypophysär bedingtem Minderwuchs an!

Antwort

Es wird eine Körpergröße von **ungefähr 1,40 m** erreicht.

? Beschreiben Sie das Erscheinungsbild bei hypophysär bedingtem Minderwuchs! Geben Sie auch an, ob dabei die Intelligenz beeinträchtigt ist!

Antwort

Es kommt zu einem **wohlproportionierten Körperbau,** nur die Hände und Füße sind etwas klein und der Kopf ist etwas vergrößert.
Die **Intelligenzentwicklung** ist **normal.**

? Angenommen, die Hypophyse schüttet zuviel ADH aus, welche Wirkung hat das in den Nieren? Wie heißt das Krankheitsbild, das sich entwickelt?

Antwort

Eine Überproduktion von ADH bewirkt, dass in den Nierentubuli **vermehrt Wasser zurückgeholt** wird.
Dies führt zum Krankheitsbild der **Wasservergiftung** (Wasserintoxikation), bei der es zur Überwässerung, vor allem der Lunge kommt.

? Angenommen, die Hypophyse schüttet zu wenig ADH aus, welche Wirkung hat das in den Nieren? Wie heißt das Krankheitsbild, das sich entwickelt?

Antwort

Eine Unterproduktion von ADH bewirkt, dass in den Nierentubuli **zu wenig Wasser zurückgeholt** wird.
Dies führt zum Krankheitsbild der **Wasserharnruhr** (Diabetes insipidus), bei der große Mengen Harn ausgeschieden werden und es deshalb zu verstärktem Durstgefühl kommt.

? Was ist der Morbus Basedow?

Antwort

Mit Morbus Basedow bezeichnet man eine **Schilddrüsenüberfunktion,** die als Leitsymptome die Merseburger Trias aufweist. Es handelt sich um eine Autoimmunerkrankung.

? Was ist die Merseburger Trias?

Antwort

Unter der Merseburger Trias versteht man: **Struma, Tachykardie** und **Exophthalmus.**

? Bei einem Patienten diagnostizieren Sie eine leichte Schilddrüsenüberfunktion. Dürfen Sie therapieren? Falls ja, wie würden Sie therapieren?

Antwort

Ja. Bei einer Schilddrüsenüberfunktion können **allgemein entspannende Maßnahmen** wie Meditation und autogenes Training durchgeführt werden. Des Weiteren können Homöopathie, Neuraltherapie, Akupunktur und andere naturheilkundliche Therapien zum Einsatz kommen. Bewährte **pflanzliche Mittel** sind Wolfstrapp (Lycopus virginicus) und Herzgespann (Leonurus cardiaca). Es können aber auch allgemein beruhigende Pflanzen wie Baldrian und Melisse eingesetzt werden.
Der Patient muss lernen, mit Stress, Angst und Ärger umzugehen. Er soll direkte Sonnenbestrahlung, das Hochgebirge und jodhaltige Meeresluft meiden.

? Was ist ein autonomes toxisches Adenom der Schilddrüse?

Antwort

Mit einem **autonomen Adenom** bezeichnet man eine **gutartige Vermehrung** des Schilddrüsengewebes, das sich nicht aufgrund einer vermehrten Anregung durch TSH des HVL oder durch TRH (= Freisetzungshormon) gebildet hat, sondern autonom durch die Schilddrüse entstanden ist.
Mit einem autonomen **toxischen** Adenom meint man, dass eine **hyperthyreote** Stoffwechsellage vorliegt, d.h. dass die Schilddrüse vermehrt Hormone produziert.

? Welche Ursachen ziehen Sie bei einer Schilddrüsenüberfunktion in Betracht?

Antwort

Eine **autonome** Überproduktion von Schilddrüsenhormonen durch die Schilddrüse aufgrund von **Stress,** Aufregung oder Angst. Vermehrte **Einnahme** von **Schilddrüsenhormonen,** Störungen im ge-

14

samten hormonellen System, vor allem in Zeiten **hormoneller Umstellung** wie Schwangerschaft, Pubertät und Klimakterium.

Es muss aber auch an eine übermäßige Stimulierung durch den **HVL** mittels TSH und des **Hypothalamus** durch TRH-Anstieg gedacht werden (Adenom, Tumor, Hyperplasie).

? Worum handelt es sich bei Kretinismus?

Antwort
Kretinismus ist eine **angeborene, schwere Schilddrüsenunterfunktion.** Es kommt zu schweren Intelligenzdefekten und Minderwuchs mit gedrungenem Körperbau und kurzen Extremitäten. Darüber hinaus können die Zeichen einer Schilddrüsenunterfunktion auftreten.

? Welche Ursachen können Kretinismus zugrunde liegen?

Antwort
Ursache des Kretinismus kann ein schwerer **Schilddrüsenhormonmangel** der **Mutter** während der Schwangerschaft sein, der seinen Grund wiederum in einem Jodmangel oder in einer Hypothyreose der Mutter haben kann.

Weitere Ursachen von Kretinismus sind **Jodfehlverwertung** des Feten und eine **unzureichende Anlage** der **Schilddrüse.**

? Geben Sie mögliche Ursachen einer sekundären Hypothyreose an!

Antwort
Bei der sekundären Hypothyreose liegt die Ursache für die Schilddrüsenunterfunktion nicht in der Schilddrüse selbst, sondern im **HVL,** der zuwenig **TSH** produziert, oder im **Hypothalamus,** der zuwenig **TRH** (= Thyreotropin-Releasing-Hormon) produziert. Gründe hierfür können ein Adenom, ein Tumor oder eine Kopfverletzung sein.

? Geben Sie die schulmedizinische Therapie bei schwerer Hypothyreose an!

Antwort
Es werden die fehlenden **Schilddrüsenhormone substituiert.**

? Darf der Heilpraktiker bei Hypothyreose behandeln?

Antwort
Ja. Sollte sich jedoch herausstellen, dass Schilddrüsenhormone substituiert werden müssen, so ist der Patient an den Arzt zu verweisen.

? Bei der Untersuchung einer Patientin stellen Sie eine Struma fest. Welche Störungen können dem zugrunde liegen?

Antwort
Jodmangel:
Der Jodmangelkropf kommt vor allem in Gebirgsgegenden mit Jodmangel vor.
Die Schilddrüsenvergrößerung wird durch eine verstärkte TSH-Ausschüttung des HVL hervorgerufen; wegen der ungenügend vorhandenen Schilddrüsenhormone. Sie stellt den Versuch des Körpers dar, trotz eines verminderten Angebots an Jod, noch eine ausreichende Versorgung mit Schilddrüsenhormonen zu gewährleisten.
Blande (euthyreote) Struma:
Trotz vorliegender Struma besteht im Körper eine normale Versorgung mit Schilddrüsenhormonen. Die Struma ist nicht entzündlich und nicht maligne.
Hypothyreose:
Die Struma tritt bei einer Unterversorgung des Körpers mit Schilddrüsenhormonen auf.
Hyperthyreose:
Die Struma tritt bei einer Überproduktion von Schilddrüsenhormonen auf.
Thyreoiditis (Hashimoto-Thyreoiditis):
Es bildet sich eine derbe Struma ohne Knoten. Durch Autoimmunvorgänge kommt es zur fortschreitenden Zerstörung des Schilddrüsenparenchyms. Die Erkrankung tritt meist bei Frauen jenseits des 40. Lebensjahrs auf. Meist bestehen Anämie, beschleunigte BKS (Blutkörperchensenkung) und eine Erhöhung der Cholesterinwerte. Im Blut können Autoantikörper gefunden werden.
Schilddrüsenmalignom:
Es kommt zum schnellen Wachstum eines derben, schmerzlosen Knotens, der schlecht verschieblich ist. Es kann zu Heiserkeit und einer Horner-Symptomen-Trias bei erhaltener Schilddrüsenfunktion kommen.

14

Medikamente:
Eine Struma kann sich ausbilden bei Einnahme von stark jod- oder schwefelhaltigen Präparaten, Salizylaten, Lithium und Perchlorat.

? Was ist eine retrosternale Struma?

Antwort
Eine retrosternale Struma ist eine Wucherung von Schilddrüsengewebe, die sich **hinter** dem **Brustbein** ausbreitet.

? Zu welchen Funktionseinschränkungen an anderen Organen kann eine retrosternale Struma führen?

Antwort
Eine retrosternale Struma kann zu **Atem-** und **Schluckbeschwerden** führen.

Größere Strumen können zur Einengung der Luftröhre („Säbelscheidenluftröhre") führen. Bei stärkerer Einschränkung kommt es zu Atemnot und ziehenden (stridorösen) Atemgeräuschen. In seltenen Fällen wird der Kehlkopfnerv (N. recurrens) in Mitleidenschaft gezogen, sodass es zu Heiserkeit kommt.

? Wodurch kann es zu einer akuten Schilddrüsenentzündung kommen?

Antwort
Akute Schilddrüsenentzündungen werden meist von **Bakterien** verursacht.

? Welche Beschwerden treten bei einer akuten Schilddrüsenentzündung auf?

Antwort
Bei einer akuten Schilddrüsenentzündung kommt es zu den klassischen **Entzündungszeichen** Rötung, Schwellung, Hitze, **Schmerz**. Darüber hinaus bestehen Fieber, **Leukozytose** mit Linksverschiebung und **beschleunigte BKS**. Meist bestehen **Druckempfindlichkeit** der Schilddrüse und **Schluckbeschwerden**.

? Geben Sie die gefürchtete Folge einer länger bestehenden chronischen Schilddrüsenentzündung an!

Antwort
Anfangs wird die chronische Schilddrüsenentzündung von dem Betroffenen nicht bemerkt. Es kommt zur Bildung von Autoantikörpern gegen Schilddrüsengewebe. Dadurch wird die Schilddrüse immer mehr zerstört, bis es zu deutlichen Zeichen der **Hypothyreose** kommt. In diesem Stadium ist im Allgemeinen aber das Gewebe schon irreparabel zerstört.

? Schildern Sie, wie das Chvostek-Zeichen geprüft wird!

Antwort
Das Chvostek-Zeichen wird geprüft, indem man die Region **vor** dem **Ohr beklopft.** Bei einem positiven Befund kommt es daraufhin zu Zuckungen im Versorgungsbereich des Gesichtsnervs (N. facialis, VII. Hirnnerv). Zuckt es lediglich in den Mundwinkeln, so ist dies ein Hinweis auf eine vegetative Übererregbarkeit.

? Kommt es bei einer Überfunktion der Nebenschilddrüse zu einem zu hohen oder zu einem zu niedrigen Blutkalziumspiegel?

Antwort
Eine Überfunktion der Nebenschilddrüse führt zu einer erhöhten Parathormonausschüttung. Da Parathormon den Blutkalziumspiegel anhebt, kommt es zu einem **zu hohen Blutkalziumspiegel.**

? Welche Beschwerden können sich bei einem zu niedrigen Blutkalziumspiegel einstellen?

Antwort
Ein zu niedriger Blutkalziumspiegel führt zu einer **gesteigerten neuromuskulären Erregbarkeit.** Bei nur leicht erniedrigten Werten kommt es zu Parästhesien, bei ausgeprägteren zu **Krämpfen** bis hin zu **epileptischen Anfällen.**

? Welche Beschwerden können sich bei einem zu hohen Blutkalziumspiegel einstellen?

Antwort
Ein zu hoher Blutkalziumspiegel kann mit einem **verstärkten Knochenabbau** einhergehen. Es kann zu ungeordnetem Knochenwachstum mit Bildung von Knochenzysten und zu häufigen Knochenbrüchen

kommen. In den **Nieren** können sich **Kalziumsteine** bilden. In atheromatös veränderte Gefäße kann Kalk eingelagert werden, wodurch es zur **Arteriosklerose** kommt. Der erhöhte Blutkalziumspiegel kann eine **Leistungsminderung** zur Folge haben, da Kalzium die Erregbarkeit von Nerven und Muskeln herabsetzt.

? Wodurch kann ein Cushing-Syndrom bzw. ein Morbus Cushing grundsätzlich ausgelöst werden?

Antwort
Die häufigste Ursache liegt in einer **vermehrten äußeren Zufuhr** mittels Medikamente. Daneben kommen als seltene Ursachen noch Adenome, Tumoren und Hyperplasien der **NNR (Nebennierenrinde),** des **Hypothalamus** und des **Hypophsenvorderlappens** vor. Außerdem gibt es das paraneoplastische Cushing-Syndrom, das durch ACTH-bildende (ACTH = adrenokortikotropes Hormon) Tumorzellen entsteht.

? Welche Ursache liegt den blauroten Streifen (Striae) zugrunde, die beim Cushing-Syndrom auftreten können?

Antwort
Es handelt sich um eine **Schädigung** der **elastischen Fasern** des **Bindegewebes.** Die anfangs bläulich-rötlichen Streifen werden später weißlich.

? Welche Störung liegt dem Morbus Addison zugrunde?

Antwort
Dem Morbus Addison liegt ein **Mangel** an **Nebennierenrinden-Hormonen** (vor allem Kortisol und Aldosteron) zugrunde.

? Welches sind die wichtigsten Beschwerden, die bei Morbus Addison auftreten?

Antwort
Äußerlich ist oft eine Zunahme der **Pigmentierung** an Haut und Schleimhaut festzustellen. Es kommt zu allgemeiner **Schwäche** mit **Antriebsmangel, Bradykardie** und **Hypotonie.** Zudem treten **gastrointestinale Beschwerden** wie Übelkeit, Erbrechen,

Obstipation und Diarrhö durch verminderte Magensaftproduktion auf.

? Welche Ursache liegt dem Conn-Syndrom zugrunde?

Antwort
Beim Conn-Syndrom liegt in der **Nebennierenrinde** ein **Adenom,** eine **Hyperplasie** oder in äußerst seltenen Fällen ein **Karzinom** vor, das zu einer **vermehrten Bildung** von **Aldosteron** führt.

? Welches sind die wichtigsten Beschwerden, die beim Conn-Syndrom auftreten?

Antwort
Der Anstieg von Aldosteron im Körper führt zum **Kaliumverlust** (Hypokaliämie), der seinerseits zu Obstipation und Muskelschwäche, eventuell bis hin zu zeitweise auftretenden Lähmungserscheinungen führen kann. Außerdem kann es zu kardialen Symptomen wie Herzinsuffizienz, Extrasystolen und Tachykardie kommen.

Die beim Conn-Syndrom ebenfalls auftretende Natrium-Retention hat eine **Hypertonie** mit vermehrtem Durstgefühl zur Folge.

? Welche Ursache liegt dem Phäochromozytom zugrunde?

Antwort
Beim Phäochromozytom kommt es aufgrund eines gut- oder bösartigen **Tumors** des **NNM** zu einer **Überproduktion** von **Adrenalin** und meist auch von **Noradrenalin.**

? Welches sind die wichtigsten Beschwerden, die beim Phäochromozytom auftreten?

Antwort
Durch die ständige oder zeitweise Überschwemmung des Körpers mit Adrenalin und Noradrenalin kommt es zu einer **dauerhaften** oder **zeitweisen Hypertonie.** Es kann zu gefährlichen **Blutdruckkrisen** kommen. Daneben kann es zu einer gesteigerten Stoffwechsellage mit Schweißausbruch, Hyperglykämie, Herzklopfen und Unruhe kommen.

14

14

? Welche Ursache liegt dem androgenitalem Syndrom zugrunde?

Antwort
Beim adrenogenitalen Syndrom kommt es aufgrund eines **erblichen Defekts,** eines **Adenoms** oder eines **Karzinoms** zu einem **Anstieg** der **Androgene.**

? Wie ist das Erscheinungsbild des adrenogenitalen Syndroms bei Jungen, bei Mädchen und wie bei Frauen?

Antwort
Jungen:
Es kommt zu einer **vorzeitigen Geschlechtsentwicklung** (Pseudopubertas praecox) und großen Genitalorganen. Durch eine Beschleunigung der Knochenreife kommt es zuerst zu Übergröße, später durch einen verfrühten Schluss der Wachstumsfugen der Röhrenknochen zu Minderwuchs (untersetzter Körperbau). Die Muskulatur entwickelt sich stark.
Die Symptomatik ist davon abhängig, in welchem Alter die Erkrankung auftritt.
Mädchen:
Es kann zur **Zwitterbildung** (Pseudohermaphroditismus femininus) kommen. Die Klitoris vergrößert sich. Ungefähr ab dem 2. Lebensjahr kann es zu einer männlichen Schambehaarung und zu Akne kommen. Außerdem bildet sich die Muskulatur stark aus.
Frauen:
Es kommt zu **Hirsutismus** (männlichem Behaarungstyp), bei ausgeprägtem Krankheitsbild zum **Virilismus** (Vermännlichung) mit Bartwuchs, Glatzenbildung, tiefer Stimme und stark ausgeprägter Muskulatur.

? Bei einer Harnuntersuchung mittels Teststreifen stellen Sie Glukose im Urin fest. Was kann die Ursache sein?

Antwort
Alimentär bedingte Glukoseausscheidung im Urin, **Diabetes mellitus, Herabsetzung** der **Nierenschwelle** der Glukoseausscheidung, **schwere Nierenkrankheiten.**

? Bei einer Harnuntersuchung mittels Teststreifen finden Sie Ketonkörper im Urin. Welche Ursachen kommen hierfür in Betracht?

Antwort
Diabetes mellitus, **Fastenkuren** und **Diäten.**

? Führen Sie bei Verdacht auf Diabetes mellitus besser eine postprandiale Blutzuckerbestimmung durch oder eine Nüchternblutzuckerbestimmung? Begründen Sie Ihre Meinung!

Antwort
Bei Verdacht auf Diabetes mellitus wird besser eine **postprandiale** Blutzuckerbestimmung durchgeführt, da bei einer verminderten Glukosetoleranz die Nüchternblutzuckerwerte noch normal sind, der postprandiale Wert aber erhöht sein kann.
Findet man bei einer postprandialen Blutzuckerbestimmung erhöhte Werte, so muss der Patient erneut einbestellt werden, um weitere Untersuchungen wie Nüchternblutzuckerbestimmung und eventuell Glukosetoleranztest sowie Blutzuckertagesprofil vorzunehmen.

? Wozu wird der Glukosetoleranztest ausgeführt?

Antwort
Der Glukosetoleranztest wird zur **Aufdeckung** einer **verminderten Glukosetoleranz** durchgeführt.

? Darf ein Heilpraktiker einen Glukosetoleranztest durchführen?

Antwort
Ja.

? Wie wird ein Glukosetoleranztest durchgeführt?

Antwort
Glukosetoleranztest:
Nach drei Tagen normaler Ernährung und nachdem der Patient 10 Stunden nichts gegessen hat, bekommt er 75 g **Glukose morgens nüchtern zu trinken.**
Der Blutzuckerwert wird **vor** der oralen Verabreichung als Nüchternblutzucker bestimmt, dann zwei

Stunden **nach** der Verabreichung. Es wird anhand einer Tabellen überprüft, ob sich die gemessenen Werte im Norm-, Grenz- oder Krankheitsbereich bewegen.

Plasmablutzuckerwerte vor und nach der oralen Verabreichung von 75 g Glukose in mg/dl		
	nüchtern	nach 2 Std.
Normalwerte	< 90	< 140
Grenzwertbereich	90–110	140–200
Diabetes mellitus	> 110	> 200

? Welche Störung liegt dem Diabetes mellitus zugrunde?

Antwort
Bei Diabetes mellitus liegt eine Störung des **Kohlenhydratstoffwechsels** vor. Oft entgleisen auch der Fett- und evtl. der Eiweißstoffwechsel.

? Nennen Sie noch mindestens zwei andere Entstehungsursachen für Diabetes mellitus neben Insulinmangel!

Antwort
Weitere Entstehungsursachen für Diabetes mellitus neben Insulinmangel sind:
Vermehrtes Auftreten von **Insulinantagonisten** (Glukagon, Kortison, Adrenalin, STH), sog. Gegenregulationsdiabetes
Autoimmunantikörper gegen Insulin
Herabsetzung der **Ansprechbarkeit** der **Organe** auf Insulin.

? In welchen Fällen von Diabetes mellitus werden vom Arzt Sulfonylharnstoffe (orale Antidiabetika) eingesetzt?

Antwort
Sulfonylharnstoffe (orale Antidiabetika) können nur eingesetzt werden, solange noch **funktionsfähige Teile** des **Inselapparats** vorhanden sind. Beim Typ-1-Diabetes zeigen sie deshalb keine Wirkung.

? Nennen Sie frühe Beschwerden bei Diabetes mellitus! Begründen Sie diese!

Antwort
Um die **vermehrte Glukose mit dem Urin auszuscheiden:** gesteigerter Durst und Harnflut
Durch Glukosemangel der Zelle: Müdigkeit, Leistungsminderung
Kompensatorischer Fett- und Eiweißabbau: Gewichtsabnahme
Abwehrschwäche: z. B. Furunkel und Karbunkel
Sehstörungen: Durch Veränderungen der Linse und der Netzhaut.
Ablagerung bestimmter Substanzen in der Haut: Juckreiz

? Welche gefürchteten Folgen haben Makroangiopathien bei Diabetes mellitus?

Antwort
Aufgrund der Makroangiopathien kommt es zur **Arteriosklerose,** deren gefürchtetsten Folgen Herzinfarkt, Hirnschlag, Nierenschädigung und Gangränbildung sind.

? Was sind gefürchtete Folgen der Mikroangiopathien bei Diabetes mellitus?

Antwort
Die Mikroangiopathien führen zur **Netzhaut-, Nerven-** und **Nierenschädigung.**

? Darf der Heilpraktiker einen Diabetes mellitus behandeln?

Antwort
Ja. Der Heilpraktiker kann vor allem leichte und bei entsprechender Sachkenntnis auch mittlere Diabetes-mellitus-Erkrankungen behandeln. Wird ein Diabetiker **insulinpflichtig,** muss er den Patienten an den **Arzt** verweisen, da Insulin verschreibungspflichtig ist.

Aber auch einen insulinpflichtigen Diabetiker darf der Heilpraktiker begleitend zum Arzt behandeln, z. B. durch alternative Behandlungsmethoden. An der ärztlich verordneten Insulindosierung darf der Heilpraktiker selbstverständlich in keinem Fall etwas verändern. Verbessert sich die Erkrankung unter der Behandlung des Heilpraktikers, muss der Patient wieder an den Arzt verwiesen werden, damit dieser eventuell die Insulindosierung reduziert.

14

14

? Wie kann sich ein hypoglykämischer Schock ankündigen?

Antwort

Es können **Heißhunger, motorische Unruhe, Zittern, Krämpfe, Schwitzen, Schwächegefühl** und **Verwirrtheit** auftreten.

? In welcher Art und Weise ist die Atmung bei der Kussmaul-Atmung verändert?

Antwort

Bei der Kussmaul-Atmung handelt es sich um eine **gleichmäßige, vertiefte** und **verstärkte** Atmung.

? Für welche Schock- bzw. Komaform bei Diabetes-mellitus-Krankheiten ist die Kussmaul-Atmung typisch (Coma diabeticum oder hypoglykämischer Schock)?

Antwort

Die Kussmaul-Atmung ist für das **Coma diabeticum** typisch. Sie kann übrigens auch im Coma uraemicum auftreten.

Multiple-choice-Fragen

? Welche Aussagen über den Hypothalamus sind richtig?

1   Der Hypothalamus liegt im Türkensattel des Keilbeinkörpers.
2   Am Hypothalamus unterscheidet man einen Vorder- und einen Hinterlappen.
3   Der Hypothalamus produziert Hemmhormone, welche die Freisetzung der Hormone im Hypophysenvorderlappen hemmen.
4   Die Freisetzungshormone des Hypothalamus werden noch als Releasing-Hormone bezeichnet.

Lösung

Die Antworten 3 und 4 sind richtig.
Anmerkungen:
• Punkt 1: Im Türkensattel liegt die Hypophyse.

• Punkt 2: Vorder- und Hinterlappen wird an der Hypophyse unterschieden, aber nicht am Hypothalamus.

? Welche Aussagen über die Hypophyse sind richtig?

1   Die deutsche Bezeichnung lautet Hirnanhangsdrüse.
2   Hier liegen die Leydig-Zwischenzellen.
3   Man unterscheidet eine Neuro- und eine Adenohypophyse.
4   Man unterscheidet in HVL und HHL.
5   Der Hypophysenvorderlappen produziert seine Hormone nicht selbst, sondern speichert nur die Hormone, die er vom Hypothalamus erhält.

Lösung

Die Antworten 1, 3 und 4 sind richtig.
Anmerkungen:
• Punkt 2: Die Leydig-Zwischenzellen liegen im Hoden.
• Punkt 5: Nur der Hypophysenhinterlappen produziert seine Hormone nicht selbst, sondern erhält sie vom Hypothalamus.

? Welche Hormone werden im Hypophysenvorderlappen produziert?

1   Melanotropin
2   Oxytocin
3   STH
4   LH
5   Adiuretin
6   ACTH
7   Thyreotropes Hormon
8   Vasopressin
9   Prolaktin

Lösung

Die Antworten 1, 3, 4, 6, 7 und 9 sind richtig.
Anmerkungen:
• Punkte 2: Oxytocin stammt aus dem Hypophysenhinterlappen.
• Punkt 5: Adiuretin stammt aus dem Hypophysenhinterlappen.
• Punkt 8: Vasopressin = Adiuretin stammt aus dem Hypophysenhinterlappen.

? Welche Aussagen sind richtig?

1 FSH kommt nur bei der Frau und nicht beim Mann vor.
2 LH kommt nur bei der Frau und nicht beim Mann vor.
3 Prolaktin wirkt bei der Milchproduktion mit.
4 STH ist bei der Frau wesentlich an der Reifung des Follikels im Eierstock beteiligt.
5 ACTH wirkt auf die Schilddrüse ein.
6 Vasopressin spielt eine wichtige Rolle bei der Wehentätigkeit.

Lösung
Antwort 3 ist richtig.
Anmerkungen:
- Punkte 1 und 2: FSH und LH kommen bei Frauen und Männern vor.
- Punkt 4: STH (somatotropes Hormon) ist das Wachstumshormon.
- Punkt 5: ACTH wirkt auf die Nebennierenrinde ein.
- Punkt 6: Die Wehentätigkeit wird von Oxytocin beeinflusst. Vasopressin (Adiuretin) wirkt auf die Wasserrückhaltung in den Nierentubuli ein, außerdem verengt es die Gefäße.

? Welche Behauptungen sind richtig?

1 Beim Simmonds-Syndrom liegt eine Insuffizienz des Hypophysenvorderlappens vor.
2 Beim Simmonds-Syndrom liegt eine Überfunktion des Hypophysenhinterlappens vor.
3 Liegt ein Minderwuchs aufgrund eines STH-Mangels vor, so fällt bei den Betroffenen auf, dass der Rumpf normal groß ist, aber die Extremitäten auffallend kurz sind.
4 Eine Überproduktion von STH vor der Pubertät kann zum Riesenwuchs führen.
5 Bei Diabetes insipidus liegt zuviel ADH vor.
6 Bei Diabetes insipidus liegt zuwenig ADH vor.
7 Diabetes insipidus beruht überhaupt nicht auf einer Störung des ADH-Gehalts.

Lösung
Die Antworten 1, 4 und 6 sind richtig.
Anmerkungen:

- Punkt 2: Beim Simmonds-Syndrom liegt eine Unterfunktion des Hypophysenvorderlappens vor.
- Punkt 3: STH-Mangel führt zu einem wohlproportionierten Minderwuchs.

? Mögliche Beschwerden bei Akromegalie sind:

1 Verkleinerung von Nase und Unterkiefer
2 Vergrößerung von Unterkiefer, Händen und Füßen
3 Hautverdickung
4 Diabetes insipidus
5 Diabetes mellitus
6 Oligomenorrhö
7 Kopfschmerzen
8 Potenzstörungen

Lösung
Die Antworten 2, 3, 5, 6, 7 und 8 sind richtig.
Anmerkung:
Punkt 7: Kopfschmerzen können sich aufgrund eines Tumors bilden, der die Akromegalie verursacht hat.

? Welche Aussagen über die Zirbeldrüse sind zutreffend?

1 Sie wird auch als Diaphyse bezeichnet.
2 Produziert das Hormon Melatonin.
3 Das Melatonin der Zirbeldrüse ist für die Braunfärbung der Haut zuständig.
4 Melatonin wird auch als „Schlafhormon" bezeichnet.
5 Man vermutet, dass die Zirbeldrüse die Geschlechtsreife beschleunigt.
6 Man vermutet, dass die Zirbeldrüse die Geschlechtsreife hemmt.

Lösung
Die Antworten 2, 4 und 6 sind richtig.
Anmerkung:
Punkt 1: Die Zirbeldrüse wird auch als Epiphyse bezeichnet.

? Welche Aussage über die Schilddrüse ist richtig?

1 Die Fachbezeichnung lautet Glandula parathyroidea.

14

14

2 Beim Gesunden liegt sie hinter dem Brustbein und vor dem Herzbeutel.
3 Sie produziert das Hormon Thyreotropin.
4 Man unterscheidet einen oberen und einen unteren Schilddrüsenlappen.
5 Die Schilddrüse benötigt zur Produktion ihrer Hormone vor allem Cadmium und Blei.
6 An der Rückseite der Schilddrüse befinden sich vier Epithelkörperchen.

Lösung
Antwort 6 ist richtig.
Anmerkungen:
- Punkt 1: Schilddrüse = Glandulathyroidea.
- Punkt 2: Hier liegt der Thymus.
- Punkt 3: Sie produziert Trijodthyronin und Thyroxin. Thyreotropin (TSH) stammt aus dem HVL.
- Punkt 4: Man unterscheidet einen rechten und einen linken Schilddrüsenlappen.
- Punkt 5: Die Schilddrüse benötigt Jod.

? Welche typischen Beschwerden treten bei Schilddrüsenüberfunktion auf?

1 Bradykardie
2 Enophthalmus
3 Gewichtsabnahme
4 Tremor
5 Kälteintoleranz
6 Vermehrtes Frieren
7 Verkleinerung der Blutdruckamplitude
8 Gesteigerte Reflexe
9 Unruhe und Nervosität

Lösung
Die Antworten 3, 4, 8 und 9 sind richtig.
Anmerkung:
Punkte 1, 2, 5, 6, 7: Diese Beschwerden gehören zur Schilddrüsenunterfunktion.

? Bei einer Patientin stellen Sie eine Struma fest. Was kann zutreffen?

1 Euthyreote Stoffwechsellage
2 Schilddrüsenüberfunktion
3 Schilddrüsenunterfunktion
4 Blande Struma

Lösung
Die Antworten 1, 2, 3 und 4 sind richtig.

? Früher kam es häufiger vor, dass man bei Patienten auffallend große Strumen feststellen konnte. Worum handelte es sich hierbei? Nur einen Punkt angeben!

1 Schilddrüsenüberfunktion
2 Schilddrüsenunterfunktion
3 Jodmangelkropf bei meist euthyreoter Stoffwechsellage

Lösung
Antwort 3 ist richtig.

? Welche Aussagen über Morbus Basedow sind zutreffend?

1 Schilddrüsenunterfunktion
2 Schilddrüsenüberfunktion
3 Hyperthyreose
4 Hypothyreose
5 Merseburger Trias

Lösung
Die Antworten 2, 3 und 5 sind richtig.
Anmerkung:
Punkt 5: Zur Merseburger Trias gehören Struma, Tachykardie und Exophthalmus.

? Welche Komplikationen können infolge einer operativen Schilddrüsenentfernung auftreten?

1 Hyperthyreose
2 Hypothyreose
3 Heiserkeit
4 Bluthochdruck
5 Krämpfe
6 Blasenentleerungsstörungen

Lösung
Die Antworten 2, 3 und 5 sind richtig.
Anmerkungen:
- Punkt 3: Heiserkeit kann infolge einer Verletzung des Kehlkopfnervs (Rekurrenz) auftreten.

- Punkt 5: Zu Krämpfen kann es durch eine irrtümliche Entfernung der Nebenschilddrüse kommen (Mangel an Parathormon führt zum Kalziummangel im Blut).

? Welche Aussagen über Kretinismus sind richtig?

1 Ursache kann ein Jodmangel der Mutter während der Schwangerschaft sein.
2 Intelligenzdefekte möglich
3 Wachstumsrückstand möglich
4 Gigantismus möglich

Lösung
Die Antworten 1, 2 und 3 sind richtig.

? Welche Symptome können bei Hypothyreose auftreten?

1 Myxödem
2 Mimische Starre
3 Wärmeintoleranz
4 Depressionen
5 Anämie
6 Durchfälle
7 Reflexe verlangsamt

Lösung
Die Antworten 1, 2, 4, 5 und 7 sind richtig.

? Geben Sie mögliche Ursachen für eine Hypothyreose an!

1 Jodmangel
2 Zerstörung des Hypophysenvorderlappens
3 Zerstörung des Hypophysenhinterlappens
4 Chirurgische Entfernung der Schilddrüse

Lösung
Die Antworten 1, 2 und 4 sind richtig.
Anmerkung:
Punkt 2: Zerstörung des Hypophysenvorderlappens führt zu einem Mangel an TSH und damit zu einer mangelhaften Stimulierung der Schilddrüse.

? Welche Aussagen über die akute Thyroiditis sind richtig?

1 Es handelt sich um eine degenerative Erkrankung der Schilddrüse.
2 Es handelt sich um eine entzündliche Erkrankung der Schilddrüse.
3 Druckempfindlichkeit der Schilddrüse
4 Schmerzen im Bereich der Schilddrüse
5 Schluckbeschwerden

Lösung
Die Antworten 2, 3, 4 und 5 sind richtig.

? Geben Sie die Aufgaben der Nebenschilddrüse an!

1 Abgabe von Thyroxin
2 Abgabe von Parathormon
3 Abgabe von Vitamin D

Lösung
Antwort 2 ist richtig.
Anmerkung:
Punkt 1: Thyroxin wird von der Schilddrüse abgegeben.

? Welche Hormone helfen mit, den Blutkalziumspiegel zu regulieren?

1 Insulin
2 Glukagon
3 Parathormon
4 Prolaktin
5 Kalzitonin

Lösung
Die Antworten 3 und 5 sind richtig.

? Zählen Sie die Beschwerden auf, die bei Unterfunktion der Nebenschilddrüse auftreten können!

1 Parästhesien
2 Allgemeiner Knochenabbau
3 Krämpfe
4 Lähmungen
5 Positives Chvostek-Zeichen
6 Hartnäckige Obstipation
7 Kalzium-Nierensteine

Lösung

Die Antworten 1, 3 und 5 sind richtig.

Anmerkungen:

- Punkt 2: Es kommt nicht zu einem allgemeinen Knochenabbau, weil aufgrund des Parathormonmangels zuwenig Kalzium aus dem Knochen gelöst wird.
- Punkt 4: Es kommt nicht zu Lähmungen, sondern eher zu Krämpfen, da zu wenig Kalzium im Blut ist. Kalzium dämpft die Erregbarkeit von Nerven und Muskeln.
- Punkt 6: Obstipation kann durch einen Kalziumüberschuss verursacht werden.
- Punkt 7: Kalzium-Nierensteine gehören zur Überfunktion der Nebenschilddrüse.

? Für die Nebennieren trifft zu:

1 Intraperitoneale Lage
2 Retroperitoneale Lage
3 Man unterscheidet Nebennierenrinde und Nebennierenmark.

Lösung

Die Antworten 2 und 3 sind richtig.

? Welches ist der wichtigste Vertreter der Mineralokortikoide?

1 Kortisol
2 Kortison
3 Aldosteron
4 Androgene

Lösung

Antwort 3 ist richtig.

? Mögliche Auswirkungen von Kortisol sind:

1 Absenkung des Blutzuckerspiegels
2 Blutdrucksteigerung
3 Eosinophilie
4 Erhöhung der Magensaftproduktion
5 Infektanfälligkeit

Lösung

Die Antworten 2, 4 und 5 sind richtig.

Anmerkungen:

- Punkt 1: Kortisol hebt den Blutzuckerspiegel an.
- Punkt 3: Kortisol senkt die Zahl der Eosinophilen im Blut.

? Wie kann sich ein Überschuss an Androgen bei der Frau auswirken?

1 Bartwuchs
2 Virilismus
3 Verstärkte Regelblutung
4 Hirsutismus
5 Erhöhte TSH-Ausschüttung
6 Tiefe Stimme

Lösung

Die Antworten 1, 2, 4 und 6 sind richtig.

Anmerkungen:

- Punkt 3: Es kommt eher zu Amenorrhö.
- Punkt 5: Das TSH des Hypophysenvorderlappens wirkt auf die Schilddrüse und nicht auf die Nebenniere ein.

? Welche Aussagen über den hormonellen Anteil der Bauchspeicheldrüse sind richtig?

1 Der Teil des Pankreas, der Hormone produziert, macht ungefähr 50 % des Gesamtgewebes aus.
2 Der Teil des Pankreas, der Hormone produziert, macht ungefähr 2 % des Gesamtgewebes aus.
3 Das hormonproduzierende Gewebe des Pankreas liegt vornehmlich im Kopf des Pankreas (Caput pancreatis).
4 Das hormonproduzierende Gewebe des Pankreas liegt vornehmlich in Körper und Schwanz des Pankreas (Corpus pancreatis, Cauda pancreatis).
5 Wichtige hormonproduzierende Zellen des Pankreas sind die X- und die Y-Zellen.
6 Wichtige hormonproduzierende Zellen des Pankreas sind die A- und die B-Zellen.

Lösung

Die Antworten 2, 4 und 6 sind richtig.

? Wie wird der hormonproduzierende Anteil der Bauchspeicheldrüse bezeichnet?

1 Leydig-Zwischenzellen
2 Inselapparat

3 Peyer-Plaques
4 Langerhans-Inseln
5 Lieberkühn-Drüsen

Lösung
Die Antworten 2 und 4 sind richtig.
Anmerkungen:
- Punkt 1: Leydig-Zwischenzellen kommen im Hoden vor und produzieren Testosteron.
- Punkt 3: Bei den Peyer-Plaques handelt es sich um Ansammlungen von lymphatischem Gewebe im Dünndarm.
- Punkt 5: Die Lieberkühn-Drüsen sind Dünndarmdrüsen.

? Insulin hat folgende Wirkungen:

1 Blutzuckersteigerung
2 Blutzuckersenkung
3 Glykogenolyse
4 Glykogenese
5 Glukoneogenese

Lösung
Die Antworten 2 und 4 sind richtig.
Anmerkungen:
- Punkt 3: Glykogenolyse ist der Abbau von Glykogen zu Glukose. Dies bewirkt eine Steigerung des Blutzuckergehalts.
- Punkt 4: Glykogenese ist der Aufbau von Glukose zu Glykogen. Dies hat eine Senkung des Blutzuckergehalts zur Folge.
- Punkt 5: Glukoneogenese ist die Bildung von Glukose aus Nicht-Zuckern (Fetten, Eiweißen). Dies bewirkt eine Steigerung des Blutzuckergehalts.

? Eine blutzuckersteigernde Wirkung haben die folgenden Hormone:

1 Melanotropin
2 Kortisol
3 Glukagon
4 STH
5 Adiuretin

Lösung
Die Antworten 2, 3 und 4 sind richtig.

? Welche Aussagen über die Harnuntersuchung bei Diabetes mellitus sind richtig?

1 Jedes Auftreten von Glukose im Urin bedeutet, dass ein Diabetes mellitus vorliegt.
2 Typisch für Diabetes mellitus ist nicht nur das Auftreten von Glukose im Harn, sondern auch das vermehrte Auftreten von Bilirubin und Urobilinogen.
3 Die Harnuntersuchung ist noch genauer als die Blutuntersuchung bei der Aufdeckung von Diabetes mellitus in einem frühen Stadium.
4 Treten im Harn Ketonkörper auf, so kann dies darauf hinweisen, dass die Glukosewerte des Blutes stark ansteigen, und dass es vielleicht zum Coma diabeticum kommt.

Lösung
Antwort 4 ist richtig.
Anmerkung:
Punkt 1: Eine Glukosurie kann auch alimentär bedingt sein oder auf einer Nierenschädigung beruhen, die zu einer Senkung der Nierenschwelle geführt hat.

? Welche Blutuntersuchungen können bei Verdacht auf Diabetes mellitus sinnvollerweise ausgeführt werden?

1 Blutzuckertagesprofil
2 Nüchternblutzuckerbestimmung
3 Clearance-Untersuchung
4 Glukosetoleranztest

Lösung
Die Antworten 1, 2 und 4 sind richtig.
Anmerkung:
Punkt 3: Die Clearance-Untersuchung dient dem Auffinden von Nierenerkrankungen und nicht dem Auffinden von Diabetes mellitus.

? Mögliche Ursachen für sekundären Diabetes mellitus sind:

1 Altersdiabetes
2 Schilddrüsenunterfunktion
3 Morbus Cushing
4 Einnahme von Digitalispräparaten
5 Einnahme homöopathischer Komplexmittel

14

Lösung

Antwort 3 ist richtig.

Anmerkungen:

- Punkt 1: Beim Altersdiabetes handelt es sich um einen primären Diabetes mellitus.
- Punkt 2: Nicht die Schilddrüsenunter-, sondern die Schilddrüsenüberfunktion kann die Blutzuckerwerte erhöhen.

? Welche Aussage über die verminderte Glukosetoleranz (früher: subklinischer Diabetes mellitus) ist am zutreffendsten? Bitte nur einen Punkt angeben!

1 Nüchternblutzucker, postprandiale Blutzuckerbestimmung und Glukosetoleranztest pathologisch.
2 Nüchternblutzucker, postprandiale Blutzuckerbestimmung und Glukosetoleranztest normal.
3 Nüchternblutzucker normal, postprandiale Blutzuckerbestimmung und Glukosetoleranztest pathologisch.

Lösung

Antwort 3 ist richtig.

Anmerkungen:

- Punkt 1: Es handelt sich um einen manifesten Diabetes mellitus.
- Punkt 2: Es handelt sich um einen Blutzuckergesunden.

? Mögliche Ursachen für einen Diabetes mellitus sind:

1 Überproduktion von Insulin
2 Mangel an Insulin
3 Überproduktion von Glukagon
4 Mangel an Glukagon
5 Autoimmungeschehen, durch Auftreten von Antikörpern
6 Gestörte Ansprechbarkeit der glykogenspeichernden Organe wie Leber, Muskeln und Fettgewebe auf Insulin.

Lösung

Die Antworten 2, 3, 5 und 6 sind richtig.

Anmerkung:

Punkt 1: Dem Diabetes mellitus liegt ein absoluter oder relativer Mangel (keine Überproduktion) an Insulin zugrunde.

? Welche Aussagen über den Insulinmangel bei Diabetes mellitus sind zutreffend?

1 Beim juvenilen Diabetes besteht überhaupt kein Insulinmangel.
2 Beim juvenilen Diabetes besteht meist ein absoluter Insulinmangel.
3 Beim Altersdiabetiker besteht **immer** ein relativer Insulinmangel.
4 Beim Altersdiabetiker besteht **immer** ein absoluter Insulinmangel.
5 Beim Altersdiabetiker kann sowohl ein absoluter als auch ein relativer Insulinmangel bestehen.

Lösung

Die Antworten 2 und 5 sind richtig.

? Frühsymptome von Diabetes mellitus sind:

1 Müdigkeit
2 Angina pectoris
3 Anämie
4 Vermehrter Durst
5 Polyurie
6 Gangränbildung

Lösung

Die Antworten 1, 4 und 5 sind richtig.

? Spätsymptome von Diabetes mellitus sind:

1 Alzheimer-Krankheit
2 Niereninsuffizienz
3 Infektanfälligkeit
4 Sehstörungen
5 Nervenerkrankungen
6 Morbus Bechterew

Lösung

Die Antworten 2, 3, 4 und 5 sind richtig.

? Welche Aussagen über die Behandlung eines Diabetes mellitus durch den Heilpraktiker sind richtig?

1 Wegen der Schwere der Erkrankung besteht ein gesetzliches Behandlungsverbot.
2 Bei nur leicht erhöhten Blutzuckerwerten, die noch nicht durch Insulin therapiert werden müssen, darf der Heilpraktiker behandeln.
3 Bei stark erhöhten Blutzuckerwerten muss der Patient an den Arzt verwiesen werden, da hier Insulin eingesetzt werden muss. Der Heilpraktiker darf begleitend zum Arzt behandeln.
4 Bei einem insulinpflichtigen Diabetiker darf der Heilpraktiker begleitend zum Arzt behandeln.

Lösung
Die Antworten 2, 3 und 4 sind richtig.

? Geben Sie mögliche Ursachen für einen hypoglykämischen Schock an!

1 Verabreichung von zu wenig Insulin
2 Erbrechen und Durchfälle
3 Obstipation
4 Starke körperliche Betätigung
5 Alkoholabusus

Lösung
Die Antworten 2, 4 und 5 sind richtig.
Anmerkungen:
• Punkt 1: Als mögliche Ursache kommt die Verabreichung von zu viel (nicht zu wenig) Insulin in Betracht.
• Punkt 2: Erbrechen und Durchfälle können zum Verlust von Glukose führen.
• Punkt 4: Starke körperliche Betätigung kann zum erhöhten Verbrauch von Glukose führen.

? Durch welche Symptome kann sich ein hypoglykämischer Schock ankündigen?

1 Schwächegefühl
2 Heißhunger
3 Verwirrtheit
4 Cheyne-Stokes-Atmung

Lösung
Die Antworten 1, 2 und 3 sind richtig.
Anmerkung:
Punkt 4: Die Cheyne-Stokes-Atmung kommt z.B. bei schwerer Herzinsuffizienz, bei Gehirnerkrankungen und Vergiftungen vor, aber nicht beim hypoglykämischen Schock.

? Wie würden Sie beim hypoglykämischen Schock vorgehen?

1 Bei erhaltenem Bewusstsein Zucker zu essen oder Zuckerlösung zu trinken geben.
2 Bei Bewusstlosigkeit Zuckerstück auf die Zunge legen, damit dieser noch resorbiert werden kann.
3 Insulin spritzen
4 Insulin oral verabreichen
5 Notarzt verständigen

Lösung
Die Antworten 1 und 5 sind richtig.
Anmerkungen:
• Punkt 2: Bei Bewusstlosigkeit darf grundsätzlich nichts Essbares gegeben werden, da es zur Behinderung der Atmung kommen könnte.
• Punkt 3: Insulin würde den Blutzuckerspiegel noch stärker senken!!!

? Wodurch zeichnet sich das Coma diabeticum aus?

1 Biot-Atmung
2 Puls kaum verändert
3 Atemluft riecht obstartig
4 Haut feucht
5 Koma tritt plötzlich auf

Lösung
Antwort 3 ist richtig.
Anmerkungen:
• Punkt 1: Biot-Atmung tritt auf bei Verletzung des Atemzentrums, bei Hirnblutungen, Hirnödemen und bei Meningoenzephalitis.
• Punkt 2: Der Puls ist kaum tastbar.
• Punkt 4: Die Haut ist trocken, da es zur Exsikkose kommt.
• Punkt 5: Ein Coma diabeticum entwickelt sich langsam.

14

KAPITEL

15 Harnapparat

Bildfragen

? **Bezeichnen Sie die bezifferten Strukturen!**
Geben Sie die drei Engpässe des Harnleiters an!

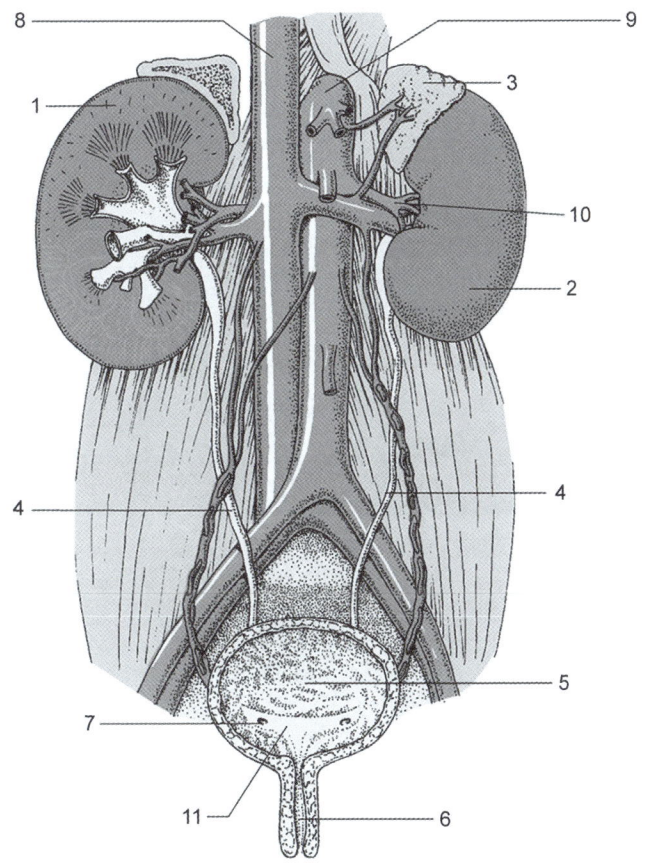

Abb. 15.1 Darstellung des männlichen harnableitenden Systems. [L190]

Lösung

1 Rechte Niere (Ren dexter)
2 Linke Niere (Ren sinister)
3 Nebenniere (Glandula suprarenalis)
4 Harnleiter (Ureter)
5 Harnblase (Vesica urinaria)
6 Harnröhre (Urethra)
7 Einmündungsstelle des Harnleiters (Ostium ureteris)
8 Untere Hohlvene (V. cava inferior)
9 Bauchaorta (Aorta abdominalis)
10 Nierenarterie (A. renalis)
11 Blasendreieck (Trigonum vesicae)

Geben Sie die drei Engpässe des Harnleiters an!

a In der Nähe des Nierenbeckens
b An der Kreuzungsstelle mit den großen Blutgefäßen
c Beim Eintritt in die Harnblase

? Bezeichnen Sie die Anteile der Niere!

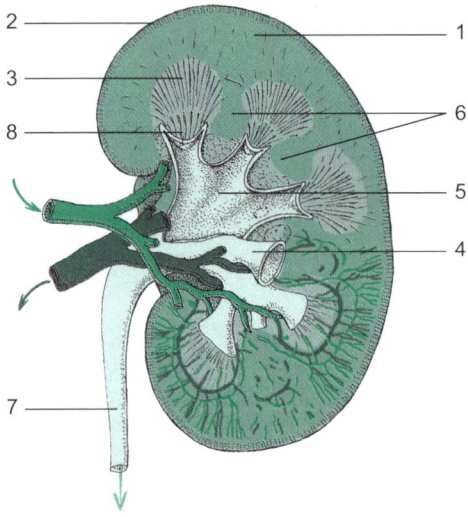

Abb. 15.2 Schematisierter Schnitt durch eine Niere. [L190]

Lösung

1 Nierenrinde (Cortex renalis)
2 Nierenkapsel (Capsula fibrosa)
3 Nierenpyramide (Pyramis renalis)
4 Nierenkelch (Calix renalis)

5 Nierenbecken (Pyelon, Pelvis renalis)
6 Nierensäule (Columna renalis)
7 Harnleiter (Ureter)
8 Nierenpapille (Papilla renalis)

? **Woraus setzt sich ein Nierenkörperchen zusammen?**
Woraus setzt sich ein Nephron zusammen?
Bezeichnen Sie die Anteile des Nierenkörperchens!

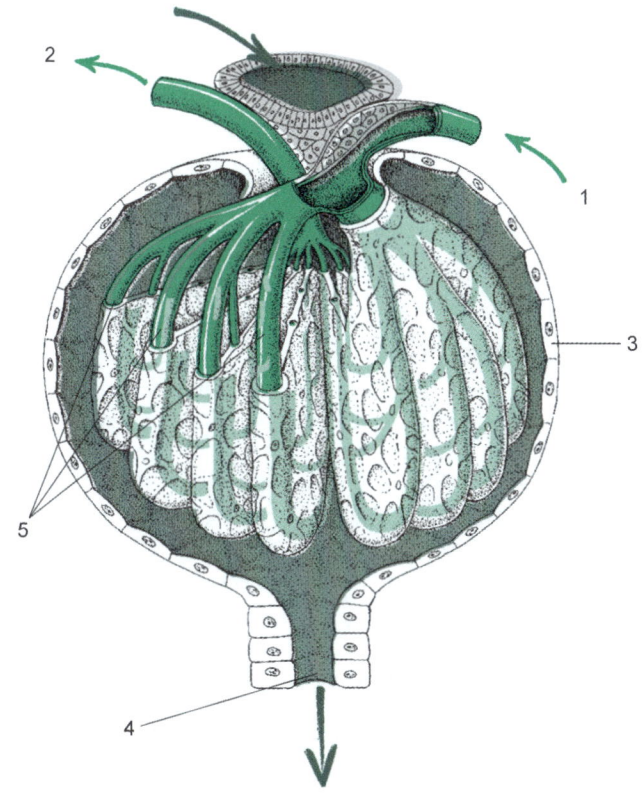

Abb. 15.3 Nierenkörperchen. [L190]

Lösung
Woraus setzt sich ein Nierenkörperchen zusammen?

Glomerulus
Bowman-Kapsel

Woraus setzt sich ein Nephron zusammen?

Nierenkörperchen (Glomerulus und Bowman-Kapsel)
Nierenkanälchen (Tubulussystem)

Bezeichnen Sie!

1 Zuführendes Gefäß (Vas afferens)
2 Wegführendes Gefäß (Vas efferens)
3 Bowman-Kapsel
4 Proximaler Tubulusanteil
5 Gefäßknäuel des Nierenkörperchens
  (Glomerulus)

Fragen ohne Antwortauswahl

? Zählen Sie die Organe auf, die zum Harnwegssystem gehören!

Antwort
Nieren (Renes), **Nierenbecken** (Pelvis renalis, Pyelon), **Harnleiter** (Ureter), **Harnblase** (Vesica urinaria), **Harnröhre** (Urethra).

? Geben Sie die Nachbarorgane der Nieren an!

Antwort
• *Rechte Niere:*
Rechte Nebenniere (oben), **rechter Leberlappen** (vorne), **rechte Dickdarmbiegung** (unten), **Zwölffingerdarm,** absteigender Teil (medial), **Zwerchfell** (hinten).
• *Linke Niere:*
Linke Nebenniere (oben), **Magen** (oben), **Milz** (seitlich vorne), **Bauchspeicheldrüse,** Schwanz (medial vorne), **linke Dickdarmbiegung** (unten vorne), **Zwerchfell** (hinten).

? Wieso kann es bei Magersucht zur Wanderniere kommen?

Antwort
Die Niere ist von **Fettgewebe umgeben.** Dieses hat die Aufgabe, die Niere in der **Lage** zu **halten** und zu schützen. Die Niere „schwimmt" gewissermaßen in ihrem Fettlager, denn das Fett ist bei Körpertemperatur halbflüssig. Kommt es nun zur **extremen Abmagerung,** so wird dieses stützende Fettpolster **abgebaut,** sodass die **Niere nach unten sinkt.** Es kommt zur Wanderniere (Senkniere, Ren mobilis).

? Wie heißt das Gefäß, das die Niere mit Blut versorgt?

Antwort
Nierenschlagader (A. renalis).

? Was ist das Nierenbecken und welche Aufgabe hat es?

Antwort
Das Nierenbecken stellt eine **Ausweitung** des **Harnleiters** dar. Es ist der **Auffangbehälter** für den aus den **Nierenpapillen** tropfende **Harn.**

? Geben Sie von den folgenden Fachbezeichnungen die deutsche Bedeutung an!
• **Pyelon**
• **Nephron**
• **Glomerulus**
• **Nephrose**
• **Nephritis**
• **Ureter**
• **Urethra**
• **Vesica urinaria**

Antwort
Pyelon (Pelvis renalis): Nierenbecken
Nephron: kleinste Funktionseinheit der Niere, bestehend aus Nierenkörperchen (Glomerulus und Bowman-Kapsel) und Nierenkanälchen
Glomerulus: Gefäßknäuel des Nierenkörperchens
Nephrose: syn. Nephrotisches Syndrom (früher wurde der Begriff Nephrose für degenerative Nierenerkrankungen benutzt; im Gegensatz zur Nephritis, der entzündlichen Nierenerkrankung)
Nephritis: Nierenentzündung
Ureter: Harnleiter
Urethra: Harnröhre
Vesica urinaria: Harnblase

? Schildern Sie den Wandaufbau der Harnleiter!

Antwort
Schleimhaut (Tunica mucosa):
stellt die Innenauskleidung des Harnleiters dar. Der innere Überzug besteht aus Übergangsepithel. Darunter befindet sich Bindegewebe.
Muskelwand (Tunica muscularis):
bildet die Mittelschicht des Harnleiters. Man unterscheidet längs- und zirkulär verlaufende Muskelfaserschichten.
Bindegewebige Hülle (Tunica adventitia):
es handelt sich um die äußere bindegewebige Hüllschicht.

? Begründen Sie, warum der Urin im Harnleiter durch peristaltische Bewegungen transportiert wird und nicht einfach aufgrund der Schwerkraft in die Blase läuft!

Antwort
Würde der Harn nur aufgrund der Schwerkraft in die Blase transportiert, so würde er sich **beim Liegen** im Nierenbecken **anstauen.**

? Geben Sie die Nachbarorgane der Harnblase bei der Frau an!

Antwort
Beckenwand (vorne), **Gebärmutter** (oben hinten), **Scheide** (hinten).

? Geben Sie die Nachbarorgane der Harnblase beim Mann an!

Antwort
Vorsteherdrüse (unten, am Harnblasengrund), **Bläschendrüse** (unten, am Harnblasengrund), **Mastdarm** (hinten), **Samenleiter** (seitlich, oberhalb der Harnleitermündungen, steigt dann ab zur Vorsteherdrüse).

? Welche Besonderheit hat der Epithelüberzug der Blasenschleimhaut?

Antwort
Die Blasenschleimhaut hat einen Überzug aus **Übergangsepithel.** Dieses Übergangsepithel ermöglicht eine Anpassung an die unterschiedlichen Füllungszustände der Blase und schützt das Gewebe durch schleimabsondernde Zellen vor dem konzentrierten Harn.

? Wieso gibt es bei Frauen häufiger Harnblasenentzündungen als beim Mann?

Antwort
Die Harnröhrenöffnung der Frau ist nur **unzureichend** gegen **mikrobielle Verunreinigungen** aus Scheide und Rektum geschützt. Des Weiteren hat die weibliche Harnröhre **nur** eine **Länge** von ungefähr 5 cm, beim Mann dagegen ist sie 20–25 cm lang, wodurch der Weg für aufsteigende Erreger in die Blase bei der Frau wesentlich kürzer ist.

? Nennen Sie wichtige Abbauprodukte des Stoffwechsels, welche die Niere ausscheiden muss und geben Sie an, wobei diese Abbauprodukte anfallen!

Antwort
Harnstoff:
Abbauprodukt des **Eiweißstoffwechsels.** Beim Eiweißstoffwechsel fällt Ammoniak an. Dieses wird von der Leber in Harnstoff umbaut, der dann von den Nieren ausgeschieden wird.
Harnsäure:
Endprodukt des **Purinstoffwechsels.** Harnsäure ist ein Stoffwechselendprodukt der mit der Nahrung zugeführten und der beim Abbau körpereigener Zellen entstammenden Nukleinsäuren bzw. Purine (organische Verbindungen aus der Nukleinsäure des Zellkerns).
Kreatinin:
Abbauprodukt des **Muskelstoffwechsels.** Um ADP in ATP umzuwandeln, benutzt die Muskelzelle Kreatinphosphat. Bei der Reaktion ADP + Kreatinphosphat (→ ATP + Kreatin) fällt als Abbauprodukt Kreatin an. Dieses Kreatin baut die Zelle in Kreatinin um und schleust es aus der Zelle aus.

? Welche Aufgabe hat das in der Niere gebildete Renin?

Antwort
Renin ist ein wichtiges Glied im **Renin-Angiotensin-Aldosteron-System,** das bei der **Regelung** des **Blutdrucks** und des **Wasser-Elektrolyt-Haushalts** eine wichtige Rolle spielt.

? Wozu wird Erythropoetin benötigt?

Antwort
Erythropoetin wirkt **anregend** auf die **Bildung** der **roten Blutkörperchen.**

? Was versteht man unter glomerulärer Filtration der Niere?

Antwort
Unter Filtration im physikalischen Sinne versteht man die Abtrennung fester Stoffe aus Flüssigkeiten durch einen Filter. Nach diesem Prinzip geht auch die Filtration in den Glomeruli der Niere vonstatten.

15

Die Wand der **Glomeruli** wirkt als **Filter,** der kleine Teilchen wie Wasser, Glukose und Salze hindurchtreten lässt. **Große Teilchen** wie rote und weiße Blutkörperchen und die Bluteiweiße werden **zurückgehalten.**

? **Was ist die tubuläre Rückresorption der Niere? Erläutern Sie dabei die Begriffe aktiver und passiver Transport!**

Antwort
Bei der vorstehend geschilderten glomerulären Filtration gelangen auch **Stoffe,** die der Körper **noch benötigt,** in den Primärharn. Diese holt die Niere durch die **tubuläre Rückresorption** in den Körper **zurück.** Das Zurückholen kann durch aktiven oder passiven Transport vor sich gehen.
Aktiver Transport:
Beim aktiven Transport muss **Energie aufgewendet** werden, da der Transport durch die Zellmembran entgegen einem Konzentrationsgefälle erfolgen kann.
Den Transport selber führen bestimmte Trägermoleküle (Carrier) durch, indem sich Stoffe an sie binden und sich von den Carriern durch die Membran hindurchschleppen lassen. Beim aktiven Transport spielen auch noch Translokatoren eine Rolle. Bei diesen Translokatoren handelt es sich um Strukturen in der Zellmembran, die gewissermaßen eine „Schleuse" in der Membran bilden können, durch die dann Stoffe in die Zelle ein- oder austreten können.
Passiver Transport:
Beim passiven Transport muss **keine zusätzliche Energie** aufgewendet werden, da er auf den physikalischen Gesetzen der Diffusion, der Filtration und der Osmose beruht.

? **Was versteht man unter tubulärer Sekretion der Niere?**

Antwort
Die Membran in der Niere ist nicht nur in der Lage, Stoffe aus den Nierenkanälchen zurückzuholen (tubuläre Rückresorption), sondern sie kann auch Stoffe, die sich noch im Blut befinden, aber ausgeschieden werden sollen, durch **Sekretion in** den **Harn** abgeben. Diese Sekretion kann wie bei der vorste-

henden Frage geschildert, durch **aktiven** oder **passiven Transport** erfolgen.
Bei den Stoffen, die durch aktiven Transport mittels tubulärer Sekretion in den Primärharn abgegeben werden, spielen Kreatinin, Medikamente, Farbstoffe, verschiedene Sulfate und Giftstoffe eine Rolle.

? **Woraus setzt sich das Nierenkörperchen zusammen und woraus ein Nephron?**

Antwort
Das **Nierenkörperchen** besteht aus **Glomerulus** und **Bowman-Kapsel.** Das **Nephron** besteht aus **Nierenkörperchen** und **Nierenkanälchen.**

? **Was ist die Henle-Schleife?**

Antwort
Die Henle-Schleife ist der **U-förmige Abschnitt** des **Nierenkanälchens,** in dessen absteigendem Anteil eine Konzentration und in dessen aufsteigendem Anteil eine Verdünnung des Harns erfolgt.

? **Schildern Sie stichwortartig, wodurch sich der effektive Filtrationsdruck in den Nieren ergibt!**

Antwort
Der effektive Filtrationsdruck in den Nieren errechnet sich aus dem **Filtrationsdruck abzüglich** des **Resorptionsdrucks.**
Der **Filtrationsdruck** ergibt sich aus dem **Blutdruck** und aus der Tatsache, dass das **zuführende Gefäß** (Vas afferens) einen **größeren Durchmesser** hat als das **abführende** (Vas efferens).
Diesem Filtrationsdruck wirkt der **Resorptionsdruck** entgegen. Der Resorptionsdruck ergibt sich aus dem **kapsulären Druck** der Bowman-Kapsel und dem **kolloidosmotischen Druck,** der in den Blutkapillaren herrscht.

? **Schildern Sie stichpunktartig das Renin-Angiotensin-Aldosteron-System!**

Antwort
Renin ist ein Wirkstoff, den die **Niere** ausscheidet, wenn es in ihr zu einer **Minderdurchblutung** kommt.

Angiotensin kommt in einer inaktiven Vorstufe als Angiotensinogen im **Blutplasma** vor. Trifft Renin auf Angiotensinogen, so veranlasst es dieses, sich in Angiotensin I umzuwandeln, das durch das Angiotensin-Converting-Enzym (ACE) zu Angiotensin II aktiviert wird. Angiotensin II wirkt **blutdrucksteigernd,** da es eine Engstellung der Gefäße bewirkt, die Natriumausscheidung herabsetzt und Durstgefühl auslöst. Angiotensin wirkt aber auch noch stimulierend auf die Freisetzung von Aldosteron.

Aldosteron ist ein Hormon der **Nebennierenrinde.** Es bewirkt, dass aus den Nierentubuli vermehrt Natriumionen zurückgeholt werden. Diesem zurückgeholten Natrium folgt osmotisch das Wasser nach, wodurch es zum **Blutdruckanstieg** kommt.

Ist die Minderdurchblutung der Niere durch diese Maßnahmen behoben, so stellt sie die Reninproduktion ein.

? Warum treten bei Niereninsuffizienz Ödeme oft zuerst an Ober- oder Unterlidern auf?

Antwort
In den Augenlidern befindet sich ein **lockeres Unterhautzellgewebe,** das dem austretenden Blutplasma nur **wenig Gegendruck** entgegenbringt. Deswegen tritt hier eher vermehrt Flüssigkeit ins Gewebe, als an einer Stelle, an der das Gewebe eine größere Festigkeit besitzt.

? Charakterisieren Sie jeweils kurz das typische Erscheinungsbild von Beinödemen, die sich aufgrund von Herz-, Lymph-, Venen- und Nierenerkrankungen gebildet haben!

Antwort
- **Herzbedingte Ödeme** treten vermehrt **gegen Abend** als **Knöchelödeme** auf, oft zusammen mit **Nykturie.** Im Laufe der Erkrankung steigen die Ödeme weiter auf und es kann zu generalisierten Ödemen kommen.
- **Nierenbedingte Ödeme** treten vermehrt **morgens** auf. Sie gehen vom **gesamten Fuß** aus, **einschließlich der Zehen.** Meist bestehen gleichzeitig morgendliche Lid- und Gesichtsödeme.

Im weiteren Verlauf der Erkrankung kann es zu generalisierten Ödemen kommen.
- **Lymphbedingte Ödeme** sind mit Ausnahme der angeborenen primären lymphbedingten Ödeme **einseitig.** Sie steigen vom **Fußrücken** aus auf. Die **Zehen** sind in der Regel **ausgespart.** Aufgrund einer chronischen Lymphabflussstörung kann es durch Bindegewebsvermehrung zu einem **verhärteten** (indurierten) Ödem kommen.
- **Venös bedingte Ödeme** treten oft zusammen mit einer **zyanotischen Verfärbung** des Beins auf. Handelt es sich um eine chronisch-venöse Insuffizienz (CVI), bestehen oft noch **Hyperpigmentierung, Verhärtung** (Induration) und die Neigung zur Ausbildung von **Unterschenkelgeschwüren** (Ulcus cruris venosum).

? Bei einem Patienten stellen Sie Blut im Urin fest, woran denken Sie?

Antwort
Blut im Urin ist ein **Tumorverdachtszeichen.** Mögliche Ursachen sind aber auch **Steine** im Harnwegssystem, **Glomerulonephritis, Pyelonephritis, Infektionen** der ableitenden **Harnwege, Prostatitis,** Nierentuberkulose, Gichtniere, Zystenniere, Diabetes mellitus, hämorrhagische Diathese, bei Frauen auch **Regelblutung.**

? Wodurch kann es, außer durch Blutungen, noch zu „rotem Urin" kommen?

Antwort
Nahrungsmittel (Rote Bete) und **Medikamente** (Phenophthalein in Laxanzien, Methyldopa in Antihypertonika).

? Was ist eine Makrohämaturie, was eine Mikrohämaturie?

Antwort
Makrohämaturie:
Schon mit **bloßem Auge** ist eine Rot- oder Braunfärbung des Urins zu erkennen.
Mikrohämaturie:
Das Blut im Urin ist nur mikroskopisch oder mittels **Teststreifen** nachweisbar.

15

? Wie wird die Zweigläserprobe durchgeführt?

Antwort

Bei der Zweigläserprobe entleert der Patient seinen **Urin nacheinander** in **zwei Gläser.** Darauf folgend werden die Urinproben auf Blut untersucht.

? Bei einer Zweigläserprobe stellen Sie eine initiale Hämaturie fest. Wo vermuten Sie die Blutungsquelle?

Antwort

- **Initiale Hämaturie** (Blut nur im ersten Glas)
- **Beim Mann:** Urethritis, Prostatitis, Prostatakarzinom
- **Bei der Frau:** meist Harnröhrenpolyp

? Bei einer Zweigläserprobe stellen Sie eine absolute Hämaturie fest. Wo vermuten Sie die Blutungsquelle?

Antwort

Absolute Hämaturie (Blut ist in beiden Gläsern). Das Blut stammt aus **Blase, Harnleitern, Nierenbecken** oder **Nieren.**

? Welche einfachen Untersuchungsmethoden stehen dem Heilpraktiker zur Verfügung, damit er sich einen ersten Überblick über die Nierentätigkeit verschaffen kann?

Antwort
Anamnese:
Dysurie, Veränderung der Harnmenge und Harnfarbe, Schmerzen in der Nierengegend, Kopfschmerzen, Müdigkeit.
Inspektion:
Ödeme, schmutzig-bräunlich-gräuliche Hautfarbe
Perkussion:
Abklopfen der Nierenlager
Harnuntersuchung:
Spezifisches Gewicht, Teststreifenuntersuchung, Zweigläserprobe
Blutuntersuchung:
Erhöhung von Kreatinin und Harnstoff im Blut, Verschiebungen im Elektrolyt- und Salzhaushalt

? Bei einer Patientin können Sie mittels Teststreifen Nitrit im Urin nachweisen. Was kann Ihrer Meinung nach die Ursache sein?

Antwort

Kann mittels Teststreifen Nitrit im Harn nachgewiesen werden, so ist das **beweisend,** dass sich **nitritbildende Keime** im Harnwegssystem befinden. Als Ursache kommen in Betracht: **Zystitis, Urethritis** (Harnröhrenentzündung), **Ureteritis** (Harnleiterentzündung), **Pyelitis** und **Pyelonephritis.** Bei Frauen liegt häufig eine **asymptomatische Bakterienausscheidung** im Urin vor.

? Eine Patientin berichtet über Dysurie und Blasentenesmen. Bei der Untersuchung des Urins mittels Teststreifen können Sie weder Bakterien noch Leukozyten feststellen. Welche Krankheit könnte Ihrer Meinung nach zugrunde liegen?

Antwort

Vermutlich liegt eine **Reizblase** (neurogene Blase) vor. Es muss aber auch daran gedacht werden, dass zwar Erreger vorhanden sind, dass es sich aber um **nicht-nitritbildende** Keime handelt.

? Bei der Untersuchung mittels Teststreifen finden Sie eine Erhöhung der Leukozyten. Sonst sind keine Veränderungen auf einem anderen Teststreifenfeld festzustellen. Die Patientin hat keine Beschwerden beim Wasserlassen. Was liegt Ihrer Meinung nach hier vor?

Antwort

Es liegt eine **symptomlose Leukozyturie** (vermehrtes Auftreten von weißen Blutkörperchen im Urin) vor.

Leukozyten im Urin können sowohl bei **Nierenerkrankungen** als auch bei **Erkrankungen** der **ableitenden Harnwege** auftreten, und zwar sowohl bei akutem als auch bei chronischem Verlauf. Liegt eine akute Entzündung des Harnwegssystems vor, so treten meist noch weitere Befunde auf wie Albuminurie und Hämaturie. Des Weiteren kommt es dann oft zu Schmerzen in der Nierengegend und Fieber.

Eine Leukozyturie ist ein besonders wichtiger Befund zum Auffinden einer **chronischen Pyelonephritis,** da die Leukozyten im Urin zwischen den akuten Schüben oftmals der einzige Hinweis auf die ablaufende Erkrankung sind.

Allerdings muss bedacht werden, dass Leukozyten oft bei **Frauen** im Spontanurin nachgewiesen werden können. Hier spielen einerseits die häufigen, oft **symptomlos ablaufenden Harnwegsinfekte** eine Rolle. Andererseits muss aber auch an eine **Kontamination** (Verunreinigung) aus Scheide und Rektum gedacht werden.

Grundsätzlich kommen als Erkrankungen, die einer Leukozyturie zugrunde liegen können, in Betracht: **Pyelonephritis, Glomerulonephritis, Pyelitis, Urethritis, Zystitis, Phenazetinniere, Nierentuberkulose,** Harntransportstörungen, vor allem durch **Steine** und **Tumoren.**

? Welche der folgenden Testfelder eines Teststreifens könnten aufgrund einer Nierenerkrankung verändert sein: Nitrit, Leukozyten, pH-Wert, Eiweiße, Glukose, Ketonkörper, Urobilinogen, Bilirubin, Blut?

Antwort
Nitrit, Leukozyten, pH-Wert, Eiweiß, Glukose und **Blut.**

Selbstverständlich können diese Testfelder auch aufgrund anderer Störungen als Nierenerkrankungen verändert sein (z. B. Glukose aufgrund von Diabetes mellitus).

? Was wird bei einer Zystoskopie gemacht?

Antwort
Eine Zystoskopie ist eine **Blasenspiegelung.** Dabei wird ein Spiegel durch die Harnröhre in die Harnblase geschoben, damit die Blasenwand betrachtet werden kann.

? Was wird bei einer Urografie gemacht?

Antwort
Bei einer Urografie können die **ableitenden Harnwege,** Nierenbecken, Harnleiter und Blase, **röntgenologisch dargestellt** werden, nachdem ein Röntgenkontrastmittel in den zu untersuchenden Bereich eingebracht wurde.

? Was wird bei einer Nierenbiopsie gemacht?

Antwort
Bei einer Nierenbiopsie wird mittels einer feinen **Nadel Nierengewebe** zur **Untersuchung** entnommen.

? Welches Geschlecht und welches Lebensalter sind in erster Linie von Harnblasenentzündungen betroffen?

Antwort
Frauen im geschlechtsfähigen Alter und **Kinder** (Mädchen häufiger als Jungen).

15

? Ein Patient kommt zu Ihnen in die Praxis und sagt Ihnen, dass er eine Blasenentzündung habe, da er Schmerzen beim Wasserlassen, häufigen Harndrang und Fieber habe. Sie führen eine Untersuchung mittels Mehrfachteststreifen durch. Die folgenden Felder reagieren: Nitrit, Leukozyten, Albumine. Wie therapieren Sie?

Antwort
Der Patient hat eine **falsche Diagnose** gestellt. Zu einer einfachen Blasenentzündung gehört kein Fieber. Die Veränderung des Felds Albumine weist darauf hin, dass die Entzündung ins Nierenbecken, eventuell ins Nierengewebe aufgestiegen ist. Der Patient muss zur genauen Abklärung an den **Arzt** verwiesen werden, da vermutlich verschreibungspflichtige Medikamente eingesetzt werden müssen (Antibiotika).

? Geben Sie zu den folgenden Krankheitsbezeichnungen jeweils an, in welchem Organ sich die Entzündung abspielt!
- **Ureteritis**
- **Urethritis**
- **Zystitis**
- **Pyelitis**
- **Pyelonephritis**
- **Glomerulonephritis**

Antwort
Ureteritis (Entzündung des Harnleiters)
Urethritis (Entzündung der Harnröhre)
Zystitis (Entzündung der Harnblase)
Pyelitis (Entzündung des Nierenbeckens)

15

Pyelonephritis (Entzündung von Nierenbecken und Nierenzwischengewebe, eventuell mit einer begleitenden Entzündung des Nierenmarks)
Glomerulonephritis (Entzündung der Nierenkörperchen)

？ Geben Sie typische Beschwerden bei akuter Pyelonephritis an!

Antwort
Oft kommt es zuerst aufgrund einer Blasenentzündung zur Dysurie. Diese Beschwerden können jedoch auch fehlen und es können sich von Anfang an gleich die typischen Beschwerden einer akuten Pyelonephritis entwickeln:
Fieber, Klopfempfindlichkeit der **Nierenlager** und **Schmerzen** in der **Nierengegend,** oft einseitig.

？ Wie therapieren Sie bei akuter Pyelonephritis?

Antwort
Der Patient muss an den **Arzt** verwiesen werden. Begleitend zum Arzt darf der Heilpraktiker behandeln, z.B. durch örtliche Wärmeanwendung, homöopathische Mittel oder Akupunktur.

？ Welche Prognose hat die akute Pyelonephritis?

Antwort
Im Allgemeinen heilt die Erkrankung **gut** aus. In **seltenen Fällen** kann sie jedoch in eine **chronische Verlaufsform** übergehen, die sich später zur Niereninsuffizienz weiterentwickeln kann.

？ Ein Patient schildert Ihnen, dass er unter immer wiederkehrenden Pyelonephritiden leidet: Welche Ursachen kommen hierfür in Betracht?

Antwort
Bei immer wiederkehrenden Pyelonephritiden muss man an eine **Behinderung** des **Harnabflusses** denken, z.B. durch Lage- und Formanomalien der Nieren und der ableitenden Harnwege, durch Steine, durch Prostatavergrößerungen oder durch Tumoren.
Es können aber auch Erkrankungen vorliegen, die zur Nierenschädigung geführt haben, z.B. **Diabetes mellitus** oder **Gicht.** Man muss auch eine Schädigung der Niere durch **Schmerzmittel** in Betracht ziehen.

？ Ein Patient sucht Ihre Praxis wegen eines Schulter-Arm-Syndroms auf. Eine routinemäßige Untersuchung mittels Mehrfachteststreifen zeigt erhöhte Nitritwerte im Urin. Schon makroskopisch können Sie im Urin Eiterschlieren feststellen. CRP ist im Blut angestiegen. Was ist vermutlich die Ursache?

Antwort
Es liegt vermutlich eine **symptomlose chronische Pyelonephritis** vor, die nichts mit dem Schulter-Arm-Syndrom zu tun hat, wegen dem der Patient die Praxis aufgesucht hat.

？ Welche beiden Formen unterscheidet man bei einer renalen Hypertonie?

Antwort
Bei der renalen Hypertonie ist es zu einer **Blutdruckerhöhung** aufgrund einer **Nierenerkrankung** gekommen. Es kommen hierfür folgende Ursachen in Betracht:
Parenchymale Form:
Nach Nierenerkrankungen, z.B. nach einer Glomerulonephritis, ist es zur Blutdruckerhöhung gekommen. Man vermutet, dass die Ursache in einer vermehrten Freisetzung von Renin (Renin-Angiotensin-Aldosteron) zu suchen ist.
Vaskuläre Form:
Es liegt eine Enge der Nierenarterien vor, meist aufgrund einer Arteriosklerose. Es kommt zu einer Minderdurchblutung der Nieren und damit zu einer vermehrten Reninfreisetzung. Die Minderdurchblutung der Niere kann im fortgeschrittenen Stadium zur Ausbildung einer Schrumpfniere führen.

？ Was ist die häufigste Ursache der akuten Glomerulonephritis?

Antwort
Die häufigste Ursache der akuten Glomerulonephritis ist ein **Antigen-Antikörper-Geschehen** aufgrund eines **Streptokokkeninfekts,** bei dem Immunkomplexe bevorzugt in den Nierenglomeruli eingelagert werden. Der Streptokokkeninfekt hat sich meist 1–3 Wochen vor Ausbruch der Glomerulonephritis im Kopf- oder Halsbereich abgespielt, z.B. als Angina, Sinusitis oder Otitis media.

? **Wodurch kann sich bei akuter Glomerulonephritis ein Ödem entwickeln?**

Antwort
Bei der akuten Glomerulonephritis sind oft nicht nur die Glomeruli in der Niere durch Immunkomplexe geschädigt, sondern **auch** die **Kapillaren** im **übrigen Körper.** Durch diese Schädigung werden die Kapillaren **abnorm durchlässig,** sodass vermehrt Flüssigkeit ins Gewebe tritt.

Verstärkend kommt noch hinzu, dass die Nieren vermehrt **Eiweiße ausscheiden,** die dann wiederum im Blut zur Aufrechterhaltung des notwendigen osmotischen Drucks fehlen. Des Weiteren hält die Niere **vermehrt Natrium** und **Wasser zurück,** sodass sich zuviel Flüssigkeit im Körper befindet.

? **Welche Prognose hat die akute Glomerulonephritis?**

Antwort
Die akute Glomerulonephritis hat eine **Letalität** im akuten Stadium von **2–5 %!**

Ungefähr **70 %** der Fälle **heilen aus,** bei manchen bleibt allerdings ein **Schaden** der **Niere zurück.** Es kommen auch **chronische Verläufe** vor, die in selteneren Fällen bis zur **Niereninsuffizienz** fortschreiten können.

? **Ist bei chronischer Glomerulonephritis auf jeden Fall der Blutdruck erhöht? Begründen Sie Ihre Meinung!**

Antwort
Nein. Es kommen bei der chronischen Glomerulonephritis auch Verlaufsformen **ohne** Blutdruckerhöhung vor.

Dies ist vor allem bei der sogenannten nephrotischen Verlaufsform der Fall, bei der die Durchlässigkeit der Glomeruli für Eiweiße im Vordergrund steht.

? **Welche Befunde kann man typischerweise beim nephrotischen Syndrom erheben?**

Antwort
Massive Ödeme, Proteinurie, Lipidurie, Hyperlipidämie und **Hypoproteinämie.**

? **Eine Patientin sucht wegen jahrelanger Migräneanfälle Ihre Praxis auf. Sie klagt über anhaltende Müdigkeit. Bei der Inspektion stellen Sie eine auffallende Blässe fest. Welche Ursachen ziehen Sie für die Müdigkeit und die Blässe in Betracht?**

Antwort
Es muss mit einer **Nierenerkrankung** gerechnet werden, da die Patientin wegen der Migräneanfälle Schmerzmittel eingenommen hat und es so zur Schmerzmittelniere gekommen sein kann.

Die **Müdigkeit** könnte ihre Ursache in der **Zunahme harnpflichtiger Substanzen** im **Blut** haben.

Die **Blässe** könnte in einer **ungenügenden Produktion** von **Erythropoetin** begründet sein und/oder in einer **Eisenmangelanämie,** die sich aufgrund von Sickerblutungen in der Niere und/oder durch Eisenverlust aufgrund einer Hämaturie eingestellt hat.

? **Welche Komplikationen treten bei der Schmerzmittelniere häufig auf?**

Antwort
Hämaturie, immer wiederkehrende **Pyelonephritiden, Eisenmangelanämie, Papillennekrosen, Schrumpfniere** und **Nierenversagen.**

? **Schildern Sie den Ablauf einer Nierensteinkolik!**

Antwort
Zur Nierensteinkolik kommt es typischerweise aus **voller Gesundheit.** Meist treten in der **Lendengegend heftigste, krampfartige Schmerzen** auf. Die Schmerzen können mehr in den Rücken oder in die Gegend der Harnblase ausstrahlen; sie können auch von Übelkeit und Erbrechen begleitet sein. Die Kolik kann Minuten bis Stunden andauern.

? **Welches Geschlecht ist in erster Linie von Nierensteinen betroffen?**

Antwort
Männer.

15

15

? **An welchen Stellen können im Harnwegssystem Steine sitzen?**

Antwort
Steine können im **gesamten Harnwegsbereich** sitzen, und zwar im Nierengewebe, in den Nierenkelchen, im Nierenbecken, im Harnleiter (Kolik!), in der Harnblase und in der Harnröhre.

? **Wie therapieren Sie bei Nierensteinen?**

Antwort
Im **akuten Anfall** stehen **entkrampfende Maßnahmen** im Vordergrund, z.B. durch Wärmeanwendung, Homöopathie oder Akupunktur. Es kommt grundsätzlich auch die Gabe von chemischen, entkrampfend wirkenden Mitteln (Butylscopolaminiumbromid) in Betracht, obwohl sich sicherlich die meisten Patienten von einem Heilpraktiker eine andere Therapie erhoffen.

In der **anfallsfreien Zeit** muss sich die Therapie nach der zugrunde liegenden **Ursache** für die Steinbildung richten. Liegen Harnsäuresteine vor, so muss der Harnsäurespiegel im Blut gesenkt werden, z.B. durch Ernährungsumstellung und Medikamente. Bei Kalziumsteinen muss der Blutkalziumspiegel kontrolliert werden und je nach Ursache (evtl. Osteoporose) eine entsprechende Therapie eingeleitet werden.

? **Ein Patient hat eine Überfunktion der Nebenschilddrüse. Warum kommt es in diesem Fall gehäuft zu Nierensteinen?**

Antwort
Die Überfunktion der Nebenschilddrüse führt zu einer **vermehrten** Abgabe von **Parathormon,** was seinerseits die **Freisetzung** des **Kalziums** aus den **Knochen** fördert. Dies kann zu Osteomalazie und Osteoporose und zu einer **Erhöhung** des **Blutkalziumspiegels** führen.

Die Nieren versuchen das vermehrt anfallende Kalzium auszuscheiden. Gelingt dies nicht vollständig, können sich Nierensteine bilden.

? **Wieso kommt es gerade bei Gichtpatienten gehäuft zur Bildung von Nierensteinen?**

Antwort
Gichtpatienten haben **vermehrt Harnsäure** im Blut. Diese überschüssige Harnsäure kann an unterschiedlichen Stellen im **Körper deponiert** werden, z.B. in Gelenken, in Tophi und auch in der Niere, und zwar sowohl im Nierengewebe als auch in den ableitenden Harnwegen.

? **Kann auch ein zu alkalischer Urin zur Steinbildung führen? Falls ja, woraus sind die Steine in diesem Fall zusammengesetzt?**

Antwort
Ja. Im alkalischen Urin können sich **Phosphatsteine** bilden.

? **Was ist die Folge einer Schockniere?**

Antwort
Die Folge einer Schockniere ist ein **akutes Nierenversagen** mit Oligurie bis hin zur Anurie. Die harnpflichtigen Substanzen im Blut nehmen zu. Es kann zum **Coma uraemicum** kommen.

? **Ein Patient klagt Ihnen, dass er unter chronischem Nierenversagen leidet und ihm die Ärzte nur noch kurze Zeit gegeben haben, bis er sich einer Dialysebehandlung unterziehen muss. Er möchte nun von Ihnen behandelt werden. Dürfen Sie behandeln? Begründen Sie Ihre Meinung!**

Antwort
Ja, der Heilpraktiker darf **begleitend** behandeln. Der Patient muss während dieser Zeit selbstverständlich weiterhin vom Arzt überwacht werden, sodass die Dialysebehandlung zum notwendigen Zeitpunkt erfolgen kann.

? **Ein Patient muss sich bereits einer Dialysebehandlung unterziehen. Er sucht nun Ihre Praxis auf und möchte sich naturheilkundlich behandeln lassen. Dürfen Sie behandeln? Begründen Sie Ihre Meinung!**

Antwort

Ja, es darf in diesem Fall **begleitend** behandelt werden. Die Dialysebehandlung läuft, wie vom zuständigen behandelnden Arzt festgesetzt, weiter.

? Welche typischen angeborenen Nierenanomalien kennen Sie? Geben Sie stichpunktartig an, worum es sich dabei handelt!

Antwort

Hufeisenniere (Verschmelzungsniere):
Es liegt eine U-förmige Verwachsung der beiden Nieren vor. Bei der Gewebsbrücke kann es sich um eine bindegewebige oder parenchymatöse Verbindung handeln. Meist verursacht eine Hufeisenniere keine Beschwerden, es kann aber sein, dass es aufgrund von gleichzeitig bestehenden Fehlbildungen des Harnleiters und des Harnbeckens zu Abflussstörungen, Steinbildungen oder zu Kompressionen der großen Bauchgefäße kommen kann.

Agenesie:
Angeborenermaßen fehlt eine Niere, meist die linke, völlig.

Lageanomalie:
Die Niere befindet sich angeborenermaßen im Becken.

Zystenniere:
Die Niere ist von Zysten durchsetzt, wodurch es zu einer erheblichen Vergrößerung des Organs kommt. Bei dieser Fehlbildung liegen oft auch noch Zysten in anderen Organen vor, z.B. in der Leber, in der Bauchspeicheldrüse oder in der Schilddrüse.

Wanderniere (Nephroptose, Ren mobilis):
Es handelt sich um eine abnorme Beweglichkeit der Niere, die in diesem Fall bei aufrechter Körperhaltung mindestens um die Höhe eines Wirbelkörpers absinkt.

Multiple-choice-Fragen

? Welche anatomischen Strukturen gehören zum Harnapparat?

1   Nierenbecken
2   Nebennieren
3   Samenbläschen
4   Nieren
5   Pyelon
6   Harnleiter
7   Harnröhre
8   Prostata
9   Hoden

Lösung
Die Antworten 1, 4, 5, 6 und 7 sind richtig.

? Welche Organe sind Nachbarorgane der rechten Niere?

1   Nebenniere
2   Jejunum
3   Dickdarm
4   Bauchspeicheldrüse
5   Zwölffingerdarm
6   Zwerchfell
7   Milz

Lösung
Die Antworten 1, 3, 5 und 6 sind richtig.

? Welche Organe sind Nachbarorgane der linken Niere?

1   Nebenniere
2   Ileum
3   Dickdarm
4   Bauchspeicheldrüse
5   Zwölffingerdarm
6   Zwerchfell
7   Milz

Lösung
Die Antworten 1, 3, 4, 6 und 7 sind richtig.

? Geben Sie an, was für die Lage der Nieren zutrifft!

1   Intraperitoneale Lage
2   Retroperitoneale Lage
3   Extraperitoneale Lage

Lösung
Antwort 2 ist richtig.

15

? **Welche anatomischen Strukturen treten durch den Nierenhilus?**

1 Nierenarterie
2 Nierenvene
3 Harnröhre
4 A. lienalis
5 Harnleiter

Lösung
Die Antworten 1, 2 und 5 sind richtig.
Anmerkungen:
- Punkt 3: Der Harnleiter und nicht die Harnröhre tritt durch den Nierenhilus.
- Punkt 4: A. lienalis = Milzarterie.

? **Welche Anteile kann man bei einem Längsschnitt durch die Nieren erkennen?**

1 Nierenbecken
2 Nierenkelche
3 Harnröhre
4 Nierenpyramiden
5 Nierensäulen
6 Inselapparat
7 Ansammlungen von lymphatischem Gewebe

Lösung
Die Antworten 1, 2, 4 und 5 sind richtig.

? **Welche Aussagen über die Nierenrinde sind richtig?**
Entscheiden Sie sich von zwei Möglichkeiten jeweils für die richtigere!

A	1	Feinkörniges Aussehen
	2	Gestreiftes Aussehen
B	1	Dunkles Aussehen
	2	Helleres Aussehen
C	1	Hier liegen vor allem die Nierenkanälchen
	2	Hier liegen vor allem die Nierenkörperchen
D	1	Hier befinden sich die Pyramiden
	2	Hier liegen kleine Pyramiden

Lösung
A ist 1 zuzuordnen, B, C und D jeweils die zweite Antwort.

? **Welche Aussagen über die Harnleiter sind zutreffend?**

1 In der Wand befindet sich glatte Muskulatur.
2 In der Wand befindet sich quer gestreifte Muskulatur.
3 Der Harnleiter führt zum Transport des Urins peristaltische Bewegungen aus.
4 Der Harn läuft aufgrund der Schwerkraft vom Nierenbecken in die Harnblase, deshalb braucht der Harnleiter keine peristaltischen Bewegungen auszuführen.
5 Der Harnleiter mündet seitlich von vorne in den oberen Anteil der Harnblase ein.
6 Der Harnleiter mündet seitlich von hinten in den unteren Anteil der Harnblase ein.

Lösung
Die Antworten 1, 3 und 6 sind richtig.
Anmerkung:
Punkt 4: In diesem Fall könnte der Harnleiter im Liegen keinen Urin transportieren.

? **Geben Sie Engpässe des Harnleiters an!**

1 Überkreuzung des Harnleiters mit der Harnröhre
2 Übergang vom Nierenbecken in den Harnleiter
3 Überkreuzung mit der Aorta
4 Eintritt in die Harnblase
5 Überkreuzung mit den Beckengefäßen (A. und V. iliaca communis)

Lösung
Die Antworten 2, 4 und 5 sind richtig.

? **Welche Organe sind Nachbarorgane der Harnblase bei der Frau?**

1 Pankreas
2 Scheide
3 Mastdarm
4 Zwölffingerdarm
5 Dünndarm oder Sigmoid (je nach Füllungszustand)
6 Gebärmutter

Lösung
Die Antworten 2, 5 und 6 sind richtig.

? Welche Anteile der männlichen Harnröhre sind zu unterscheiden?

1 Schwellkörperteil (Pars spongiosa)
2 Querliegender Teil (Pars transversa)
3 Membranöser Teil (Pars membranacea)
4 S-förmiger Teil (Pars sigmoidea)
5 Vorsteherdrüsenteil (Pars prostatica)
6 Kugelförmige Verdickung (Pars coca)

Lösung
Die Antworten 1, 3 und 5 sind richtig.

? Aufgaben des Harnapparats sind:

1 Aufrechterhaltung der Homöostase
2 Produktion und Abgabe von Renin
3 Produktion und Abgabe von Aldosteron
4 Abgabe von Erythropoetin
5 Produktion von Progesteron
6 Ausscheidung von Kreatinin

Lösung
Die Antworten 1, 2, 4 und 6 sind richtig.
Anmerkungen:
- Punkt 3: Aldosteron wird von der Nebennieren-rinde produziert.
- Punkt 5: Progesteron (Gelbkörperhormon) stammt aus dem Eierstock.

? Welche anatomischen Strukturen gehören zu einem Nephron?

1 Gelbkörper
2 Glomerulus
3 Trigonum vesicae
4 Bowman-Kapsel
5 Nierenkelche
6 Malpighi-Körperchen
7 Henle-Schleife
8 Epiphyse
9 Proximaler Tubulusanteil

Lösung
Die Antworten 2, 4, 6, 7 und 9 sind richtig.
Anmerkungen:
- Punkt 3: Trigonum vesicae = Harnblasendreieck

- Punkt 5: Die Nierenkelche befinden sich im Nie-renbecken und gehören nicht zum Nephron.
- Punkt 8: Epiphyse = Gelenkende bzw. Zirbeldrüse

? Welche Arbeitsvorgänge lassen sich bei der Harnbereitung unterschieden?

1 Katabolismus
2 Anabolismus
3 Glomeruläre Filtration
4 Tubuläre Rückresorption
5 Produktion von Lymphozyten
6 Tubuläre Sekretion

Lösung
Die Antworten 3, 4 und 6 sind richtig.
Anmerkungen:
- Punkt 1: Katabolismus = Abbaustoffwechsel
- Punkt 2: Anabolismus = Aufbaustoffwechsel

? Durch welche Vorgänge und Kräfte können noch benötigte Stoffe aus den Nierenkanälchen wieder ins Blut zurückgeholt werden?

1 Aktiver Transport
2 Passiver Transport
3 Durch Koagulation
4 Diffusion
5 Durch Trägermoleküle
6 Durch Phagozyten
7 Durch T-Helferzellen

Lösung
Die Antworten 1, 2, 4 und 5 sind richtig.
Anmerkung:
Punkt 3: Koagulation = Verklumpung

? Welche Wirkstoffe und Hormone spielen bei der Regulierung des Wasserhaushalts in den Nie-renkanälchen eine wesentliche Rolle?

1 Antidiuretisches Hormon
2 Prolaktin
3 Renin
4 LH
5 STH
6 Aldosteron

15

7 Melanotropin
8 Vasopressin
9 Thyroxin

Lösung
Die Antworten 1, 3, 6 und 8 sind richtig.

? **Welche Parameter lassen sich im Urin mit einem Schnellteststreifen unterscheiden?**

1 Bilirubin
2 Glukose
3 Albumin
4 Acetylcholin
5 Erythrozyten
6 Alpha-Amylase
7 Nitrit
8 pH-Wert
9 Pankreozymin

Lösung
Die Antworten 1, 2, 3, 5, 7 und 8 sind richtig.
Anmerkungen:
- Punkt 4: Acetylcholin ist ein Überträgerstoff an den Synapsen.
- Punkt 6: Alpha-Amylase ist ein kohlenhydratverdauendes Enzym, das im Mundspeichel und im Pankreassaft vorkommt.
- Punkt 9: Pankreozymin (Cholezystokinin) ist ein Wirkstoff, der aus dem Zwölffingerdarm stammt.

? **Eine Zweigläserprobe ergibt eine initiale Hämaturie. Geben Sie an, was als Blutungsquelle in Betracht kommt!**

1 Nierenbeckenentzündung
2 Zystitis
3 Prostatitis
4 Glomerulonephritis
5 Magengeschwür
6 Harnröhrenpolyp
7 Cholezystitis
8 Harnleiterentzündung

Lösung
Die Antworten 3 und 6 sind richtig.

Anmerkungen:
- Punkte 1, 2, 4, 8: In diesen Fällen würde sich Blut in beiden Gläsern befinden.
- Punkte 5, 7: In diesen Fällen befindet sich kein Blut im Urin.

? **Welche apparativen Untersuchungen werden zur Diagnostik von Erkrankungen des Harnapparats durchgeführt?**

1 Rektoskopie
2 Zystoskopie
3 Urografie
4 Lymphografie
5 Röntgenuntersuchungen mit und ohne Kontrastmittel
6 Otoskopie
7 Bronchoskopie

Lösung
Die Antworten 2, 3 und 5 sind richtig.
Anmerkungen:
- Punkt 1: Rektoskopie = Darmspiegelung.
- Punkt 2: Zystoskopie = Blasenspiegelung.
- Punkt 3: Urografie = Einbringung eines Röntgenkontrastmittels in die Harnwege und darauf folgende Röntgendarstellung.
- Punkt 4: Lymphografie = Einbringung eines Kontrastmittels in die Lymphgefäße und darauf folgende Röntgendarstellung.
- Punkt 6: Die Otoskopie dient der Untersuchung des Ohrs.
- Punkt 7: Bronchoskopie = Spiegelung der Bronchien.

? **Welche der folgenden Beschwerden können bei Erkrankungen des Harnapparats auftreten?**

1 Ödeme
2 Atemnot
3 Zyanose
4 Kopfschmerzen
5 Müdigkeit
6 Gelbe Skleren
7 Erhöhter Grundumsatz

Lösung
Die Antworten 1, 4 und 5 sind richtig.

? Eine Harnuntersuchung ergibt ein erniedrigtes spezifisches Gewicht. Welche Ursachen können dies hervorrufen?

1 Fieber
2 Erhöhte Trinkmenge
3 Verminderte Flüssigkeitsaufnahme
4 Einnahme von Diuretika
5 Oligurie
6 Anurie

Lösung
Die Antworten 2 und 4 sind richtig.
Anmerkung:
Punkte 1, 3, 5, 6: Diese führen zu einem erhöhten spezifischen Gewicht.

? Welche Ursachen kann eine Harnblasenentzündung haben?

1 Unterkühlung der Blasengegend
2 Allergien
3 Bakterien
4 Blasenkatheter
5 Ungenügendes Kauen
6 Urologische Untersuchungen
7 Gonorrhö
8 Hypercholesterinämie

Lösung
Die Antworten 1, 3, 4, 6 und 7 sind richtig.
Anmerkung:
Punkt 6: Durch urologische Untersuchungen können Keime eingeschleppt werden.

? Typische Beschwerden einer akuten Zystitis sind:

1 Flankenschmerz
2 Hohes Fieber
3 Dysurie
4 Blasentenesmen
5 Brennen beim Wasserlassen
6 Hämaturie
7 Urobilinogenurie
8 Leukozyturie
9 Diarrhö

Lösung
Die Antworten 3, 4, 5, 6 und 8 sind richtig.
Anmerkung:
Punkte 1, 2: Gehören zur Pyelitis bzw. zur Pyelonephritis.

? Geben Sie von den beiden Alternativen jeweils diejenige an, die genauer für die Pyelonephritis zutrifft!

A	1	Entzündung der Nierenkörperchen
	2	Entzündung des Nierenbeckens und des Nierenzwischengewebes
B	1	Ursache der Erkrankung ist eine Antigen-Antikörper-Reaktion auf Streptokokkentoxine.
	2	Ursache sind meist Bakterien, die sich aufgrund von begünstigenden Faktoren (z.B. Abflusshindernissen) absiedeln konnten.

Lösung
A und B wird jeweils die 2. Antwort zugeordnet.

? Welche Faktoren können bekanntermaßen die Entstehung einer Nierenbeckenentzündung begünstigen?

1 Chronische Bronchitis
2 Nierensteine
3 Prostata-Adenom
4 Morbus Scheuermann
5 Diabetes mellitus
6 Gicht
7 Ulcus ventriculi
8 Schmerzmittelabusus
9 Apoplexie

Lösung
Die Antworten 2, 3, 5, 6 und 8 sind richtig.

? Welche typischen Beschwerden können bei chronischer Pyelonephritis auftreten?

1 Bakteriurie
2 Pyurie
3 Kopfschmerzen
4 Lippenzyanose

15

5 Atemnot (typischerweise ist die Ausatmung erschwert)
6 Flatulenz
7 Leukozytose
8 Beschleunigte BSG
9 Beschleunigte BKS

Lösung
Die Antworten 1, 2, 3, 7, 8 und 9 sind richtig.

? Welche typischen Beschwerden können bei akuter Glomerulonephritis auftreten?

1 Fieber
2 Lidödeme
3 Lippenzyanose
4 Atemnot (typischerweise ist die Ausatmung erschwert)
5 Meteorismus
6 Albuminurie
7 Proteinurie
8 Hämaturie
9 Hypotonie

Lösung
Die Antworten 1, 2, 6, 7 und 8 sind richtig.

? Welche Aussagen über die Behandlung der akuten Glomerulonephritis sind zutreffend?

1 Der Heilpraktiker darf überhaupt nicht behandeln, da aufgrund der Schwere der Erkrankung Behandlungsverbot besteht.
2 Der Heilpraktiker darf begleitend zum Arzt behandeln.

Lösung
Antwort 2 ist richtig.

? Die folgenden Punkte sind nur dann auszuwählen, wenn Sie sich bei der vorstehenden Frage für Punkt 2 entschlossen haben und Sie der Meinung sind, dass die folgenden Aussagen richtig sind!

1 Begleitend zum Arzt darf der Heilpraktiker Ernährungsempfehlungen geben.

2 Begleitend zum Arzt darf der Heilpraktiker ein homöopathisches Mittel verordnen.
3 Begleitend zum Arzt darf der Heilpraktiker die Empfehlung geben, die Trinkmenge auf mindestens 2 Liter pro Tag zu erhöhen.

Lösung
Die Antworten 1 und 2 sind richtig.
Anmerkung:
Punkt 3: Bei einer schweren akuten Glomerulonephritis muss die tägliche Trinkmenge genau vom Arzt festgelegt werden. Der Heilpraktiker darf an dieser Festlegung nichts verändern.

? Welche Symptome können beim nephrotischen Syndrom auftreten?

1 Massive Ödeme
2 Hypolipidämie
3 Hyperlipidämie
4 Hypolipidurie
5 Lipidurie
6 Proteinurie
7 Hypoproteinämie
8 Hyperproteinämie
9 Exsikkose

Lösung
Die Antworten 1, 3, 5, 6 und 7 sind richtig.

? Welche Aussagen über die Analgetikaniere sind zutreffend?

1 Es handelt sich um eine harmlose Erkrankung.
2 Hämaturie möglich
3 Häufig besteht Anämie
4 Es kann zum Nierenversagen kommen.
5 Die Betroffenen sind meist auffallend zyanotisch verfärbt.

Lösung
Die Antworten 2, 3 und 4 sind richtig.
Anmerkung:
Punkt 5: Die Betroffenen sind meist auffallend blass.

? Welche Faktoren können typischerweise die Entstehung von Nierensteinen begünstigen?

1 Gicht
2 Ständig zu alkalischer Urin
3 Akute lymphatische Leukämie
4 Inhibitorenmangel
5 Morbus Crohn
6 Harnstau
7 Virushepatitis
8 Überfunktion der Nebenschilddrüse

Lösung
Die Antworten 1, 2, 4, 6 und 8 sind richtig.
Anmerkungen:
- Punkt 1: Begünstigt Harnsäuresteine.
- Punkt 2: Begünstigt Phosphatsteine.
- Punkt 4: Begünstigt Kalziumsteine.
- Punkt 8: Ein Zuviel an Parathormon hebt den Blutkalziumspiegel an und begünstigt damit die Bildung von Kalziumsteinen.

? Welche Aussagen über die Beschwerden bei Nierensteinen sind zutreffend?

1 Es ist Beschwerdefreiheit möglich.
2 Schmerzen in der Nierengegend, die in die Leiste und die Genitalorgane ausstrahlen.
3 Schmerzen in der rechten Nierengegend, die in das rechte Schulterblatt ausstrahlen.
4 Verursachen Nierensteine Schmerzen, so kommt es typischerweise zu einem „gürtelförmigen Schmerz".
5 Es kann zu Koliken kommen.

Lösung
Die Antworten 1, 2 und 5 sind richtig.
Anmerkungen:
- Punkt 3: Es handelt sich um Gallenschmerzen.
- Punkt 4: Es handelt sich um Pankreasschmerzen.

? Bei einem Patienten stellen Sie eine Hämaturie fest. Geben Sie die mögliche Ursache an!

1 Cholezystitis
2 Blasentumor
3 Zystenniere
4 Nierenkrebs
5 Menstruation
6 Magengeschwür
7 Prostatitis
8 Nierensteine

Lösung
Die Antworten 2, 3, 4, 5, 7 und 8 sind richtig.

? Mögliche Ursachen für Nierenversagen sind:

1 Schock
2 Blasenstein vor Harnröhrenöffnung
3 Laryngitis
4 Prostatahyperplasie
5 Schwermetallvergiftung
6 Wanderniere
7 Zystitis
8 Hämorrhoiden

Lösung
Anzugeben sind 1, 2, 4, 5, 6.
Anmerkungen:
- Punkt 5: Zum Beispiel Blei.
- Punkt 6: Harnleiterabknickung!

15

16 Fortpflanzungsorgane

Bildfragen

? Bezeichnen Sie die schematische Darstellung der männlichen Geschlechtsorgane! Geben Sie bei Nr. 5, 7, 8 die drei Abschnitte der Urethra an!

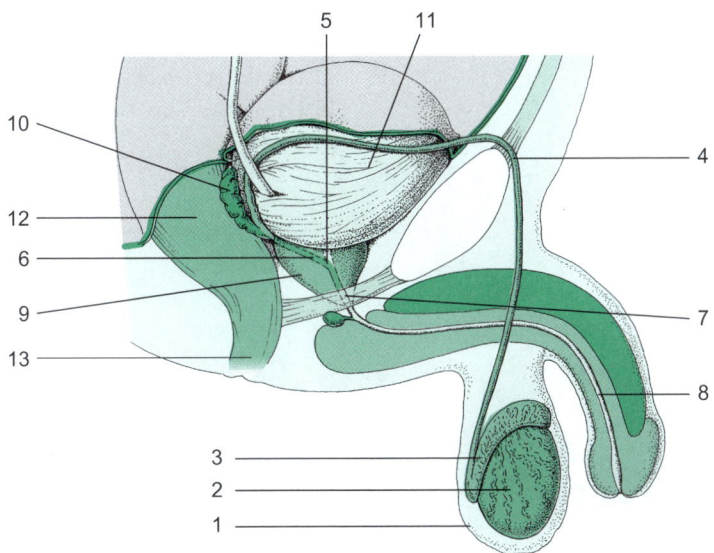

Abb. 16.1 Schematische Darstellung der männlichen Geschlechtsorgane. [L190]

Lösung

1 Hodensack (Skrotum)
2 Hoden (Testis)
3 Nebenhoden (Epididymis)
4 Samenleiter (Ductus deferens)
5 Vorsteherdrüsenanteil der kombinierten Harn-Samen-Röhre (Urethra, Pars prostatica)
6 Ausspritzgang (Ductus ejaculatorius)
7 Membranöser Teil der kombinierten Harn-Samen-Röhre (Urethra, Pars membranacea)

8 Schwellkörperanteil der kombinierten Harn-Samen-Röhre (Urethra, Pars spongiosa)
9 Vorsteherdrüse (Prostata)
10 Bläschendrüse bzw. Samenbläschen (Glandula vesiculosa bzw. Vesicula seminalis)
11 Harnblase (Vesica urinaria)
12 Mastdarm (Rektum)
13 Analkanal (Canalis analis)

? Bezeichnen Sie die ableitenden Ausführungsgänge und die bezifferten Strukturen! Zählen Sie bei Nr. 2, 3, 4 die Anteile des Nebenhodens und bei 8, 9, 10 die drei Abschnitte der Urethra auf!

Lösung

1 Hoden (Testis)
2 Nebenhodenkopf (Caput epididymidis)
3 Nebenhodenkörper (Corpus epididymidis)
4 Nebenhodenschwanz (Cauda epididymidis)
5 Samenleiter (Ductus deferens)
6 Bläschendrüse bzw. (Samenbläschen, Glandula vesiculosa bzw. Vesicula seminalis)
7 Ausspritzgang (Ductus ejaculatorius)
8 Vorsteherdrüsenanteil der kombinierten Harn-Samen-Röhre (Urethra, Pars prostatica)
9 Membranöser Teil der kombinierten Harn-Samen-Röhre (Urethra, Pars membranacea)
10 Schwellkörperanteil der kombinierten Harn-Samen-Röhre (Urethra, Pars spongiosa)
11 Cowper-Drüse (Glandula bulbourethralis)
12 Harnleiter (Ureter)
13 Harnblase (Vesica urinaria)
14 Niere (Ren)

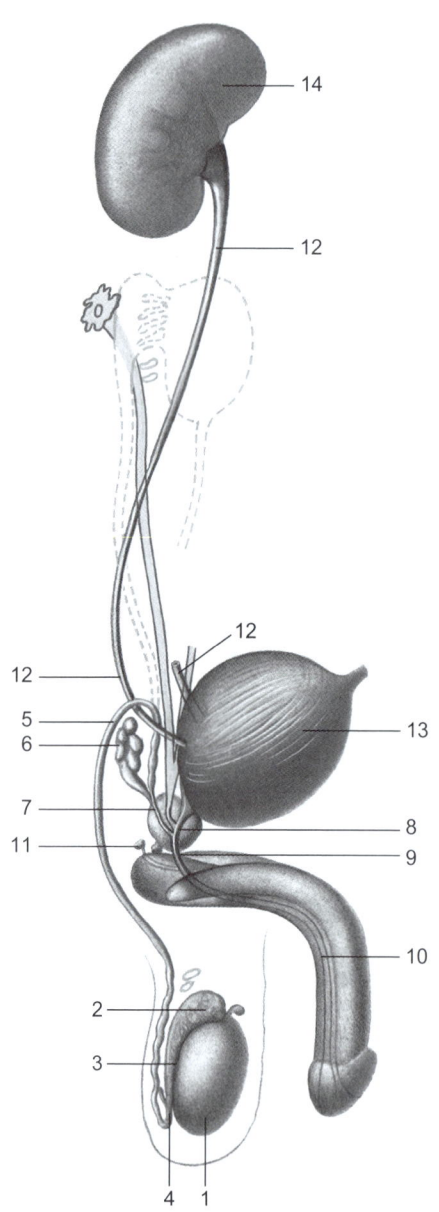

Abb. 16.2 Schematische Darstellung der männlichen ableitenden Ausführungsgänge. [S007-1-22]

16

? **Bezeichnen Sie die männliche Harnblase in der Betrachtung von dorsal!**

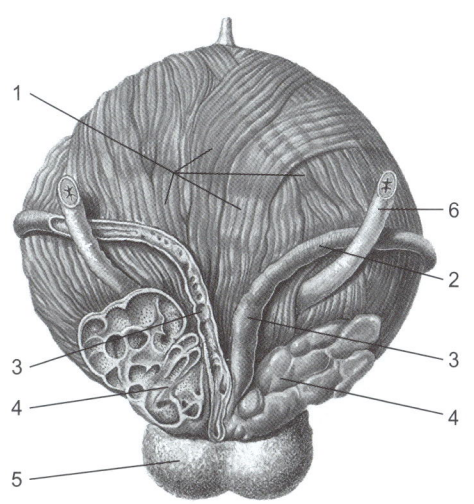

Lösung
1 Harnblase (Vesica urinaria)
2 Samenleiter (Ductus deferens)
3 Ampulle des Samenleiters (Ampulla ductus deferentis)
4 Bläschendrüse bzw. Samenbläschen (Glandula vesiculosa bzw. Vesicula seminalis)
5 Vorsteherdrüse (Prostata)
6 Harnleiter (Ureter)

Abb. 16.3 Darstellung der männlichen Harnblase von hinten. [S007-1-22]

? **Bezeichnen Sie die schematische Darstellung der weiblichen Geschlechtsorgane!**

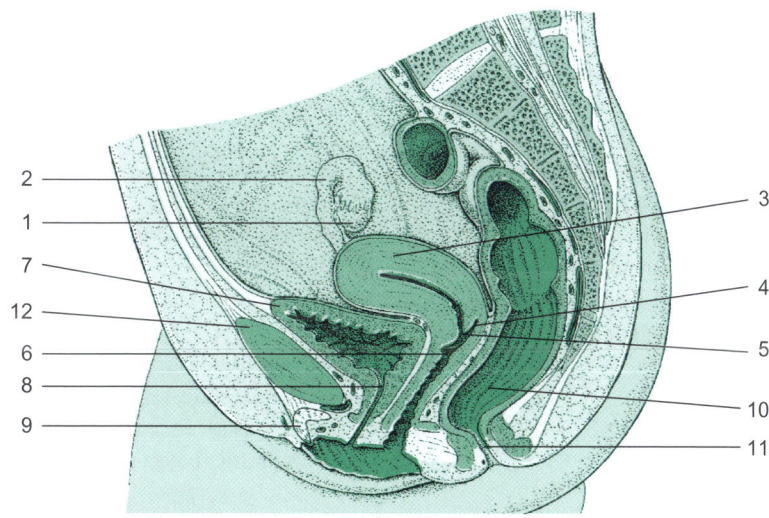

Abb. 16.4 Schematische Darstellung der weiblichen Geschlechtsorgane. [L190]

Lösung
1 Eierstock (Ovarium)
2 Eileiter (Tuba uterina)
3 Gebärmutter (Uterus)
4 Portio (Portio vaginalis)
5 Muttermund (Ostium uteri)
6 Scheide (Vagina)
7 Harnblase (Vesica urinaria)
8 Harnröhre (Urethra)
9 Kitzler (Klitoris)
10 Mastdarm (Rektum)
11 After (Anus)
12 Schambeinfuge (Symphyse, Symphysis pubica)

? **Bezeichnen Sie diesen schematischen Längs-schnitt durch Uterus und Vagina!**

? **Bezeichnen Sie den Querschnitt durch die weibliche Brust!**

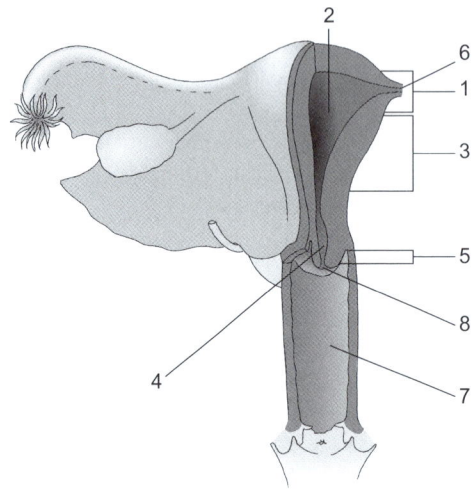

Abb. 16.5 Schematisierter Längsschnitt durch die Gebärmutter und die Scheide. [L190]

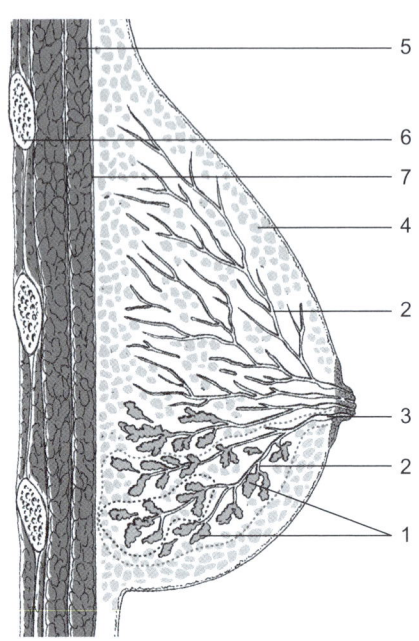

Abb. 16.6 Querschnitt durch die weibliche Brust. [L190]

Lösung

1 Gebärmuttergrund (Gebärmutterkuppel, Fundus uteri)
2 Gebärmutterhöhle (Cavum uteri)
3 Gebärmutterkörper (Corpus uteri)
4 Gebärmutterhalskanal (Canalis cervicis uteri)
5 Portio (Portio vaginalis)
6 Abgang der Eileiter (Tubenwinkel, Tuba uterina)
7 Scheide (Vagina)
8 Gebärmuttermund (Ostium uteri)

Lösung

1 Milchdrüsenläppchen (Lobuli glandulae mammariae)
2 Milchgang (Ductus lactifer)
3 Milchsäckchen (Ampulle, Sinus lactifer), Anmerkung: gibt es nach neuesten Erkenntnissen nicht.
4 Fettgewebe (Stratum adiposum mammae)
5 Großer Brustmuskel (M. pectoralis major)
6 Rippe (Costa)
7 Muskelfaszie (Fascia pectoralis)

Fragen ohne Antwortauswahl

? Geben Sie zu den folgenden Organen jeweils an, ob es sich um primäre oder um sekundäre Geschlechtsmerkmale des Mannes handelt: Nebenhoden, tiefe Stimme, Hoden, Penis, Bartwuchs, Körperbehaarung

Antwort

Nebenhoden	primäres Geschlechtsmerkmal
Tiefe Stimme	sekundäres Geschlechtsmerkmal
Hoden	primäres Geschlechtsmerkmal
Penis	primäres Geschlechtsmerkmal
Bartwuchs	sekundäres Geschlechtsmerkmal
Körperbehaarung	sekundäres Geschlechtsmerkmal

? Geben Sie zu den folgenden Organen an, ob sie zu den männlichen oder weiblichen Geschlechtsorganen zählen:

Eileiter, Bläschendrüse, Cowper-Drüse, Bartholin-Drüse, Harn-Samen-Röhre, Vulva

Antwort

Eileiter	weibliches Geschlechtsorgan
Bläschendrüse	männliches Geschlechtsorgan
Cowper-Drüse	männliches Geschlechtsorgan
Bartholin-Drüse	weibliches Geschlechtsorgan
Harn-Samen-Röhre	männliches Geschlechtsorgan
Vulva	weibliches Geschlechtsorgan

? Handelt es sich bei den Hoden um eine exokrine oder um eine endokrine Drüse? Begründen Sie Ihre Meinung!

Antwort

Beim Hoden handelt es sich um eine **gemischte Drüse,** das heißt, er hat sowohl endo- als auch exokrine Anteile.

Der **endokrine** Teil sind die Leydig-Zwischenzellen, die **Testosteron** produzieren. Der **exokrine** Teil sind die Hodenkanälchen, welche die **Spermien** herstellen.

? Was ist das Skrotum?

Antwort

Das Skrotum ist der **Hodensack.** Er enthält die Hoden, die Nebenhoden und den Samenstrang.

? Welcher Teil des Spermiums enthält die Erbinformation?

Antwort

Die Erbinformation befindet sich im **Kopf** des Spermiums.

? Wie viele Chromosomen enthält das voll ausgereifte Spermium?

Antwort

23 Chromosomen (haploider Chromosomensatz).

? Wieso liegen die Hoden außerhalb der Bauchhöhle?

Antwort

Innerhalb der Bauchhöhle ist die **Temperatur** für die **Spermienproduktion** zu hoch.

? Welche Aussage trifft genauer für die Nebenhoden zu?
- **Die Nebenhoden produzieren die Spermien.**
- **Die Nebenhoden speichern die Spermien.**

Antwort

Aussage **2** stimmt genauer. Die eigentlichen Produktionsstätten der Spermien sind die Hoden.

? Geben Sie die Stelle an, an welcher der Samenleiter endet und der Ausspritzgang beginnt!

Antwort

Der Samenleiter endet innerhalb der **Prostata,** und zwar an der Stelle, an der er mit dem Ausführungsgang der Bläschendrüse zusammentrifft.

Nach der **Vereinigung** von **Samenleiter** und **Ausführungsgang** der Bläschendrüse spricht man vom Ausspritzgang (Ductus ejaculatorius).

16

16

? **Was unterscheidet den Samenstrang vom Samenleiter?**

Antwort
Samenleiter (Ductus deferens):
Es handelt sich um die **Fortsetzung** des **Nebenhodens,** der durch den Leistenkanal in die Bauchhöhle eintritt, an der Harnblase entlangläuft und in die Prostata einstößt. Da sein erster Anteil stark gewunden ist, hat er eine Länge von 50–60 cm.
Samenstrang (Funiculus spermaticus):
Er besteht aus einem bestimmten Abschnitt des **Samenleiters zusammen mit** seinen **Hüllen** aus Bindegewebe, Muskulatur, Nerven, Blut- und Lymphgefäßen. Er beginnt am oberen Pol des Hodens und erstreckt sich bis zum oberen Leistenring. Damit hat er eine Länge von ungefähr 10 cm.

? **Wo endet die männliche Harnröhre und wird zur kombinierten Harn-Samen-Röhre?**

Antwort
Die männliche Harnröhre endet innerhalb der **Prostata,** und zwar an der Stelle, an der sie sich mit den **Ausspritzgängen vereinigt.** Nach dieser Vereinigungsstelle wird die Harnröhre zur kombinierten Harn-Samen-Röhre.

? **Welche Aufgabe hat das Sekret der Bläschendrüse?**

Antwort
Die Bläschendrüsen produzieren ein alkalisches, fruktosereiches Sekret. Die **Fruktose** dient der **Ernährung** der **Spermien.** Das alkalische Sekret wirkt mit, dass das saure Milieu in der männlichen Harn-Samen-Röhre und in der weiblichen Scheide **neutralisiert** wird.

? **Ein Patient berichtet Ihnen folgende Beschwerden: Häufiger Harndrang, abgeschwächter Strahl und Schmerzen beim Wasserlassen. Des Weiteren stellen Sie Fieber fest, und auf Befragen gibt der Patient an, dass er heftige Beschwerden beim Absetzen des Stuhls hat. Um welche Erkrankung handelt es sich vermutlich?**

Antwort
Es handelt sich vermutlich um eine **akute Prostatitis.**

? **Wie unterscheiden sich die Beschwerden einer Prostatahypertrophie von einem Prostatakarzinom in einem frühen Stadium?**

Antwort
In einem frühen Stadium unterscheiden sich die Beschwerden **nicht,** da es bei beiden Erkrankungen zum Gefühl der unvollständigen Blasenentleerung kommt (Restharnbildung nimmt zu) und zum abgeschwächten Harnstrahl.

? **Darf der Heilpraktiker im Zuge einer rektalen Austastung eine Untersuchung vornehmen, ob ein Prostatakrebs vorliegt? Begründen Sie Ihre Meinung!**

Antwort
Der Heilpraktiker darf eine rektale Austastung vornehmen, da entgegen dem früher gültigen Gesetz zur Bekämpfung der Geschlechtskrankheiten nun aufgrund des IfSG kein Behandlungsverbot mehr besteht und die Prostata somit untersucht werden darf.

? **Geben Sie typische Beschwerden an, die beim Prostatakrebs in einem späten Stadium auftreten!**

Antwort
In einem späten Stadium von Prostatakrebs kommt es zu einer **Verschlechterung** der bereits bestehenden Symptome wie abgeschwächter Harnstrahl, zunehmende Restharnmenge und verzögerter Blasenentleerung. Zusätzlich kann es nun zu **Kreuzschmerzen** (Kreuzbeinmetastasen), Schmerzen bei der Stuhlentleerung und zu Blutungen kommen; schließlich auch zu Gewichtsabnahme, Lymphknotenschwellungen und Anämie.

? **Welche Aufgabe hat die Cowper-Drüse (Glandula bulbo-urethralis)?**

Antwort
Die Cowper-Drüse hat die Aufgabe, bei sexueller Erregung ein **schleimiges Sekret** abzugeben, das der **Gleitfähigkeit** des Penis beim **Geschlechtsakt** dient. Da es sich um ein alkalisches Sekret handelt, bewirkt es darüber hinaus, wie die anderen exokrinen Geschlechtsdrüsen auch, eine Neutralisation des sauren Milieus in der Harn-Samen-Röhre und der Scheide.

? Was ist ein Leistenhoden?

Antwort
Normalerweise sinkt der Hoden vorgeburtlich aus dem Bauchraum durch den Leistenkanal in den Hodensack ab. Bleibt der Hoden auf dieser Wanderung im **Leistenkanal stecken,** spricht man vom Leistenhoden.

? Wieso kommt es bei Männern verhältnismäßig häufig zu einem Leistenbruch?

Antwort
Die Stelle, an welcher der Hoden durch den Leistenkanal trat, wird normalerweise verschlossen. Bleibt dieser Verschluss aus, so kann es zu einem **angeborenen Leistenbruch** kommen. Aber auch wenn sich diese Stelle (teilweise) verschließt, bleibt sie gewissermaßen eine „Schwachstelle", an der das Bauchwandgefüge gestört sein kann, sodass es zu einem Durchtreten von Baucheingeweiden kommen kann.

? Schildern Sie stichwortartig, was physiologisch im Penis vor sich geht, damit es zur Erektion kommen kann!

Antwort
Im Penis befinden sich **drei Schwellkörper** aus Bluträumen. Bei der Erektion stellen sich die **zuführenden Arterien weit,** sodass reichlich Blut in diese Bluträume fließt und sie ausdehnt. Die **abführenden Venen** werden **zusammengepresst,** sodass der Abfluss behindert ist. Die Folge ist ein **Stau** in den Bluträumen. Dieses gestaute Blut führt zur Erektion des Glieds.

? Was ist das Smegma und welche krankheitsauslösende Bedeutung wird ihm zugeschrieben?

Antwort
Beim Smegma handelt es sich um eine **weißlichgelbliche Masse,** die sich aus **Absonderungen** der **Eichel-** und **Vorhautdrüsen** gebildet hat. Bei mangelhafter Hygiene kann es aufgrund dieses Smegmas zu örtlichen Entzündungen kommen. Diesem Smegma kommt möglicherweise eine **kanzerogene** Bedeutung zu, und zwar sowohl für Penis- als auch für Gebärmutterhalskrebs.

? Wodurch unterscheidet sich die vollständige von der unvollständigen Vorhautverengung (Phimose)?

Antwort
Vollständige Phimose:
Es handelt sich um eine vollständige Vorhautverengung. Schon im **erschlafften Zustand** lässt sich die Vorhaut **nicht** über die Eichel schieben.
Unvollständige Phimose:
Es handelt sich um eine unvollständige Vorhautverengung. Beim erschlafften Glied kann die Vorhaut über das Glied geschoben werden. Beim **erigierten Glied** ist das **nicht** mehr möglich.

? Geben Sie an, woraus das Sperma des Mannes im Wesentlichen besteht!

Antwort
Das Sperma (Samenflüssigkeit) besteht aus den **Spermien** (Samenfäden) und einem **Sekret.** Das Sekret ist alkalisch und stammt aus der Cowper-Drüse, der Prostata und der Bläschendrüse.

? Geben Sie das äußere Erscheinungsbild einer akuten Nebenhodenentzündung (Epididymitis) an!

Antwort
Bei einer akuten Epididymitis (Nebenhodenentzündung) **schwillt** eine **Hodensackhälfte** innerhalb von wenigen Stunden erheblich an. Dabei ist der Hodensack äußerst druckempfindlich und schmerzhaft. Die äußere Haut erscheint **hochrot,** glänzend und warm. Die Schmerzen können entlang des Samenstrangs in die Leistenregion und eventuell in den Unterbauch ausstrahlen. Es können (hohes) Fieber und ein schweres Krankheitsgefühl auftreten.

? Worum handelt es sich bei einer Varikozele?

Antwort
Bei einer Varikozele (Krampfaderbruch) handelt es sich um eine abnorme Erweiterung und **krampfaderartige Schlängelung** der **Hodenvenen** (Vv. testiculares). Betroffen ist meist der linke Hodensack, da hier ein ungünstigerer Blutabfluss besteht.

16

16

? Welches Lebensalter ist von der Varikozele in erster Linie betroffen?

Antwort
Betroffen sind vor allem junge Männer zwischen dem **15.–25.** Lebensjahr.

? Worum handelt es sich bei einer Hydrozele?

Antwort
Eine Hydrozele (Wasserbruch) ist eine **umschriebene Ansammlung seröser Flüssigkeiten zwischen den Hodenhüllen**. Eine Hydrozele kann angeboren sein oder erworben werden, letzteres oft nach abgelaufenen Hoden- oder Nebenhodenentzündungen. Häufig ist jedoch die Ursache unbekannt.

? Welche Beschwerden verursacht eine Hydrozele?

Antwort
In der Regel verursacht eine Hydrozele **keine Beschwerden.** Nur gelegentlich klagen die Betroffenen über ziehende Schmerzen in der Hoden- und Leistengegend, vor allem bei körperlicher Anstrengung.

? Was liegt bei einer Hodentorsion vor?

Antwort
Bei der Hodentorsion kommt es zur **Drehung von Hoden und Samenstrang** um die Längsachse. Der Grund liegt in einer abnormen Beweglichkeit. Die Hodentorsion tritt bevorzugt einseitig und nur sehr selten beidseitig auf.

? Welches Lebensalter ist von der Hodentorsion in erster Linie betroffen?

Antwort
Von der Hodentorison sind meist **Säuglinge, Kinder** und **Jugendliche** betroffen.

? Welche Beschwerden können bei einer Hodentorison auftreten?

Antwort
Die Beschwerden setzen **plötzlich** ein mit **heftigen Schmerzen** im **Hodenbereich,** die bis in den Unter-

bauch ausstrahlen. Der **Hodensack** erscheint **geschwollen, gerötet** und ist **sehr druckempfindlich.** Er kann sich dunkelblau bis schwärzlich verfärben, wenn nicht innerhalb von ca. 4 Stunden operiert und der Hoden zurückgedreht und befestigt wird.

? Wozu dient das Prehn-Zeichen?

Antwort
Das Prehn-Zeichen dient der Differenzialdiagnose zwischen einer Nebenhodenentzündung und einer Hodentorison: Bei einer Hodentorsion nimmt der Hodenschmerz zu beim Anheben des Hodensacks, bei der Epididymitis (Nebenhodenentzündung) nimmt er dagegen ab.

? Handelt es sich bei den Eierstöcken um eine endokrine oder um eine exokrine Drüse? Begründen Sie Ihre Meinung!

Antwort
Bei den Eierstöcken handelt es sich um eine **gemischte Drüse,** das heißt, man kann einen endo- und einen exokrinen Anteil unterscheiden. Der **endokrine** Anteil stellt die **Hormone** Östrogen und Progesteron her. Der **exokrine** Anteil produziert das **Ei.**

? Geben Sie die Lage der Eierstöcke an!

Antwort
Die Eierstöcke liegen **hinter** und **unterhalb** der **Eileiter,** an der **Seitenwand** des **kleinen Beckens.**

? Wie sind die Eierstöcke im Becken befestigt?

Antwort
Die Eierstöcke sind mit **Bändern** an der **Gebärmutter** und an der Seitenwand des **Beckens** befestigt.

? Wodurch unterscheidet sich der Graaf-Follikel vom Bläschenfollikel?

Antwort
Der **Graaf-Follikel** ist der **sprungreife Bläschenfollikel.**

? Was ist der Unterschied zwischen der Eizelle und den Follikelzellen?

Antwort
Mit Eizelle meint man die weibliche Keimzelle. Die Follikelzellen umgeben die Eizelle. Beides zusammen, Eizelle und Follikelzellen, werden als Follikel (Eierstockfollikel) bezeichnet.
Die **reife Eizelle** dient der **Befruchtung** mit dem männlichen Spermium. Die **Follikelzellen** dienen der **Hormonproduktion.**

? Geben Sie das Hormon an, für das der Gelbkörper die Hauptproduktionsstätte ist!

Antwort
Progesteron (Gelbkörperhormon).

? Geben Sie das Hormon an, für das die Follikelzellen die Hauptproduktionsstätte sind!

Antwort
Östrogen (Follikelhormon).

? Wie heißt das Hormon, das den Follikel zur Heranreifung anregt und wo wird dieses Hormon produziert?

Antwort
FSH (follikelstimulierendes Hormon):
Es wird im **HVL** (Hypophysenvorderlappen) produziert.

? Geben Sie an, welches Hormon den Eisprung auslöst! Wo wird es produziert?

Antwort
LH (luteinisierendes Hormon):
Es stammt aus dem **HVL** (Hypophysenvorderlappen).

? Wie lange ist ein gesprungenes Ei befruchtungsfähig?

Antwort
Einige Stunden lang.

? Geben Sie das Organ an, in dem es normalerweise zur Befruchtung kommt!

Antwort
Im **Eileiter.**

? Geben Sie an, wie die Eileiterwand aufgebaut ist!

Antwort
Schleimhaut (Mukosa, Tunica mucosa):
Sie bildet die innerste Schicht. Die Schleimhaut ist reich gefaltet und mit Flimmerzellen ausgestattet. Der Wimpernschlag ist zur Gebärmutter hin gerichtet.
Muskelschicht (Tunica muscularis):
Man kann eine innere Ringschicht und eine äußere Längsschicht unterscheiden. Durch diese Anordnung werden die peristaltischen Bewegungen ermöglicht.
Bauchfell (Tunica serosa):
Die Eileiter liegen intraperitoneal.

? Wodurch kann es zur Eileiterschwangerschaft kommen?

Antwort
Nach einer **abgelaufenen Eileiterentzündung** kann es zum **Verkleben** der Schleimhautfalten kommen. Dadurch kann der Weitertransport des Eies im Eileiter verzögert oder sogar verhindert werden.
Die Samenzellen sind sehr viel kleiner als die Eizelle und finden deshalb leichter den Weg durch die zu engen Schleimhautfalten. Außerdem sind die Samenzellen eigenbeweglich und brauchen nicht transportiert zu werden.
So kann also die Eizelle **befruchtet** werden, aber sie bleibt dann vor oder nach der Befruchtung irgendwo im Eileiter **hängen.** Da die Schleimhaut gut durchblutet ist, findet die Frucht für ihren ersten Entwicklungsabschnitt ausreichende Ernährungsbedingungen vor.

? Nennen Sie eine typische gefürchtete Komplikation der Eileiterschwangerschaft?

Antwort
Die typische gefürchtete Komplikation einer Eileiterschwangerschaft ist das **Platzen** des **Eileiters**.
Beim Platzen des Eileiters kommt es zu einem akuten Abdomen mit lebensbedrohlichen Blutungen, die eine sofortige Operation erforderlich machen.

16

? Geben Sie die typischen Beschwerden bei chronischer Eileiterentzündung an!

Antwort
Druck- und **Schweregefühl** im Unterbauch, **subfebrile Temperaturen,** eventuell auch Fieberschübe, **beschleunigte BKS** und **Leukozytose.**

? Was ist die Portio und was ist der Muttermund?

Antwort
Portio: Teil der Gebärmutter, der in die Scheide hineinragt.
Muttermund: Öffnung der Portio in die Gebärmutterhöhle.

? Wodurch kommt es zu einem Gebärmuttervorfall (Uterusprolaps, Prolapsus uteri)?

Antwort
Während der Schwangerschaft wird der **Halteapparat** der Gebärmutter **gedehnt.** Vor allem bei Frauen, die mehrere Kinder geboren haben, kann er so erschlaffen, dass die **Gebärmutter** ihren Halt verliert und **tiefer** in die **Scheide** sinkt.
   Bei einem Totalprolaps wurde die gesamte Scheide nach außen gestülpt und liegt vor der Vulva. In ihr liegt die Gebärmutter wie in einem Bruchsack.

? Geben Sie die Hauptbeschwerden eines Gebärmuttermyoms an!

Antwort
Sehr oft bestehen bei einem Gebärmuttermyom überhaupt **keine Beschwerden.** Es kann aber auch zur **verstärkten** und **verlängerten Regelblutung,** eventuell auch zur **Dauerblutung** kommen. Weitere Beschwerden können sich durch **Druck** auf die **Nachbarorgane** einstellen, z.B. Kreuzbeinschmerzen oder häufiger Harndrang.

? Wodurch unterscheiden sich Früh- und Erstsymptome des Gebärmutterhalskrebses?

Antwort
Frühsymptome gibt es **keine** beim Gebärmutterhalskrebs. Sicherheit kann in diesem Stadium der Erkrankung nur die Vorsorgeuntersuchung geben.

Erstsymptome sind keine Frühsymptome. Es kann zu **unregelmäßigen Blutungen, blutigem** oder **fleischwasserfarbenem Ausfluss,** vor allem nach dem Geschlechtsverkehr, kommen. **Schmerzen** sind im Allgemeinen schon keine Erstsymptome mehr, sondern gehören zu den Spätsymptomen.

? Welchem Organ beim Mann entsprechen, entwicklungsgeschichtlich betrachtet, die weiblichen großen Schamlippen?

Antwort
Hodensack (Skrotum).

? Welchem Organ beim Mann entspricht, entwicklungsgeschichtlich betrachtet, der Kitzler?

Antwort
Glied (Penis).

? Wo sitzen die Bartholin-Drüsen und wo liegen ihre Mündungsstellen?

Antwort
Die Bartholin-Drüsen (Scheidenvorhofdrüsen) liegen im **unteren Drittel** der **großen Schamlippen** eingebettet. Ihre Ausführungsgänge münden im **unteren Drittel** der **kleinen Schamlippen** in der Nähe des Scheidenmunds ein.

? Gehören die weiblichen Brustdrüsen zu den endo- oder zu den exokrinen Drüsen? Begründen Sie Ihre Meinung!

Antwort
Die weiblichen Brustdrüsen gehören zu den **exokrinen Drüsen,** da sie kein Hormon produzieren, sondern ein **Sekret** (Milch), das über **Ausführungsgänge** abgegeben wird.

? Worum handelt es sich bei den kleinen Höckerchen, die am und im Warzenhof auftreten?

Antwort
Die kleinen Höckerchen, die am und im Warzenhof auftreten, werden von **Talg-** und **Schweißdrüsen** gebildet, die hier die Haut vorwölben. Sie haben die Aufgabe, den Warzenvorhof einzufetten und anzu-

feuchten, um einen besseren Kontakt mit dem Mund des Säuglings zu gewährleisten.

? Wenn Sie die weibliche Brust auf Brustkrebs untersuchen, worauf achten Sie bei der Inspektion besonders?

Antwort
Bei der Inspektion der weiblichen Brust auf Brustkrebs hin achtet man besonders auf **Größenunterschiede** der Mammae, auf **Hauteinziehungen, Hautveränderungen** (Orangenhautphänomen) und **Veränderungen** der **Brustwarzen** (Einziehungen, Sekretion).

? In welchem Quadranten der weiblichen Brust treten am häufigsten Krebsknoten auf?

Antwort
Die häufigste Lokalisation des Brustkrebses ist der **äußere, obere Quadrant.**

? Sie entdecken bei der Brustpalpation einen weichen, gut verschieblichen Knoten. Wie verhalten Sie sich in diesem Fall?

Antwort
Jeder Knoten, auch wenn er weich und gut verschieblich ist, muss abgeklärt werden. Die Patientin wird an einen **Gynäkologen** verwiesen.

? Schildern Sie die auftretenden Beschwerden bei einer Mastopathie!

Antwort
Es kommt zu einem **schmerzhaften Spannungsgefühl** bis hin zu **Schmerzen** in den **Brüsten** (Mastodynie). Bei der Palpation findet man zahlreiche **Knoten** und **Zysten** unterschiedlicher Größe. Selten tritt ein wässriges, evtl. auch milches Sekret aus der Brustwarze.

Typisch ist, dass die Beschwerden **vor allem in der 2. Zyklushälfte** auftreten und vor der Regelblutung an Intensität zunehmen. Mit Einsetzen der Regelblutung mindern sich die Symptome ab oder verschwinden ganz. Mit Einsetzen der Menopause bilden sich die Beschwerden zurück.

? Geben Sie nur den wichtigsten Produktionsort von Östrogen an!

Antwort
Follikelzellen im Eierstock.

? Geben Sie jeweils den wichtigsten Herstellungsort des Progesterons an, und zwar ohne und mit vorliegender Schwangerschaft!

Antwort
Der wichtigste Produktionsort des Progesterons ist der **Gelbkörper** im Eierstock. Ab dem 4. Schwangerschaftsmonat wird die Progesteronherstellung von der **Plazenta** übernommen.

? Geben Sie die wichtigste Aufgabe des Progesterons an!

Antwort
Progesteron hat eine **schwangerschaftserhaltende Wirkung.** Es bereitet den Organismus auf eine Schwangerschaft vor, indem es die Gebärmutterschleimhaut für die Einnistung des befruchteten Eies vorbereitet.

? Nennen Sie wichtige Hormone, die beim Menstruationszyklus eine Rolle spielen!

Antwort
Östrogen, Progesteron, FSH (follikelstimulierendes Hormon), LH (luteinisierendes Hormon).

? Erklären Sie stichpunktartig die Wirkungsweise der Ovulationshemmer!

Antwort
Mit Einnahme der Ovulationshemmer werden dem Körper künstlich **Eierstockhormone zugeführt.** Befindet sich im Blut aber ein bestimmter Spiegel an Eierstockhormonen, so **schüttet** der **HVL kein FSH** aus. Ohne FSH kann aber **kein** neuer **sprungreifer Follikel** heranreifen. Ohne sprungreifen Follikel steht **kein befruchtungsfähiges Ei** zur Verfügung. Infolgedessen kann es nicht zur Schwangerschaft kommen.

16

? Worauf beruht die Wirksamkeit der „Minipille"?

Antwort
Die Minipille hat zum einen die Aufgabe, den Eisprung zu unterbinden, zum anderen hat sie aber auch die Funktion, zu verhindern, dass sich die **Durchlässigkeit** des **Schleimpfropfs** vor dem Gebärmuttermund in der Weise verändert, dass er befruchtungsfähige Spermien durchtreten lässt.

Selbst wenn aufgrund der niedriger dosierten Eierstockhormone noch ein Eisprung zustande kommt, verhindert die Undurchlässigkeit des Schleimpfropfs vor der Gebärmutter mit großer Wahrscheinlichkeit eine Befruchtung.

? Erklären Sie kurz die folgenden Begriffe: Amenorrhö, Oligomenorrhö, Menorrhagie, Metrorrhagie, Dysmenorrhö!

Antwort
Amenorrhö:
Ausbleiben der monatlichen Regel.
Oligomenorrhö:
Zwischen der Monatsblutung liegt ein Intervall von mehr als 35 Tagen. Die Blutung selbst ist von normaler Dauer und Stärke.
Menorrhagie:
Länger als 6 Tage andauernde Regelblutung.
Metrorrhagie:
Unregelmäßige, länger als 14 Tage andauernde, zyklusunabhängige Blutung.
Dysmenorrhö:
Schon vor, aber auch während der Regelblutung treten Schmerzen auf. Oft bestehen auch Rückenschmerzen und Allgemeinbeschwerden.

Multiple-choice-Fragen

? Welche anatomischen Strukturen gehören zu den männlichen Geschlechtsdrüsen?

1 Prostata
2 Nebenhoden
3 Bläschendrüse

4 Ausspritzgang
5 Hoden
6 Hodensack

Lösung
Die Antworten 1, 3 und 5 sind richtig.
Anmerkung:
Punkte 2, 4: Gehören zu den Ausführungsgängen.

? Welche Aussagen über die Hoden und Nebenhoden sind zutreffend?

1 In den Hoden findet die Bildung und die Reifung der Spermien statt.
2 In den Hoden werden die Spermien nur gebildet. Der Ausreifungsvorgang findet ausschließlich in den Nebenhoden statt.
3 In den Nebenhoden wird das Hormon Testosteron hergestellt.
4 In den Leydig-Zwischenzellen wird Testosteron produziert.
5 In den Nebenhoden werden die Spermien gespeichert. Allerdings durchlaufen sie hier auch noch einen letzten Reifungsvorgang.
6 Die Hoden liegen im Hodensack. Die Nebenhoden liegen außerhalb des Hodensacks.

Lösung
Die Antworten 1, 4 und 5 sind richtig.
Anmerkungen:
• Punkt 2: Die Nebenhoden speichern im Wesentlichen die Spermien. Der Ausreifungsvorgang findet vor allem in den Hoden statt, die allerletzte Ausreifung der Spermien in den Nebenhoden spielt nur eine untergeordnete Rolle.
• Punkt 3: Testosteron stammt aus den Leydig-Zwischenzellen, die sich im Hoden befinden.
• Punkt 6: Die Nebenhoden werden auch vom Hodensack umschlossen.

? Welche anatomischen Strukturen gehören zu den männlichen ableitenden Ausführungsgängen der männlichen Geschlechtsorgane?

1 Urethra
2 Ureter
3 Harn-Samen-Röhre
4 Bläschendrüse

5 Ausspritzgang
6 Harnleiter
7 Ductus ejaculatorius
8 Nebenhoden

Lösung
Die Antworten 1, 3, 5, 7 und 8 sind richtig.
Anmerkungen:
- Punkt 1: Harn-Samen-Röhre
- Punkt 2: Harnleiter
- Punkt 4: Bläschendrüse ist eine Drüse und zählt nicht zu den Ausführungsgängen.
- Punkt 7: Ausspritzgang

? Welche Aussagen hinsichtlich der Prostata stimmen?

1 Die Prostata ist die Samenbläschendrüse.
2 Die Prostata gibt ein fruktosereiches Sekret ab, das der Ernährung der Spermien dient.
3 Bei der Prostatitis kann es zu Schmerzen beim Absetzen des Stuhls kommen.
4 Die Beschwerden des Prostatakarzinoms können denen der Prostatahyperplasie ähneln.
5 Kreuzschmerzen bei älteren Männern können durch Knochenmetastasen eines Prostataadenoms bedingt sein.
6 Ein Prostataadenom ist eine gutartige Veränderung, die keine gefährlichen Komplikationen haben kann.

Lösung
Die Antworten 3 und 4 sind richtig.
Anmerkungen:
- Punkt 1: Die Prostata ist die Vorsteherdrüse.
- Punkt 2: Die Bläschendrüse gibt ein fruktosereiches Sekret ab.
- Punkt 5: Ein Adenom (= gutartige Geschwulst aus Drüsengewebe) kann keine Metastasen setzen, es muss heißen: ein Prostatakarzinom.
- Punkt 6: Bei Prostatahyperplasie kann es zum Harnstau mit nachfolgender Niereninsuffizienz kommen.

? Welche Aussagen sind richtig?

1 Im männlichen Glied befinden sich zwei längliche Schwellkörper.
2 Das Schwellkörpergewebe besteht aus unregelmäßig großen Bluträumen.
3 Die Samenflüssigkeit heißt Smegma.
4 Das Sekret des Samenergusses stammt aus den Bläschendrüsen, der Prostata und den Bartholin-Drüsen.
5 Eine bestehende Phimose kann zu Schwierigkeiten bei der Durchführung des Geschlechtsaktes führen.

Lösung
Die Antworten 2, 5 sind richtig.
Anmerkungen:
- Punkt 1: Drei Schwellkörper.
- Punkt 3: Die Samenflüssigkeit heißt Sperma. Smegma ist die Drüsenabsonderung der Eichel.
- Punkt 4: Die Bartholin-Drüse gehört zu den weiblichen Fortpflanzungsorganen.

? Wodurch kann ein abgeschwächter Harnstrahl verursacht werden?

1 Nebenhodenentzündung (Epididymitis)
2 Hodenentzündung (Orchitis, Didymitis)
3 Varikozele (Krampfaderbruch)
4 Hydrozele (Wasserbruch)
5 Hodentorsion
6 Peniskrebs

Lösung
Antwort 6 ist richtig.

? Es kommt zu plötzlichen Schmerzen im Hodenbereich. Was kommt als Ursache in Betracht?

1 Nebenhodenentzündung (Epididymitis)
2 Hodenentzündung (Orchitis, Didymitis)
3 Varikozele (Krampfaderbruch)
4 Hydrozele (Wasserbruch)
5 Hodentorsion
6 Peniskrebs

Lösung
Die Antworten 1, 2 und 5 sind richtig.

16

16

? **Welche anatomischen Strukturen gehören zu den weiblichen Geschlechtsorganen?**

1 Ovarien
2 Gebärmutter
3 Cowper-Drüsen
4 Harnblase
5 Uterus
6 Klitoris
7 Vagina

Lösung
Die Anworten 1, 2, 5, 6 und 7 sind richtig.
Anmerkungen:
• Punkt 1: Ovarien = Eierstöcke
• Punkt 3: Die Cowper-Drüsen gehören zu den männlichen Fortpflanzungsorganen.
• Punkt 5: Uterus = Gebärmutter
• Punkt 7: Vagina = Scheide

? **Welche Aussagen über die Eierstöcke sind zutreffend?**

1 Es handelt sich sowohl um eine endokrine als auch um eine exokrine Drüse.
2 Bereits bei der Geburt befinden sich in den beiden Eierstöcken 400.000 Primärfollikel.
3 In den Eierstöcken wird Progesteron produziert.
4 In den Eierstöcken wird Östrogen produziert.
5 Der Graaf-Follikel ist der Gelbkörper.
6 Der Graaf-Follikel ist der sprungreife Bläschenfollikel.
7 Pro Zyklus reift sowohl im rechten als auch im linken Eierstock jeweils ein Ei zum Graaf-Follikel heran.
8 Im Gelbkörper wird vor allem Testosteron produziert.

Lösung
Die Antworten 1, 2, 3, 4 und 6 sind richtig.
Anmerkungen:
• Punkt 7: Pro Zyklus reift nur in **einem** Eierstock ein Ei heran.
• Punkt 8: Der Gelbkörper produziert Progesteron.

? **Welche der folgenden Aussage ist richtig?**

1 Die Befruchtung findet typischerweise in der Gebärmutter statt.
2 Eine beidseitige Eileiterentzündung kann zur Sterilität führen.
3 Die Gebärmutter wird auch als Portio bezeichnet.
4 Ein Gebärmuttermyom muss immer operativ entfernt werden, da eine stark erhöhte Gefahr für eine maligne Entartung besteht.
5 Verstärkte und verlängerte Monatsblutungen können ihre Ursache nicht in einem Gebärmuttermyom haben.
6 Gebärmutterkrebs macht typischerweise schon in einem frühen Stadium Beschwerden.
7 Damm ist das Gebiet zwischen Kitzler und Scheide.

Lösung
Antwort 2 ist richtig.
Anmerkungen:
• Punkt 1: Die Befruchtung findet typischerweise im Eileiter statt.
• Punkt 3: Die Gebärmutter heißt Uterus. Als Portio wird nur der Teil der Gebärmutter bezeichnet, der in die Scheide hineinragt.
• Punkt 4: Ein Gebärmuttermyom bringt nur eine geringfügige Erhöhung des Krebsrisikos.
• Punkt 6: Gebärmutterkrebs macht in einem frühen Stadium keine Beschwerden.
• Punkt 7: Damm ist das Gebiet zwischen Scheide und After.

? **Welche Aussagen über Prolaktin und Oxytocin sind richtig?**

1 Prolaktin regt die Milchbildung an.
2 Prolaktin wird im Hypophysenvorderlappen gebildet.
3 Prolaktin regt das Brustdrüsenwachstum an.
4 Oxytocin wird im Hypophysenhinterlappen gebildet.
5 Oxytocin wird im Hypothalamus gebildet und im Hypophysenhinterlappen gespeichert.
6 Oxytocin regt die Milchausschüttung an.
7 Oxytocin wirkt wehenfördernd.

Lösung

Die Antworten 1, 2, 3, 5, 6 und 7 sind richtig.
Anmerkung:
Punkt 4: Oxytocin wird im Hypothalamus gebildet und im Hypophysenhinterlappen nur gespeichert.

? Welche Aussagen sind zutreffend?

1 FSH (follikelstimulierendes Hormon) und LH (luteinisierendes Hormon) stammen aus den Eierstöcken.
2 FSH und LH kommen nur bei der Frau vor, beim Mann fehlen sie.
3 Progesteron heißt noch Follikelhormon.
4 Progesteron heißt noch Gelbkörperhormon.
5 FSH löst den Eisprung aus.
6 LH löst den Eisprung aus.
7 Zu den gonadotropen Hormonen des HVL gehören FSH, LH und Oxytocin.
8 Bei der Oligomenorrhö handelt es sich um ein Ausbleiben der monatlichen Regel.

Lösung

Die Antworten 4 und 6 sind richtig.
Anmerkungen:
- Punkt 1: FSH und LH stammen aus dem Hypophysenvorderlappen.
- Punkt 2: FSH wirkt beim Mann auf die Spermienreifung in den Hodenkanälchen ein. LH wirkt auf die Androgenbildung in der Nebennierenrinde und auf die Testosteronbildung im Hoden ein.

- Punkt 3: Progesteron ist das Gelbkörperhormon. Östrogen ist das Follikelhormon.
- Punkt 7: Oxytocin gehört nicht zu den gonadotropen Hormonen des Hypophysenvorderlappens, sondern stammt aus dem Hypophysenhinterlappen.
- Punkt 8: Ein Ausbleiben der monatlichen Regel wird als Amenorrhö bezeichnet. Von Oligomenorrhö spricht man, wenn die Blutung von normaler Dauer und Stärke ist, zwischen den Blutungen aber ein Intervall von mehr als 35 bis maximal 45 Tagen liegt.

? Wählen Sie aus, bei welcher Erkrankung Fieber zum Krankheitsbild gehört!

1 Eierstockentzündung (Oophoritis)
2 Ovarialtumoren
3 Kystadenom
4 Eierstockzyste
5 Eileiterentzündung (Salpingitis)
6 Extrauteringravidität

Lösung

Die Antworten 1 und 5 sind richtig.

16

17 Atmungssystem

Bildfragen

? **Bezeichnen Sie die Nebenhöhlen und die Mündungsstellen der Ausführungsgänge!**

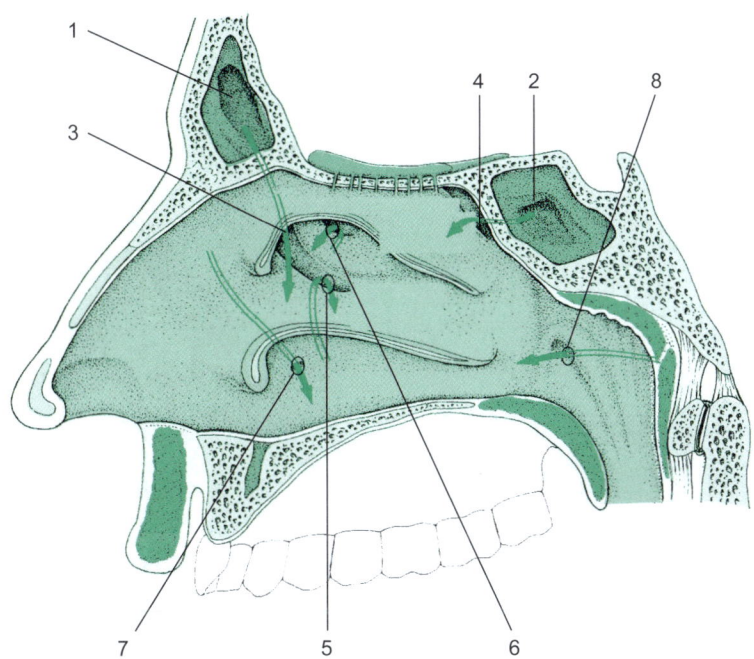

Abb. 17.1 Darstellung der Mündungsstellen der Nasennebenhöhlen und des Tränennasengangs. [R264]

Lösung

1 Stirnbeinhöhle (Sinus frontalis)
2 Keilbeinhöhle (Sinus sphenoidalis)
3 Mündung der Stirnbeinhöhle
4 Mündung der Keilbeinhöhle

5 Mündung der Kieferhöhle
6 Mündung der Siebbeinzellen
7 Mündung des Tränennasengangs
8 Mündung der Ohrtrompete

? **Bezeichnen Sie das Kehlkopfgerüst und geben Sie bei 1, 6, 7 die Anteile des Zungenbeins an!**

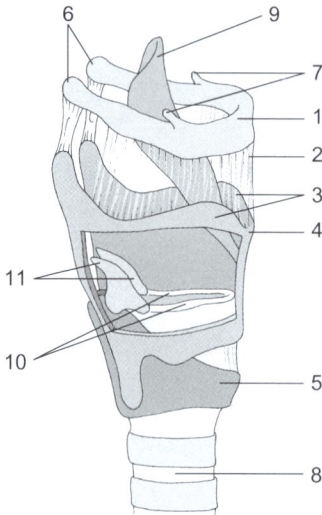

Abb. 17.2 Darstellung des Kehlkopfgerüsts von links. Der Schildknorpel ist nur in Umrissen dargestellt. [L190]

Lösung

1 Körper des Zungenbeins (Os hyoideum, Corpus)
2 Schildknorpel-Zungenbein-Membran (Membrana thyreohyoidea)
3 Schildknorpel (Cartilago thyreoidea)
4 Adamsapfel (Prominentia laryngea)
5 Ringknorpel (Cartilago cricoidea)
6 Zungenbein, großes Horn (Os hyoideum, Cornu majus)
7 Zungenbein, kleines Horn (Os hyoideum, Cornu minus)
8 Luftröhre (Trachea)
9 Kehldeckel (Epiglottis)
10 Stimmband (Lig. vocale)
11 Stellknorpel (Aryknorpel, Cartilago arytenoidea)

? **Bezeichnen Sie die bezifferten Strukturen des Atemwegs!**

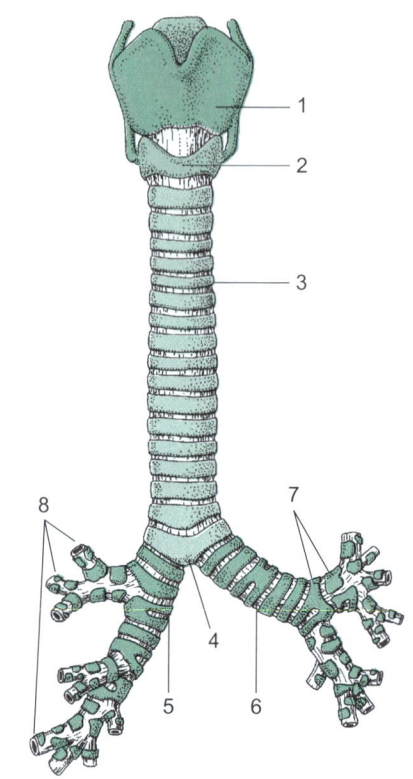

Abb. 17.3 Luftröhre und Kehlkopf von vorn. [R264]

Lösung

1 Schildknorpel (Cartilago thyreoidea)
2 Ringknorpel (Cartilago cricoidea)
3 Luftröhre (Trachea)
4 Teilungsstelle der Luftröhre (Bifurcatio tracheae)
5 Rechter Stammbronchus (Bronchus principalis dexter)
6 Linker Stammbronchus (Bronchus principalis sinister)
7 Lappenbronchus (Bronchus lobaris)
8 Segmentbronchien (Bronchi segmentales)

? Bezeichnen Sie die Anteile der Atmungsorgane!

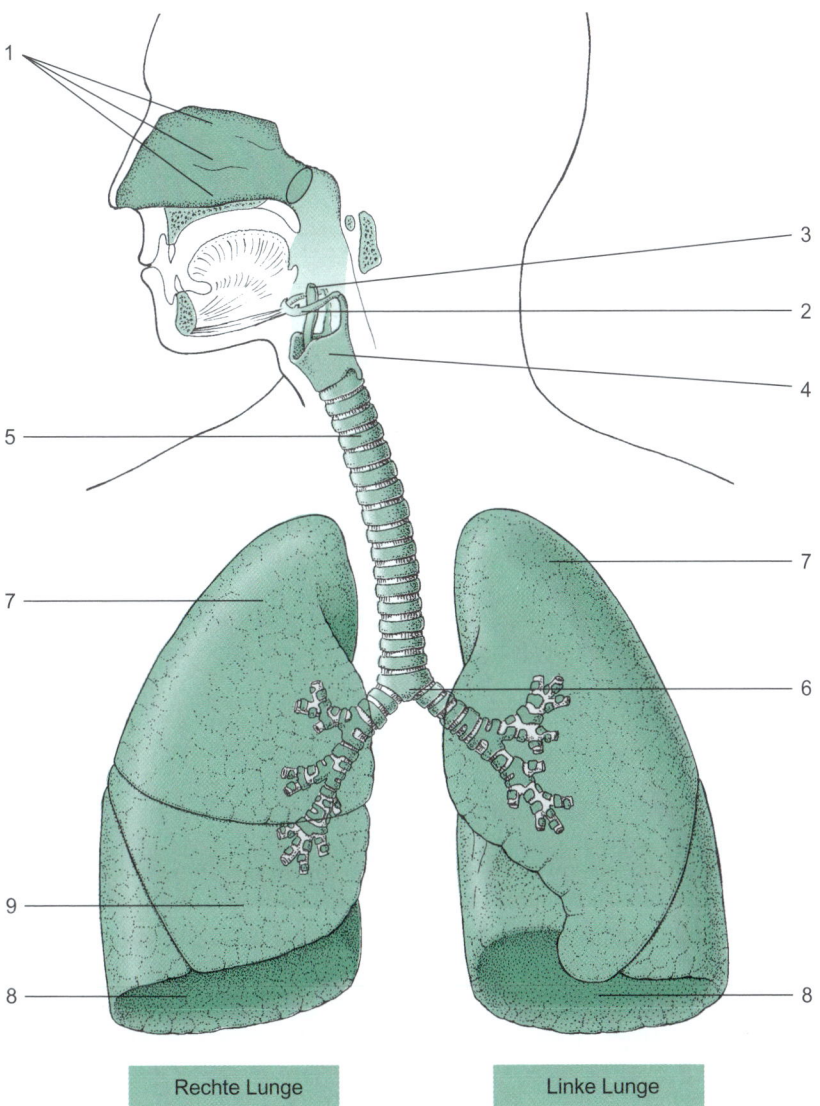

Abb. 17.4 Übersicht über die Atmungsorgane. [R264]

Rechte Lunge

Linke Lunge

17

Lösung
1 Nasenmuscheln (Conchae)
2 Zungenbein (Os hyoideum)
3 Kehldeckel (Epiglottis)
4 Schildknorpel (Cartilago thyreoidea)
5 Luftröhre (Trachea)
6 Teilungsstelle der Luftröhre (Bifurcatio tracheae)
7 Oberlappen (Lobus superior)
8 Unterlappen (Lobus inferior)
9 Mittellappen (Lobus medius)

Fragen ohne Antwortauswahl

? Welche Organe zählen zu den oberen Atemwegen?

Antwort
Obere Atemwege:
Nase, Nasennebenhöhlen, Rachen

? Welche Organe zählen zu den unteren Atemwegen?

Antwort
Untere Atemwege:
Kehlkopf, Luftröhre, Bronchien

? Sind die Bronchien und Bronchiolen zur Aufnahme von Sauerstoff aus der Luft befähigt?

Antwort
Nein. Sauerstoff kann aus der Luft nur in den Alveolen (Lungenbläschen) aufgenommen werden.

? Wo liegt die Riechregion?

Antwort
Die Riechregion liegt am **Dach** der **Nasenhöhle.**
Übrigens: Die Riechzellen haben nur eine Lebensdauer von 60 Tagen. Dann werden sie durch neue ersetzt. Dies ist deshalb erstaunlich, weil die Riechzellen zu den Nervenzellen gehören. Sie sind vermutlich die einzigen Nervenzellen, die sich beim Erwachsenen regelmäßig teilen. Ihre Anzahl nimmt aber trotzdem im Laufe des Lebens ab.

? Wie heißen die Nervenfasern, die hier entspringen und zum Riechhirn ziehen?

Antwort
Hier entspringen die **Riechnerven** (Nervi olfactorii).
Die Nerven ziehen von hier durch die Siebplatte des Siebbeins in die vordere Schädelgrube zum Riechkolben (Bulbus olfactorius) des Großhirns. Hier erfolgt eine Umschaltung zu verschiedenen Kernen und Rindengebieten des limbischen Systems.

? Wie ist die Nasenschleimhaut aufgebaut?

Antwort
Der **Epithelüberzug** der Nasenschleimhaut besteht aus **zilientragenden Epithelzellen,** zwischen denen **zahlreiche schleimproduzierende Becherzellen** sitzen.
Unter dem Epithelgewebe befindet sich **Bindegewebe.** Hier verlaufen besonders **viele Blutgefäße.**

? In welche Abschnitte wird der Rachen (Pharynx) eingeteilt? Geben Sie an, von wo bis wo sich diese Abschnitte jeweils erstrecken!

Antwort
Beim Rachen werden drei Abschnitte unterschieden:
Nasen-Rachen-Raum (Pars nasalis, Epipharynx):
Er schließt sich direkt an die Nasenhöhle an und erstreckt sich bis zum weichen Gaumen.
Mund-Rachen-Raum (Pars oralis, Mesopharynx):
Er beginnt beim weichen Gaumen und reicht bis zur Höhe des Kehldeckels.
Kehlkopf-Rachen-Raum (Pars laryngea, Hypopharynx):
Er beginnt in Höhe des Kehldeckels und reicht bis zur Höhe des Endes des Kehlkopfs (Unterrand des Ringknorpels).

? Welche Abschnitte des Rachens gehören zum Atemtrakt?

Antwort
Zum Atemtrakt gehören:
Epipharynx (Nasen-Rachen-Raum) und Mesopharynx (Mund-Rachen-Raum).

? Welche Abschnitte des Rachens gehören zum Speiseweg?

Antwort
Zum Speiseweg gehören:
Mesopharynx (Mund-Rachen-Raum) und Hypopharynx (Kehlkopf-Rachen-Raum).

? Was ist der Adamsapfel?

Antwort
Der Adamsapfel ist eine **Vorwölbung** des **Schildknorpels** des Kehlkopfs, die besonders beim Mann gut zu sehen ist.

? Geben Sie an, wo sich der Ringknorpel des Kehlkopfs befindet und welche Form er hat!

Antwort
Der Ringknorpel bildet die **Basis** des **Kehlkopfs.** Wie der Name sagt, hat er eine **ringförmige Gestalt,** allerdings ein Ring, der vorne schmäler ist als hinten.

? Wird das Zungenbein zum Kehlkopf gerechnet?

Antwort
Nein.

? Wie sind die Stimmbänder aufgebaut?

Antwort
Die **Stimmbänder** (Ligg. vocalia) bestehen überwiegend aus **elastischen Fasern.** Sie haben einen Überzug aus Schleimhaut. Die Stimmbänder sind von Muskeln unterpolstert.

Die Stimmbänder aus elastischen Fasern, zusammen mit dem Schleimhautüberzug, werden auch als Stimmlippen bezeichnet. Oft werden jedoch die Begriffe Stimmband und Stimmlippe synonym verwendet.

? Welche Aufgabe haben die Stimmbänder?

Antwort
Die Stimmbänder haben eine wesentliche Funktion beim **Zustandekommen** von **Lauten.**

Durch den Luftstrom geraten die Stimmlippen in Schwingungen, wobei ähnlich wie bei einem Blasinstrument Töne entstehen. Je dünner und kürzer die Stimmlippen sind, desto höher ist die Spannung, desto höher ist der erzeugte Ton.

Darüber hinaus haben die Stimmbänder die Aufgabe, sich beim **Schluckakt** und beim **Husten** zu schließen. Beim Husten wird die Stimmritze geschlossen, jedoch gleichzeitig setzt eine Atembewegung ein. Dadurch kommt es zur Drucksteigerung in den unteren Atemwegen. Durch das darauf folgende Öffnen der Stimmritze strömt die Luft mit hoher Geschwindigkeit heraus, wobei sie Schleim und Fremdkörper mit herausschleudert.

? Wodurch unterscheidet sich die Wand der Bronchien von der Wand der Bronchiolen?

Antwort
Die **Bronchiolen** haben **keine Knorpelspangen** mehr wie die Bronchien, sondern bestehen im Wesentlichen aus glatter Muskulatur.

Des Weiteren haben die Bronchien einen Schleimhautüberzug aus mehrreihigem Flimmerepithel, die Bronchiolen dagegen nur aus einreihigem kubischem Epithel.

? Erklären Sie, warum die Luftröhre nicht ein einfacher Muskelschlauch sein kann, ähnlich wie die Speiseröhre!

Antwort
Die Wand der Luftröhre muss **versteift** sein, damit sie bei dem **verminderten Druck,** wie er während der Einatmung herrscht, **nicht zusammenfällt.**

? Warum gelangen verschluckte Fremdkörper weitaus häufiger in den rechten Stammbronchus als in den linken?

Antwort
Der rechte Stammbronchus hat ein **größeres Lumen** und einen **steileren Verlauf.**

? Geben Sie die anatomische Lage der Lungen an!

Antwort
Die Lungen liegen **innerhalb** der **Brusthöhle.** Nach **unten** sitzen sie dem **Zwerchfell** auf, nach **oben** überragen sie geringfügig die **Schlüsselbeine,** im **vorderen** und **hinteren Bereich** liegen sie den **Rippen** an, und **medial** grenzen sie an das **Mediastinum.**

? Was ist ein Hilus (Hilum)?

Antwort
Ein Hilus (Hilum) ist eine kleine **Einbuchtung** oder Vertiefung an einem Organ als **Durchtrittsstelle** für Gefäße, Nerven und Röhrensysteme (Stammbronchien am Lungenhilus, Harnleiter am Nierenhilus).

? Wie ist die Pleura aufgebaut?

Antwort
Die Pleura (Brustfell) besteht aus dem **Rippenfell** (Pleura parietalis) und dem **Lungenfell** (Pleura visce-

17

ralis). Zwischen Rippen- und Lungenfell befindet sich ein **Gleitspalt,** in dem sich etwas Flüssigkeit befindet.

? Wie ist ein Lungenläppchen aufgebaut?

Antwort
Das Lungenläppchen ist die Funktionseinheit in der Lunge. Es besteht aus **allen Alveolen,** die aus einer **Bronchiole entstammen.** Um die Alveolen herum liegt ein verzweigtes **Kapillarnetz.** Über dieses Kapillarnetz erfolgt durch die Alveolarwand hindurch der Gasaustausch.

? Wie heißt der eigentliche Ort des Gasaustauschs?

Antwort
Lungenbläschen (Alveole).

? Wie heißt der Nerv, der den Impuls vom Atemzentrum im verlängerten Mark zum Zwerchfell bringt?

Antwort
Zwerchfellnerv (Nervus phrenicus).

? Nennen Sie die wichtigsten Atemmuskeln!

Antwort
Zwerchfell (Diaphragma) und **Zwischenrippenmuskeln** (Musculi intercostales).

? An welchen Stellen sitzen wichtige periphere arterielle Chemorezeptoren, die ein Ansteigen des arteriellen Kohlendioxids bzw. ein Absinken des arteriellen Sauerstoffes an das Atemzentrum melden?

Antwort
Im **Aortenbogen** und an der **Teilungsstelle** der **A. carotis** (Sinus caroticus).

? Welche einfachen Untersuchungsmöglichkeiten kann ein Heilpraktiker durchführen, um sich einen Überblick über das Atmungsystem zu verschaffen?

Antwort
Anamnese:
Bestehen Husten, Auswurf, Atemnot, häufige Bronchitiden?

Inspektion:
Fassthorax, Thoraxasymmetrien, Nachschleppen einer Thoraxhälfte bei der Atmung, Nasenflügelatmung, Hühner- oder Trichterbrust, Kyphose, Skoliose.
Perkussion:
Über der gesunden Lunge kommt es zum sonoren Klopfschall.
Auskultation:
Man achtet auf gesunde Atemgeräusche und krankhafte Nebengeräusche.
Prüfung des Stimmfremitus:
Es werden die Schwingungen der beiden Brustkorbhälften miteinander verglichen.

? Geben Sie den Perkussionsschall für die folgenden Stellen an!
- **Gesunde Lunge**
- **Emphysemblasen**
- **Lungenkavernen (leer, abgehustet)**

Antwort
Gesunde Lunge:	sonorer Perkussionsschall
Emphysemblasen:	hypersonorer Perkussionsschall
Lungenkavernen:	tympanitischer Perkussionsschall

? Sie stellen bei einem Bewusstlosen eine Kussmaul-Atmung fest. An welche zugrunde liegende Ursache denken Sie?

Antwort
Coma diabeticum und Coma uraemicum.

? Geben Sie das Atemgeräusch an, das man bei einer Auskultation über einer gesunden Lunge hören kann!

Antwort
Über der gesunden Lunge kommt es zum **vesikulären Atmen** (Bläschenatmen).

? Geben Sie das Atemgeräusch an, das man beim Gesunden über der Trachea und dem Kehlkopf mittels eines Stethoskops hören kann!

Antwort
Röhrenatmen.

? Bei der Auskultation stellen Sie über der Lunge ein Bronchialatmen fest. Tritt dieses Geräuschphänomen über einer gesunden Lunge auf? Falls nicht, welche Lungenveränderung liegt in dem Falle vor?

Antwort

Nein. Über der gesunden Lunge kommt es zum vesikulären Atmen (Bläschenatmen).

Tritt über der Lunge Bronchialatmen auf, so ist es zu einer **Verdichtung** von **Lungengewebe** gekommen, wie es typischerweise bei Lungenentzündung vorkommt.

? Wie führen Sie eine Prüfung des Stimmfremitus durch?

Antwort

Die **Fingergrundgelenke** werden auf die **Zwischenrippenräume** gelegt. Der Patient wird aufgefordert, mit tiefer Stimme „99" zu sagen. Man achtet darauf, ob die **Eigenschwingungen** des **Brustkorbs gleichmäßig** auftreten.

? Was wird bei einer Blutgasanalyse gemacht?

Antwort

Bei der Blutgasanalyse wird der Gehalt des **Blutes** an **Atmungsgasen** geprüft.

Die Blutgasanalyse wird z. B. zur Überwachung von Narkosepatienten und zur Lungenfunktionsprüfung eingesetzt.

? Geben Sie an, womit die Vitalkapazität gemessen werden kann! Darf ein Heilpraktiker eine solche Untersuchung durchführen?

Antwort

Die Vitalkapazität kann mittels eines **Spirometers** („Atemmessers") gemessen werden. Der Heilpraktiker **darf** eine solche Untersuchung ausführen.

? Was wird bei einer Bronchoskopie gemacht?

Antwort

Bei einer Bronchoskopie wird ein **Bronchoskop** (Spiegelgerät mit elektrischer Lichtquelle) in das **Bronchialsystem geschoben.** Nötigenfalls kann gleich eine **Gewebeprobe** entnommen werden.

? Was wird bei einer Bronchografie gemacht?

Antwort

Bei der Bronchografie wird ein **Kontrastmittel** in bestimmte Bereiche des Bronchialsystems eingebracht. Danach wird **geröntgt.**

? Was bedeuten die folgenden Begriffe?

- **Pharynx**
- **Larynx**
- **Rhinitis**
- **Sinusitis**
- **Laryngitis**
- **Pharyngitis**
- **Bronchitis**

Antwort

Pharynx:	Rachen
Larynx:	Kehlkopf
Rhinitis:	Schnupfen, Nasenschleimhautentzündung
Sinusitis:	Nasennebenhöhlenentzündung
Laryngitis:	Kehlkopfentzündung
Pharyngitis:	Rachenentzündung
Bronchitis:	Bronchialschleimhautentzündung

? Darf ein Heilpraktiker eine Rhinitis behandeln?

Antwort

Ja. Es ist allerdings zu bedenken, dass es sich bei der Rhinitis auch um das erste Symptom einer Infektionskrankheit mit Behandlungsverbot für den Heilpraktiker handeln könnte, z. B. um Masern, die mit einem katarrhalischen Vorstadium beginnen.

? Zählen Sie Ursachen für Rhinitis auf!

Antwort

Die häufigste Ursache für Rhinitis sind **Schnupfenviren** (Rhinoviren). Hierbei kommt es zur akuten Entzündung der Nasenschleimhaut (Rhinitis acuta). Es gibt aber auch chronische Entzündungen (Rhinitis chronica) aufgrund von Abwehrschwäche, schädigenden chemischen oder physikalischen Reizen oder durch Nasenfremdkörper. Des Weiteren gibt es Entzündungen der Nasenschleimhaut, die allergisch (z. B. durch Pollen- oder Hausstaubmilben) bedingt sind (Rhinitis allergica) oder durch

17

Anwendung abschwellender Nasentropfen (sog. medikamentöser Schnupfen, Rhinitis vasomotorica) entstehen.

? **Ein Patient mit einer schweren, akuten, eitrigen Sinusitis kommt zu Ihnen in die Praxis. Wie therapieren Sie?**

Antwort
Der Patient muss an den **Arzt** verwiesen werden, da die Gefahr besteht, dass die Entzündung auf den Knochen, die Augenhöhlen, die Hirnhäute oder die venösen Blutleiter übergreift.

? **Wie kann eine chronische Sinusitis naturheilkundlich therapiert werden?**

Antwort
Bewährt haben sich vor allem **ansteigende Fußbäder, Inhalationen, Phytotherapie** (Kegelblume, Kamillenblüte), **Homöopathie, Akupunktur** und **Neuraltherapie.**

? **Ein Patient berichtet Ihnen, dass er seit ungefähr 3 Wochen heiser ist. Welche Erkrankung liegt vermutlich zugrunde?**

Antwort
Vermutlich liegt eine **Laryngitis** vor, allerdings muss überprüft werden, ob nicht ein **Kehlkopfkrebs** für die Heiserkeit verantwortlich ist. Eine chronisch heisere Stimme kommt allerdings auch bei Schilddrüsenunterfunktion vor.

? **Erklären Sie die Begriffe echter Krupp und Pseudokrupp!**

Antwort
Unter **echtem Krupp** versteht man eine im Rahmen einer **Diphtherie** auftretende Entzündung der Kehlkopfschleimhaut, für die eine Pseudomembranbildung typisch ist. Symptome beim echten Krupp sind: trockener, bellender Husten („Krupp-Husten"), Heiserkeit, Stimmlosigkeit (Aphonie), deutlicher Stridor und lebensbedrohliche Luftnot mit Erstickungsangst und -anfällen.

Unter **Pseudokrupp** versteht man eine **akute Entzündung** der **Kehlkopfschleimhaut,** die sich vor allem unterhalb der Stimmbänder abspielt. Der Husten beim Pseudokrupp hört sich ähnlich an wie beim echten Krupp. Auch kommt es zu Stridor und Erstickungsangst. Vom Pseudokrupp sind in erster Linie Kleinkinder bis zum 5. Lebensjahr betroffen.

? **Geben Sie Ursachen für Laryngitis an!**

Antwort
Ursachen der Laryngitis (Kehlkopfentzündung) können **Viren** oder **Bakterien** sein. Es kommen jedoch auch **stimmliche Überbeanspruchung, Nikotinmissbrauch, Staub, trockene Luft** und auf- oder absteigende katarrhalische Entzündungen in Betracht.

? **Wird eine akute Bronchitis häufiger durch Viren oder durch Bakterien ausgelöst?**

Antwort
Durch **Viren.**

? **Wieso verordnet der Arzt bei akuter Bronchitis oft Antibiotika, wenn doch meist Viren die auslösende Ursache sind?**

Antwort
Aufgrund der viralen Entzündung kommt es **oft** zur **sekundären Bakterienbesiedlung** („Die Viren ebnen den Bakterien den Weg").

? **Wann spricht man von chronischer Bronchitis?**

Antwort
Von chronischer Bronchitis spricht man, wenn die Zeichen einer Bronchitis mindestens ein **Vierteljahr** lang pro Jahr in wenigstens **2 aufeinanderfolgenden Jahren** bestanden.

? **Welche zwei Krankheitsstadien unterscheidet man bei der chronischen Bronchitis?**

Antwort
Man unterscheidet:
1. **chronisch nicht-obstruktive Bronchitis** (unkomplizierte Bronchitis)
2. **chronisch obstruktive Bronchitis** (asthmatoide Bronchitis)

? Was versteht man unter einer Obstruktion der Atemwege?

Antwort
Unter einer Obstruktion (lat. obstruction = Verstopfung) der Atemwege versteht man eine **Verlegung** bzw. Verengung der **Atemwege** z. B. durch Schleimansammlung.

? Zählen Sie typische naturheilkundliche Therapien der chronischen Bronchitis auf!

Antwort
Typische naturheilkundliche Therapien der chronischen Bronchitis sind:
Ausschaltung des **schädigenden Reizes,** d.h., vor allem das Rauchen einstellen. Des Weiteren kommen **Inhalationen, Brust-** und **Rumpfwickel,** Fuß- oder Teilbäder, **Atemgymnastik,** Freiluftbehandlungen, Klopfmassagen und pflanzliche Mittel zum Einsatz.

? Ein Patient mit chronischer Bronchitis raucht uneinsichtig weiter. Mit welchen Folgen ist hier zu rechnen?

Antwort
Es können sich ein **Bronchialkrebs,** eine respiratorische Insuffizienz, Bronchiektasen, ein Lungenemphysem und/oder ein Cor pulmonale entwickeln.

? Worum handelt es sich bei Asthma bronchiale?

Antwort
Beim Asthma bronchiale kommt es zu **Anfällen** von **Atemnot** durch eine **zeitweise Verengung** der **Atemwege.** Typischerweise ist die **Ausatmung erschwert.** Zwischen den Anfällen liegen beschwerdefreie Zeiträume.

? Was meint man mit Intrinsic-Asthma?

Antwort
Mit Intrinsic-Asthma meint man ein Asthma, das nicht allergisch bedingt ist. Ursachen sind vor allem **Infekte** der **Atemwege,** seltener z. B. chemische Reizstoffe oder Medikamente. Diese Asthmaform tritt meist jenseits des 40. Lebensjahrs erstmalig auf.

? Was bezeichnet man bei einem Asthmaanfall als „silent-lung"?

Antwort
Mit „silent lung" meint man, dass es bei einem schweren Asthmaanfall durch eine völlige Lungenüberblähung zu einem extrem **leisen Atemgeräusch** kommt.

? Wie würden Sie einen Status asthmaticus behandeln?

Antwort
Gar nicht. Es muss umgehend der **Notarzt** verständigt werden, da verschreibungspflichtige Medikamente eingesetzt werden müssen.

? Ordnen Sie die folgenden Begriffe zu!

1	Pneumonie	A	Morbus Boeck
2	Bronchiektasen	B	Lungenentzündung
3	Lungenemphysem	C	Nicht mehr rückbildungsfähige Erweiterung der Bronchien
4	Lungenfibrosen	D	Lungenblähung
5	Sarkoidose	E	Brustfellentzündung
6	Pleuritis	F	Verstärkung des Lungengerüsts durch neugebildetes Bindegewebe

Lösung
1: B
2: C
3: D
4: F
5: A
6: E

? Bei einem Patienten stellen Sie einen fassförmigen Thorax fest. Welche Erkrankung liegt dem vermutlich zugrunde?

Lösung
Ein **Lungenemphysem** (Lungenblähung).

17

? Bei einem Kleinkind stellen Sie fest, dass der Brustkorb fassförmige Gestalt hat. Welche Erkrankung liegt dem vermutlich zugrunde?

Antwort
Keine. Bei einem Kleinkind ist der Brustkorb physiologischerweise rund bzw. fassförmig.

? Welche zwei Typen kann man bei den Emphysematikern aufgrund ihrer Konstitution, der vorliegenden Beschwerden und der Schwere des Krankheitsbilds unterscheiden?

Antwort
Man unterscheidet:
1. **Pink Puffer** (rosafarbener Schnaufer)
2. **Blue Bloater** (blauer Aufgedunsener)

? Wie therapieren Sie beim Lungenemphysem?

Antwort
Die Therapie kann **begleitend** zum **Arzt** erfolgen. Die Erweiterung der Alveolen ist zwar nicht mehr rückbildungsfähig, trotzdem ist eine Behandlung sinnvoll, damit sich die Situation in der Lunge nicht verschlechtert. Es werden **schädliche Reize ausgeschaltet** und es wird für erhöhte Luftfeuchtigkeit gesorgt. Besteht Husten, so wird mit den üblichen **Hustenmitteln** behandelt.

? Ein Patient klagt darüber, dass er vor allem morgens nach dem Aufstehen große Mengen eines eitrigen Sputums aushusten muss. Danach fühlt er sich besser. Welche Erkrankung liegt vermutlich vor?

Antwort
Es liegen vermutlich **Bronchiektasen,** verbunden mit einer Bronchitis (eitriges Sputum), vor.
Ein Abhusten von eitrigem Sputum in **weniger** großen Mengen, das morgens nach dem Aufstehen erfolgt, ist aber auch bei einer chronischen Bronchitis (v. a. der Raucherbronchitis!) ohne Bronchiektasen möglich.

? Wie therapieren Sie bei Bronchiektasen?

Antwort
Der Patient muss vor allem zum morgendlichen **Abhusten** angehalten werden, um der Gefahr bakterieller Infektionen vorzubeugen. **Schädliche Reize** müssen **ausgeschaltet** werden, die Luftfeuchtigkeit ist zu erhöhen. Der Husten sollte mit schleimlösenden Mitteln (Phytotherapeutika) behandelt werden.

? Lungenentzündungen können nach verschiedenen Gesichtspunkten eingeteilt werden. Geben Sie für die folgenden Gesichtspunkte die Unterteilung an!
• Einteilung nach der Vorerkrankung
• Einteilung nach dem Verlauf
• Einteilung nach der Entstehung
• Einteilung nach den Erregern
• Einteilung nach der Lokalisation
• Einteilung nach der Ausdehnung

Antwort
Lungenentzündungen werden wie folgt unterteilt:
• Einteilung hinsichtlich der **Vorerkrankung:** primäre Pneumonie, sekundäre Pneumonie
• Einteilung hinsichtlich des **Verlaufs:** akute Pneumonie, chronische Pneumonie
• Einteilung hinsichtlich des **Entstehungsorts:** nosokomiale Pneumonie, nicht-nosokomiale Pneumonie
• Einteilung hinsichtlich des **verursachenden Erregers:** bakterielle Pneumonie, atypische Pneumonie
• Einteilung hinsichtlich der **Lokalisation:** alveoläre Pneumonie, interstitielle Pneumonie
• Einteilung hinsichtlich der **Ausdehnung:** Lobärpneumonie (Lappenpneumonie), Bronchopneumonie (Herdpneumonie)

? Kommt es häufiger zur bakteriellen oder zu atypischen Pneumonie?

Antwort
Häufiger ist die **atypische** Pneumonie. Bakterielle Pneumonien machen nur ein Zehntel aller Lungenentzündungen aus.

? Geben Sie die Leitsymptome der bakteriellen Pneumonie an!

Antwort
Es kommt zu einem **plötzlichen** Krankheitsbeginn mit **Schüttelfrost** und darauf folgendem **Kontinua-fieber.** Es bestehen **schweres Krankheitsgefühl, Husten** mit **Auswurf** und **Schmerzen** hinter dem Brustbein; des Weiteren Tachykardie, Tachypnoe, starkes Schwitzen, Nachschleppen der betroffenen Thoraxseite und Nasenflügelatmung. Der Auswurf ist vom 2. Tag an meist rostbraun, manchmal auch blutig.

? Bei einem bettlägerigen Patienten haben Sie Verdacht auf Bronchopneumonie. Welche einfachen Untersuchungsmöglichkeiten können Sie anschließen, um Ihren Verdacht zu erhärten?

Antwort
Man beoachtet die Atmung bezüglich einer **Tachypnoe,** untersucht den Herzschlag auf Tachykardie, **auskultiert** auf diskontinuierliche Nebengeräusche, **perkutiert** bezüglich einer Dämpfung, führt eine **BKS** durch und untersucht das Blut auf **Leukozytose.**

? Bei einem bettlägerigen Patienten stellen Sie eine Bronchopneumonie fest, die allerdings nur geringfügige Beschwerden verursacht: geringe Temperaturerhöhung auf 37,7 °C Husten mit schleimig-eitrigem Auswurf. Die Perkussion ergibt eine Dämpfung! Wie behandeln Sie?

Antwort
Der Patient muss unbedingt an den **Arzt** verwiesen werden, da es sich trotz der spärlichen Symptomatik um eine Erkrankung handelt, die ernste Komplikationen in sich birgt. Der Heilpraktiker darf allerdings begleitend zum Arzt behandeln.

? Ein Patient leidet an einer sehr heftigen Pneumonie, die vom Arzt mittels Antibiotika behandelt wird. Der Patient möchte nun von Ihnen unterstützend behandelt werden. Ihnen erscheint im vorliegenden Fall eine Behandlung mittels Bach-Blüten angezeigt. Dürfen Sie diese einsetzen?

Antwort
Grundsätzlich **ja,** solange es sich nicht um den pulmonalen Verlauf einer Infektionskrankheit mit Behandlungsverbot für den Heilpraktiker (z. B. Ornithose, Q-Fieber) handelt.

? Welcher Krankheit ähnelt von den Beschwerden her dem Lungenabszess?

Antwort
Der eitrigen **Pneumonie** (Lungenentzündung).

? Was ist die Silikose?

Antwort
Die Silikose ist die **Steinstaublunge.** Hier kommt es durch langjähriges Einatmen vor allem von quarzhaltigem Staub zur Lungenfibrose.

? Wer ist gefährdet, an einer Silikose zu erkranken?

Antwort
Es handelt sich um eine Berufskrankheit, von der vor allem **Sandstrahlbläser, Bergleute, Gießer und Tunnelarbeiter betroffen sind.**

? Wodurch kann es zur Asbestose kommen?

Antwort
Zur Asbestose kann es durch das **Einatmen** von **Asbestfasern** kommen. Dadurch kann es zur **Fibrose** von **Lunge** und **Pleura** kommen sowie zum Bronchial- und Pleurakrebs.

? Zwei Arbeitskollegen sitzen im gleichen Raum und atmen Asbestfasern ein. Der eine ist Raucher, der andere nicht. Wie sieht es mit dem Krebsrisiko des Rauchers gegenüber dem des Nichtrauchers aus?

Antwort
Der Zigarettenraucher hat gegenüber seinem nicht rauchenden Kollegen ein **drastisch erhöhtes Risiko** an Bronchialkrebs zu erkranken.

17

17

? **Mit welcher anderen Erkrankung weist die Sarkoidose von Beschwerdebild und Ablauf her große Ähnlichkeit auf?**

Antwort
Mit **Tuberkulose.**

? **An welchem Organ spielt sich die Sarkoidose in erster Linie ab und welche Veränderungen ruft sie hier hervor?**

Antwort
An der **Lunge**. Man kann drei Stadien unterscheiden:
- Befall der Lungenhilus-Lymphknoten
- Generalisierter Lungenbefall
- **Lungenfibrose**

In Stadien 1 und 2 kommt es zur Bildung von Granulomen. In diesen beiden Stadien ist eine vollständige Abheilung möglich. Stadium 3 dagegen ist irreversibel.

? **Welche Hautveränderungen ruft eine Hautsarkoidose typischerweise hervor?**

Antwort
Es kommt zur Bildung von **kleinen** oder **größeren blauroten, frostbeulenartigen Knoten** im Gesicht und an den Akren.

? **Geben Sie Symptome eines interstitiellen Lungenödems an!**

Antwort
Tachypnoe, Orthopnoe, Zyanose, Husten, **Asthma cardiale**, Angst.

? **Welchen Befund erheben Sie bei der Auskultation eines interstitiellen Lungenödems?**

Antwort
Im Anfangsstadium der Erkrankung kann es noch zum **normalen** Auskultationsgeräusch kommen, später hört man dann über der Lungenbasis **spätinspiratorische Rasselgeräusche,** eventuell auch Pfeifen.

? **Wie lagern Sie einen Patienten mit Lungenödem?**

Antwort
Der **Oberkörper** wird **aufgerichtet**, um den orthostatischen Druck zu erhöhen, die Beine **hängen herab,** um den Blutrückfluss zum Herzen möglichst gering zu halten. Es kann ein unblutiger Aderlass durchgeführt werden.

? **Geben Sie jeweils ein Beispiel für den kleinst- und den größtmöglichen Ausprägungsgrad einer Lungenembolie!**

Antwort
Eine kleinstmögliche Lungenembolie ist eine **Mikroembolie** mit symptomlosem Verlauf. Eine größtmögliche Lungenembolie ist eine massive Embolie, bei der es zum plötzlichen Tod durch **Rechtsherzversagen** kommt.

? **Was sind rezidivierende Lungenembolien?**

Antwort
Rezidivierende Lungenembolien sind **wiederkehrende** Lungenembolien. Hier ist zu beachten, dass manchmal mehrere kleine Lungenembolien einer massiven Embolie vorausgehen können.

? **Wie können Sie von der Vorgeschichte des Patienten her oft einen Hinweis erhalten, ob es sich um eine Lungenembolie oder um einen Herzinfarkt handelt?**

Antwort
Beim **Herzinfarkt** hat der Patient meistens vorher **Angina-pectoris-Anfälle** gehabt.
Besonders typisch für die Vorgeschichte von **Lungenemboliepatienten** sind Operationen, Bettlägrigkeit, Immobilität oder Thrombophlebitis. Bei Frauen spielen häufig auch Schwangerschaft, Einnahme von Östrogenpräparaten, insbesondere in der Kombination mit Zigarettenrauchen eine Rolle. Diese letzteren Risikofaktoren sind aber ebenfalls häufig bei Herzinfarkt-Patientinnen zu finden.

? Bei einem Kind ist es durch einen zähen Schleimpfropf, der nicht abgehustet werden konnte, zu einem völligen Verschluss eines Bronchus gekommen. Mit welcher Lungenveränderung muss nun gerechnet werden?

Antwort
Mit einer **Atelektase** des durch den Bronchus versorgten Lungenbereichs.

? Welche Symptome können bei Atelektasen auftreten?

Antwort
Die Symptome der Atelektase hängen ganz vom Ausmaß und von der Schnelligkeit des Verschlusses ab. Darüber hinaus spielt eine wichtige Rolle, ob es zu einer komplizierenden Infektion kommt.

Handelt es sich um einen schnellen Verschluss eines großen Bronchus, so kommt es zu **Schmerzen** auf der betroffenen Seite, zu **Atemnot, Zyanose, Blutdruckabfall, Tachykardie,** eventuell auch zu erhöhter Temperatur und Schock.

? Eine Mutter stellt Ihnen ihr Kind mit einem keuchhustenähnlichen Reizhusten vor. Im Zuge der Untersuchung haben Sie den Verdacht, dass es sich um Mukoviszidose handeln könnte. Welche Fragen stellen Sie nun der Mutter?

Antwort
Die Mutter wird gefragt, ob Mukoviszidose schon in der **Familie** vorgekommen ist. Leidet das Kind schon länger unter **chronischer Bronchitis, Husten, Auswurf,** immer wiederkehrenden Sinusitiden und/oder Pneumonien? Wichtige Fragen sind auch die Beschaffenheit des Stuhlgangs: Liegen häufige, reichliche, faulig oder stechend riechende Massenstühle oder fettig-glänzende **Fettstühle** vor? Treten immer wieder **Bauchschmerzen** auf? Kommt es zu Blähungen?

? Warum kommt es bei mukoviszidosekranken Kindern immer wieder zu Pneumonien?

Antwort
Die mukoviszidosekranken Kinder produzieren einen vermehrten und zähen Schleim, der nur schlecht abgehustet werden kann und der deshalb einen idealen Nährboden für Erreger bildet.

? Dürfen Sie Mukoviszidose behandeln?

Antwort
Bei Mukoviszidose gibt es für den Heilpraktiker kein gesetzliches Behandlungsverbot. Jedoch muss die Therapie in einem **spezialisierten Behandlungszentrum** erfolgen. Der Heilpraktiker darf allerdings **begleitend** behandeln.

? Ein Patient sucht wegen eines länger bestehenden Reizhustens, der mit einem dumpfen Schmerz einhergeht, Ihre Praxis auf. Er teilt Ihnen mit, dass er „schon alles versucht" habe, den Husten loszuwerden, aber nichts habe geholfen. Was würden Sie nun in diesem Fall machen, um dem Patienten zu helfen?

Antwort
Der Patient muss unbedingt an den **Arzt** verwiesen werden, damit geprüft wird, ob nicht ein **Bronchialkarzinom** vorliegt, denn immerhin hat er „schon alles versucht", außerdem sind die geschilderten Beschwerden typisch für Bronchialkrebs.

? Bei einem Patienten haben Sie eine Sputumuntersuchung zum Nachweis von Tumorzellen vornehmen lassen, mit dem Ergebnis „o. B. ". Kann eine Krebserkrankung nun mit Sicherheit ausgeschlossen werden?

Antwort
Nein.

? Ein Patient kommt zu Ihnen und teilt Ihnen mit, dass wegen seines chronischen Hustens vor einigen Monaten eine Bronchoskopie durchgeführt wurde, die einen negativen Befund ergeben habe. Können Sie nun sicher sein, dass in diesem Fall keine Krebserkrankung vorliegt?

Antwort
Nein. Bei der durchgeführten Bronchoskopie könnte die Krebserkrankung übersehen worden sein oder im Zeitraum zwischen der durchgeführten Untersuchung und dem Besuch in der Praxis könnte sich aus

17

der chronischen Bronchitis eine Krebserkrankung entwickelt haben.

? Wodurch kann ein nephrotisches Syndrom zu einem Pleuraerguss führen?

Antwort

Bei einem nephrotischen Syndrom (Eiweißverlust-niere) kommt es durch die Proteinurie zu einem **Mangel** an **Bluteiweißen.** Dadurch nimmt der onkotische Druck in den Kapillaren ab, weshalb das Wasser vermehrt im Gewebe verbleibt und nicht ausreichend in die Kapillaren zurückfließt.

? Wodurch kann es bei einer Brustfellentzündung zu einem Pleuraerguss kommen?

Antwort

Durch die Entzündung werden die **Kapillaren abnorm durchlässig.**

? Ein Patient leidet an einem Pleuraerguss mit nur geringer Ergussflüssigkeit (weniger als 200 ml). Mit welchen Beschwerden ist hier zu rechnen?

Antwort

In diesem Fall werden vermutlich überhaupt **keine** Beschwerden auftreten.

? Was ist eine Pleuraschwarte?

Antwort

Bei einer Pleuraschwarte handelt es sich um eine fibröse **Verdickung** des Brustfells, meist mit **Verwachsung** von **Lungen-** und **Rippenfell.** Die Folge ist eine eingeschränkte Atemfunktion.

? Geben Sie die deutschen Bezeichnungen für Pleuritis sicca und Pleuritis exsudativa an!

Antwort

Pleuritis sicca: **trockene Brustfellentzündung.**
Pleuritis exsudativa: **feuchte Brustfellentzündung.**

? Bei welcher Form der Brustfellentzündung kommt es zum Pleurareiben?

Antwort

Typischweise kommt es bei der **Pleuritis sicca** zum Pleurareiben.

? Geben Sie mögliche Komplikationen der Pleuritis an!

Antwort

Pleuraempyem (eitrige Brustfellentzündung), **Sepsis, Pleuraschwarte.**

? Können Sie sich vorstellen, dass ein Heilpraktiker durch einen Behandlungsfehler einen Pneumothorax verursachen könnte? Falls ja, durch welchen?

Antwort

Zum Pneumothorax könnte es aufgrund einer falsch durchgeführten **Neuraltherapie** kommen, eventuell auch durch **Akupunktur.**

Bei der Akupunktur würde ein einmaliges Anstechen mit der sehr dünnen Akupunkturnadel vermutlich nicht ausreichen, um einen Pneumothorax auszulösen, da geringe Mengen Luft vom Körper absorbiert werden können. Das kleine Loch würde sich deshalb spontan schließen. Allerdings wäre es denkbar, dass bei der Akupunktur mehrfach die Nadeln nach oben und unten bewegt werden, um, wie in der Akupunktur üblich, das Qi zu wecken. In diesem Fall könnte es gewissermaßen zum Perforieren des Brustfells kommen und somit nun doch ein Pneumothorax ausgelöst werden.

? Bei einem Patienten ist es zur Ruptur einer Emphysemblase gekommen. Welches Krankheitsbild kann sich nun entwickeln?

Antwort

Es kommt zu einem **Spontanpneumothorax** (inneren Pneumothorax).

Multiple-choice-Fragen

1 Man unterscheidet einen inneren und einen äußeren Anteil der Nase.
2 Die Nasenscheidewand teilt die Nase in einen rechten und linken Anteil.
3 Jede Nasenhöhle wird durch zwei Nasenmuscheln (Conchae) in einen oberen und einen unteren Gang unterteilt.
4 Die Nasenhöhle steht mit **allen** Nasennebenhöhlen in Verbindung.
5 Die Nasenhöhle schließt sich direkt an den Hypopharynx an.
6 Die Nasenhöhlen stehen über die Eustachi-Röhre direkt mit dem Innenohr in Verbindung.

Lösung
Die Antworten 1, 2 und 4 sind richtig.
Anmerkungen:
- Punkt 3: Jede Nasenhöhle wird durch **drei** Nasenmuscheln unterteilt.
- Punkt 5: An die Nasenhöhle schließt sich direkt der Epipharynx (Nasen-Rachen-Raum) an.
- Punkt 6: Die Nasenhöhlen stehen über die Eustachi-Röhre mit dem Mittelohr in Verbindung.

? **Welche Aufgaben haben die Nasennebenhöhlen, bzw. welche Aussagen über ihren Aufbau sind richtig?**

1 Verminderung des Schädelgewichts
2 Prüfung der Atemluft, da sich hier die Riechregion befindet
3 Sie sind mit Schleimhaut ausgekleidet
4 Bilden von Tränenflüssigkeit
5 Anwärmen der Atemluft
6 Bildung eines Teils des Verdauungswegs
7 Anfeuchten der Atemluft

Lösung
Die Antworten 1, 3, 5 und 7 sind richtig.
Anmerkungen:
- Punkt 2: Die Riechregion befindet sich im Nasendach und nicht in der Nasennebenhöhle.

- Punkt 4: Die Tränenflüssigkeit wird von den Tränendrüsen produziert.

? **Anteile des Rachens sind:**

1 Mesopharynx
2 Pars laryngea
3 Hypolarynx
4 Nasen-Rachen-Raum
5 Pars pharyngea
6 Pars trachealis
7 Kehlkopf-Rachen-Raum
8 Pars spongiosa

Lösung
Die Antworten 1, 2, 4 und 7 sind richtig.
Anmerkungen:
- Punkt 3: Es muss heißen Hypopharynx.
- Punkt 5: Es muss heißen Pars laryngea.
- Punkte 6 und 8: Gibt es nicht als Rachenanteile.

? **Welche Aussagen über den Rachen sind richtig?**

1 Gehört ausschließlich zum Atmungstrakt
2 Gehört ausschließlich zum Verdauungstrakt
3 Gehört sowohl zum Atmungs- als auch zum Verdauungstrakt
4 Gehört weder zum Atmungs- noch zum Verdauungstrakt

Lösung
Antwort 3 ist richtig.

? **Welche anatomischen Bestandteile gehören zum Kehlkopf?**

1 Pharynx
2 Ringknorpel
3 Epiglottis
4 Adamsapfel
5 Siebbeinzellen
6 Aryknorpel
7 Pflugscharbein
8 Stimmbänder
9 Zungenbein

Lösung
Die Antworten 2, 3, 4, 6 und 8 sind richtig.

17

Anmerkungen:
- Punkt 1: Pharynx = Rachen
- Punkt 3: Epiglottis = Kehldeckel
- Punkt 5: Siebbeinzellen zählen zu den Nebenhöhlen.
- Punkt 6: Aryknorpel = Stellknorpel

? Woraus ist die Luftröhre aufgebaut?

1 Knorpelringe
2 Knorpelspangen
3 Knochenspangen
4 Flimmerepithel
5 Lieberkühn-Drüsen
6 Brunner-Drüsen
7 Belegzellen
8 Becherzellen
9 Nebenzellen

Lösung
Die Antworten 2, 4 und 8 sind richtig.
Anmerkungen:
- Punkt 5: Lieberkühn-Drüsen befinden sich im Dünndarm.
- Punkt 6: Brunner-Drüsen befinden sich im Zwölffingerdarm.
- Punkt 7: Belegzellen kommen im Magen vor und produzieren hier Salzsäure und den Intrinsic-Faktor.
- Punkt 9: Nebenzellen kommen im Magen vor und produzieren Schleim.

? Welche Aussagen über den Aufbau der Bronchien stimmen?

1 Die Wand der Stammbronchien weist eine Verstärkung aus Knorpel auf.
2 Die Wand der Bronchien weist eine Verstärkung aus Knorpel auf.
3 Die Wand der Bronchiolen weist eine Verstärkung aus Knorpel auf.
4 Bronchien bestehen ausschließlich aus quer gestreifter Muskulatur.
5 Bronchiolen bestehen ausschließlich aus quer gestreifter Muskulatur.
6 Bronchien sind innen mit Flimmerepithel ausgekleidet.

Lösung
Die Antworten 1, 2 und 6 sind richtig.
Anmerkungen:
- Punkt 3: Bronchiolen bestehen nur aus glatter Muskulatur. Hier kommt kein Knorpel mehr vor.
- Punkte 4 und 5: Bronchien und Bronchiolen bestehen aus glatter und nicht aus quer gestreifter Muskulatur.

? Aus wie vielen Lappen besteht die rechte und linke Lunge?

1 An den Lungen unterscheidet man überhaupt keine Lappen, sondern nur Segmente.
2 Rechte Lunge aus drei Lappen
3 Rechte Lunge aus zwei Lappen
4 Linke Lunge aus drei Lappen
5 Linke Lunge aus zwei Lappen

Lösung
Die Antworten 2 und 5 sind richtig.

? Was tritt durch den Lungenhilum (Lungenhilus)?

1 Harnleiter
2 Pfortader
3 A. lienalis
4 Lungenarterien
5 Lymphgefäße
6 Lungenvenen
7 Bronchiolen
8 Stammbronchien
9 Alveolen

Lösung
Die Antworten 4, 5, 6 und 8 sind richtig.
Anmerkung:
Punkt 3: A. lienalis = Milzschlagader

? Anteile des Brustfells sind:

1 Pleura pulmonalis
2 Pleura visceralis
3 Rippenfell
4 Lungenfell
5 Omentum majus
6 Peritoneum

7 Perikard
8 Pleura parietalis
9 Mesenterium

Lösung
Die Antworten 1, 2, 3, 4 und 8 sind richtig.
Anmerkungen:
- Punkt 5: Omentum majus = großes Netz
- Punkt 6: Peritoneum = Bauchfell
- Punkt 7: Perikard = Herzbeutel
- Punkt 9: Mesenterium = Gekröse

? Wo findet der eigentliche Gasaustausch statt?

1 Bronchien
2 Bronchiolen
3 Alveolen
4 Pleura
5 Lungenbläschen
6 Stammbronchien

Lösung
Die Antworten 3 und 5 sind richtig.
Anmerkungen:
- Punkte 1, 2 und 6: Aufgrund der Wanddicke kann hier kein Gasaustausch stattfinden.
- Punkt 4: Pleura = Brustfell

? Wie wird der in den Lungen aufgenommene Sauerstoff zu seinem Bestimmungsort transportiert?

1 Gebunden an das Hämoglobin der Leukozyten.
2 Gebunden an das Hämoglobin der Thrombozyten.
3 Gebunden an das Hämoglobin der Erythrozyten.
4 Er wird vor allem als H_2CO_3 im Blutplasma transportiert.
5 Er wird ausschließlich als O_2 im Blutplasma transportiert.

Lösung
Anzugeben ist 3.
Anmerkung:
Punkt 5: Nur 2 % des Sauerstoffs werden als O_2 im Blutplasma transportiert.

? Welcher Mechanismus reguliert die Steuerung der Atembewegung am genauesten? Wählen Sie nur eine Aussage aus!

1 Die Atembewegung wird ausschließlich von der Großhirnrinde aus gesteuert.
2 Die Atembewegung kann ausschließlich vom verlängerten Mark aus gesteuert werden.
3 Die Atembewegung kann sowohl von der Großhirnrinde als auch vom verlängerten Mark aus gesteuert werden.

Lösung
Antwort 3 ist richtig.

? Welche Aussagen sind richtig?
1 Unter Vitalkapazität versteht man das Volumen an Luft, das man nach einer tiefsten Einatmung vollständig ausatmen kann, zuzüglich der Luft, die noch in den Lungen und den Atemwegen zurückbleibt.
2 Das inspiratorische Reservevolumen ist die Luftmenge, die man nach einer normalen Ausatmung noch maximal ausatmen kann.
3 Das Atemminutenvolumen berechnet man aus dem Volumen des normalen Atemzugs, multipliziert mit der Anzahl der Atemzüge pro Minute.

Lösung
Antwort 3 ist richtig.
Anmerkungen:
- Punkt 1: Geschildert ist die Totalkapazität.
- Punkt 2: Es muss heißen, die man noch maximal **ein**atmen kann.

? Welche Aussagen über die jeweiligen Atemtypen sind richtig?

1 Die Cheyne-Stokes-Atmung kommt sowohl bei Gesunden als auch Kranken vor.
2 Die Cheyne-Stokes-Atmung ist gekennzeichnet durch regelmäßige, vertiefte Atemzüge ohne Atempausen.
3 Die Cheyne-Stokes-Atmung tritt typischerweise im Coma diabeticum auf.
4 Die Biot-Atmung ist durch kräftige, gleichmäßige Atemzüge gekennzeichnet, die von Atempausen unterbrochen werden.

17

Lösung

Antwort 4 ist richtig.

Anmerkungen:

- Punkt 1: Die Cheyne-Stokes-Atmung kommt nur beim Kranken vor.
- Punkt 2: Die Cheyne-Stokes-Atmung ist gekennzeichnet durch Atempausen. Die Atemzüge sind an- und abschwellend.
- Punkt 3: Im Coma diabeticum kommt es typischerweise zur Kussmaul-Atmung.

❓ Welche Aussagen über Untersuchungsmethoden des Atemtrakts sind richtig?

1   Bei der Auskultation achtet man auf Bläschen- und auf Röhrenatmen.
2   Bei der Perkussion hört man über der gesunden Lunge einen tympanitischen Klopfschall.
3   Pleurareiben hört man typischerweise bei der trockenen Brustfellentzündung.

Lösung

Die Antworten 1 und 3 sind richtig.

Anmerkung:

Punkt 2: Über der gesunden Lunge hört man einen sonoren Schall.

❓ Welche Behauptungen über den Schnupfen treffen zu?

1   Die Fachbezeichnung lautet Pharyngitis.
2   Schnupfen wird fast immer durch Bakterien verursacht.
3   Die Ansteckung erfolgt durch Tröpfchen- und Kontaktinfektion.
4   Typische Beschwerden sind Fieber, Niesen und vermehrtes Nasensekret.

Lösung

Antwort 3 ist richtig.

Anmerkungen:

- Punkt 1: Die Fachbezeichnung lautet Rhinitis.
- Punkt 2: Akuter Schnupfen wird fast immer durch Viren verursacht.
- Punkt 4: Fieber gehört nicht zu einem unkomplizierten Schnupfen.

❓ Welche Aussagen zur Therapie des Schnupfens sind richtig?

1   Der Heilpraktiker darf einen Schnupfen grundsätzlich nicht behandeln, da es sich hierbei um das katarrhalische Vorstadium einer Infektionskrankheit mit Behandlungsverbot für den Heilpraktiker handeln könnte.
2   Der Heilpraktiker darf eine Kneipp-Heilanwendung verordnen.
3   Der Heilpraktiker darf zur Behandlung des Schnupfens keine Eigenblutbehandlung vornehmen, da er nicht intramuskulär spritzen darf.
4   Der Heilpraktiker darf ein pflanzliches Mittel zur Abwehrsteigerung verordnen.

Lösung

Die Antworten 2 und 4 sind richtig.

Anmerkungen:

- Punkt 1: Der Heilpraktiker darf nur dann nicht behandeln, wenn er den *begründeten* Verdacht hat, dass es sich um eine Infektionskrankheit mit Behandlungsverbot handelt.
- Punkt 3: Dem Heilpraktiker ist es nicht verboten, intramuskulär zu spritzen.

❓ Welche Beschwerden können bei Kehlkopfentzündung auftreten?

1   Schnupfen
2   Husten
3   Heiserkeit
4   Atemnot
5   Schmerzen hinter dem Brustbein
6   Häufiges Niesen

Lösung

Die Antworten 2, 3 und 4 sind richtig.

Anmerkungen:

- Punkt 1: Schnupfen = Rhinitis, Kehlkopfentzündung = Laryngitis
- Punkt 5: Schmerzen hinter dem Brustbein treten z. B. bei Bronchitis oder Angina pectoris auf.
- Punkt 6: Häufiges Niesen gehört zur Rhinitis.

? Welche Beschwerden können bei akuter oder chronischer Bronchitis auftreten?

1 Schnupfen
2 Husten
3 Heiserkeit
4 Atemnot
5 Schmerzen hinter dem Brustbein
6 Häufiges Niesen

Lösung
Die Antworten 2, 4 und 5 sind richtig.
Anmerkung:
Punkt 3: Heiserkeit gehört zur Kehlkopfentzündung.

? Typische Ursachen für chronische Bronchitis sind:

1 Rauchen
2 Häufiger Kaffeegenuss
3 Staubinhalation
4 Schilddrüsenüberfunktion
5 Vieles Sprechen und Singen bei Rednern und Sängern

Lösung
Die Antworten 1 und 3 sind richtig.
Anmerkung:
Punkt 5: Viel Sprechen und Singen führt zur Laryngitis.

? Welche Asthma-bronchiale-Formen gibt es?

1 Chronisch-nicht-obstruktives Asthma
2 Extrinsic-Asthma
3 Intrinsic-Faktor-Asthma
4 Extrinsic-Intrinsic-Mixed-Asthma
5 Psychogenes Asthma
6 Entspannungsasthma

Lösung
Die Antworten 2, 4 und 5 sind richtig.
Anmerkungen:
• Punkt 1: Es gibt kein chronisch-nicht-obstruktives Asthma, da Asthma immer mit einer Obstruktion einhergeht. Es gibt nur eine chronisch-nicht-obstruktive Bronchitis.

• Punkt 3: Es darf nur heißen Intrinsic-Asthma und nicht Intrinsic-**Faktor**-Asthma.
• Punkt 6: Es gibt nur ein Anstrengungsasthma, da Entspannung den Asthmaanfall verbessert.

? Symptome, die typischerweise während eines Asthmaanfalls auftreten, sind:

1 Unstillbarer Harndrang
2 Einatmung deutlich erschwert
3 Atemnot
4 Zuhilfenahme der Atemhilfsmuskulatur
5 Heftige Hustenanfälle
6 Ständig „maulvolle Expektoration"
7 Bradykardie

Lösung
Die Antworten 3, 4 und 5 sind richtig.
Anmerkungen:
• Punkt 1: Polyurie tritt typischerweise am **Ende** eines Asthmaanfalls auf.
• Punkt 2: Beim Asthmaanfall ist die **Aus**atmung erschwert.
• Punkt 6: „Maulvolle Expektoration" ist typisch für Bronchiektasen.
• Punkt 7: Typischer als Bradykardie ist die Tachykardie beim Asthmaanfall.

? Was ist ein Lungenemphysem?

1 Nicht mehr rückbildungsfähige Erweiterung von Bronchien.
2 Dauernde Erweiterung und Verschmelzung von Alveolarräumen.
3 Entzündung von Bereichen in der Lunge.
4 Eiterbildung in der Lunge.
5 Neubildung von Bindegewebe, das zu einer restriktiven Ventilationsstörung führt.
6 Die Erkrankung spielt sich in den Lungenlymphknoten ab.
7 Die Erkrankung spielt sich in den Lungenarterien ab, in denen es zu einer Verlegung des Lumens kommt.

Lösung
Antwort 2 ist richtig.
Anmerkungen:
• Punkt 1: Hierbei handelt es sich um Bronchiektasen.

17

- Punkt 3: Hierbei handelt es sich um Pneumonie.
- Punkt 4: Hierbei handelt es sich um einen Lungenabszess.
- Punkt 5: Hierbei handelt es sich um eine Lungenfibrose.
- Punkt 7: Hierbei handelt es sich um eine Lungenembolie.

? Mögliche Ursachen für ein Lungenemphysem sind:

1 Cor pulmonale
2 Rechtsherzinsuffizienz
3 Pfortaderstauung
4 Asthma bronchiale
5 Chronische Bronchitis
6 Morbus Osler

Lösung
Die Antworten 4 und 5 sind richtig.
Anmerkungen:
- Punkt 1: Ein Cor pulmonale kann Folge, aber nicht die Ursache eines Lungenemphysems sein.
- Punkt 6: Morbus Osler = hereditäre Teleangiektasie. Es handelt sich um eine angeborene Erweiterung von Blutgefäßen.

? Welche Therapien dürfen Sie bei Bronchiektasen durchführen?

1 Überhaupt keine, da Behandlungsverbot für den Heilpraktiker besteht.
2 Den Patienten zum morgendlichen Abhusten anregen.
3 Atemübungen
4 Verordnen eines pflanzliches Tees zur Behandlung des Hustenreizes.
5 Akupunktur ist in diesem Fall verboten, da es sich um eine organische Veränderung handelt und daher Akupunktur keinen Erfolg haben kann.

Lösung
Die Antworten 2, 3 und 4 sind richtig.

? Welche Einteilungen nimmt man bei Pneumonie typischerweise vor?

1 Primär – sekundär
2 Superior – inferior
3 Akut – chronisch
4 Bakteriell – atypisch
5 Reifzellig – unreifzellig
6 Lobär- und Bronchopneumonie
7 Karzinogen – non-karzinogen
8 Myeloische – lymphatische
9 Chronisch persistierend – chronisch progredient

Lösung
Die Antworten 1, 3, 4 und 6 sind richtig.
Anmerkungen:
- Punkte 2 und 7: Einteilung gibt es nicht.
- Punkte 5 und 8: Unterteilungen der Leukämie.
- Punkt 9: Unterteilung von Leberzirrhose und Gastritis.

? Welche Aussagen über die Therapie bei Pneumonie sind richtig?

1 Es besteht wegen der Gefährlichkeit der Erkrankung absolutes Behandlungsverbot für den Heilpraktiker.
2 Der Heilpraktiker darf begleitend zum Arzt behandeln.
3 Wenn es sich der Heilpraktiker zutraut, darf er auch ohne Arzt behandeln. Geht bei der Behandlung etwas schief, kann der Heilpraktiker, wegen Fehlen eines ausgesprochenen Behandlungsverbots, nicht belangt werden.

Lösung
Antwort 2 ist richtig.
Anmerkung:
Punkt 3: In diesem Fall kann der Heilpraktiker sehr wohl belangt werden, weil er „wider die Regeln der ärztlichen Kunst" gehandelt hat. Er kann schadenersatzpflichtig gemacht werden und es wird geprüft werden, ob er die Erlaubnis zur Ausübung der Heilkunde entzogen bekommt.

? Welche Aussagen über die Lobärpneumonie sind zutreffend?

1 Die Krankheit greift typischerweise von den Bronchiolen auf die Alveolen über.
2 Ohne Antibiotikagabe kommt es meist nach 2–3 Tagen zum kritischen Fieberabfall mit drohendem Kreislaufschock.
3 Typisch sind die heftigen Hustenanfälle mit sehr viel Schleim und erschwerter Ausatmung.
4 Typisch ist das Nachschleppen der erkrankten Lungenseite bei der Atmung.
5 Von der akuten Lobärpneumonie, mit hohem Fieber, sind in erster Linie Bettlägerige und alte Menschen betroffen.

Lösung
Antwort 4 ist richtig.
Anmerkungen:
• Punkt 1: Trifft für Bronchopneumonie zu.
• Punkt 2: Kritischer Fieberabfall mit Kreislaufschock ohne Antibiotikagabe nach ungefähr 7 Tagen möglich.
• Punkt 3: Es muss heißen, spärlich Schleim und nicht die Ausatmung ist erschwert wie beim Asthma, sondern die Atmung insgesamt ist schmerzhaft.
• Punkt 5: Bettlägerige und alte Menschen sind besonders von der Bronchopneumonie betroffen.

? Was trifft für die Bronchopneumonie zu?

1 Kann sich aufgrund einer chronischen Bronchitis entwickeln.
2 Kann sich bei Bettlägerigen entwickeln.
3 Der Krankheitsbeginn ist typischerweise heftig, mit hohem Fieber.
4 Abhusten eines eitrigen, gelben Sputums.
5 BSG ist typischerweise beschleunigt und im Blut kommt es zur Leukozytose.
6 Ein letaler Ausgang der Erkrankung ist nicht möglich, da es sich um keine schwere Erkrankung handelt.

Lösung
Die Antworten 1, 2, 4 und 5 sind richtig.
Anmerkung:
Punkt 3: Mit hohem Fieber geht typischerweise die akute Lobärpneumonie einher.

? Was stimmt für den Lungenabszess?

1 Subfebrile Temperatur
2 Hohes Fieber
3 Blutig-schaumiger Auswurf
4 Eitriger Auswurf
5 Gefahr der Sepsis
6 Entwickelt sich typischerweise aufgrund eines Extrinsic-Asthmas

Lösung
Die Antworten 2, 4 und 5 sind richtig.
Anmerkungen:
• Punkt 3: Blutig-schaumiger Auswurf gehört zum Lungenödem.
• Punkt 6: Ein Extrinsic-Asthma ist nicht bakteriell bedingt, sondern allergisch und deshalb keine typische Ursache für Lungenabszess.

? Welche Veränderungen gehen einer Lungenfibrose voraus?

1 Neubildung von Alveolen
2 Neubildung von lymphatischem Gewebe
3 Neubildung von Bindegewebe
4 Neubildung von Bronchien

Lösung
Antwort 3 ist richtig.

? Typische Ursachen für Lungenfibrosen sind:

1 Komplikation einer akuten Lobärpneumonie
2 Anhaltende Staubinhalation
3 Chronische Entzündungsprozesse im Bronchial- und Lungensystem
4 Röntgenbestrahlung

Lösung
Die Antworten 2, 3 und 4 sind richtig.

? Welche Aussage über die Silikose ist zutreffend?

1 Eine andere Krankheitsbezeichnung lautet Morbus Boeck.
2 Es handelt sich um eine Allgemeinerkrankung, bei der, neben anderen Organen, auch die Lungen befallen werden können.

3 Sie wird typischerweise durch langjähriges Einatmen von quarzhaltigem Staub hervorgerufen.

4 Wird kein quarzhaltiger Staub mehr eingeatmet, so kommt die Krankheit sogleich zum Stillstand.

Lösung

Antwort 3 ist richtig.

Anmerkungen:

- Punkt 1: Morbus Boeck = Sarkoidose.
- Punkt 2: Hierbei handelt es sich um Sarkoidose.
- Punkt 4: Die Krankheit kann weiter fortschreiten, auch wenn kein quarzhaltiger Staub mehr eingeatmet wird.

? Typische Symptome und Komplikationen einer Silikose sind:

1 Linksherzbelastung
2 Lungenfibrose
3 Husten
4 Cor pulmonale
5 Tuberkulose
6 Elefantiasis der Beine

Lösung

Die Antworten 2, 3, 4 und 5 sind richtig.

Anmerkung:

Punkt 1: Es muss heißen **Rechts**herzbelastung.

? Welches ist die häufigste und zutreffendste Ursache eines Lungenödems?

1 Lobärpneumonie
2 Bronchopneumonie
3 Rechtsherzversagen
4 Linksherzversagen
5 Cor pulmonale

Lösung

Antwort 4 ist richtig.

? Welche Behauptungen über Lungenembolie sind richtig?

1 Verläuft immer tödlich.
2 Der Thrombus stammt meist aus dem linken Herzen.

3 Es kann zu Husten, auch zu blutigem Sputum kommen.

4 Es kommt zu atemabhängigen Schmerzen.

5 Es kommt zu Schüttelfrost und hohem Fieber.

Lösung

Die Antworten 3 und 4 sind richtig.

Anmerkungen:

- Punkt 1: Bei den Lungenembolien gibt es kleine Mikroembolien, die sogar unbemerkt verlaufen können.
- Punkt 2: Ein Thrombus aus dem linken Herzen verursacht eine arterielle Embolie und keine Lungenembolie.
- Punkt 5: Fieber gehört nicht zum typischen Bild einer Lungenembolie.

? Erstsymptome des Bronchialkarzinoms sind:

1 Auskultatorisch hört man feuchte Rasselgeräusche.
2 Trockener Reizhusten.
3 Es wird massenhaft eitriges Sputum entleert.
4 Schmerzen hinter dem Brustbein oder im Rücken.

Lösung

Die Antworten 2 und 4 sind richtig.

Anmerkungen:

- Punkt 1: Feuchte Rasselgeräusche sind typisch für akute Bronchitis.
- Punkt 3: Sputum ist spärlich, eventuell mit fasriger Blutbeimengung.

? Spätsymptome des Bronchialkarzinoms sind:

1 Beschleunigte BSG
2 Hohes Fieber
3 Auskultatorisch hört man feuchte Rasselgeräusche.
4 Gewichtsverlust
5 Lymphknotenschwellungen
6 Eisenmangelanämie
7 Kachexie
8 Heiserkeit
9 Knochenschmerzen

Lösung

Die Antworten 1, 4, 5, 6, 7, 8 und 9 sind richtig.

Anmerkung:

Punkt 9: durch Knochenmetastasen

? Ursachen der Pleuritis sind:

1 Tumorkrankheit bei älteren Menschen
2 Hypothyreose
3 Pneumonie
4 Virushepatitis A
5 LE

Lösung

Die Antworten 1, 3 und 5 sind richtig.

Anmerkungen:

- Punkt 2: Hypothyreose = Schilddrüsenunterfunktion
- Punkt 5: LE = Lupus erythematodes, bei dem es neben Fieber und Gelenkbeschwerden häufig zu einer Pleuritis kommt.

? Welche Formen von Pleuritiden unterscheidet man?

1 Akute und chronische Pleuritis
2 Pleuritis interior und Pleuritis exterior
3 Pleuritis sicca und Pleuritis transsudativa
4 Pleuritis sicca und Pleuritis exsudativa
5 Feuchte und trockene Brustfellentzündung

Lösung

Die Antworten 1, 4 und 5 sind richtig.

? Mögliche Ursachen eines Pneumothorax sind:

1 Rippenbrüche
2 Unsachgemäße Neuraltherapie
3 Unsachgemäße Homöopathie
4 Unsachgemäße Akupunktur
5 Geplatzte Emphysemblase
6 Laryngitis
7 Sinusitis

Lösung

Die Antworten 1, 2, 4 und 5 sind richtig.

17

18 Nervensystem

Bildfragen

? **Bezeichnen Sie diesen Längsschnitt durch das Gehirn!**

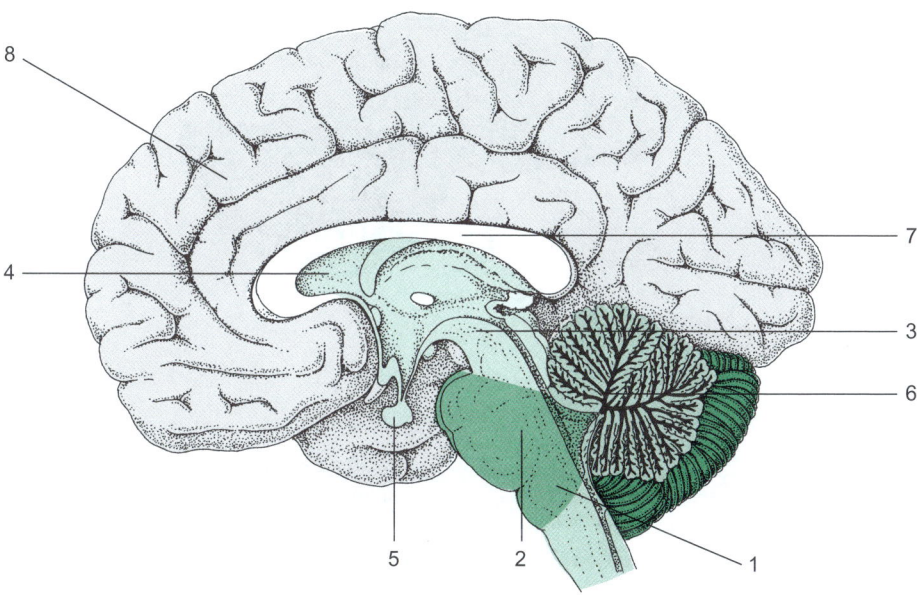

Abb. 18.1 Medianschnitt durch das Gehirn. [L190]

Lösung

1 Verlängertes Mark (Medulla oblongata)
2 Brücke (Pons)
3 Mittelhirn (Mesenzephalon)
4 Zwischenhirn (Dienzephalon)
5 Hirnanhangdrüse (Hypophyse)
6 Kleinhirn (Zerebellum)
7 Balken (Corpus callosum)
8 Großhirn (Zerebrum)

? Bezeichnen Sie die anatomischen Strukturen und geben Sie für die Hirnlappen 1 bis 4 jeweils mindestens eine wichtige Funktion an, die in diesem Lappen lokalisiert ist!

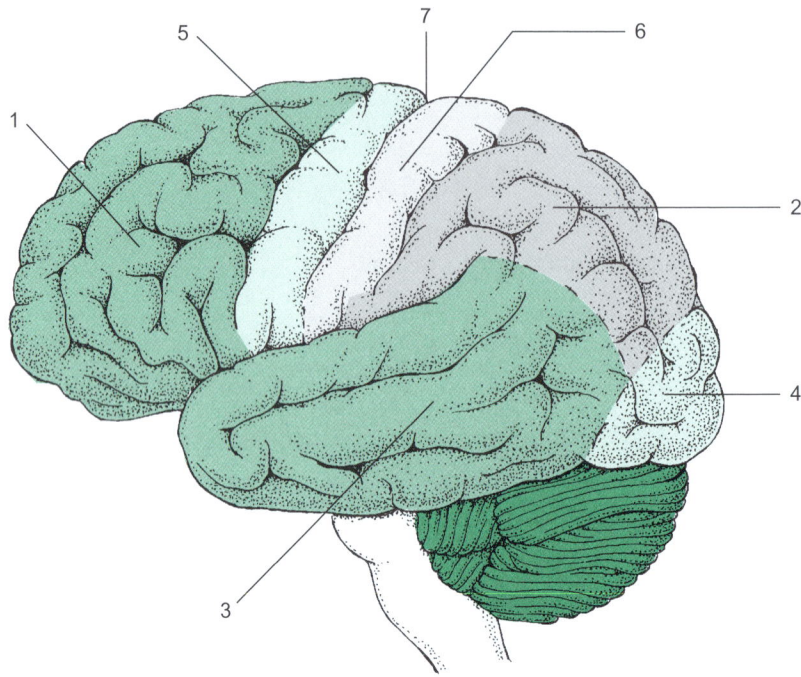

Abb. 18.2 Seitenansicht des Großhirns. [L190]

Lösung

1 Stirnlappen (Lobus frontalis mit dem motorischen Rindenfeld (5), das für die willkürlichen motorischen Bewegungen zuständig ist)

2 Scheitellappen (Lobus parietalis mit der sensiblen Rinde (6), der sogenannten Körperfühlsphäre)

3 Schläfenlappen (Lobus temporalis mit der Hörrinde)

4 Hinterhauptlappen (Lobus occipitalis mit der Sehrinde)

5 Vordere Zentralwindung (Gyrus praecentralis)

6 Hintere Zentralwindung (Gyrus postcentralis)

7 Zentralfurche (Rolando-Spalte, Sulcus centralis)

? Bezeichnen Sie die Anteile der Hirnhäute!

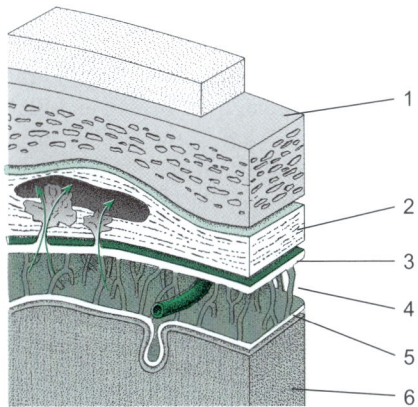

Abb. 18.3 Hirnhäute. [L190]

Lösung
1   Schädeldach (Calvaria)
2   Harte Hirnhaut (Dura mater encephali)
3   Spinnwebenhaut (Arachnoidea mater encephali)
4   Hirnwasserraum (Subarachnoidalraum, Cavitas subarachnoidea)
5   Weiche Hirnhaut (Pia mater encephali)
6   Großhirnrinde (Cortex cerebri)

? Bezeichnen Sie die Anteile des Rückenmarks!

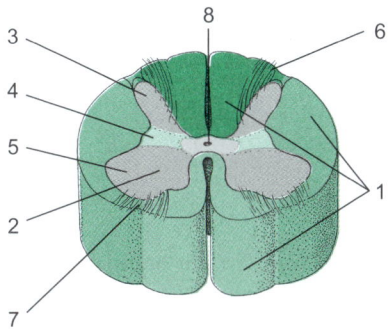

Abb. 18.4 Querschnitt durch das Rückenmark. [R264]

Lösung
1   Weiße Substanz (Substantia alba)
2   Graue Substanz (Substantia grisea)
3   Hinterhorn (Columna posterior, Columna dorsalis)
4   Seitenhorn (Columna lateralis)
5   Vorderhorn (Columna anterior, Columna ventralis)
6   Fasern der Hinterwurzel (Radix dorsalis)
7   Fasern der Vorderwurzel (Radix ventralis)
8   Zentralkanal (Canalis centralis)

18

Fragen ohne Antwortauswahl

? In welche beiden Hauptanteile wird das Nervensystem im Hinblick auf seine anatomische Lage unterteilt?

Antwort

- Zentralnervensystem, bestehend aus Gehirn und Rückenmark
- Peripheres Nervensystem, bestehend aus zwölf Hirnnervenpaaren und 31 Spinalnervenpaaren

? Welche beiden Anteile kann man am Nervensystem in funktioneller Hinsicht unterscheiden?

Antwort

- **Willkürliches Nervensystem** (animales bzw. somatisches Nervensystem)
- **Unwillkürliches Nervensystem** (autonomes, bzw. vegetatives Nervensystem) mit Sympathikus und Parasympathikus

? Wo liegt das verlängerte Mark (Medulla oblongata)?

Antwort

Das verlängerte Mark schließt sich **kopfwärts** an das **Rückenmark** an. Es reicht vom ersten Halsnervenpaar bis zum Unterrand der Brücke.

? Woraus besteht die graue Substanz?

Antwort

Die graue Substanz besteht im Wesentlichem aus den **Zellkörpern** der **Nervenzellen.**

? Woraus besteht die weiße Substanz?

Antwort

Die weiße Substanz besteht überwiegend aus **Leitungsbahnen.** Die weiße Farbe ist auf die **fetthaltige Markscheide** der Nervenfasern zurückzuführen.

? Geben Sie die Hauptaufgaben des verlängerten Marks an!

Antwort

Im verlängerten Mark liegen **wichtige Kerne,** die **Stoffwechsel, Atmung, Herzschlag** und **Blutgefäßweite** regulieren. Außerdem werden hier auch wichtige **Reflexe** gesteuert, wie Schlucken, Saugen des Säuglings, Husten, Niesen, Brechen und Lidschluss.

? Was ist die Formatio reticularis?

Antwort

Die Formatio reticularis, das **Hirnnetz,** geht von der Medulla oblongata aus und reicht bis ins Zwischenhirn. Es handelt sich um eine **Durchflechtung weißer** und **grauer Substanz,** wodurch ein netzartiger Eindruck entsteht.

Sie vereinigt motorische Teilfunktionen zu komplizierten Gesamtleistungen. Dazu wirkt sie fördernd oder hemmend auf Groß-, Klein- und Zwischenhirn ein.

? Geben Sie die Lage der Brücke (Pons) an!

Antwort

Die Brücke liegt **oberhalb** und etwas vor dem **verlängerten Mark** und **unterhalb** des **Mittelhirns.**

? Geben Sie die wichtigsten Aufgaben des Mittelhirns an!

Antwort

Bei der weißen Substanz des Mittelhirns handelt es sich um auf- und absteigende **Leitungsbahnen.** Zudem liegen im Mittelhirn **wichtige Kerne,** die Zentren der **Bewegung** sind (extrapyramidal-motorisches System). Außerdem entspringen im Mittelhirn der **III.** und **IV. Hirnnerv.**

? Was ist der „Aquädukt" des Mittelhirns?

Antwort

Der „Aquädukt" ist die **Wasserleitung,** die den 3. mit dem 4. Hirnventrikel verbindet.

? Aus welchen Hirnteilen setzt sich der Hirnstamm zusammen?

Antwort
Der Hirnstamm setzt sich aus **verlängertem Mark, Brücke** und **Mittelhirn** zusammen.

? In welchem Hirnteil liegt ein wichtiges Kontrollzentrum der Koordination von Bewegungen, das außerdem den Muskeltonus und die Körperhaltung kontrolliert?

Antwort
Im **Kleinhirn.**

? Was hat eine Verletzung größerer Teile des Kleinhirns zur Folge?

Antwort
Werden größere Teile des Kleinhirns verletzt, so kommt es zu einem **Nachlassen** des **Muskeltonus,** zu einem Nachlassen der **Muskelkraft,** zu einem Nachlassen der **Muskelkoordination** (Schwanken beim Stehen; Torkeln beim Gehen, ausfahrende Bewegungen, ungleiche Schrittlänge), zu **Gleichgewichtsstörungen** und zum **Intentionstremor.**

? In welchem Hirnteil liegen Thalamus und Hypothalamus?

Antwort
Im **Zwischenhirn** (Dienzephalon).

? Geben Sie die deutsche Bezeichnung für Thalamus an!

Antwort
Sehhügel.

? Was meint man damit, dass der Thalamus das „Tor zum Bewusstsein" ist?

Antwort
Mit „Tor zum Bewusstsein" meint man, dass der Thalamus eine wichtige **Umschaltstation** ist, in der, in Koordination mit dem Großhirn, geregelt wird, **welche Impulse** an das **Großhirn** weitergeleitet werden.

? Geben Sie an, welche vegetativen Funktionen der Hypothalamus koordiniert!

Antwort
Körpertemperatur, Kreislauf, Wasserhaushalt, Nahrungsaufnahme und **Stoffwechsel** werden hier koordiniert.

? Welche Hormone produziert der Hypothalamus?

Antwort
Der Hypothalamus stellt **Freisetzungs-** und **Hemmhormone** her. Zudem produziert er **Oxytocin** und **Adiuretin** (ADH, Vasopressin).

? Wohin gibt der Hypothalamus seine Hormone ab und wo wirken diese Hormone jeweils?

Antwort
Die **Freisetzungs-** und **Hemmhormone** werden vom Hypothalamus über ein spezielles Kreislaufsystem (Pfortaderkreislauf) an den **Hypophysenvorderlappen** abgegeben, wo sie hemmend oder stimulierend auf die Hormonabgabe des Hypophysenvorderlappens einwirken.

Oxytocin und **Adiuretin** werden über den Hypophysenstiel an den **Hypophysenhinterlappen** abgegeben, wo sie gespeichert werden und bei Bedarf ans Blut abgegeben werden können.

? Was ist das Corpus callosum und welche Aufgaben hat es?

Antwort
Das Corpus callosum ist der sogenannte „**Balken**" des Gehirns. Es handelt sich um querverlaufende, markhaltige **Nervenfasern** zwischen den beiden Großhirnhälften.

Das Corpus callosum hat die Aufgabe, die beiden **Großhirnhälften miteinander** zu **verbinden.**

? Wie heißt die Längsspalte, die das Großhirn in eine rechte und eine linke Hälfte teilt?

Antwort
Die Längsspalte heißt **Fissura longitudinalis cerebri.**

18

? Was ist ein Gyrus, was ein Sulcus?

Antwort
Ein **Gyrus** ist eine **Windung,** ein **Sulcus** eine **Furche** bzw. eine Rinne der Großhirnoberfläche.

? Geben Sie für die folgenden Hirnlappen jeweils eine wichtige Aufgabe an!
- **Stirnlappen**
- **Scheitellappen**
- **Hinterhauptslappen**
- **Schläfenlappen**

Antwort
Stirnlappen (Lobus frontalis) mit der **motorischen Rinde,** die der Sitz der willkürlichen, motorischen Funktionen ist, außerdem findet hier die **Informationsverarbeitung** statt.
Scheitellappen (Lobus parietalis) mit der **sensiblen Rinde,** welche die sogenannte „Körperfühlsphäre" ist. Das heißt, dass diese Region zuständig ist für Schmerz-, Tast- und Druckempfindungen.
Hinterhauptslappen (Lobus occipitalis) mit der **Sehrinde.** Hier liegt das Sehzentrum.
Schläfenlappen (Lobus temporalis) mit der **Hörrinde.** Hier liegt das Hörzentrum.

? Geben Sie für Liquor die deutsche Bezeichnung an!

Antwort
Hirn-Rückenmark-Flüssigkeit.

? Wo befindet sich Liquor?

Antwort
Liquor befindet sich in den **vier Hirnkammern** und im **Hirnwasserraum** (Subarachnoidalraum), der das Gehirn und das Rückenmark umgibt.

? Welche Aufgabe hat der Liquor?

Antwort
Der Liquor cerebrospinalis **schützt Gehirn** und **Rückenmark** gegen Stoß von außen. Vermutlich wirkt er auch temperaturregulierend auf das Gehirn.

? Wo wird der Liquor gebildet, und wo wird er wieder resorbiert?

Antwort
Die **Hauptbildungsstellen** des Liquors sind die **Adergeflechte** in den **Hirnkammern.** Des Weiteren spielen aber auch die übrigen Wände des Liquorraums eine Rolle, hier vor allen Dingen die Gefäße der weichen Hirnhaut.
Die **Resorption** erfolgt vorwiegend in den **Arachnoidalzotten** (Granulationes arachnoidales, Pacchioni-Granulationen). Diese Arachnoidalzotten sind warzenförmige Gebilde der Arachnoidea (Spinnwebenhaut), die den Liquor resorbieren und ihn dem venösen Blut zuführen.

? Wie viele große Hirnkammern, in denen Liquor zirkuliert, gibt es?

Antwort
Es gibt **vier** Hirnkammern, in denen Liquor zirkuliert.

? Wodurch kann es zur Ausbildung eines „Wasserkopfs" (Hydrozephalus) kommen?

Antwort
Zum „Wasserkopf" kann es kommen, wenn die **Liquorresorption vermindert** ist, z. B. in Folge einer Hirnhautentzündung. In diesem Falle spricht man von dem äußeren „Wasserkopf".
Beim sogenannten inneren „Wasserkopf" kann der Liquor **nicht** aus den **Hirnkammern** in den **äußeren Liquorraum** (Subarachnoidalraum) abfließen, weil die drei Öffnungen der vier Hirnkammern oder die Wasserleitung des Mittelhirns verschlossen sind.

? Was hat ein „Wasserkopf" für Auswirkungen auf die Intelligenz und warum ist das so?

Antwort
Beim „Wasserkopf" steigt der Druck im Schädel an. Das **Gehirn** wird **zusammengepresst,** es kommt zu einem **Verlust** von **Hirngewebe,** wodurch es zu Intelligenzdefiziten kommen kann.

18

? Was ist die Dura mater?

Antwort

Die Dura mater ist die **harte Hirnhaut.** Sie ist die **äußere, straffe Hüllhaut** von **Gehirn** und **Rückenmark.** Sie besteht aus derbem, kollagenem Bindegewebe. Die Hirnhaut liegt der Schädelinnenfläche an und zieht über die Furchen und Windungen des Gehirns und Rückenmarks hinweg. Sie erfüllt die Aufgaben einer **Knochenhaut.**

Als Rückenmarkhaut liegt sie frei im Wirbelkanal. Hier ist sie von der periostartigen Auskleidung des Wirbelkanals durch einen Zwischenraum (Epiduralraum) getrennt.

? Was ist die Pia mater?

Antwort

Die Pia mater ist die **weiche Hirnhaut.** Sie ist eine **zarte Bindegewebshülle,** die der Hirn- und Rückenmarksoberfläche unmittelbar aufliegt. Damit folgt sie allen Furchen und Vertiefungen. Sie führt Nerven und Gefäße mit sich.

? Was ist die Arachnoidea?

Antwort

Die Arachnoidea (Spinnwebenhaut) ist eine **zarte, gefäßarme Membran,** die über die Furchen und Windungen des Gehirns und Rückenmarks hinwegzieht. Ihre Außenfläche liegt mit einer Membran der Dura mater an. Ihre Innenfläche ist mit der Pia mater durch ein **Bälkchenwerk** verbunden. Zwischen Arachnoidea und Pia mater befindet sich der **Hirnwasserraum** (Subarachnoidalraum), in dem der Liquor cerebrospinalis zirkuliert.

? Von wo bis wo erstreckt sich das Rückenmark?

Antwort

Das Rückenmark beginnt **unterhalb** der **Medulla oblongata** und erstreckt sich beim Erwachsenen bis in Höhe des **1.–2. Lendenwirbels.**

? Was ist der Pferdeschweif (Cauda equina)?

Antwort

Beim Pferdeschweif handelt es sich um die **absteigenden Spinalnerven** des **Lenden-, Kreuzbein- und Steißbeinabschnitts.** Er besteht ausschließlich aus **weißer Substanz** und verläuft im Wirbelkanal.

? Beschreiben Sie das Aussehen des Rückenmarks bei Betrachtung seines Querschnitts!

Antwort

Im Querschnitt erscheint das Rückenmark **oval.** Man kann einen **schmetterlingsförmigen grauen Anteil** und eine **weiße Substanz** unterscheiden, letztere umhüllt die grauen Anteile wie ein **Mantel.**

? Geben Sie zu den folgenden Anteilen des grauen Rückenmarks jeweils an, welche Aufgaben die hier liegenden Nervenzellen haben!
• **Vorderhorn**
• **Hinterhorn**
• **Seitenhorn**

Antwort

Vorderhorn (Columna anterior, Columna ventralis): Hier liegen die **motorischen Zellen** (Motoneurone), deren Axone zu den Skelettmuskeln laufen.
Hinterhorn (Columna posterior, Columna dorsalis):
Hier treten die Axone der **sensiblen Nervenzellen** ein. Alle Empfindungen, die von der Haut als Schmerz-, Berührungs- oder Temperaturempfindung kommen, werden hier umgeschaltet.
Seitenhorn (Columna lateralis):
Hier liegen die **Ursprungszellen** des **Sympathikus.**

? Geben Sie die Aufgaben des Rückenmarks an!

Antwort

Als **Leitungsapparat** verbindet es höher gelegene Gehirnteile mit der Peripherie. Es ist eine wichtige **Umschaltstelle** für sämtliche durchlaufende Reize. Die Schaltzellen in der grauen Substanz dienen außerdem dem Zustandekommen von **Reflexen.**

18

? Wonach werden die Spinalnerven bezeichnet?

Antwort
Die Spinalnerven werden nach ihrer **Austrittsstelle** aus der Wirbelsäule bezeichnet.

? Was wissen Sie über den Unterschied zwischen Ursprung und Austrittsstelle der Spinalnerven?

Antwort
Die Spinalnerven werden nach ihrer Austrittsstelle aus dem Wirbelkanal und **nicht** nach der Höhe ihres Ursprungs aus ihrem Rückenmarksegment bezeichnet. Vor allem im **Lenden-** und **Kreuzbeingebiet verlaufen** sie erst eine **Strecke** im **Wirbelkanal,** bevor sie aus der Wirbelsäule austreten.

? Welche Nervenfasern (afferent oder efferent) treten über die Hinterwurzel ins Rückenmark ein?

Antwort
Die **afferenten** Nervenfasern treten über die Hinterwurzeln ins Rückenmark ein.

? Woraus besteht das Spinalganglion (Ganglion spinale) und wo liegt es?

Antwort
Das Spinalganglion besteht im Wesentlichen aus einer **Anhäufung** der **afferenten Nervenzellkörper.**
    Die etwa weizenkorngroßen Spinalganglien liegen in den **Zwischenwirbellöchern** oder in deren unmittelbaren **Nähe,** und zwar nur wenig medial der Vereinigung von vorderer und hinterer Wurzel zum gemischten Spinalnerv.

? Sind Spinalganglien und Grenzstrang das Gleiche? Falls nein, wie unterscheiden sie sich von ihrer Lage und von ihrer Aufgabe her?

Antwort
Grenzstrang und Spinalganglien sind **nicht** das Gleiche.
    Die **Spinalganglien** liegen, wie eben geschildert, in den **Zwischenwirbellöchern** der Wirbelsäule. Sie enthalten die **Nervenzellkörper** der **afferenten Nervenfasern.**

Der **Grenzstrang** hingegen verläuft **rechts** und **links neben** der **Wirbelsäule,** und zwar weiter ventral als die Spinalganglien. Beim Grenzstrang handelt es sich um 22–25 **Ganglien** (Anhäufungen von Nervenzellkörpern), die zum **Sympathikus** gehören. Hier liegen wichtige Umschaltstationen für sympathische Fasern, die zum Auge, zu den Kopfdrüsen, zum Herz, zur Lunge und zu den Blutgefäßen ziehen.

? Was meint man mit Hautsegmenten (Dermatomen)?

Antwort
Mit Hautsegment (Dermatom) meint man einen **bestimmten Hautbereich,** der von **einem Spinalnerv** versorgt wird.
    Auf der Körperrückseite bilden diese Hautsegmente eine lückenlose Folge. Auf der Körpervorderseite kommt es zum Segmentsprung, da einige Dermatome in die Arme verlegt sind.

? Ordnen Sie zu!

1	Steißbein-nerven	A	Lumbal-nerven	V	Th_1–Th_{12}
2	Lenden-nerven	B	Sakralnerven	W	Co_1
3	Halsnerven	C	Coccygeal-nerven	X	C_1–C_8
4	Kreuzbein-nerven	D	Zervikal-nerven	Y	L_1–L_5
5	Brustnerven	E	Thorakal-nerven	Z	S_1–S_5

Lösung
1 = C = W
2 = A = Y
3 = D = X
4 = B = Z
5 = E = V

? Geben Sie zu den folgenden Hirnnerven die wichtigsten Aufgaben an!
- **N. olfactorius**
- **N. opticus**
- **N. trigeminus**
- **N. facialis**
- **N. vestibulocochlearis**

Antwort

Nervus olfactorius:

Es handelt sich um den **Geruchsnerv,** der aus ungefähr 20 feinen Nervenfasern besteht, die von der Riechschleimhaut im oberen Nasendach zum Riechkolben des Großhirns ziehen.

Nervus opticus:

Es handelt sich um den **Sehnerv,** der bei der Sehnervenpapille der Netzhaut austritt, von hier aus zur Sehnervenkreuzung (Chiasma opticum) zieht, von da geht er weiter zum Thalamus und weiter zur Sehrinde des Großhirns.

Nervus trigeminus:

Es handelt sich um den **Drillingsnerv,** der sich aus **drei Hauptästen** zusammensetzt:

– Augenhöhlennerv (N. ophthalmicus)
– Oberkiefernerv (N. maxillaris)
– Unterkiefernerv (N. mandibularis)

Der Drillingsnerv versorgt vor allem **Haut,** Schleimhaut, Kaumuskeln und Zähne.

Nervus facialis:

Es handelt sich um den **Gesichtsnerv,** der die **Gesichtsmuskulatur,** die Tränendrüsen, die Unterkiefer- und Unterzungenspeicheldrüsen und die Geschmacksfasern der Zunge innerviert.

Nervus vestibulocochlearis (früher: N. statoacusticus): Er setzt sich aus dem **Hörnerv** (N. cochlearis) und dem **Gleichgewichtsnerv** (N. vestibularis) zusammen. Somit hat er die Aufgabe, Impulse, die vom Hör- bzw. vom Gleichgewichtsorgan kommen, zum Gehirn zu leiten.

? Was ist der Nervus vagus und welche Aufgaben hat er?

Antwort

Der **Nervus vagus,** der **X. Hirnnerv,** versorgt zum einen, wie die anderen Hirnnerven auch, Teile des Kopf- und Halsbereichs, nämlich den Kehlkopf und den Rachen, wo er willkürliche motorische Funktionen hat.

Des Weiteren besitzt der X. Hirnnerv noch sensible Fasern, die vom Rachen, vom Kehlkopf, von der Luftröhre, von den Bronchien und vom Gehörgang kommen.

Er ist aber auch der **große Eingeweidenerv** und steigt deshalb in den Brust- und Bauchraum hinab, wo er wichtige parasympathische Aufgaben hat, z.B. die Anregung der glatten Muskulatur von Speiseröhre, Magen, Gallenblase, Dünndarm und Dickdarm.

Er erfüllt also nicht nur **unwillkürliche parasympathische Aufgaben,** sondern auch **willkürliche motorische** und **sensible Aufgaben.**

? Wo entspringt der Sympathikus?

Antwort

Die Ursprungszellen des Sympathikus liegen in den **Seitenhörnern** der **Rückenmarksegmente** $C_8–L_2$.

? Nennen Sie die verschiedenen Anteile, aus denen sich der Sympathikus zusammensetzt!

Antwort

Der Sympathikus setzt sich im Wesentlichen zusammen aus:

• **Seitenhörner** des Rückenmarks ($C_8–L_2$)
• **Vorderwurzel** (zusammen mit den motorischen Nervenfasern)
• **Grenzstrang** (Zellkörper der sympathischen Fasern für Auge, Kopfdrüsen, Herz, Lunge und Blutgefäße)
• **Efferente Nervenfasern**
• **Gekröseganglien** (Zellkörper der sympathischen Fasern für Bauch- und Beckenorgane)

? Geben Sie für die folgenden Vorgänge jeweils an, ob diese im Wesentlichen vom Sympathikus oder vom Parasympathikus gesteuert werden!

• **Anregung der Drüsentätigkeit**
• **Miosis**
• **Erweiterung der Herzkranzgefäße**
• **Blutdruckanstieg**
• **Bradykardie**
• **Blasen- und Darmentleerung**

Antwort

Anregung der Drüsentätigkeit:	Parasympathikus
Miosis:	Parasympathikus
Erweiterung der Herzkranzgefäße:	Sympathikus
Blutdruckanstieg:	Sympathikus
Bradykardie:	Parasympathikus
Blasen- und Darmentleerung:	Parasympathikus

18

? Ordnen Sie die folgenden Begriffe zu!

1   Parasympathikus
2   Sympathikus

A   Kraniosakrales System
B   Thorakolumbales System

Lösung
1 = A
2 = B

? Wie nennt man die Nervengeflechte, die in der Wand der Hohlorgane liegen?

Antwort
Intramurales System bzw. enteritisches Nervensystem

? Warum spricht man von einem „Reflexbogen"?

Antwort
Man spricht von einem „Reflexbogen", weil der **Ort** der **Reizung** und der **Reaktion nahe** beieinanderliegen und der Nervenimpuls so vom Ort der Reizung zum Rückenmark und weiter zum Ort der Reaktion einen Bogen läuft.

? Wodurch unterscheiden sich Eigen- und Fremdreflexe?

Antwort
Eigenreflex:
Hier liegen der **Reizort** und das **Erfolgsorgan** im **gleichen Gebilde** (z.B. Muskel). Die Prüfung erfolgt mit dem Reflexhammer. Es handelt sich um einen monosynaptischen Reflex.
Fremdreflex:
Beim Fremdreflex liegen der **Reizort** und das **Erfolgsorgan** in **verschiedenen Gebilden,** z.B. Haut und Muskel. Die Prüfung erfolgt mit Einmal-Zahnstochern. Es sind mindestens drei Nervenfasern beteiligt.

? Zählen Sie wichtige Eigenreflexe auf!

Antwort
Patellarsehnenreflex, Achillessehnenreflex, Bizepsreflex, Trizepsreflex und Radiusreflex

? Zählen Sie wichtige Fremdreflexe auf!

Antwort
Bauchdeckenreflex, Plantarreflex und Würgreflex.

? Welche Aufgaben haben die Muskeleigenreflexe?

Antwort
Die Muskeleigenreflexe haben die Aufgabe, die **Muskellänge** den **Halte-** und **Bewegungsvorgängen** des Körpers **anzupassen.** Dadurch wird eine schnelle und optimale Einstellung des Körpers auf die Umwelt ermöglicht und ein reibungsloses Zusammenspiel aller Körperteile.
   Des Weiteren wird der Muskel durch den Muskeleigenreflex vor **Überdehnung geschützt.**

? Bei einer Patientin stellen Sie fehlende Bauchdeckenreflexe fest. Welche Ursachen kommen hierfür in Betracht?

Antwort
Die Ursache kann in einer Schädigung im Reflexbogen in der entsprechenden Segmenthöhe liegen. Es kann auch eine Läsion der Pyramidenbahn bestehen. Mechanische Ursachen können eine zu schlaffe oder zu straffe Bauchdecke oder Narben sein. Bei Multipler Sklerose können schon in einem frühen Stadium der Erkrankung die Bauchdeckenreflexe ausfallen.

? Was wird bei der Konvergenzreaktion geprüft?

Antwort
Bei der Konvergenzreaktion wird die **Naheinstellungsreaktion** geprüft, das heißt, es wird untersucht, ob es bei Fixierung eines nahen Gegenstands zu einer **Pupillenverengung**, zu einer **Einwärtsbewegung** der **Augäpfel** (Schielen) und zu einer nahpunktbezogenen **Akkommodation** (Fähigkeit des Auges zur Scharfeinstellung durch Änderung der Linsenwölbung) kommt.

? Wodurch unterscheiden sich reflektorische und absolute Pupillenstarre?

Antwort
Reflektorische Pupillenstarre:
Lichtreflex erloschen, Konvergenzreaktion (Naheinstellungsreaktion) erhalten.

18

Absolute Pupillenstarre:
Lichtreaktion und Konvergenzreaktion erloschen.

? **Wie prüfen Sie den Bizepsreflex?**

Antwort
Der Bizepsreflex wird durch einen **Schlag** des Reflexhammers auf die **Bizepssehne** geprüft. Hierbei ist die Ellenbeuge leicht angewinkelt.
    Der Untersucher spannt mit seinem Zeigefinger die Bizepssehne etwas an und prüft den Reflex durch einen Schlag mit dem Reflexhammer auf den eigenen Zeigefinger.

? **Wie prüfen Sie den Bauchdeckenreflex?**

Antwort
Der Bauchdeckenreflex wird geprüft, indem man mittels eines Einmal-Zahnstochers **Linien** von der **Körperseite** in **Richtung** des **Bauchnabels** zieht.

? **Wie prüfen Sie den epigastrischen Reflex?**

Antwort
Zur Prüfung des epigastrischen Reflexes wird ein **Nadelstrich** von der **Mamillarlinie** in Richtung **Epigastrium** gezogen.

? **Wie erfolgt die Prüfung des Quadrizepsreflexes am sitzenden Patienten?**

Antwort
Zur Prüfung des Quadrizepsreflexes setzt sich der Patient auf die Liege und lässt die Beine herabhängen, dann erfolgt ein **Schlag** auf die **Sehne** des **vierköpfigen Oberschenkelmuskels unterhalb** der **Kniescheibe.**

? **Wie prüfen Sie den Achillessehnenreflex?**

Antwort
Der Achillessehnenreflex wird geprüft, indem sich der Patient auf einen Hocker niederkniet. Dann erfolgt ein **Schlag** mit dem Reflexhammer von hinten auf die **Achillessehne.** Besonders wichtig ist der Seitenvergleich.

? **Beschreiben Sie, wie ein positives Babinski-Zeichen aussieht!**

Antwort
Bei einem positiven Babinski-Zeichen kommt es entweder zur langsamen **Dorsalflexion** der **Großzehe** oder zur **Spreizung** der **Zehen** (Fächer-Phänomen). Ein Patient kann auch gleichzeitig beide Phänomene zeigen, also sowohl Dorsalflexion der Großzehe als auch Fächer-Phänomen.

? **Worauf weist ein positives Babinski-Zeichen hin?**

Antwort
Beim Babinski-Zeichen handelt es sich um ein **Pyramidenbahnzeichen,** das heißt, dass dieses Zeichen bei einer Läsion der Pyramidenbahn auftritt. Es kommt typischerweise bei Multipler Sklerose und Urämie (Harnvergiftung) vor.

? **Was wird bei der Elektroneurografie (ENG) geprüft?**

Antwort
Mit der Elektroneurografie wird die **Nervenleitungsgeschwindigkeit** der **peripheren Nerven** bestimmt.

? **Was ist ein EEG? Was registriert es?**

Antwort
Das EEG ist ein **Elektroenzephalogramm.** Hiermit können die **Hirnstromwellen** registriert werden.

? **Worin liegt die Ursache eines Horner-Symptomenkomplexes?**

Antwort
Die Ursache liegt in einer **Lähmung** der zum **Auge** laufenden **Sympathikusfasern.**

? **Ein Patient klagt Ihnen Schmerzen, die vom Gesäß in den dorsalen Teil des Beins ausstrahlen. Worum handelt es sich vermutlich?**

Antwort
Es handelt sich vermutlich um eine **Reizung** des **Nervus ischiadicus.**

18

? Was sind die Valleix-Punkte und welche Rolle spielen sie bei einer Reizung des Nervus ischiadicus?

Antwort

Valleix-Punkte sind sogenannte **Nervendruckpunkte.** Hierbei handelt es sich um Hautpunkte, die bei Neuralgien auf Druck hin schmerzhaft sind. Sie entsprechen dem Nervenverlauf und sind besonders dort vorhanden, wo der Nerv oberflächlich verläuft, oder wo er sich gegen eine feste Unterlage pressen lässt.

In einem engeren Sinn versteht man unter Valleix-Punkten die bei **Reizung** des **Nervus ischiadicus schmerzhaften Nervendruckpunkte.**

? Wie behandeln Sie beim Ischias-Syndrom?

Antwort

Die Behandlung des Ischias-Syndroms richtet sich nach den zugrunde liegenden **Ursachen.** Zum Beispiel: chiropraktische Behandlung bei Bandscheibenvorfall; ist die Ischias-Reizung durch Nervengifte wie Alkohol, Tabak, Blei, Arsen verursacht, so muss versucht werden, eine Giftausleitung zu erreichen.

Weitere typische naturheilkundliche Behandlungsmethoden sind Schröpfen, Baunscheidt-Verfahren, Hydrotherapie, Neuraltherapie, Akupunktur und Homöopathie. Bekannte pflanzliche Mittel, die in Form von Bädern eingesetzt werden können, sind Fichte, Tanne und Kiefer.

Schwere Fälle, bei denen der Heilpraktiker mit den ihm zur Verfügung stehenden Mitteln keinen ausreichenden Erfolg mehr erzielen kann, müssen an den Arzt überwiesen werden.

? Eine 20-jährige Patientin klagt über ein Schwächegefühl und über ein Gefühl wie „Ameisenlaufen" in den Beinen. Als Sie die Anamnese erheben, stellen Sie fest, dass sich die Gemütslage der Patientin verändert hat. Es wechseln sich Phasen von Depression mit Euphorie ab. Welchen Verdacht haben Sie und wie können Sie die Verdachtsdiagnose weiter erhärten?

Antwort

Es wird die Verdachtsdiagnose **Multiple Sklerose** gestellt. In der **Anamnese** wird die Patientin befragt, ob **Sehstörungen** (z. B. Doppelsehen) oder **Blasen-**

und **Potenzstörungen** aufgetreten sind. Bei der darauf folgenden **Untersuchung** werden die **Bauchdeckenreflexe** und das **Babinski-Zeichen** geprüft. Bei schon weiter fortgeschrittenem Krankheitsbild kann es zu **Nystagmus, Intentionstremor, skandierender Sprache** und **Lähmungserscheinungen** kommen.

? Was meint man mit Nystagmus?

Antwort

Mit Nystagmus bezeichnet man das **Augenzittern.** Es handelt sich hierbei um unwillkürliche, schnelle, zitternde Bewegungen des gesamten Augapfels, und zwar in horizontaler, vertikaler oder schräger Richtung.

? Worauf kann Nystagmus hinweisen?

Antwort

Nystagmus tritt auf bei **angeborener Schwachsichtigkeit, Blindheit, Multipler Sklerose, Kleinhirntumoren** und bei **Innenohrverletzungen.**

? Wodurch unterscheiden sich Intentions- und Ruhetremor? Geben Sie wichtige Erkrankungen an, bei denen diese Tremorformen auftreten können!

Antwort

Intentionstremor:

Beim **Beginn** oder **während** einer **willkürlichen Bewegung** kommt es zum **Zittern,** wobei die größte Amplitude unmittelbar vor dem Ziel auftritt. Intentionstremor tritt vor allem bei **Kleinhirnerkrankungen, Multipler Sklerose, schweren Lebererkrankungen** und **Urämie** auf.

Ruhetremor:

Er tritt am stärksten in **Ruhe** auf und kann bei Intentionsbewegungen abnehmen. Es handelt sich um die häufigste extrapyramidale Tremorform. Er beginnt in der Regel an den Endabschnitten der oberen Extremitäten und tritt vor allem als sogenannter Pillendrehertremor oder Münzenzählertremor auf. Hierbei handelt es sich um einen Tremor der antagonistischen Beuge- und Streckmuskeln von Daumen und Zeigefinger. Ruhetremor kommt vor allem beim **Parkinson-Syndrom** vor.

? **Darf ein Heilpraktiker Multiple Sklerose behandeln? Begründen Sie Ihre Meinung!**

Antwort
Ja. Für Multiple Sklerose besteht für den Heilpraktiker kein Behandlungsverbot. Wegen der Schwere der Erkrankung wird er jedoch gerade im aktiven Schub **nur begleitend zum Arzt** therapieren.

? **Welche organische Veränderungen im ZNS (Zentralnervensystem) treten bei Multipler Sklerose auf?**

Antwort
Es handelt sich um eine **Entmarkungskrankheit** des **ZNS.** Dabei kommt es zu herdförmigem Markscheidenzerfall, zu Gliawucherungen und zu Infiltrationen und Verdickungen der Gefäße.

? **Geben Sie die wichtigsten Beschwerden beim Parkinson-Syndrom an und beschreiben Sie diese näher!**

Antwort
Tremor (Gliederzittern):
Es kommt meist zum Ruhetremor in Form des **Pillendreher**- oder **Münzzähler-Tremors**, evtl. zeigt sich jedoch ein **Aktionstremor** (Zitterbewegungen während des gesamten Bewegungsablaufs).
Hypo- bis Akinese:
Bewegungsarmut bis Bewegungslosigkeit zeigen sich in typischen **Gangstörungen**, **Maskengesicht**, leiser, monotoner Sprache und Verkleinerung der Schrift.
Rigor (Muskelsteifheit) führt evtl. zum **Zahnradphänomen**.
Posturale Instabilität (Haltungsinstabilität):
Durch eine Störung der Stellreflexe kommt es zu Gang- und Standunsicherheit und erhöhter Fallneigung.
Psychische Störungen:
Es entwickeln sich **depressive Verstimmungen**, Verlangsamung des Denkens, in fortgeschrittenen Fällen evtl. bis zur Demenz. Die Erkrankten reagieren oft emotional lang anhaltend und ausgeprägt und es besteht ein Unvermögen Affekte zurückzuhalten.
Vegetative Störungen:
Zu beobachten sind neben dem **Salbengesicht**, Kreislaufregulationsstörungen mit Hypotonie, Obstipation und Diarrhö, evtl. auch Blasenentleerungs-Potenz- und Libidostörungen.
Sensorische Störungen:
Es können Parästhesien unbekannter Ursache auftreten, manchmal auch Schmerzen in Gelenken oder Muskeln.

? **Welche organische Veränderung geht bei der Parkinson-Krankheit im Gehirn vor sich?**

Antwort
Es kommt im schwarzen Kern (Substantia nigra) des **Mittelhirns** zu **Degenerationserscheinungen.**

? **Wodurch kann ein sekundärer Parkinsonismus ausgelöst werden?**

Antwort
Der sekundäre Parkinsonismus kann ausgelöst werden durch **Hirnarteriosklerose,** durch **Enzephalitis,** durch **Medikamente** (Neuroleptika) und durch Vergiftungen (Mangan, Kohlenmonoxid). In seltenen Fällen auch durch Traumen oder Tumoren.

? **Darf der Heilpraktiker einen Patienten behandeln, der an Morbus Parkinson erkrankt ist?**

Antwort
Ja, denn für Morbus Parkinson besteht kein Behandlungsverbot für Heilpraktiker. Aufgrund seiner Sorgfaltspflicht wird der Heilpraktiker aber nur begleitend zum **Arzt** behandeln, da die Schulmedizin gerade beim Morbus Parkinson außerordentlich gute Erfolge erzielt (z. B. L-Dopa-Präparate).

? **Was ist eine Apoplexie?**

Antwort
Unter Apoplexie versteht man einen **Gehirnschlag,** bzw. einen Schlaganfall.

? **Welche Ursache liegt einem Gehirnschlag zugrunde?**

Antwort
Die Ursache kann ein **Hirninfarkt** (85 % der Fälle) oder eine **Hirnblutung** (15 % der Fälle) sein.

18

18

? Was ist ein Hirninfarkt?

Antwort

Bei einem Hirninfarkt ist es zu einem **völligen** oder **teilweisen Gefäßverschluss** gekommen. Dadurch kann das betroffene Hirngewebe nicht mehr mit Blut versorgt werden und **stirbt ab.** Je nach der Größe und nach dem Ort des befallen Gebiets kommt es zu unterschiedlichen Ausfallserscheinungen.

? Welche Ausfallserscheinungen können sich nach einem Hirninfarkt einstellen?

Antwort

Meist kommt es zu **halbseitig** auftretenden **Lähmungserscheinungen,** aber es können auch andere Ausfallserscheinungen wie **Sprach-, Seh-, Hör-, Schluck-** und **Kaustörungen** auftreten.

? Wodurch kann es zu Hirnblutungen kommen?

Antwort

Der Hirnblutung liegt eine **Gefäßruptur** zugrunde, die zu einer Massenblutung führt. Die Ursachen der Ruptur können ein **Aneurysma,** eine **Arteriosklerose** oder ein **Bluthochdruck** sein.

? An welchen äußerlichen Kennzeichen können Sie eine Hirnblutung erkennen?

Antwort

Es kommt zu **heftigem Kopfschmerz,** dann zur **Bewusstseinstrübung** bis hin zum Bewusstseinsverlust, dem eine tiefe Bewusstlosigkeit (Coma cerebrale) folgt. Die **Atmung** ist **blasend** und **schnarchend,** das **Gesicht** ist **rot** und **gedunsen.**

Es kann innerhalb von Stunden oder Tagen der Tod eintreten. Je nach dem Ort und dem Schweregrad der Blutung können sich auch halbseitige schlaffe **Lähmungen** einstellen, die mit einem **Sensibilitätsverlust** einhergehen.

? Wie verhalten Sie sich bei Verdacht auf Apoplexie?

Antwort

Der Patient muss **sofort** in die **Klinik** eingewiesen werden.

? Ein Patient sucht wegen Kopfschmerzen und epileptischen Anfällen, die sich in der letzten Zeit bei ihm eingestellt haben, Ihre Praxis auf. Worum handelt es sich vermutlich? Was machen Sie?

Antwort

Der Patient muss zur genaueren Abklärung an den **Arzt** verwiesen werden, damit weitere Untersuchungen durchgeführt werden können, wie z. B. Computertomografie, da der **Verdacht** auf einen **Hirntumor** besteht!

? Was sind Stauungspapillen?

Antwort

Stauungspapillen sind eine wichtige Veränderung des Augenhintergrunds, die man eventuell bei einer Augenhintergrundspiegelung feststellen kann. Es kommt hierbei zu einer **knopfförmigen Vorwölbung** und zur **Trübung** der **Sehnervenpapille.** Des Weiteren kommt es zu einem Verlust ihrer scharfen Begrenzung. Außerdem stellt man eine Erweiterung und Schlängelung der Venen und eine Verengung der Arterien fest.

Stauungspapillen sind ein **Zeichen** einer **Hirndrucksteigerung** und treten oft bei Hirntumoren auf, aber auch bei Hirnblutungen und Hydrozephalus. Bei längerem Bestehen kann es zu einer Atrophie des Sehnervs kommen.

? In welchem Lebensalter beginnt typischerweise die Alzheimer-Krankheit? Mit welchen Gehirnveränderungen geht sie einher?

Antwort

Die Alzheimer-Krankheit beginnt meist nach dem **65.** Lebensjahr. Das **Gehirn** kann bis auf ein Drittel seines ursprünglichen Volumens **schrumpfen.** Die Hirnkammern erweitern sich, die Hirnfurchen klaffen auseinander. Es sterben in weiten Bereichen Nervenzellen ab. Es können sich Proteinfäden (Neurofibrillen) und Plaques aus abnorm veränderten Proteinen bilden.

? Welche Symptome treten im Endstadium der Alzheimer-Krankheit auf?

Antwort

Es kann zu einem völligen geistigen Abbau bis hin zur **Demenz** (krankheitsbedingter Abbau der Leistungsfähigkeit des Gehirns) kommen mit schweren Sprach- und Rechenstörungen, Störungen des Erkennens bis hin zu einer völligen Unfähigkeit einfache sinnvolle Handlungen auszuführen, z. B. sich anzuziehen. Die nächsten Angehörigen werden nicht mehr erkannt und es kommt zur Stuhl- und Harninkontinenz.

? Bei der Untersuchung stellen Sie einen Ausfall des Achillessehnenreflexes fest. Was kann die Ursache sein?

Antwort
Störung im Reflexbogen:
Es können lokale Wirbelprozesse vorliegen, vor allem eine Wurzelschädigung bei S_1, aufgrund eines lateralen Bandscheibenvorfalls zwischen L_5 und S_1.
Polyneuropathie:
Erkrankung von peripheren Nerven, die meist an den unteren Extremitäten beginnt. Die Ursache kann idiopathisch bedingt sein, aber auch erblich, durch Stoffwechselstörungen (Diabetes mellitus!), Urämie, Malabsorption, Alkoholabusus, Infektionskrankheiten, Hormonstörungen (Hypothyreose) und durch Vergiftungen (Blei, Thallium).
Es kommt zu Parästhesien, Sensibilitätsstörungen, im weiteren Krankheitsverlauf auch zu schlaffen Lähmungen, Reflexausfall, Muskelatrophie und trophischen Störungen der Haut.
Rückenmarkerkrankungen:
Durch Myelitis (Entzündung des Rückenmarks), Tumor oder Durchblutungsstörungen des Rückenmarks.
Es kommt zu Sensibilitätsstörungen, Parästhesien, motorischen Schwächen und Lähmungserscheinungen.
Tabes dorsalis (Rückenmarkschwindsucht):
Spätform der Syphilis, die mit einer Latenzzeit von 8–12 Jahren auftreten kann. Es kommt zu plötzlichen, heftigen Schmerzen, zu Pupillenstörungen, Sensibilitätsstörungen und pathologischem Romberg-Zeichen.
Adie-Syndrom (konstitutionelle Areflexie):
Es handelt sich um eine konstitutionelle Anomalie der Pupillenreaktion mit Reflexstörung (Hypo- oder Areflexie), die meist in den unteren (Patellar- und Achillessehnenreflex), selten in den oberen Glied-

maßen besteht. Häufig liegen gleichzeitig vegetative Störungen vor. Die Ursache ist unbekannt.
Bei der anormalen Pupillenreaktion handelt es sich um eine Pupillotonie, das heißt, es besteht einseitig eine entrundete, sehr weite Pupille bei verminderter oder fehlender Lichtreaktion und bei verlangsamter Wiedererweiterung. Die Konvergenzreaktion kann ebenfalls einseitig verzögert sein.
Ungeklärte Vorgänge:
Im Anfangsstadium akuter schwerster Lähmungen (Halbseitenlähmungen), die ihre Ursache im ZNS haben.

? Grenzen Sie die Begriffe Parese und Paralyse gegeneinander ab!

Antwort
Bei einer **Paralyse** ist der Muskel **vollständig gelähmt.** Bei einer **Parese** liegt dagegen nur eine **unvollständige Lähmung,** im Sinne einer motorischen Schwäche vor.

? Unterscheiden Sie zwischen einer zentralen und einer peripheren Lähmung!

Antwort
Zentrale Lähmung:
Bei einer zentralen (spastischen) Lähmung kann der Ort der Schädigung in der **Hirnrinde** oder der **Pyramidenbahn** bis zur **Vorderhornzelle** im Rückenmark liegen.
Periphere Lähmung:
Bei einer peripheren (schlaffen) Lähmung kann der Ort der Schädigung in der **Vorderhornzelle** im Rückenmark, im **peripheren Nerv,** in der **motorischen Endplatte** oder im **Muskel** liegen.

? Wie verhält es sich mit den Muskeleigenreflexen und mit Muskelatrophie bei spastischen und schlaffen Lähmungen?

Antwort
Schlaffe Lähmungen:
Der **Muskeleigenreflex** ist **erloschen.** Es kommt zur **Muskelatrophie.**
Spastische Lähmungen:
Der **Muskeleigenreflex** ist **gesteigert.** Es kommt **nicht** zur **Muskelatrophie.**

18

? Geben Sie Ursachen für schlaffe Lähmungen an!

Antwort
Neurogene Lähmung:
Die neurogene Lähmung ist durch eine **Schädigung** oder Erkrankung des **Nervensystems** entstanden. Die Schädigung kann toxischer, entzündlicher oder mechanischtraumatischer Art sein.
Myogene Lähmung:
Die myogene Lähmung ist durch eine **Schädigung** oder Erkrankung des **Muskels** entstanden. Ebenso wie die neurogene Lähmung, kann sie toxisch, entzündlich oder mechanisch-traumatisch bedingt sein.
Allgemeine Störungen:
Durch allgemeine Störungen, z. B. ein **Kaliummangelsyndrom,** kann es zum Ausfall der Funktion von Nerven oder Muskeln kommen.

? Was ist ein Status epilepticus?

Antwort
Beim Status epilepticus kommt es zu einer **Reihe aufeinanderfolgender epileptischer Anfälle,** zwischen denen nur kurze anfallfreie Intervalle liegen.

? Welche Ursachen können der Epilepsie zugrunde liegen?

Antwort
Die Ursachen von Epilepsie sind noch **nicht** endgültig **geklärt.** In Betracht kommen **Hirnerkrankungen, Vergiftungen, Hypoglykämie** und **Urämie.** Des Weiteren vermutet man eine **erbliche Disposition.**

? Darf ein Heilpraktiker Epilepsie behandeln?

Antwort
Ja. Für Epilepsie besteht kein Behandlungsverbot, allerdings muss der Patient auf jeden Fall an den **Arzt** verwiesen werden, da **verschreibungspflichtige Medikamente** verordnet werden müssen. Jedoch darf der Heilpraktiker **begleitend** zum Arzt behandeln.

Multiple-choice-Fragen

? Gebräuchliche Unterteilungen des Nervensystems sind:

1 Oberes und unteres Nervensystem
2 Zentralnervensystem und peripheres Nervensystem
3 Sympathikus und Parasympathikus
4 Willkürliches und unwillkürliches Nervensystem

Lösung
Die Antworten 2, 3 und 4 sind richtig.

? Zum Gehirn gehört:

1 Pons
2 Kleinhirn
3 Hypothalamus
4 Rückenmark
5 Medulla spinalis
6 Medulla oblongata
7 Sympathikus

Lösung
Die Antworten 1, 2, 3 und 6 sind richtig.
Anmerkungen:
• Punkt 5: Medulla spinalis = Rückenmark.
• Punkt 7: Der Sympathikus entspringt im Brustund Lendenbereich und nicht im Gehirn.

? Für die Medulla oblongata trifft zu:

1 Sie ist ungefähr 10 cm lang.
2 Hier liegt die Pyramidenbahnkreuzung.
3 Sie besteht ausschließlich aus weißer Substanz.
4 Hier liegen lebenswichtige Zentren für Stoffwechsel, Atmung, Herzschlag, Blutgefäßweite und für bestimmte Reflexe.

Lösung
Die Antworten 2 und 4 sind richtig.
Anmerkungen:
• Punkt 1: Länge ungefähr 3 cm.
• Punkt 3: Sie besteht aus grauer und weißer Substanz.

18

? Welche Behauptungen über die Brücke sind richtig?

1 Sie wird noch Pons bezeichnet.
2 Sie ist ein wichtiges Kontrollzentrum für Bewegung.
3 Sie besteht überwiegend aus grauer Substanz.
4 Sie besteht überwiegend aus weißer Substanz.
5 Sie besteht aus einer Durchflechtung von grauer und weißer Substanz.

Lösung
Die Antworten 1 und 4 sind richtig.
Anmerkung:
Punkt 5: Hierbei handelt es sich um die Formatio reticularis.

? Für das Mittelhirn stimmt:

1 Am Mittelhirn unterscheidet man Thalamus und Hypothalamus.
2 Hier gibt es die schwarze Substanz und rote Kerne. Außerdem zieht die Wasserleitung durch das Mittelhirn.
3 Das Mittelhirn bildet zusammen mit der Brücke und dem verlängerten Mark den Hirnstamm.
4 Hier entspringen der III. und der IV. Hirnnerv.
5 Das Mittelhirn wird noch Formatio reticularis genannt.

Lösung
Die Antworten 2, 3 und 4 sind richtig.
Anmerkungen:
• Punkt 1: Thalamus und Hypothalamus bilden das Zwischenhirn.
• Punkt 5: Das Mittelhirn wird Mesencephalon genannt. Formatio reticularis ist das Hirnnetz.

? Zutreffende Aussagen sind:

1 Das Zwischenhirn bildet die wichtigste Schaltstelle zum Kleinhirn.
2 Der Hypothalamus heißt noch Sehhügel.
3 Der Thalamus ist gewissermaßen das „Tor zum Bewusstsein".
4 Der Thalamus ist ein Integrationszentrum für die Sensibilität, die Seh- und Riechfunktion.
5 Der Hypothalamus ist ein Koordinationszentrum für verschiedene vegetative Funktionen.

6 Der Thalamus wird sowohl zum Nervensystem als auch zum Hormonsystem gerechnet, weil er nicht nur Aufgaben des Nervensystems erfüllt, sondern auch Hormone produziert, und zwar Adiuretin und Oxytocin.

Lösung
Die Antworten 3, 4 und 5 sind richtig.
Anmerkungen:
• Punkt 1: Die wichtigste Schaltstelle zum Kleinhirn ist die Brücke.
• Punkt 2: Sehhügel heißt der Thalamus.
• Punkt 6: Hierbei handelt es sich um den Hypothalamus.

? Für das Großhirn trifft zu:

1 Das Großhirn besteht aus einer inneren grauen und einer äußeren weißen Substanz.
2 Das Großhirn heißt noch Enzephalon oder Zerebellum.
3 Das Großhirn wird durch eine tiefe Längsfurche in zwei Hälften geteilt.
4 Die beiden Hälften des Großhirns sind an ihrer Unterfläche durch ein blutgefülltes Ventrikelsystem verbunden.

Lösung
Antwort 3 ist richtig.
Anmerkungen:
• Punkt 1: Das Großhirn besteht aus einer inneren weißen und einer äußeren grauen Substanz.
• Punkt 2: Zerebellum ist das Kleinhirn.
• Punkt 4: Die beiden Großhirnhälften werden durch den Balken (Corpus callosum) verbunden.

? Welche Behauptung über die Hirnlappen ist richtig?

1 Der Hinterhauptlappen enthält das Hörzentrum.
2 Im Scheitellappen liegt die sensible Rinde.
3 Im Scheitellappen liegt die motorische Rinde.
4 Die sensible Rinde ist zuständig für die willkürliche Motorik.

Lösung
Antwort 2 ist richtig.

18

Anmerkungen:
- Punkt 1: Der Hinterhauptslappen enthält das Sehzentrum. Das Hörzentrum liegt im Schläfenlappen.
- Punkt 3: Im Scheitellappen liegt die sensible Rinde. Die motorische Rinde liegt im Stirnlappen.
- Punkt 4: Die sensible Rinde ist die sogenannte Körperfühlsphäre.

? Für das Ventrikelsystem des Gehirns stimmt:

1. Im Gehirn befinden sich die sechs Hirnkammern.
2. In den Hirnventrikeln zirkuliert sauerstoffreiches Blut zur Versorgung des Gehirns.
3. Der Liquor wird von Adergeflechten, die sich in den Hirnkammern befinden, gebildet.
4. Über Zotten (Granulationen) der Spinnwebenhaut wird der Liquor später wieder dem venösen Blutkreislauf zugeführt.

Lösung
Die Antworten 3 und 4 sind richtig.
Anmerkungen:
- Punkt 1: Im Gehirn befinden sich vier Hirnkammern.
- Punkt 2: In den Hirnventrikeln zirkuliert Liquor.

? Richtige Aussagen sind:

1. Die weiche Hirnhaut liegt dem Schädelknochen von innen her an und erfüllt daher die Aufgaben der Knochenhaut (Periost).
2. Die Spinnwebenhaut heißt noch Arachnoidea.
3. Im Hirnwasserraum (Subarachnoidalraum) zirkuliert die Hirn-Rückenmark-Flüssigkeit.
4. Alle Substanzen, die sich im Blut befinden, gelangen auch zu den einzelnen Nervenzellen.
5. Es gibt eine Blut-Hirn-Schranke, die bestimmte Substanzen, die sich im Blut befinden, nicht zu den Nervenzellen lassen.

Lösung
Die Antworten 2, 3 und 5 sind richtig.
Anmerkungen:
- Punkt 1: Es muss heißen die harte Hirnhaut.
- Punkt 4: Es gibt eine sogenannte Blut-Hirn-Schranke.

? Was stimmt für das Rückenmark?

1. Das Rückenmark wird auch als Corpus callosum bezeichnet.
2. Ein Querschnitt durch das Rückenmark zeigt eine Schmetterlingsform, wobei außen die graue und innen die weiße Substanz liegt.
3. Das Rückenmark erstreckt sich von der Medulla oblongata bis hinunter zum Steißbein.
4. Das Vorderhorn der grauen Substanz des Rückenmarks enthält die sensiblen Nervenzellen.

Lösung
Keine der Antworten ist richtig.
Anmerkungen:
- Punkt 1: Das Rückenmark heißt Medulla spinalis. Corpus callosum ist der Balken.
- Punkt 2: Beim Rückenmark liegt innen die graue und außen die weiße Substanz.
- Punkt 3: Das Rückenmark erstreckt sich von der Medulla oblongata bis L_1/L_3.
- Punkt 4: Das Vorderhorn enthält das Motoneuron. Die sensiblen Zellen liegen im Spinalganglion bzw. im Hinterhorn.

? Welche der folgenden Aussagen über das Rückenmark sind korrekt?

1. In den Seitenhörnern des Rückenmarks liegen die Ursprungszentren des Sympathikus.
2. Das Rückenmark hat die Aufgabe eines Leitungsapparats.
3. Das Rückenmark dient dem Zustandekommen von Reflexen.
4. Im Rückenmark können sensible Reize aus der Peripherie bewusst werden.
5. Das Rückenmark ist eine wichtige Schaltstelle für verschiedene Reize.
6. Das Rückenmark ist, ebenso wie das Gehirn, von bindegewebigen Häuten umgeben, zwischen denen Liquor zirkuliert.

Lösung
Die Antworten 1, 2, 3, 5 und 6 sind richtig.
Anmerkung:
Punkt 4: Damit Reize aus der Peripherie bewusst werden, müssen sie die Großhirnrinde erreichen.

18

? Für die Spinalnerven trifft zu:

1 Es gibt zwölf Spinalnervenpaare.
2 Die Spinalnerven werden nach ihrem Austritt aus kleinen Öffnungen (Foramina) im Schädel bezeichnet.
3 Zu den Spinalnerven gehören insgesamt sieben Halsnervenpaare.
4 Zu den Spinalnerven gehören zwölf Brustnervenpaare.
5 Es gibt fünf Lendennervenpaare.
6 Es gibt ein Kreuzbeinnervenpaar.
7 Es gibt ein Steißbeinnervenpaar.
8 Die Spinalnerven sind mit dem Rückenmark über eine vordere und hintere Wurzel verbunden.

Lösung
Die Antworten 4, 5, 7 und 8 sind richtig.
Anmerkungen:
- Punkt 1: Es gibt 31 Spinalnervenpaare.
- Punkt 2: Beschrieben sind die Hirnnerven. Die Spinalnerven werden dagegen nach ihrer Austrittsstelle aus der Wirbelsäule bezeichnet.
- Punkt 3: Es gibt acht Halsnervenpaare.
- Punkt 6: Es gibt fünf Kreuzbeinnervenpaare.

? Richtige Aussagen über die Hirnnerven sind:

1 Der Nervus opticus steuert die Augenbewegung.
2 Der Drillingsnerv innerviert in erster Linie die Gesichtsmuskulatur.
3 Der Hör- und Gleichgewichtsnerv wird N. vestibulocochlearis (früher: N. statoacusticus) genannt.
4 Der X. Hirnnerv ist der N. vagus. Er hat ausschließlich parasympathische Aufgaben.
5 Der N. facialis besteht aus drei Hauptästen: Augenhöhlen-, Oberkiefer- und Unterkiefernerv.

Lösung
Antwort 3 ist richtig.
Anmerkungen:
- Punkt 1: Der Nervus opticus ist der Sehnerv. Die Augenbewegung wird durch den III., IV. und VI. Hirnnerv gesteuert.

- Punkt 2: Der Drillingsnerv (N. trigeminus) innerviert in erster Linie Haut und Schleimhaut des Gesichts. Die Gesichtsmuskulatur wird durch den Gesichtsnerv (N. facialis) innerviert.
- Punkt 4: Der X. Hirnnerv hat unwillkürliche parasympathische Anteile, jedoch auch willkürliche motorische und sensible Anteile.
- Punkt 5: Hierbei handelt es sich um den Drillingsnerv (N. trigeminus).

? Zutreffende Aussagen sind:

1 Ein bewusster Impuls entspringt im Thalamus.
2 Das willkürliche Nervensystem wird auch als Innenweltsystem bezeichnet.
3 Der Sympathikus entspringt im Hinterhorn des Rückenmarks.
4 Der Sympathikus verursacht an der Pupille eine Pupillenverengung (Miosis).
5 Der Sympathikus regt die Darmbewegung an.
6 Der Sympathikus wird noch als kraniosakrales System bezeichnet.
7 Die Spinalganglien werden auch als Grenzstrang bezeichnet.
8 Die einzelnen Ganglien des Grenzstrangs sind durch kleine Nervenstränge (Rami) miteinander verbunden. Zudem sind sie durch Nervenstränge mit dem Rückenmark verbunden.

Lösung
Antwort 8 ist richtig.
Anmerkungen:
- Punkt 1: Bewusste Impulse entspringen der Großhirnrinde.
- Punkt 2: Das **un**willkürliche Nervensystem wird auch als Innenweltsystem bezeichnet.
- Punkt 3: Der Sympathikus entspringt in den Seitenhörnern des Rückenmarks.
- Punkt 4: Der Sympathikus verursacht eine Pupillenerweiterung (Mydriasis).
- Punkt 5: Die Darmbewegung wird vom Parasympathikus angeregt.
- Punkt 6: Der Sympathikus wird noch als thorakolumbales System bezeichnet.
- Punkt 7: Spinalganglien und Grenzstrang sind zwei verschiedene Dinge.

18

? Für den Parasympathikus stimmt:

1 Der N. vagus ist gleichbedeutend mit dem Para-sympathikus.
2 Der wichtigste Nerv des Parasympathikus ist der N. vagus.
3 Der Parasympathikus wird auch als thorakolum-bales System bezeichnet.
4 Ursprungszentren des Parasympathikus liegen im Kreuzbeinbereich des Rückenmarks und in den Kernen des Hirnstamms.
5 Wichtige Ganglien des Parasympathikus liegen im Grenzstrang.
6 Der Parasympathikus regt die Blasen- und Darmentleerung an.

Lösung
Die Antworten 2, 4 und 6 sind richtig.
Anmerkungen:
- Punkt 1: Der N. vagus ist ein wichtiger Teil des Parasympathikus. Allerdings handelt es sich hier-bei nicht um Synonyme.
- Punkt 3: Der Parasympathikus wird auch als kra-niosakrales System bezeichnet.
- Punkt 5: Wichtige Ganglien des Sympathikus lie-gen im Grenzstrang.

? Für Reflexe trifft zu:

1 Ein Reflex ist eine willkürliche Reaktion auf ei-nen Reiz.
2 Ein Fremdreflex wird im Allgemeinen mit dem Reflexhammer geprüft.
3 Bei einem Fremdreflex liegen Reizort und Effek-tor im gleichen Organ.
4 Bei einer Reflexprüfung kommt es zu einem Klo-nus. Darunter versteht man eine vollständige Lähmung des Muskels.
5 Der Reflexbogen eines Fremdreflexes setzt sich aus den folgenden Anteilen zusammen: Rezep-tor, Afferenz, Schaltneuron, Efferenz, Effektor.
6 Der Bizepsreflex ist ein Fremdreflex.
7 Beim Lichtreflex der Pupille handelt es sich um einen Eigenreflex.

Lösung
Antwort 5 ist richtig.
Anmerkungen:

- Punkt 1: Ein Reflex ist eine **un**willkürliche Reak-tion auf einen Reiz.
- Punkt 2: Ein Fremdreflex wird im Allgemeinen mit einer Einmal-Nadel geprüft.
- Punkt 3: Hierbei handelt es sich um den Eigenre-flex.
- Punkt 4: Ein Klonus tritt bei einer Reflexprüfung nicht physiologisch, sondern nur pathologisch auf. Zudem handelt es sich auch nicht um eine vollständige Lähmung, sondern um eine rhyth-mische Kontraktion.
- Punkt 6: Der Bizepsreflex ist ein Eigenreflex.
- Punkt 7: Der Lichtreflex ist ein Fremdreflex.

? Für Untersuchungen des Nervensystems trifft zu:

Prüft man den Fußsohlenreflex beim gesunden Er-wachsenen, so kann man das Babinski-Zeichen aus-lösen.

1 Die Elektroneurografie wird auch als EEG be-zeichnet.
2 CCT ist die kraniale Computertomografie.
3 Eine Computertomografie ist ein Ultraschallver-fahren.

Lösung
Antwort 3 ist richtig.
Anmerkungen:
- Punkt 1: Das Babinski-Zeichen tritt nur beim Kranken auf.
- Punkt 2: Die Elektroneurografie wird mit ENG abgekürzt.
- Punkt 4: Eine Computertomografie ist ein Rönt-gen-Schichtaufnahmeverfahren. Das Ultraschall-verfahren wird noch als Sonografie bezeichnet.

? Welche Behauptungen über Nervenerkrankun-gen sind richtig:

1 Beim Horner-Symptomenkomplex kommt es zu Ptosis, Miosis und Exophthalmus.
2 Wird in der Neuraltherapie eine Stellatumblo-ckade durchgeführt, so kann für eine bestimmte Zeit ein Horner-Symptomenkomplex auftreten.
3 Es ist dem Heilpraktiker grundsätzlich verboten, einen Patienten mit sehr starken Schmerzen auf-grund eines Ischiassyndroms zu behandeln.

18

4 Genussgifte wie Alkohol und Tabak können eine Ischiasreizung auslösen.

5 Chronische Verstopfung kann zu einer Ischialgie führen.

Lösung
Die Antworten 2, 4 und 5 sind richtig.
Anmerkung:
Punkt 1: Zum Horner-Symptomenkomplex gehören Ptosis, Miosis und Enophthalmus.

? Zum Krankheitsbild Multiple Sklerose gehört:

1 Ruhetremor
2 Sehstörungen (Doppeltbildersehen)
3 Nystagmus
4 Salbengesicht
5 Nackensteifigkeit
6 Lähmungen

Lösung
Die Antworten 2, 3 und 6 sind richtig.
Anmerkungen:
• Punkt 1: Es muss heißen Intentionstremor.
• Punkt 4: Salbengesicht gehört zum Morbus Parkinson.
• Punkt 5: Nackensteifigkeit ist typisch für Meningitis.
• Punkt 6: Es handelt sich typischerweise um spastische Lähmungen.

? Zum Krankheitsbild Parkinson-Syndrom gehört:

1 Auftreten meist bei Frauen zwischen dem 40.–50. Lebensjahr.
2 Eine andere Krankheitsbezeichnung ist Schüttellähmung.
3 Kann eine Folgeerscheinung von Neuroleptikaeinnahme (Antipsychotika) sein.
4 Es besteht erhöhte Unfallgefahr.
5 Symptomentrias: Hypokinese, Rigor, Tremor.

Lösung
Die Antworten 2, 3, 4 und 5 sind richtig.
Anmerkung:
Punkt 1: Die Krankheit bricht meist zwischen dem 58.–62. Lebensjahr aus.

? Für Apoplexie trifft zu:

1 Ursachen können eine Hirnblutung oder eine Hirnembolie sein.
2 Risikofaktoren sind Bluthochdruck und Arteriosklerose.
3 Folge einer Hirnembolie kann ein Hirninfarkt sein.
4 Der Embolus, der eine Apoplexie verursacht, kann aus dem linken Herzen stammen.

Lösung
Die Antworten 1, 2, 3 und 4 sind richtig.

? Zutreffende Aussagen sind:

1 Die progressive Paralyse ist die Rückenmarkschwindsucht.
2 Progressive Paralyse und Tabes dorsalis sind das Endstadium von Gonorrhö.
3 Das Endstadium der Alzheimer-Krankheit sind typischerweise Lähmungen.
4 Bei der Alzheimer-Krankheit kann es vorkommen, dass die nächsten Verwandten (Ehepartner, Eltern, Kinder) nicht mehr erkannt werden.
5 Bei der Alzheimer-Krankheit sind ein frühes und typisches Symptom Orientierungsstörungen.
6 Der Status epilepticus sind mehrere flüchtige Anfälle von Bewusstseinstrübung.
7 Ein Status epilepticus kann durch Alkoholabusus oder durch Absetzen von bestimmten Medikamenten ausgelöst werden.

Lösung
Die Antworten 4, 5 und 7 sind richtig.
Anmerkungen:
• Punkt 1: Die progressive Paralyse ist die Hirnerweichung. Die Rückenmarkschwindsucht heißt Tabes dorsalis.
• Punkt 2: Es handelt sich um das Endstadium der Syphilis.
• Punkt 3: Das Endstadium der Alzheimer-Krankheit ist typischerweise die Demenz.
• Punkt 6: Beim Status epilepticus handelt es sich um stärkste Krampfanfälle, die aufeinanderfolgen.

18

? **Welche Beschwerden können bei einem Hirntumor auftreten?**

1 Epileptische Anfälle
2 Kopfschmerzen
3 Stauungspapillen
4 Sprachstörungen
5 Sehstörungen

6 Gesichtslähmung
7 Hypästhesie eines bestimmten Gebiets
8 Plötzliches Erbrechen
9 Psychische Veränderungen

Lösung
Die Antworten 1, 2, 3, 4, 5, 6, 7, 8 und 9 sind richtig.

18

19 Auge

Bildfragen

? Bezeichnen Sie!

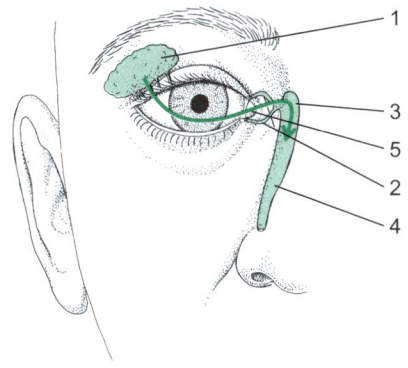

Abb. 19.1 Anatomischer Aufbau des Auges. [R264]

Lösung

1 Tränendrüse (Glandula lacrimalis)
2 Oberes und unteres Tränenkanälchen (Canaliculi lacrimales)
3 Tränensack (Saccus lacrimalis)
4 Tränennasengang (Ductus nasolacrimalis)
5 Tränenwärzchen (Caruncula lacrimalis)

? Bezeichnen Sie!

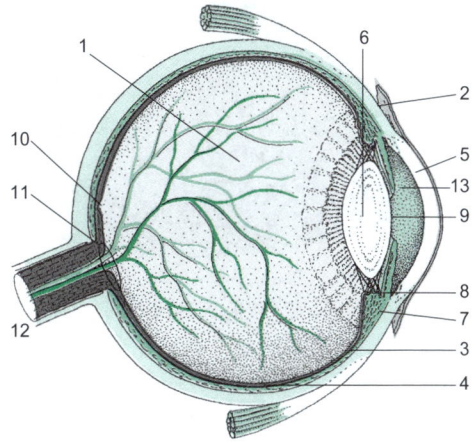

Abb. 19.2 Schematischer Schnitt durch den Augapfel. [L190]

Lösung

1 Glaskörper (Corpus vitreum)
2 Lederhaut (Sklera)
3 Aderhaut (Choroidea)
4 Netzhaut (Retina)
5 Hornhaut (Cornea)
6 Linse (Lens)
7 Strahlenkörper (Ziliarkörper, Corpus ciliare)
8 Regenbogenhaut (Iris)
9 Sehloch (Pupille, Pupilla)
10 Gelber Fleck (Macula lutea)
11 Blinder Fleck (Discus nervi optici)
12 Sehnerv (N. opticus)
13 Vordere Augenkammer (Camera anterior bulbi)

? Bezeichnen Sie diese schematische Darstellung der Netzhaut!

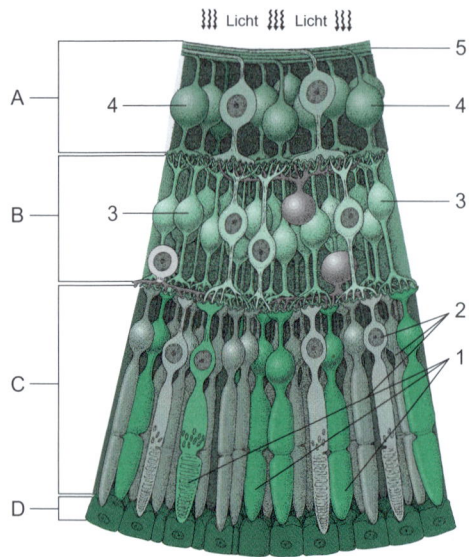

Abb. 19.3 Schematische Darstellung der Netzhaut. [L190]

Lösung

A Schicht der Sehnervenzellen und Sehnervenfasern
B Körnerschicht
C Schicht der Stäbchen und Zapfen
D Pigmentzellschicht
1 Zapfen
2 Stäbchen
3 Schaltzelle
4 Sehnervenzelle
5 Sehnervenfaser

Fragen ohne Antwortauswahl

? Was sind exterorezeptive Rezeptoren?

Antwort
Exterorezeptive Rezeptoren sind **Empfangsstellen,** durch die wir mit der **Außenwelt** in **Kontakt** stehen, da sie durch Reize, die **außerhalb** des Körpers liegen, stimuliert werden. Exterorezeptive Rezeptoren liegen in Auge, Ohr und Haut.

? Was sind interorezeptive Rezeptoren?

Antwort
Interorezeptive Rezeptoren sind **Empfangsstellen,** die im **Körperinneren** liegen. Sie geben uns Rückmeldungen über Vorgänge **innerhalb** des Körpers. Interorezeptive Rezeptoren liegen in Muskeln (Muskelspindel), Sehnen und Gelenken.

? Geben Sie an, welche Knochen an der Bildung der knöchernen Augenhöhle beteiligt sind!

Antwort
Stirnbein, Keilbein, Jochbein, Tränenbein, Siebbein, Oberkiefer.

? Was ist der Tarsus des Ober- bzw. Unterlids?

Antwort
Der Tarsus ist eine eingelagerte **Bindegewebsplatte,** die dem Lid Festigkeit gibt.

? Geben Sie an, welche Strukturen von der Augenbindehaut (Konjunktiva) überzogen sind!

Antwort
Von der Augenbindehaut sind überzogen: der **vordere,** für den Betrachter sichtbare, **weiße Anteil** des Auges (Teil der Lederhaut) und der **innere Anteil** des **Ober-** und **Unterlids,** der dem Augapfel direkt aufliegt.

? Zählen Sie die drei Augenhäute auf, die dem Glaskörper anliegen!

Antwort
- **Äußere Augenhaut**   Lederhaut (Sklera) und Hornhaut (Cornea)
- **Mittlere Augenhaut**   Aderhaut (Choroidea), Ziliarkörper und Iris
- **Innere Augenhaut**   Netzhaut (Retina)

? Geben Sie von den folgenden Strukturen an, ob sie Blutgefäße besitzen: Leder-, Ader- und Netzhaut, Linse und Kornea!

Antwort
Gefäße besitzen Lederhaut, Aderhaut und Netzhaut (in ihrem vorderen Anteil; der hintere Anteil wird von der Aderhaut aus versorgt).
Gefäßfrei sind Linse und Hornhaut.

? **Welcher Teil des Auges übt den größten Teil der Gesamtbrechkraft aus?**

Antwort
Hornhaut.

? **Wodurch erhält die Pupille ihr tiefschwarzes Aussehen?**

Antwort
Die Pupille (Sehloch) erhält ihr tiefschwarzes Aussehen durch **eingelagerte Pigmentzellen,** die sich in der äußersten Schicht der Netzhaut und in der innersten Schicht der Aderhaut befinden.

? **Was liegt im Ziliarkörper und welche Aufgaben hat er?**

Antwort
Im Ziliarkörper liegen der **Ziliarmuskel** und die **Ziliardrüsen.** Die Ziliarmuskeln sind zuständig für die **Linsenkrümmung,** da sie über Aufhängefasern mit der Linse verbunden sind. Die Ziliardrüsen produzieren das **Kammerwasser.**

? **Welche Teile des Auges werden vom Kammerwasser ernährt?**

Antwort
Linse und **Hornhaut.**

? **Was ist der Schlemm-Kanal?**

Antwort
Der Schlemm-Kanal ermöglicht den **Abfluss** des **Kammerwassers** aus der vorderen Augenkammer, das er dem Venenblut zuführt. Er liegt an der Kornea-Sklera-Grenze.

? **Was ist die eigentliche Aufgabe der Iris (Regenbogenhaut) und wie erfüllt sie diese?**

Antwort
Die Iris **regelt** die **Menge** der **einfallenden Lichtstrahlen** auf die Netzhaut. In Dunkelheit stellt sie die Pupille weit, damit mehr Licht eindringen kann. Bei Helligkeit stellt sie sie eng. Die Weitstellung erfolgt durch einen radiär angeordneten Muskel (M. dilator pupillae, früher: M. dilatator pupillae). Die Engstellung erfolgt durch einen zirkulär angeordneten Muskel (M. sphincter pupillae).

? **Wofür sind die Stäbchen und wofür die Zapfen der Netzhaut?**

Antwort
Stäbchen: **Dämmerungssehen**
Zapfen: **Farbensehen**

? **Schildern Sie stichpunktartig den Aufbau der Netzhaut!**

Antwort
Die Netzhaut ist von außen nach innen aus den folgenden Schichten aufgebaut:
Pigmentschicht
Schicht der Sehzellen (Stäbchen und Zapfen)
Körnerschicht (Schaltzellen)
Nervenzellen und **Nervenfasern**

? **Was ist der gelbe Fleck?**

Antwort
Der gelbe Fleck ist die **Stelle** des **schärfsten Sehens.** Hier befinden sich nur Zapfen.

? **Kommen am blinden Fleck in erster Linie Stäbchen oder Zapfen vor? Begründen Sie Ihre Meinung!**

Antwort
Am blinden Fleck kommen **weder** Stäbchen noch Zapfen vor, da es sich hierbei um die **Austrittsstelle** des **Sehnervs** handelt.

? **Was ist das Chiasma opticum?**

Antwort
Sehnervenkreuzung im Schädelinneren.

19

? Geben Sie an, wieviele gerade und wieviele schräge äußere Augenmuskeln es pro Augapfel gibt! (Hier: „äußere" Augenmuskeln im Gegensatz zu den „inneren" Augenmuskeln.)

Antwort
Es gibt **vier äußere gerade** und **zwei äußere schräge Augenmuskeln** pro Augapfel.

? Geben Sie an, welche Augenfehler der Kurz- und der Weitsichtigkeit zugrunde liegen!

Antwort
Kurzsichtigkeit:
Der Brennpunkt liegt vor der Netzhaut. Die **Linse** ist zu **stark gekrümmt** und/oder der **Augapfel** ist zu **lang.**
Weitsichtigkeit:
Der Brennpunkt liegt hinter der Netzhaut. Die **Linse** ist zu **schwach gekrümmt** und/oder der **Augapfel** ist zu **kurz.**

? Welche Brillengläser gleichen die Kurz- bzw. die Weitsichtigkeit aus?

Antwort
Die **Kurzsichtigkeit** wird durch **konkave** Gläser ausgeglichen, die **Weitsichtigkeit** durch **konvexe.**

? Welchen Sehfehler hat eine Schwäche der äußeren Augenmuskulatur zur Folge?

Antwort
Schielen (Strabismus) und damit Doppelbildersehen oder eine Störung der räumlichen Wahrnehmung

? Ein erwachsener Patient klagt Ihnen, dass er in letzter Zeit häufiger schielt. Welche Ursachen können dem zugrunde liegen?

Antwort
- **Gehirnerkrankungen** wie Multiple Sklerose, Hirnhauterkrankungen, Verletzungen und Tumoren.
- **Bluthochdruck**
- **Diabetes mellitus**

? Wie therapieren Sie in dem vorstehend geschilderten Fall?

Antwort
Der Patient muss unbedingt an den **Augenarzt** überwiesen werden, damit die Ursache der Erkrankung herausgefunden werden kann.

? Welchen Sehfehler hat eine unregelmäßig gekrümmte Hornhaut zur Folge?

Antwort
Es kommt zum **Astigmatismus,** die Folge ist ein **verschwommenes Sehen.**

? Geben Sie die Fachbezeichung für Augenzittern an!

Antwort
Nystagmus.

? Geben Sie an, ob von der Rot-Grün-Blindheit in erster Linie Frauen oder Männer betroffen sind!

Antwort
Männer.

? Grenzen Sie das Gersten- und das Hagelkorn differenzialdiagnostisch gegeneinander ab!

Antwort

	Gerstenkorn	Hagelkorn
Drüse	Moll-, Zeis-Drüse	Meibom-Drüse
Gebilde	Abszess	Zyste
Schmerz	Ja	Nein
Verlauf	platzt auf	bleibt meist
Ursache	Staphylokokken	Sekretstau
Erkennungsmerkmal	–	Freie Beweglichkeit der Lidhaut
Achtung!		Kann sich auch entzünden, dann ist leicht Verwechslung mit Gerstenkorn möglich.

19

? Geben Sie die Fachbezeichnungen für ein Hervortreten und für ein Zurücksinken des Augapfels an!

Antwort
Hervortreten des Augapfels: **Exophthalmus**
Zurücksinken des Augapfels: **Enophthalmus**

? Bei einem Patienten stellen Sie einen zurückgesunkenen Augapfel, ein herabhängendes Augenlid und eine Pupillenverengung fest. Wie heißt diese Symptomentrias?

Antwort
Horner-Symptomentrias.

? Woran können Sie mit großer Wahrscheinlichkeit erkennen, dass es sich bei einer Augenentzündung nur um eine Entzündung der Augenbindehaut handelt, und dass andere Strukturen am Auge nicht mit beteiligt sind?

Antwort
Bei der **Bindehautentzündung** sieht man **einzelne, kräftig gezeichnete Gefäße**, die **verschieblich** sind. Die **Rötung** ist besonders stark an den **Umschlagfalten** ausgeprägt. Es bestehen **Brennen** und **Jucken,** häufig ein Gefühl wie Sand in den Augen und eine **vermehrte Sekretbildung.** Es kommt in **keinem** Fall zur **Sehbeeinträchtigung.**

? Bei einem Patienten stellen Sie eine graue Pupille fest. Was liegt hier vermutlich für eine Erkrankung vor?

Antwort
Grauer Star (Katarakt, Linsentrübung).

? Wer ist in erster Linie gefährdet, am grauen Star zu erkranken?

Antwort
Ältere Menschen (Altersstar) und **Diabetiker.**

? Bei einem Patienten stellen Sie einen erhöhten Augeninnendruck fest. Wie heißt dieses Krankheitsbild?

Antwort
Glaukom (grüner Star).

? Schildern Sie die Beschwerden eines akuten Glaukoms!

Antwort
Es kommt zu einem **plötzlichen, schneidenden Schmerz** am Auge, häufig mit heftigen Bauchschmerzen und **Übelkeit** und **Erbrechen.** Zudem können **Sehstörungen** wie Nebelsehen, Regenbogenfarbensehen (farbige Ringe um Lichtquellen), **Kopfschmerzen** und **Trigeminusschmerzen** auftreten. Das Auge verfärbt sich **dunkelrot.**

? Schildern Sie die anfänglichen Beschwerden eines chronischen Glaukoms!

Antwort
Bei einem chronischen Glaukom bestehen anfangs **meist keine Beschwerden.** Eventuell kommt es zu **Spannungsgefühl** und **Schmerzen** über den Augen, zu morgendlichen **Kopfschmerzen** oder zu **Regenbogenfarbensehen.**

? Welche Sehbeeinträchtigungen treten bei einer akuten Netzhautablösung auf?

Antwort
Plötzliche Gesichtsfeldausfälle durch einen „schwarzen Vorhang".

? Welche Sehbeeinträchtigungen treten bei einer allmählichen Netzhautablösung auf?

Antwort
Es kommt zu **schmerzlosen Sehstörungen,** vor allem zu einem sogenannten **welligen Sehen,** des Weiteren zu nachlassender Sehschärfe, Wahrnehmung von Blitzen, Schleiern und Schatten, evtl. auch zum „Rußregensehen". Vor allem nasal kann es zu **Gesichtsfeldausfällen** kommen.

19

Multiple-choice-Fragen

? Welche Aussagen über die Tränenflüssigkeit sind zutreffend?

1 Sie wird von den Tränendrüsen gebildet, die oben und nasal in der Augenhöhle liegen.
2 Sie verbessert die optischen Eigenschaften der Hornhaut.
3 Sie schützt die Kornea vor dem Austrocknen und damit vor dem Trübwerden.
4 Sie dient als Schmierfilm für die Lider.

Lösung
Die Antworten 2, 3 und 4 sind richtig.
Anmerkung:
Punkt 1: Die Tränendrüse liegt oben und temporal in der Augenhöhle.

? Was trifft für den Glaskörper zu?

1 Er besteht im Wesentlichen aus elastischem Bindegewebe.
2 Er besteht im Wesentlichen aus Wasser, in das ein Fibrillengerüst eingelagert ist. Außen wird er von einer Membran umgeben.
3 Dem Glaskörper schließt sich die Lederhaut an.
4 Dem Glaskörper schließt sich die Retina an.

Lösung
Die Antworten 2 und 4 sind richtig.

? Welche Aussage über die Lederhaut stimmt?

1 Die Lederhaut besteht aus Epithelgewebe.
2 Die Lederhaut besteht aus Bindegewebe.
3 Die Lederhaut bildet den Ziliarkörper.
4 Die Lederhaut bildet die Iris.
5 Die Lederhaut ist gefäßfrei.

Lösung
Antwort 2 ist richtig.
Anmerkung.
Punkte 3 und 4: Ziliarkörper und Iris werden von der Aderhaut gebildet.

? Was trifft für das Kammerwasser zu?

1 Das Kammerwasser ernährt den Ziliarkörper.
2 Das Kammerwasser hilft mit bei der Formerhaltung des Augapfels.
3 Das Kammerwasser fließt von der vorderen Augenkammer in die hintere und wird dann vom Schlemm-Kanal dem venösen Blut zugeleitet.
4 Befindet sich im Schlemm-Kanal ein Abflusshindernis, so kommt es zum grauen Star (Glaukom).
5 Aufgrund eines Glaukoms kann es zum Skotom (Gesichtsfeldeinschränkung) kommen.
6 Aufgrund eines Glaukoms kann es zur Erblindung kommen.

Lösung
Die Antworten 2, 5 und 6 sind richtig.
Anmerkungen:
• Punkt 1: Der Ziliarkörper wird über Gefäße der Aderhaut ernährt.
• Punkt 3: Das Kammerwasser fließt von der **hinteren** Augenkammer in die vordere.
• Punkt 4: Hierbei kommt es zum grünen Star (Glaukom).

? Was stimmt über die Iris?

Die Iris ist der vordere, sichtbare, farbige Teil des Auges. Sie wird von der Lederhaut gebildet.

1 Die unterste Schicht der Iris besteht aus einer Schicht Melaninzellen.
2 Der Parasympathikus ist für die Mydriasis verantwortlich.
3 Der Muskel in der Iris, der für die Pupillenerweiterung zuständig ist, liegt zirkulär um die Pupille.

Lösung
Antwort 2 ist richtig.
Anmerkungen:
• Punkt 1: Die Iris wird von der Aderhaut gebildet.
• Punkt 3: Der Parasympathikus ist für die Miosis verantwortlich.
• Punkt 4: Der Muskel für die Pupillenerweiterung liegt radiär um die Pupille.

19

? Zutreffende Aussagen sind:

1 Die Linse übt den größten Teil der Brechkraft der Lichtstrahlen aus.
2 Je flacher die Linse ist, desto stärker bricht sie die durchtretenden Lichtstrahlen.
3 Die Stäbchen sind für das Farbensehen zuständig.
4 Die Zapfen kommen besonders reichlich am blinden Fleck vor.
5 Pro Auge gibt es vier äußere Augenmuskeln.
6 Der Sehnerv heißt Chiasma opticum.
7 Alle Sehbahnen kreuzen sich in der Sehnervenkreuzung. Die Fasern des rechten Auges laufen zur linken Gehirnhälfte, die Fasern des linken Auges zur rechten Gehirnhälfte.

Lösung
Keine der Antworten ist richtig.
Anmerkungen:
- Punkt 1: Die Hornhaut übt den größten Teil der Brechkraft der Lichtstrahlen aus.
- Punkt 2: Je stärker die Linse gekrümmt ist, desto stärker bricht sie die durchtretenden Lichtstrahlen.
- Punkt 3: Die Stäbchen sind für Hell-/Dunkelsehen zuständig.
- Punkt 4: Am blinden Fleck kommen überhaupt keine Sehzellen vor. Die Zapfen kommen besonders reichlich am gelben Fleck vor.
- Punkt 5: Pro Auge gibt es sechs äußere Augenmuskeln.
- Punkt 6: Chiasma opticum ist die Sehnervenkreuzung. Der Sehnerv heißt N. opticus.
- Punkt 7: In der Sehnervenkreuzung kreuzen nicht alle Sehbahnen, sondern nur die nasalen Bahnen.

? Welche Aussage über die Untersuchungsmethoden des Auges trifft zu?

1 Der Heilpraktiker darf eine Augenhintergrundspiegelung nicht vornehmen. Dies ist dem Augenarzt vorbehalten.
2 Der Augenspiegel heißt Otoskop.
3 Bei Stauungspapillen erscheint der gelbe Fleck vorgewölbt. Dies ist ein Zeichen für eine Hirndrucksteigerung.
4 Mithilfe des Augenspiegels können nicht nur bestimmte Augenleiden erkannt werden, sondern auch bestimmte Allgemeinerkrankungen.

Lösung
Antwort 4 ist richtig.
Anmerkungen:
- Punkt 2: Der Augenspiegel heißt Ophthalmoskop. Otoskop ist ein Gerät zur Untersuchung des äußeren Gehörgangs und des Trommelfells.
- Punkt 3: Bei Stauungspapillen erscheint der **blinde** Fleck vorgewölbt.

? Welche Behauptungen über Kurz- und Weitsichtigkeit sind richtig?

1 Der Kurzsichtige hat Schwierigkeiten, nahe Gegenstände scharf zu sehen.
2 Weitsichtigkeit kann als Ursache einen zu kurzen Augapfel haben.
3 Weitsichtigkeit kann als Ursache eine zu starke Linsenkrümmung haben.
4 Bei der Kurzsichtigkeit ist der Brennpunkt vor die Netzhaut verlagert.
5 Im Alter kommt es typischerweise zu einer Kurzsichtigkeit.

Lösung
Die Antworten 2 und 4 sind richtig.
Anmerkungen:
- Punkt 1: Der Kurzsichtige hat Schwierigkeiten, weite Gegenstände scharf zu sehen.
- Punkt 3: Die Ursache kann eine zu schwache Linsenkrümmung sein.

? Welche Aussage über das Schielen stimmt?

1 Schielen wird auch als Astigmatismus bezeichnet.
2 Schielen tritt als Folge einer Schwäche der Augenmuskulatur auf.
3 Da Schielen eine Schwäche der Augenmuskeln ist, tritt sie bevorzugt bei älteren Menschen auf, wenn die Muskelkraft insgesamt nachlässt.
4 Als Folge des Schielens kommt es typischerweise zu einem verschwommenen Sehen.
5 Wenn ein Kind in den ersten Lebensjahren schielt, so wird ausschließlich das kranke Auge mit einem Pflaster zugeklebt, sodass es in Ruhe ausheilen kann.

Lösung
Antwort 2 ist richtig.

19

Anmerkungen:

- Punkt 1: Schielen wird auch als Strabismus bezeichnet. Astigmatismus ist die Stabsichtigkeit.
- Punkt 3: Schielen tritt typischerweise bei jüngeren Menschen auf. Tritt sie bei älteren Menschen auf, so kann sie auf eine ernste zugrunde liegende Krankheit weisen.
- Punkt 4: Die Folge des Schielens ist Doppelbildersehen bzw. eine Störung der räumlichen Wahrnehmung.
- Punkt 5: Es wird gerade das gesunde Auge zugeklebt, damit das schwache Auge besser trainiert wird.

? Für den grauen Star trifft zu:

1 Der graue Star wird noch als Linsentrübung bezeichnet.
2 Der graue Star wird noch als Katarakt bezeichnet.
3 Der graue Star wird noch Glaukom bezeichnet.
4 Der graue Star kann zum Erblinden führen.
5 Der graue Star führt zum Regenbogenfarbensehen.
6 Der graue Star führt zum Doppelbildersehen.

Lösung
Die Antworten 1, 2 und 4 sind richtig.
Anmerkungen:

- Punkt 3: Beim Glaukom handelt es sich um den grünen Star.
- Punkt 5: Regenbogenfarbensehen ist typisch für Glaukom.
- Punkt 6: Doppelbildersehen ist charakteristisch für Schielen.

? Geben Sie an, welche Beschwerden bei grünem Star auftreten können!

1 Es müssen überhaupt keine Beschwerden auftreten.
2 Plötzliche, starke Schmerzen am Auge
3 Übelkeit und Erbrechen
4 Stark gerötetes Auge
5 Doppelbilder
6 Regenbogenfarbensehen
7 Gesichtsfeldausfälle
8 Sehnervenatrophie

Lösung
Die Antworten 1, 2, 3, 4, 6, 7 und 8 sind richtig.
Anmerkung: Beachten Sie hier, dass nur nach Beschwerden bei grünem Star gefragt worden ist, sodass also sowohl die Beschwerden des akuten als auch des chronischen Glaukoms angekreuzt werden müssen.

? Zutreffende Aussagen sind:

1 Eine Netzhautablösung kann zu Gesichtsfeldausfällen führen.
2 Eine Netzhautablösung kann zu einer nachlassenden Sehschärfe führen.
3 Eine Konjunktivitis führt zu geröteten Skleren, Brennen und Jucken der Augenlider, vermehrter Sekretbildung und zu einer verschwommenen Sicht.
4 Ist die Bindehaut des Auges entzündet, so kann diese Entzündung auch auf andere Teile des Auges übergreifen.
5 Bei einem Gerstenkorn handelt es sich um eine Zyste, bei der es zu einem Sekretstau der Meibom-Drüse gekommen ist.

Lösung
Die Antworten 1, 2 und 4 sind richtig.
Anmerkungen:

- Punkt 3: Eine Konjunktivitis führt zu keiner Seheinschränkung.
- Punkt 5: Beim Gerstenkorn handelt es sich um einen Abszess, der sich an einer Moll- oder Zeis-Drüse abspielt.

19

20 Ohr

Bildfragen

? **Bezeichnen Sie die anatomischen Anteile des Ohrs!**

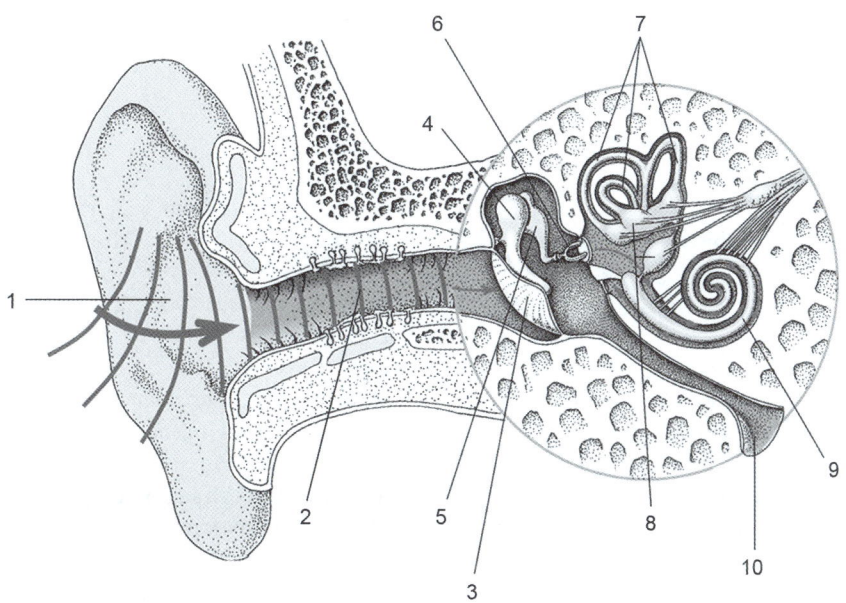

Abb. 20.1 Anatomischer Aufbau des Ohrs. [L190]

Lösung
1 Ohrmuschel (Auricula)
2 Äußerer Gehörgang (Meatus acusticus externus)
3 Trommelfell (Membrana tympani)
4 Hammer (Malleus)
5 Amboss (Incus)
6 Steigbügel (Stapes)
7 Bogengänge (Canales semicirculares)

8 Großes und kleines Vorhofsäckchen (Utriculus et Sacculus)
9 Schnecke (Cochlea)
10 Ohrtrompete (Eustachi-Röhre, Tuba auditiva)

Fragen ohne Antwortauswahl

? **Geben Sie den anatomischen Aufbau des Ohrs an!**

Antwort
- **Äußeres Ohr** (Auris externa):
  Ohrmuschel (Auricula)
  Gehörgang (Meatus acusticus externus)
- **Mittelohr** (Auris media):
  Paukenhöhle mit den drei Gehörknöchelchen
  Hohlraumsystem des Warzenfortsatzes (Processus mastoideus)
- **Innenohr** (Labyrinth, Auris interna):
  Schnecke (Cochlea)
  Drei Bogengänge (Canales semicirculares) und ein Vorhof (Vestibulum labyrinthi) mit dem großen und kleinen Säckchen (Utriculus und Sacculus)

? **Wo verläuft die Eustachi-Röhre und welche Aufgabe hat sie?**

Antwort
Die Eustachi-Röhre (Tuba auditiva) verläuft vom **Mittelohr** zum **Nasen-Rachen-Raum.** Sie hat eine Länge von ungefähr drei bis vier Zentimetern und verläuft von außen-hinten-oben nach innen-vorne-unten, wobei sie zwei Zentimeter absteigt. Der paukenhöhlennahe Wandteil der Eustachi-Röhre hat einen knöchernen Aufbau, der rachennahe Teil dagegen ist knorpelig. Die Innenauskleidung der Eustachi-Röhre besteht aus Schleimhaut.

Die Eustachi-Röhre dient dem **Druckausgleich** für die **Paukenhöhle.** Das Trommelfell kann nur ungehindert schwingen, wenn in der Paukenhöhle der gleiche Luftdruck herrscht wie im äußeren Gehörgang.

Kommt es beim Überwinden größerer Höhen zu Druckunterschieden, wird das Trommelfell entsprechend dem Druckgefälle in die Paukenhöhle oder in den Gehörgang gepresst. Dies ruft das Gefühl „Druck auf dem Ohr" hervor. Bis ein Druckausgleich erfolgt, kommt es zu Schwerhörigkeit. Der Druckausgleich kann durch Schlucken erfolgen, da sich durch den Schluckvorgang die Mündungsstelle der Eustachi-Röhre, eine Schleimhautfalte im Rachen, öffnet und Luft in die Eustachi-Röhre ein- oder ausströmen kann.

? **Welche Aufgabe hat das Trommelfell?**

Antwort
Das Trommelfell **fängt** die **Schallwellen** des äußeren Gehörgangs **auf** und **leitet** sie an das Mittelohr **weiter.**

? **Aus welchen Anteilen setzt sich der schallleitende Apparat zusammen?**

Antwort
Unter dem schallleitenden Apparat fasst man das **äußere Ohr** und das **Mittelohr** zusammen.

? **Geben Sie die Membranen an, welche die Grenzen des Mittelohrs zum äußeren Ohr und zum Innenohr darstellen!**

Antwort
Trommelfell:
Trennt das Mittelohr vom äußeren Gehörgang. Hier ist der Hammergriff festgewachsen.
Ovales Fenster:
Trennt das Innenohr vom Mittelohr. Hier ist der Steigbügel festgewachsen.
Rundes Fenster:
Trennt das Innenohr vom Mittelohr. Dient dem Druckausgleich des Innenohrs.

? **Wieso können sich aufgrund einer Rachenentzündung Ohrenschmerzen entwickeln, ohne dass im Ohr selbst entzündliche Veränderungen vorliegen?**

Antwort
Durch eine Rachenentzündung kann es zum **Anschwellen** der **Schleimhaut** im **Bereich** der **Mündungsstelle** der **Eustachi-Röhre** kommen. Dadurch kann sich die Ohrtrompetenmündung nicht mehr öffnen. Die Luft, die sich im Mittelohr befindet, wird langsam resorbiert. Dadurch sinkt der Druck im Mittelohr ab und das Trommelfell wird schmerzhaft nach innen gepresst.

? **Geben Sie die Lage des Innenohrs im Schädel an!**

Antwort
Das Innenohr liegt im **Felsenbein,** einem Teil des Schläfenbeins.

? **Wo liegt das Corti-Organ?**

Antwort
Das Corti-Organ liegt in der **häutigen Schnecke.**

? **Welche Aufgabe hat das Corti-Organ?**

Antwort
Das Corti-Organ ist das eigentliche **Hörorgan.**

? **Wo befindet sich Endolymphe?**

Antwort
Endolymphe befindet sich im **häutigen Labyrinth,** also in der häutigen Schnecke, den Bogengängen und den Vorhöfen.

? **Befindet sich volumenmäßig betrachtet mehr Perilymphe oder mehr Endolymphe im Innenohr?**

Antwort
Es befindet sich wesentlich mehr **Perilymphe** im Innenohr als Endolymphe.

? **Wo befindet sich Perilymphe?**

Antwort
Die Perilymphe befindet sich **zwischen** dem **knöchernen** und dem **häutigen Labyrinth.** Bei den Perilymphräumen der Schnecke kann man die Vorhoftreppe und die Paukentreppe unterscheiden.

? **Welche Aufgabe hat die Perilymphe?**

Antwort
Die Perilymphe ist gewissermaßen ein **Flüssigkeitspolster** für das Innenohr, vergleichbar mit die Hirn-Rückenmark-Flüssigkeit, die ein Polster für das Gehirn darstellt. Des Weiteren spielt die Perilymphe noch eine Rolle beim **Auffangen** der **Schallwellen,** die aus dem Mittelohr kommen und bei der **Registrierung** der **Druckveränderungen** im Gleichgewichtsorgan.

? **Geben Sie stichpunktartig den Aufbau des Corti-Organs an!**

Antwort
Beim Corti-Organ unterscheidet man **Sinneshaarzellen, Basilarmembran, Deckmembran** und **Stützzellen.**

? **Aus welchen Anteilen setzt sich das Gleichgewichtsorgan zusammen?**

Antwort
Das Gleichgewichtsorgan setzt sich zusammen aus:
drei Bogengängen (Canales semicirculares)
Vorhof (Vestibulum labyrinthi) mit
    a) **großem Säckchen** (Utriculus)
    b) **kleinem Säckchen** (Sacculus)

? **Was sind die Statolithen?**

Antwort
Bei den Statolithen handelt es sich um in die **Deckmembran** des großen und kleinen **Vorhofsäckchens** eingelagerte **Kalkkristalle** (steinförmige Gebilde), welche die Aufgabe haben, durch Druck (Schwerkraft) auf die Sinneshaarzellen zur Empfindung der Richtung und Größe von Bewegungsänderungen beizutragen.

? **Geben Sie an, auf welche Art von Bewegungsänderung die folgenden Strukturen jeweils ansprechen:**
- **Großes Vorhofsäckchen**
- **Kleines Vorhofsäckchen**
- **Bogengänge**

Antwort
Großes Vorhofsäckchen (Utriculus): Änderung der geradlinigen horizontalen Bewegung
Kleines Vorhofsäckchen (Sacculus): Änderung der geradlinigen vertikalen Bewegung
Bogengänge (Canales semicirculares): Änderung der Drehgeschwindigkeit.

? **Wie heißt das Gerät, mit dem man den Gehörgang und das Trommelfell von außen betrachten kann?**

Antwort
Otoskop.

20

? Wozu dient der Weber-Test?

Antwort
Der Weber-Test dient dem Auffinden einer **einseiti-gen Schallleitungsstörung.** In diesem Fall wird der Ton zur geschädigten Seite hin lateralisiert. Des Wei-teren dient er aber zum Auffinden von **einseitigen totalen Schallempfindungsstörungen.** Hier wird der Ton ausschließlich im gesunden Ohr gehört.

? Wie wird der Weber-Test durchgeführt?

Antwort
Zur Durchführung des Weber-Tests setzt man eine schwingende **Stimmgabel** auf die **Schädelmitte** oder die Stirn und fragt den Patienten, in welchem Ohr er den Ton stärker wahrnimmt.

? Wozu dient der Rinne-Test?

Antwort
Er dient dem Auffinden von **einseitigen Schalllei-tungs-** und **Schallempfindungsstörungen.**

? Wie wird der Rinne-Test durchgeführt?

Antwort
Zur Durchführung setzt man eine schwingende **Stimmgabel** auf den **Warzenfortsatz.** Man fordert den Patienten auf, zu sagen, ab wann er den Ton nicht mehr hört. Wird der Ton nicht mehr gehört, so nimmt man die Stimmgabel vom Warzenfortsatz herunter und hält sie vor den Gehörgang. Nun wird der Patient nochmals aufgefordert, mitzuteilen, ob und wie lange er den Ton noch hört.

? Ein Patient berichtet Ihnen, dass ein Sekret aus seinem Gehörgang austritt. Was kann die Ursache sein? Wie gehen Sie in diesem Fall therapeutisch vor?

Antwort
Die Ursache des Ohrenlaufens können **entzündliche Prozesse** des **Gehörgangs** sein, z.B. ein Gehör-gangsfurunkel. Es kann jedoch seine Ursache auch in **Entzündungen** des **Mittelohrs** haben, wenn das **Trommelfell nicht** mehr **intakt** ist. Es muss aber auch an einen Abfluss von Hirn-Rückenmark-Flüs-sigkeit (**Otoliquorrhö**) als Folge eines Schädelbasis-bruchs gedacht werden.

Der Patient muss zur Abklärung an den **HNO-Arzt** verwiesen werden. Eventuell muss dieser ver-schreibungspflichtige Medikamente einsetzen, z.B. Antibiotika, wegen der gefürchteten Kompli-kationen, z.B. Meningitis, Enzephalitis, Hirnabs-zesse. Begleitend zum Arzt darf der Heilpraktiker behandeln.

? Was spielt sich bei einer Mastoiditis ab?

Antwort
Es ist es zu einer **Entzündung** der **Schleimhaut** der lufthaltigen Zellen des **Warzenfortsatzes** gekom-men. Bei der Entzündung handelt es sich oft um wei-terschwelende Vorgänge, die vom Mittelohr ihren Ausgang genommen haben.

? Geben Sie mögliche Komplikationen der Mas-toiditis an!

Antwort
Mögliche Komplikationen der Mastoiditis sind **Me-ningitis, Enzephalitis, Hirnabszess, Innenohrent-zündungen** und **Durchbruch in die Schädelhöhle** durch Einschmelzung der Höhlenzellwände.

? Kann es aufgrund einer Mittelohrentzündung zu Hörstörungen kommen? Begründen Sie Ihre Meinung!

Antwort
Ja. Bei Mittelohrentzündungen kann sich **Eiter** in der Paukenhöhle ansammeln. Dadurch kommt es im Mittelohr zur **Druckerhöhung,** weshalb das **Trommelfell nicht** mehr **ungehindert** schwingen kann.

? Ein Patient berichtet Ihnen, dass er störende Ohrgeräusche hört. Welche Möglichkeiten ziehen Sie als Ursachen in Betracht?

Antwort
Zuerst muss abgeklärt werden, ob es sich um subjek-tive oder objektive Ohrgeräusche handelt.
- **Objektive Ohrgeräusche:** Sie können durch Ge-fäßfehlbildungen (Stenosen und Aneurysmen)

der ohrnahen Gefäße, durch eine offenstehende Eustachi-Röhre und durch Bewegungen des Kiefergelenks verursacht werden.

• **Subjektive Ohrgeräusche:** Sie können als Begleitsymptom einer Mittelohrentzündung, bei Otosklerose, bei der Meniére-Krankheit, bei Anämie, bei zerebralen Erkrankungen, bei Blutdruckanomalien und aufgrund von Veränderungen der Halswirbelsäule auftreten. Psychische Faktoren können eine wichtige Rolle spielen.

? **Bei einem Patienten ist es zur Zerstörung der Gehörknöchelchen Hammer, Amboss und Steigbügel gekommen. Kommt es nun zur völligen Taubheit oder nur zu Schwerhörigkeit? Begründen Sie Ihre Meinung!**

Antwort
Es kommt zur Mittelohr**schwerhörigkeit.** Eine Taubheit tritt deshalb nicht auf, weil noch über **Knochenleitung** Schwingungen wahrgenommen werden können.

? **In welchen Anteilen des Ohrs kann eine Schallleitungsstörung ihre Ursache haben?**

Antwort
Bei einer Schallleitungsstörung befindet sich ein **Defekt** im **schallweiterleitenden Apparat,** also im **äußeren Ohr** oder im **Mittelohr.**

? **In welchen Anteilen des Ohrs kann eine Schallempfindungsstörung ihre Ursache haben?**

Antwort
Bei einer Schallempfindungsstörung befindet sich ein **Defekt** im **Innenohr,** im **VIII. Hirnnerv** oder in der **Hörrinde** im Gehirn.

? **Geben Sie für die folgenden Fälle Ihre Verdachtsdiagnosen an:**
Anhaltender Drehschwindel
Anfallsartiger Schwankschwindel

Antwort
Anhaltender Drehschwindel:
kann vor allem durch **Innenohrerkrankungen, Anämien** und **Hirnerkrankungen** (Arteriosklerose, Tumoren) ausgelöst werden.

Anfallsartiger Schwankschwindel:
wird in erster Linie durch **Kreislauferkrankungen** und **Hirnarteriosklerose** ausgelöst. Es müssen jedoch auch **Innenohrerkrankungen** in Betracht gezogen werden.

? **Ein Patient klagt über folgende Beschwerden: sehr heftiger Drehschwindel, Übelkeit, Erbrechen, Schwerhörigkeit eines Ohrs und Ohrgeräusche. Worum handelt es sich? Wie gehen Sie therapeutisch vor?**

Antwort
Es handelt sich vermutlich um den **Morbus Meniére.** Der Patient muss auf jeden Fall an den **HNO-Arzt** verwiesen werden, um dauerhafte Schäden am Ohr zu vermeiden. Der Heilpraktiker darf begleitend zum Arzt behandeln.

? **Welches Lebensalter und welches Geschlecht sind bevorzugt von der Otosklerose betroffen?**

Antwort
Von der Otosklerose (Ohrverhärtung) sind vor allem **Frauen** zwischen dem **20.–40. Lebensjahr** betroffen.

? **Welche Veränderungen im Ohr liegen der Otosklerose zugrunde?**

Antwort
Bei der Otosklerose kommt es zu **sklerotischen** (verhärtenden) **Umbauten** am **ovalen Fenster,** die auf den Steigbügel übergreifen können, wodurch es zur Unbeweglichkeit der Steigbügelplatte kommen kann.

? **Welche Beschwerden treten bei Otosklerose auf?**

Antwort
Bei der Otosklerose kommt es zur **Beeinträchtigung** des **Hörvermögens.** Die Höreinschränkung beginnt meist einseitig, greift dann auf das andere Ohr über und schreitet langsam fort. Es sind 10 % der Bevölkerung betroffen. Allerdings kommt es nur bei 1 % zu einer ausgeprägten Schwerhörigkeit. Typischerweise treten zusätzlich Ohrgeräusche auf.

20

Multiple-choice-Fragen

? **Unter Ohr versteht man:**

1 nur das Hörorgan,
2 das Hör- und Gleichgewichtsorgan,
3 das Hör- und Gleichgewichtsorgan zusammen mit dem Propriorezeptoren.

Lösung
Antwort 2 ist richtig.
Anmerkung:
Punkt 3: Die Propriorezeptoren sind Mechanorezeptoren, die der Wahrnehmung und Kontrolle der aktuellen Lage des Körpers im Raum dienen. Hierzu gehören die Muskelspindeln, die Sehnenspindeln und die Gelenkrezeptoren. In einem weiteren Sinne rechnet man auch die Rezeptoren des Gleichgewichtsorgans zu den Propriorezeptoren.

? **Zum äußeren Ohr gehören:**

1 Ohrmuschel, Gehörgang und Mastoidzellen
2 Ohrmuschel und Gehörgang
3 Ohrmuschel, Gehörgang und Paukenhöhle
4 Nur die Ohrmuschel

Lösung
Antwort 2 ist richtig.
Anmerkungen:
• Punkt 1: Die Mastoidzellen (luftgefüllte Hohlräume des Warzenfortsatzes) gehören zum Mittelohr.
• Punkt 3: Die Paukenhöhle gehört zum Mittelohr.

? **Zutreffende Aussagen sind:**

1 Das Trommelfell fängt Schallwellen auf und leitet sie weiter zum Mittelohr.
2 Am Trommelfell findet das eigentliche Hören statt.
3 Das Trommelfell zählt zum äußeren Ohr.
4 Das Trommelfell bildet die Grenze zwischen äußerem und Mittelohr.

Lösung
Die Antworten 1 und 4 sind richtig.

Anmerkungen:
• Punkt 2: Das eigentliche Hören findet im Gehirn statt. Die Hörsinneszellen liegen im Corti-Organ des Innenohrs.
• Punkt 3: Das Trommelfell bildet die Grenze zwischen äußerem und dem Mittelohr.

? **Welche Behauptungen sind richtig?**

1 Die Gehörknöchelchen liegen im Innenohr.
2 Die Gehörknöchelchen heißen Hammer, Amboss und Steißbein.
3 Die Gehörknöchelchen verstärken die Schallwellen.
4 Der Hammer ist teilweise mit dem Trommelfell verwachsen.
5 Der Steigbügel ist mit dem runden Fenster verwachsen.
6 Die Paukenhöhle gehört zum Mittelohr.
7 Die Eustachi-Röhre verbindet den Rachen mit dem Innenohr.
8 Bei einer völligen Zerstörung der Gehörknöchelchen kommt es zur Taubheit.

Lösung
Die Antworten 3, 4 und 6 sind richtig.
Anmerkungen:
• Punkt 1: Die Gehörknöchelchen liegen im Mittelohr.
• Punkt 2: Falsch ist Steißbein. Es muss Steigbügel heißen.
• Punkt 5: Der Steigbügel ist mit dem ovalen Fenster verwachsen.
• Punkt 7: Die Eustachi-Röhre verbindet Rachen und Mittelohr.
• Punkt 8: Bei einer Zerstörung der Gehörknöchelchen kommt es zu einer Mittelohrschwerhörigkeit.

? **Für das Innenohr stimmt:**

1 Das Innenohr liegt im Felsenbein.
2 Das Innenohr liegt im Schläfenbein.
3 Das Innenohr wird auch als Labyrinth bezeichnet.
4 Das Hörorgan besteht aus der Schnecke und den drei Bogengängen.

5 Die Sinneszellen in den Ampullen der Bogengänge registrieren eine Änderung der geradlinigen Bewegung.

6 Die Sinneszellen der Vorhöfe des Gleichgewichtsorganes registrieren, mit welcher Geschwindigkeit man sich gerade gleichbleibend fortbewegt.

Lösung

Die Antworten 1, 2 und 3 sind richtig.

Anmerkungen:

- Punkt 4: Zum Hörorgan gehört nur die Schnecke. Die drei Bogengänge zählen zum Gleichgewichtsorgan.
- Punkt 5: Die Sinneszellen in den Bogengängen registrieren eine Änderung der Drehbewegung. Die Änderung der geradlinigen Bewegung wird in den Vorhöfen registriert.
- Punkt 6: Die Sinneszellen registrieren keine gleichbleibende Bewegung, sondern nur eine Änderung der Bewegung.

? Für das Labyrinth trifft zu:

1 Am Labyrinth unterscheidet man einen knöchernen und einen häutigen Anteil.

2 Unter Labyrinth versteht man nur den knöchernen Anteil des Innenohrs.

3 Am Labyrinth unterscheidet man Schnecke, Vorhöfe und Bogengänge.

4 Zwischen knöchernem und häutigem Labyrinth befindet sich die Endolymphe.

5 Innerhalb des häutigen Labyrinths liegen das Corti-Organ und die Sinneszellen der Ampullen der Bogengänge und die Sinneszellen der Vorhöfe.

6 Das Corti-Organ ist das eigentliche Gleichgewichtsorgan.

7 Das Corti-Organ besteht aus einer Basilarmembran, einer Deckmembran, aus Sinnes- und Stützzellen.

Lösung

Die Antworten 1, 3, 5 und 7 sind richtig.

Anmerkungen:

- Punkt 2: Mit Labyrinth bezeichnet man nicht nur den knöchernen Anteil des Innenohrs, sondern das gesamte Innenohr.

- Punkt 4: Hierbei handelt es sich um die Perilymphe.
- Punkt 6: Das Corti-Organ ist das eigentliche Hörorgan.

? Für die Untersuchungsmethoden des Ohrs stimmt:

1 Der äußere Gehörgang und das Trommelfell können mittels eines Ophthalmoskops betrachtet werden.

2 Beim Weber-Test wird die Stimmgabel auf den Processus mastoideus aufgesetzt.

3 Beim Weber-Test wird die Stimmgabel auf die Schädelmitte aufgesetzt.

4 Der Rinne-Test dient zum Auffinden einer Schallleitungsschwerhörigkeit.

5 Bei einer Schallleitungsschwerhörigkeit liegt der Defekt im äußeren Ohr oder im Mittelohr.

6 Bei einer Schallempfindungsschwerhörigkeit liegt der Defekt im Innenohr oder am VIII. Hirnnerv.

Lösung

Die Antworten 3, 4, 5 und 6 sind richtig.

Anmerkungen:

- Punkt 1: Hierbei handelt es sich um das Otoskop.
- Punkt 2: Beim Weber-Test wird die Stimmgabel auf der Schädelmitte aufgesetzt.

? Zutreffende Aussagen sind:

1 Ein Pfropf aus Ohrenschmalz im äußeren Gehörgang kann zu Schwerhörigkeit führen.

2 Ein Pfropf aus Ohrenschmalz im äußeren Gehörgang kann **nicht** zur Schwerhörigkeit führen, sondern **nur** zu einem dumpfen Gefühl.

3 Ohrenlaufen (Otorrhö) kann seine Ursache nur im äußeren Ohr haben.

4 Ohrenlaufen kann seine Ursache nicht nur im äußeren Ohr haben, sondern auch im Mittelohr.

5 Bei der akuten Mittelohrentzündung kann es zu Hörstörungen kommen.

6 Bei der akuten Mittelohrentzündung kann es nicht zu Hörstörungen kommen.

7 Eine akute Mittelohrentzündung betrifft in erster Linie ältere Menschen.

20

Lösung

Die Antworten 1, 4 und 5 sind richtig.

Anmerkungen:

- Punkt 3: Ohrenlaufen kann bei einer Trommelfellperforation auch die Ursache im Mittelohr haben, oder bei einem Schädelbasisbruch auch im Gehirn.
- Punkt 6: Aufgrund von Eiterentwicklung kann es auch bei der akuten Mittelohrentzündung zu Hörstörungen kommen.
- Punkt 7: Betroffen sind in erster Linie Kinder.

? Welche Behauptungen sind richtig?

1 Beim Morbus Meniére kommt es zu folgender Symptomentrias: Drehschwindel, Mittelohrschwerhörigkeit und subjektive Ohrgeräusche.
2 Beim Morbus Meniére gehen die Beschwerden immer innerhalb einiger Minuten von selbst vorbei.
3 Objektive Ohrgeräusche können vom Patienten und vom Behandler wahrgenommen werden.
4 Objektive Ohrgeräusche können nur vom Patienten gehört werden.
5 Objektive Ohrgeräusche können bei Aneurysmen und Stenosen von ohrnahen Gefäßen sowie bei offenstehender Eustachi-Röhre vorkommen.
6 Subjektive Ohrgeräusche können unter anderem durch Blutdruckanomalien hervorgerufen werden.

Lösung

Die Antworten 3, 5 und 6 sind richtig.

Anmerkungen:

- Punkt 1: Es handelt sich nicht um eine Mittelohr-, sondern um eine Innenohrschwerhörigkeit.
- Punkt 2: Die Beschwerden können Tage anhalten.
- Punkt 4: Objektive Ohrgeräusche können auch vom Untersucher gehört werden.

? Welche Aussagen über Schwindel und Hörsturz treffen zu?

1 Ein Schwindel, der seine Ursache im Gehörorgan hat, ist fast immer ein Schwankschwindel.
2 Ein psychisch bedingter Schwindel tritt meist als Schwankschwindel auf.
3 Ein psychisch bedingter Schwindel tritt meist als Drehschwindel auf.
4 Gerade bei älteren Menschen kann ein Schwindelgefühl in Folge von einer zerebralen Arteriosklerose auftreten.
5 Ein Hörsturz tritt meist beidseitig auf.
6 Da ein Hörsturz meist psychisch bedingt ist, kann er vom Heilpraktiker gut mit pflanzlichen Mitteln behandelt werden. Er kann auch Vitaminpräparate und gefäßerweiternde Mittel einsetzen.

Lösung

Die Antworten 2 und 4 sind richtig.

Anmerkungen:

- Punkt 1: Es tritt eher Drehschwindel auf.
- Punkt 3: Es tritt eher Schwankschwindel auf.
- Punkt 5: Ein Hörsturz tritt meist einseitig auf.
- Punkt 6: Der Patient muss unbedingt an einen HNO-Arzt oder an die Klinik überwiesen werden. Wenn ein Hörsturz nicht von Anfang an sachgemäß behandelt wird, können Höreinschränkungen zurückbleiben.

21 Haut

Bildfragen

? **Bezeichnen Sie die bezifferten Strukturen der Haut!**

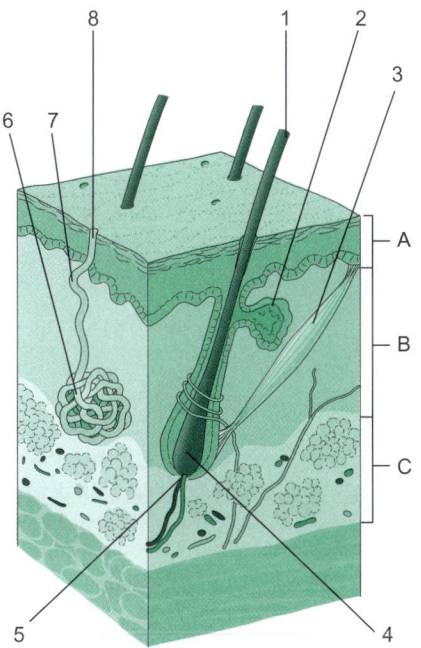

Abb. 21.1 Schematische Darstellung der Haut. [R264]

Lösung

A Oberhaut (Epidermis)
B Lederhaut (Korium, Dermis)
C Unterhaut (Subkutis)
1 Haarschaft (Scapus pili)
2 Talgdrüse (Glandula sebacea)
3 Haarmuskel (M. arrector pili)

4 Haarzwiebel (Bulbus pili)
5 Haarpapille (Papilla pili)
6 Schweißdrüse (Glandula sudorifera)
7 Ausführungsgang der Schweißdrüse (Ductus sudoriferus)
8 Pore der Schweißdrüse (Porus sudoriferus)

? Geben Sie an, um welche Hautschichten es sich handelt!
Geben Sie an, um welche Mechanorezeptoren es sich handelt, und wofür diese zuständig sind!

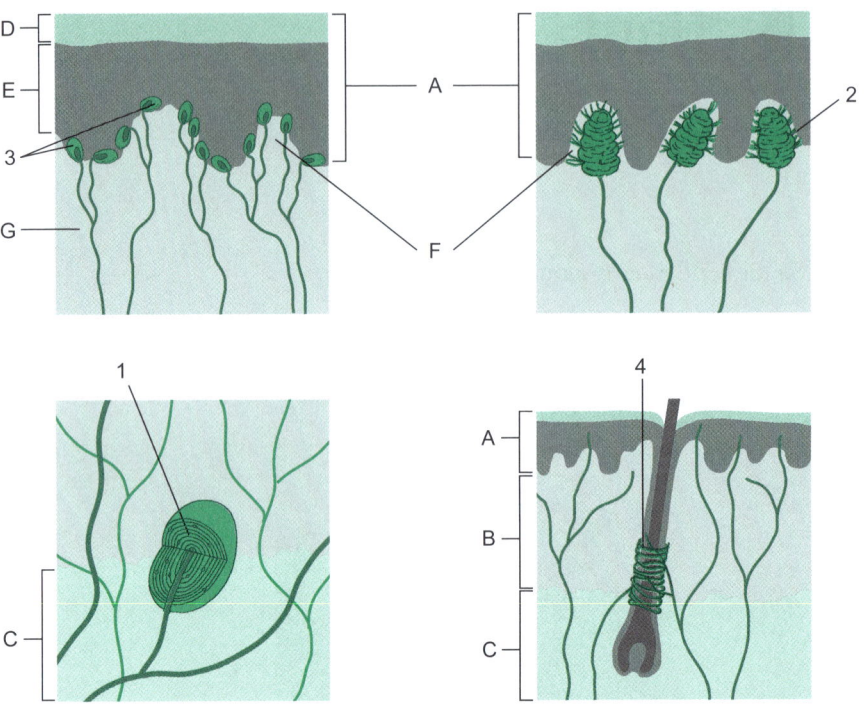

Abb. 21.2 Hautschichten und Mechanorezeptoren (links unbehaarte Haut, rechts behaarte Haut). [L190]

Lösung

A Oberhaut (Epidermis)
B Lederhaut (Korium, Dermis)
C Unterhaut (Subkutis)
D Hornschicht (Stratum corneum)
E Keimschicht (Mutterschicht, Stratum germinativum)
F Papillarkörper (Stratum papillare)
G Netzschicht (Stratum reticulare)
1 Vater-Pacini-Lamellenkörperchen für Tiefensensibilität
2 Meißner-Körperchen für Oberflächensensibilität
3 Merkel-Zellen in unbehaarter Haut (Druckrezeptoren)
4 Haarfollikelrezeptoren (Berührungsrezeptoren)

21

? Bezeichnen Sie die Anteile des Haares!

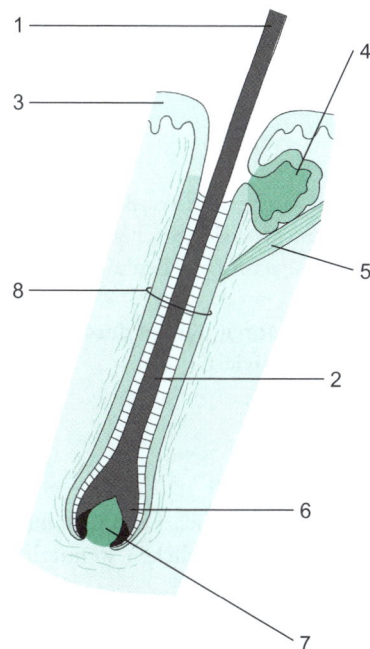

Abb. 21.3 Anatomischer Aufbau des Haars. [L190]

Lösung

1 Haarschaft (Scapus pili)
2 Haarwurzel (Hornfaden, Pilus)
3 Oberhaut (Epidermis)
4 Talgdrüse (Glandula sebacea)
5 Haarmuskel (M. arrector pili)
6 Haarzwiebel (Bulbus pili)
7 Haarpapille (Papilla pili)
8 Haarfollikel (Folliculus pili)

Fragen ohne Antwortauswahl

? Nennen Sie die drei Schichten, aus der die Haut aufgebaut ist und geben Sie dazu jeweils die Gewebeart an, aus der die betreffende Schicht im Wesentlichen besteht!

Antwort
Oberhaut aus Epithelgewebe, **Lederhaut** aus Bindegewebe, **Unterhaut** aus Fettgewebe.

? Was sind Melaninzellen (Melanozyten) und welche Aufgabe haben sie?

Antwort
Melaninzellen sind **pigmentbildende Zellen,** das heißt, sie produzieren das Pigment (Farbstoff) Melanin. Dieses Pigment hat die Aufgabe, die Haut vor UV-Strahlen zu schützen.

? In welcher Hautschicht befinden sich Melaninzellen?

Antwort
Die Melaninzellen sitzen in der **Keimschicht** (Mutterschicht), also in der Basalzellschicht und der Stachelzellschicht. Sie sind mit der Basalmembran verankert.

Melaninzellen haben lange Zytoplasmafortsätze, über die sie das produzierte Melanin an die benachbarten Epidermiszellen abgeben. Dort wird es in Lysosomen gebunden. Allerdings kann Melanin auch frei in der Lederhaut und in Makrophagen vorkommen.

? Welche Aufgabe hat die Keimschicht (Mutterschicht, Stratum germinativum)?

Antwort
Die Keimschicht (Mutterschicht, Stratum germinativum) ist die Schicht, von der aus die **Haut wächst** und sich ständig **erneuert,** denn hier sitzen Zellen mit einer großen Zellteilungsrate.

? Wodurch kommen Hautrillen zustande?

Antwort
Die Hautrillen kommen durch die bogigen **Vorwölbungen** der **Lederhaut** in die **Oberhaut** zustande.

? In welchen der folgenden Schichten kommen Blutgefäße vor: Oberhaut, Lederhaut, Unterhaut?

Antwort
Blutgefäße kommen in der **Lederhaut** und der **Unterhaut** vor. In der Oberhaut fehlen sie.

21

? **Worum handelt es sich bei der Netzschicht der Lederhaut?**

Antwort
Die Netzschicht ist die unter den Papillarkörpern verlaufende, faserreiche Bindegewebsschicht, die der **Lederhaut zugehört.**

? **Klären Sie kurz die folgenden Begriffe:**
- Haarwurzel
- Haarschaft
- Haarzwiebel
- Haarpapille

Antwort
Haarwurzel:
Teil des Haares, der **in** der Haut liegt.
Haarschaft:
Teil des Haares, der **außerhalb** der Haut liegt.
Haarzwiebel:
verdicktes unteres Wurzelende. Es handelt sich um die **Wachstumszone** des Haares. Hier sitzen Zellen, die sich ständig teilen und dabei die bereits fertigen Zellen nach oben schieben.
Haarpapille:
Ernährungszone des Haares. Es handelt sich um einen gefäßhaltigen Bindegewebszapfen, der in die Haarzwiebel ragt.

? **Welche Aufgabe hat das Möndchen (Lunula) des Nagels?**

Antwort
Das Möndchen ist die **Wachstumszone** des Nagels.

? **Wodurch werden weiße Nagelflecken hervorgerufen?**

Antwort
Weiße Nagelflecken entstehen durch **geringfügige Verletzungen** der **Nagelhaut,** z.B. aufgrund einer fehlerhaften Maniküre. Diese Verletzungen führen dann zu fehlerhaften Lufteinschlüssen in die Hornsubstanz.

? **Worum handelt es sich bei den Poren, die man auf der Hautoberfläche sehen kann?**

Antwort
Die Pore auf der Hautoberfläche ist der Endpunkt eines **Ausführungsgangs** einer **Schweißdrüse.**

? **Zählen Sie mindestens drei Mechanorezeptoren auf!**

Antwort
Meißner-Körperchen (Tastkörperchen), **Haarfollikelrezeptoren, Merkel-Tastscheiben, Merkel-Zellen** und **Vater-Pacini-Lamellenkörperchen.**

? **Welche Rezeptoren werden durch gewebsschädigende Reize aktiviert?**

Antwort
Schmerzrezeptoren.

? **Worum handelt es sich beim Granulationsgewebe und welche äußerlichen Kennzeichen hat es?**

Antwort
Granulationsgewebe ist ein **zell-** und **gefäßreiches, faserarmes Bindegewebe.** Es hat ein **tiefrotes, feucht-glänzendes Aussehen.**

? **Wovon hängt es ab, ob nach einer Wundheilung eine deutliche oder eine kaum sichtbare Narbe zurückbleibt?**

Antwort
Die Narbenbildung hängt einerseits vom **Ausmaß** des **Gewebeverlusts** ab und andererseits davon, ob die **Wundränder** weit auseinanderklaffen oder ob sie nahe beieinanderliegen.

Des Weiteren spielt auch noch die **Veranlagung** eine Rolle. Manche Patienten (vor allem dunkelhäutige) haben eine erhöhte Neigung zur Keloidbildung (Wulstnarben).

? **Welche äußerlichen Kennzeichen hat Albinismus?**

Antwort
Albinismus hat die äußerlichen Merkmale: **hellrosafarbene Haut, weißblonde Kopf-** und **Körperbehaarung** und eine **hellblaue** oder **rötliche Iris.**

? Welche Störung liegt dem Albinismus zugrunde?

Antwort
Beim Albinismus kommt es aufgrund einer **erblichen Störung** zu einer **mangelhafte Melaninbildung** in Haut, Haaren und Augen.

? Zu welchen Hautveränderungen kommt es bei der Fischhaut (Ichthyosis vulgaris)?

Antwort
Bei der Fischhaut handelt es sich um eine **Verhornungsstörung** mit trockener Hautoberfläche und fest haftenden Schuppen. Prädilektionsstellen sind die Extremitätenstreckseiten. Es kann zum generalisierten Auftreten kommen, wobei jedoch typischerweise das Gesicht, die Handteller, die Fußsohlen und die Beugeseiten der großen Gelenke frei bleiben.

? Welche Ursache hat die Fischhaut?

Antwort
Es handelt sich um eine **Erbkrankheit.**

? Was ist das Auspitz-Phänomen (Zeichen des blutigen Taus, Tautropfenphänomen) bei Psoriasis?

Antwort
Kratzt man bei Psoriasis vulgaris vorsichtig die oberen Schüppchen ab, so tritt darunter das dünne Psoriasishäutchen zum Vorschein. Löst man dieses auch noch ab, so kommt es zum **dicht beieinanderliegenden punktförmigen Blutaustritt.** Dies wird als Tautropfenphänomen (Auspitz-Phänomen) bezeichnet.

? Welche Ursachen liegen der Psoriasis zugrunde?

Antwort
Bei Psoriasis kommt es in der Epidermis zu einer **Stoffwechselstörung,** in deren Folge es zu einer **zu schnellen Verhornung** der Haut kommt. Die Bereitschaft, auf bestimmte Reize hin psoriatisch zu reagieren, wird autosomal-dominant **vererbt.** Als **Krankheitsauslöser** können Infektionskrankheiten, Partnerschaftsprobleme, Allergien und vieles anderes eine Rolle spielen.

? Welche Ursache liegt der Pityriasis versicolor zugrunde?

Antwort
Pityriasis versicolor ist eine **Hefepilzerkrankung.** Der Erreger heißt Malassezia furfur. Es handelt sich hierbei um einen Pilz, der auch beim hautgesunden Menschen vorkommt. Pityriasis versicolor kommt vor allem bei Patienten mit vermehrter Schweißneigung und Seborrhö (Schmerfluss) vor.

? Welches Erscheinungsbild zeigt eine Pityriasis versicolor?

Antwort
Es zeigen sich wenige Zentimeter große, **scharf begrenzte Flecken** mit **kleieförmiger Schuppung.** Die Flecken können zu größeren Arealen konfluieren. Bei dunkelhäutigen Patienten erscheinen die Herde hell, bei hellhäutigen dagegen dunkel.

? Geben Sie die Prädilektionsstellen von Pityriasis versicolor an!

Antwort
Oberer Stamm mit Schultern, Hals, Rücken und Brust.

? Wodurch wird das Schuppenröschen (Pityriasis rosea) typischerweise ausgelöst?

Antwort
Das Schuppenröschen tritt charakteristisch nach dem **Tragen neuer Wäsche** auf.

? Wodurch entsteht charakterischerweise ein nicht-allergisches Kontaktekzem?

Antwort
Zum nicht-allergischen Kontaktekzem kommt es typischerweise durch das immer wiederkehrende Einwirken von **schädlichen Reizen.** Diese Reize führen zu einem Erschöpfen der Abwehrfunktionen der Oberhaut.

21

? Wie entwickelt sich ein nicht-allergisches Kontaktekzem häufig weiter, wenn es nicht behandelt wird und der schädigende Reiz weiter einwirken kann?

Antwort
Wird ein nicht-allergisches Kontaktekzem nicht behandelt und kann der schädigende Reiz weiterhin einwirken, so geht das nichtallergische Kontaktekzem in ein **allergisches Kontaktekzem** über. Nun stellen sich an anderen Körperstellen Streuphänomene ein.

? Geben Sie die Prädilektionsstelle eines nichtallergischen Kontaktekzems an!

Antwort
Hände. Die Hände sind deshalb die Prädilektionsstelle beim nicht-allergischen Kontaktekzem, weil hier am häufigsten der schädigende Reiz einwirken kann.

? Welche Ursache hat ein mikrobielles Ekzem?

Antwort
Die Ursache des mikrobiellen Ekzems vermutet man in einer **allergischen Reaktion** auf **Mikroorganismen.**

Wird eine Intrakutantestung durchgeführt, so kommt es häufig zu einer positive Reaktion auf bakterielle Antigene. Oft findet man bakterielle Streuherde, manchmal auch einen bestehenden Leberschaden.

? Schildern Sie das Erscheinungsbild bei Neurodermitis!

Antwort
Die Neurodermitis hat als wichtigste **Prädilektionsstellen** die **Ellenbeugen.** Hier kommt es zu einem **stark juckenden Ekzem** mit **Rötung, Schuppung, Nässen, Erosionen** und **Krustenbildung.** Des Weiteren entwickelt sich eine Vergröberung der Hautfelderung (**Lichenifikation**).

Neurodermitis kann aber nicht nur an den Ellenbeugen bestehen, sondern kann auch weitere Körperteile befallen, bis hin zum generalisierten Auftreten. Ein wichtiges Kennzeichen ist der heftige **Juckreiz** mit ausgesprochenen Juckkrisen.

? Schildern Sie das Erscheinungsbild bei Urtikaria!

Antwort
Die typischste Hauterscheinung bei Urtikaria ist die **Quaddel.** Hierbei handelt es sich um eine leicht erhabene, scharf begrenzte Hauterscheinung, die rot oder weiß, klein oder groß sein kann. Es besteht ein heftiger **Juckreiz.** Selten kann es auch zu Papeln oder auch Bläschen (Urticaria vesiculosa) und Blasenbildung (Urticaria bullosa) kommen.

Urtikaria kann als harmlose Erscheinung mit Quaddelbildung und Juckreiz auftreten oder als schweres Krankheitsbild, bei dem es zu Schüttelfrost, hohem Fieber mit Schockgefahr kommt. Zwischen diesen beiden Verlaufsformen sind alle Ausprägungsgrade möglich.

? Ein Patient zeigt Ihnen ein Muttermal, das in letzter Zeit an Größe zugenommen hat und das begonnen hat zu nässen. Worum handelt es sich vermutlich? Wie behandeln Sie?

Antwort
Es könnte sich um ein **malignes Melanom** handeln. Der Patient muss an den **Hautarzt** verwiesen werden.

? Was meint man damit, dass das Basaliom eine semimaligne Hauterscheinung ist?

Antwort
Das Basaliom wächst **örtlich zerstörerisch** in das umliegende Gewebe ein aber es setzt in der Regel **keine Metastasen.**

? Von welcher Hautschicht nimmt das Basaliom seinen Ausgang?

Antwort
Von der **Basalzellschicht** der Oberhaut.

? Von welcher Hautschicht nimmt das Spinaliom seinen Ausgang?

Antwort
Von der **Spinalzellschicht** der Oberhaut.

? **Wodurch wird die Bildung eines Spinalioms begünstigt?**

Antwort

Spinaliome bilden sich bevorzugt auf **chronisch entzündeten, strahlengeschädigten** und **lichtexponierten Hautstellen,** außerdem auf Narben und an Stellen, an denen **Haut** in **Schleimhaut** übergeht.

? **Welche Hautveränderungen lassen Sie an ein malignes Melanom denken?**

Antwort

Unscharf begrenzte Hautveränderungen, schnelle Größenzunahme, ungleichmäßige Färbung, ständiges Nässen, Satellitenknötchen, höckrige Oberfläche, entzündlicher Hof, Blutungsneigung, Geschwürsbildung und das Gefühl von „es arbeitet in der Geschwulst".

? **Wie heißen die Zellen, von denen ein Melanom seinen Ausgang nimmt?**

Antwort
Melanozyten.

? **Worum handelt es sich bei einem Panaritium?**

Antwort

Als Panaritium werden **eitrige** (eventuell phlegmonöse) Entzündung an **Fingern** oder (seltener) Zehen bezeichnet, wie sie meist infolge von Bagatellverletzungen auftreten, die sich infiziert haben. Panaritien kann man in oberflächliche (betrifft Haut bzw. Nagel) und tiefe (Gelenk, Knochen, Sehne) unterteilen.

? **Wodurch unterscheidet sich ein Abszess von einem Empyem?**

Antwort

Ein **Abszess** bildet sich in einer **nicht vorgebildeten Körperhöhle,** ein **Empyem** hingegen in einer **vorgebildeten,** wie z. B. Gallenblase, Gelenkhöhle oder Pleura.

? **Was versteht man unter einer äußeren und was unter einer inneren Fistel?**

Antwort

Eine **äußere Fistel** verbindet ein **tieferliegendes Organ** mit der **Haut,** eine **innere Fistel** verbindet **zwei innere Organe** miteinander.

? **Wodurch unterscheiden sich echte Zysten von Pseudozysten?**

Antwort

Echte Zysten sind mit **Epithelgewebe** ausgekleidet, **Pseudozysten** nur mit **Bindegewebe.**

? **Wer ist in erster Linie vom Dekubitus betroffen?**

Antwort

In erster Linie sind **Bettlägerige** und geschwächte Kranke betroffen, evtl. aber auch Patienten, die an Sensibilitätsstörungen (z. B. bei Diabetes mellitus), Kachexie und Adipositas leiden.

? **Worum handelt es sich bei einem Angiom?**

Antwort

Ein Angiom ist eine gutartige, punkt- bis stecknadelkopfgroße Hauterhebung, die aus **aufgeknäulten** in der Lederhaut (Korium) gelegenen **Kapillaren** besteht.

? **Was ist ein Rhinophym?**

Antwort

Bei einem Rhinophym handelt es sich um die sog. „Knollennase" oder „Pfundsnase", die durch eine entzündliche Hyperplasie des Bindegewebes und der Talgdrüsen des vorderen Nasenanteils verursacht wird.

Multiple-choice-Fragen

? **Schichten der Oberhaut sind:**

1 Keimschicht (Mutterschicht)
2 Stachelzellschicht
3 Hornschicht

21

4 Lederhaut
5 Korium
6 Basalzellschicht
7 Netzschicht
8 Papillarkörper

Lösung
Die Antworten 1, 2, 3 und 6 sind richtig.
Anmerkungen:
- Punkt 4: Lederhaut = Korium = Dermis
- Punkt 5: Korium = Lederhaut
- Punkte 7 und 8: Netzschicht und Papillarkörper gehören zur Lederhaut.

? Die Oberhaut besteht aus folgenden Gewebearten:

1 Bindegewebe
2 Muskelgewebe
3 Epithelgewebe
4 Nervengewebe
5 Sie besteht aus Epithelgewebe und Bindegewebe.

Lösung
Antwort 3 ist richtig.

? Welche Hautveränderungen können bei starker mechanischer Beanspruchung der Haut auftreten?

1 Vitiligo
2 Schwielen
3 Weinflecken
4 Blasen

Lösung
Die Antworten 2 und 4 sind richtig.

? Wählen Sie aus, woraus die Lederhaut zusammengesetzt ist! Bitte nur den zutreffendsten Punkt ankreuzen!

1 Epithelgewebe
2 Muskelgewebe
3 Bindegewebe
4 Nervengewebe
5 Bindegewebe, in dem Nerven und Blutgefäße verlaufen

Lösung
Antwort 5 ist richtig.

? Anhangsorgane der Haut sind:

1 Fettzellen
2 Barthaare
3 Elastische Fasern
4 Zehennägel
5 Melaninzellen
6 Schweißdrüsen
7 Talgdrüsen
8 Papillarkörper (Stratum papillare)

Lösung
Die Antworten 2, 4, 6 und 7 sind richtig.

? Geben Sie das Gebiet an, von dem aus das Haar wächst! Nur den zutreffendsten Punkt ankreuzen.

1 Haarschaft
2 Talgdrüse
3 Haarpapille
4 Haarzwiebel
5 Hornfaden

Lösung
Antwort 4 ist richtig.
Anmerkungen:
- Punkt 1: Haarschaft ist der Teil des Haares, der außerhalb der Haut liegt.
- Punkt 2: Die Talgdrüse gibt eine ölige Substanz in den Haarfollikel ab.
- Punkt 3: Es handelt sich um die Ernährungszone.

? Im Schweiß befindet sich:

1 Chymotrypsin
2 Wasser
3 Harnstoff
4 Kochsalz
5 Sterkobilinogen
6 Harnsäure

Lösung
Die Antworten 2, 3, 4 und 6 sind richtig.

Anmerkungen:
- Punkt 1: Chymotrypsin ist ein eiweißverdauendes Enzym des Pankreas.
- Punkt 6: Sterkobilinogen ist ein Abbauprodukt des Bilirubins. Es stellt den Hauptfarbstoff des Stuhls dar.

❓ Thermorezeptoren sind:

1 Meißner-Körperchen
2 Schmerzrezeptoren
3 Krause-Endkolben
4 Vater-Pacini-Lamellenkörperchen
5 Ruffini-Körperchen
6 Merkel-Tastscheiben

Lösung
Die Antworten 3 und 5 sind richtig.
Anmerkungen:
- Punkt 1: Die Meißner-Körperchen vermitteln die Tastempfindung.
- Punkt 4: Die Vater-Pacini-Lamellenkörperchen vermitteln die Druckempfindung (Tiefensensibilität).
- Punkt 6: Die Merkel-Tastscheiben vermitteln Tastempfindungen.

❓ Was trifft für die sekundäre Wundheilung zu?

1 Geringer Gewebeverlust
2 Erheblicher Gewebeverlust
3 Wundränder liegen dicht beieinander.
4 Wundränder klaffen auseinander.
5 Es bleibt nur eine strichförmige Narbe zurück.
6 Es bleibt eine deutlich sichtbare Narbe zurück.

Lösung
Die Antworten 2, 4 und 6 sind richtig.

❓ Ursache für Albinismus ist:

1 Überreichliche Bindegewebsfasern in der Lederhaut
2 Mangel an Melaninbildung
3 Überschuss an Histamin

Lösung
Antwort 2 ist richtig.

Anmerkung:
Punkt 3: Histamin ist ein Gewebshormon (Mediatorsubstanz). Es kommt vor allem in den basophilen Granulozyten vor und spielt bei Allergien eine wichtige Rolle.

❓ Welche Symptome treten typischerweise bei Albinismus auf?

1 Gangunsicherheit
2 Lichtscheu
3 Schwachsichtigkeit
4 Intelligenzdefekt
5 Helle Körperbehaarung
6 Rötliche oder hellblaue Iris
7 Übermäßiges Schwitzen

Lösung
Die Antworten 2, 3, 5 und 6 sind richtig.

❓ Mögliche Ursachen für eine örtliche Pigmentierungszunahme der Haut sind:

1 Melaninmangel
2 Verhornungsstörung
3 Fotodynamische Substanzen
4 Orale Kontrazeptiva
5 Lokale Hyperämie
6 Lokale Hypoämie
7 Schwangerschaft

Lösung
Die Antworten 3, 4 und 7 sind richtig.

❓ Welche Aussagen über Vitiligo sind richtig?

1 Leberfleck
2 Die deutsche Bezeichnung lautet Linsenfleck.
3 Die deutsche Bezeichnung lautet Scheckhaut.
4 Es handelt sich um eine örtliche Zunahme der Durchblutung.
5 Es handelt sich um eine örtliche Abnahme der Pigmentierung.
6 Prädilektionsstellen sind Hände und Gesicht.

Lösung
Die Antworten 3, 5 und 6 sind richtig.

21

? Mögliche Ursachen für Pigmentierungsstörungen sind:

1 Oft keine Ursache erkennbar
2 Hypothyreose
3 Hyperthyreose
4 Gicht
5 Rheuma
6 Diabetes mellitus

Lösung
Die Antworten 1, 2, 3 und 6 sind richtig.

? Für die Fischhaut (Ichthyosis vulgaris) stimmt:

1 Es handelt sich um eine erworbene Krankheit.
2 Es handelt sich um eine Erbkrankheit.
3 Es besteht eine flammende Rötung.
4 Es liegt eine Verhornungsstörung mit einer Verdickung der Hornschicht vor.
5 Es treten überall am Körper Pusteln auf.

Lösung
Die Antworten 2 und 4 sind richtig.

? Für das Erscheinungsbild von Psoriasis vulgaris trifft am genauesten zu:

1 Bildung zahlreicher Quaddeln, die groß oder klein, rot oder weiß sein können.
2 Unscharf begrenzte Flecken mit deutlichen Kratzspuren.
3 Scharf begrenzte, rötliche Flecken mit silberweißen Schüppchen.
4 Bildung zahlreicher Knötchen.

Lösung
Anzugeben ist 3.

? Prädilektionsstellen der Psoriasis vulgaris sind:

1 Ellenbeugengegend
2 Ellenbogengegend
3 Zwischenfingerfalten
4 Behaarter Kopf
5 Analgenitalgegend
6 Hände

Lösung
Die Antworten 2 und 4 sind richtig

? Für Pityriasis versicolor trifft zu:

1 Die erkrankte Haut kann sich von der Umgebungshaut deutlich heller abheben.
2 Die erkrankte Haut kann sich von der Umgebungshaut deutlich dunkler abheben.
3 Es besteht ein fast unerträglicher Juckreiz mit ausgesprochenen nächtlichen Juckkrisen.
4 Es handelt sich um eine Erbkrankheit.
5 Es handelt sich um eine Hefepilzerkrankung.

Lösung
Die Antworten 1, 2 und 5 sind richtig.

? Folgende Behauptungen über Pityriasis rosea sind richtig:

1 Es kommt zu einer flächenhaft ausgedehnten Quaddelbildung.
2 Es kommt zu rundlichen, rosafarbenen Flecken, auf denen kleine Schüppchen stehen.
3 Die Krankheit besteht im Allgemeinen chronisch über mehrere Jahre.
4 Die Krankheit klingt nach Wochen im Allgemeinen von alleine ab.
5 Es handelt sich typischerweise um eine Unverträglichkeit bestimmter Nahrungsmittel.
6 Sie tritt typischerweise nach dem Tragen von neuen Kleidungsstücken auf.

Lösung
Die Antworten 2, 4 und 6 sind richtig.

? Für das Ekzem stimmt:

1 Es besteht Juckreiz.
2 Es besteht grundsätzlich kein Juckreiz.
3 Scharf begrenzte Hauterscheinungen.
4 Unscharf begrenzte Hauterscheinungen.
5 Erreger sind typischerweise Staphylokokken.
6 Die Ursache kann in schädigenden Reizen liegen, die auf die Haut einwirken und in Allergien.

Lösung
Die Antworten 1, 4 und 6 sind richtig.

21

? Folgende Aussagen über Neurodermitis treffen zu:

1. Kommt meist im Alter zum Ausbruch.
2. Kann schon im Säuglingsalter auftreten.
3. Es besteht kaum Juckreiz.
4. Es besteht heftiger Juckreiz.
5. Prädilektionsstelle ist der behaarte Kopf.
6. Prädilektionsstellen sind die Ellenbeugen.
7. Es kommt typischerweise zur Lichenifikation.

Lösung
Die Antworten 2, 4, 6 und 7 sind richtig.
Anmerkung:
Punkt 7: Vergröberung der Hautfelderung

? Was stimmt für die Nesselsucht?

1. Typische Hauterscheinung ist die Rhagade.
2. Juckreiz fehlt
3. Heftiger Juckreiz
4. Hautschädigende Substanzen spielen bei der Auslösung die wichtigste Rolle.

Lösung
Antwort 3 ist richtig.

? Ordnen Sie die folgenden Begriffe zusammen!

1	Rhagade	A	Mit Eiter gefüllter Hohlraum der Haut.
2	Geschwür	B	Mit seröser Flüssigkeit gefüllter Hohlraum der Haut.
3	Erosion	C	Schmerzhafter Einriss der Haut, der bis in die Unterhaut reichen kann.
4	Schuppen	D	Durch Vermehrung der Zellzahl gebildete Hautzunahme.
5	Knötchen	E	Veränderung der Hautfarbe, ohne Veränderung des Hautniveaus.
6	Fleck	F	Umschriebene Volumenzunahme der Haut durch Ödem von kurzer Bestandsdauer (meist Stunden).
7	Quaddel	G	Auflagerungen aus ablösbaren Hornzellbestandteilen.

| 8 | Bläschen | H | Oberflächlicher Substanzdefekt der Haut, der nicht tiefer als in die Epidermis reicht. |
| 9 | Pustel | I | Tiefer Substanzdefekt der Haut, der mindestens bis in die Lederhaut reicht und eine schlechte Heilungstendenz hat. |

Lösung
1 = C
2 = I
3 = H
4 = G
5 = D
6 = E
7 = F
8 = B
9 = A

? Bei welchen Hautveränderungen denken Sie an Hautkrebs?

1. Jeder Leberfleck, der bereits seit Jahren unverändert besteht.
2. Bei Leberflecken, die plötzlich an Größe zunehmen.
3. Angiome
4. Hämangiome
5. Geschwürige Hautveränderung in Augennähe, die sich allmählich verschlimmert.

Lösung
Die Antworten 2 und 5 sind richtig.
Anmerkungen:
• Punkt 3: Angiom = Blutschwamm
• Punkt 4: Hämangiom = angeborener Blutschwamm. Es handelt sich um eine Fehlbildung.
• Punkt 5: Hierbei muss an ein Basaliom gedacht werden.

? Wählen Sie Hautveränderungen aus, die als Präkanzerosen gelten!

1. Spinaliom
2. Malignes Melanom
3. Noduli
4. Hauthorn (Cornu cutaneum)
5. Leukoplakien (Weißschwielenkrankheit)

21

Lösung

Die Antworten 4 und 5 sind richtig.

Anmerkungen:

- Punkt 4: Es kommt zu einer ausgeprägten, hornartigen Hyperkeratose.
- Punkt 5: Es tritt eine abnorme Verhornung der Schleimhaut auf. Diese Verhornungsstörung zeigt sich als weiße, nicht abwischbare, flache oder papillomatöse Schleimhautveränderung.

? Ordnen Sie die passenden Begriffe zu!

1	Zyste	A	Abgekapselte Eiteransammlung in einer nicht vorgebildeten Körperhöhle
2	Fistel	B	Sackartige Geschwulst mit eigener Kapsel
3	Abszess	C	Abnormer Gang mit eigener Wandung

Lösung

1 = B

2 = C

3 = A

? Ursachen der Krätze sind:

1 Bakterien

2 Viren

3 Milben

4 Chlamydien

Lösung

Antwort 3 ist richtig.

? Die typische Hauterscheinung bei Krätze ist:

1 Roseolen

2 Kreisrunde rötliche Flecken mit silberweißen Schüppchen

3 Ekzemähnliche Hauterscheinungen mit Kratzspuren

4 Quaddeln

Lösung

Antwort 3 ist richtig.

? Prädilektionsstellen der Krätze sind:

1 Behaarter Kopf

2 Rücken

3 Beugeseite der Handgelenke

4 Geschlechtsorgane

5 Brust

6 Zwischenfingerfalten

Lösung

Die Antworten 3, 4 und 6 sind richtig.

? Geben Sie die Meldepflicht (laut IfSG) bei Krätze an!

1 Bei Verdacht, Erkrankung und Tod.

2 Bei Erregernachweis.

3 Nur wenn Übertragungsgefahr besteht.

4 Bei Ausscheidertum.

5 Es besteht überhaupt keine Meldepflicht.

Lösung

Antwort 5 ist richtig.

? Welche Behauptungen über Kopfläuse sind richtig?

1 Befällt bevorzugt alte Menschen.

2 Befällt bevorzugt Kinder.

3 Tritt vor allem am Rumpf auf.

4 Tritt vor allem am behaarten Kopf auf.

Lösung

Die Antworten 2 und 4 sind richtig.

? Geben Sie die Meldepflicht (laut IfSG) bei Lausbefall an!

1 Bei Verdacht, Erkrankung und Tod.

2 Bei Erkrankung und Tod.

3 Nur wenn Übertragungsgefahr besteht.

4 Bei Erregernachweis.

5 Es besteht überhaupt keine Meldepflicht.

Lösung

Antwort 5 ist richtig.

21

? Wählen Sie Kennzeichen eines Abszesses aus!

1 Röhrenförmiges Gebilde über das ein Sekret abfließt.
2 Sackförmige Geschwulst mit dick- oder dünnflüssigem Inhalt
3 Eiteransammlung in einer nicht vorgebildeten Körperhöhle, die später oft von einer bindegewebigen Abszessmembran (Kapsel) umgeben wird.
4 Eiteransammlung in einer vorgebildeten Körperhöhle
5 Fluktuation
6 Pulssynchroner Klopfschmerz
7 Es treten die typischen Entzündungszeichen auf: Rubor, Calor, Tumor, Dolor, Funktio laesa

Lösung
Die Antworten 3, 5, 6 und 7 sind richtig.
Anmerkungen:
• Punkt 1: Es handelt sich um eine Fistel.
• Punkt 2: Es handelt sich um eine Zyste.
• Punkt 4: Es handelt sich um ein Empyem.

? Wählen Sie mögliche Komplikationen eines Panaritiums aus!

1 Übergreifen der Entzündung auf das benachbarte Gelenk
2 Lymphangitis mit darauf folgender Sepsis
3 Phlegmonenbildung
4 Ausbildung eines Rhinophyms

Lösung
Die Antworten 1, 2 und 3 sind richtig.

? Wählen Sie die typische Ursache eines Panaritium aus! Nur einen Punkt ankreuzen!

1 Osteomyelitis (Entzündung eines Knochens)
2 Schwere Abwehrschwäche (z. B. AIDS, Leukämie, Krebs)
3 Bagatellverletzung, die mit Erregern infiziert wurde
4 Die Disposition zur Ausbildung eines Panaritiums besteht angeborenermaßen.

Lösung
Antwort 3 ist richtig.

? Wählen Sie aus, was für Dekubitus zutrifft!

1 Tritt typischerweise infolge von Alkoholabusus auf.
2 Tritt typischerweise bei Bettlägerigen auf, und zwar an den Stellen, an denen die Haut in unmittelbarer Nachbarschaft zu einem Knochen liegt.
3 Es kommen ganz unterschiedliche Schweregrade vor, von umschriebener Hautrötung bis hin zur Nekrosebildung.
4 Für den Heilpraktiker besteht ein absolutes Behandlungsverbot.

Lösung
Die Antworten 2 und 3 sind richtig.

? Ordnen Sie die folgenden Begriffe zu!

| 1 | Angiom | A | Häufige angeborene Fehlbildung beim Neugeborenen. |
| 2 | Hämangiom | B | Tritt erworbenermaßen meist ab dem mittleren Lebensalter auf. |

Lösung
Zuzuordnen sind
1 = B
2 = A

? Wählen Sie die über Angiome zutreffenden Behauptungen aus!

1 Sie gelten als Präkanzerose und müssen daher entfernt werden.
2 Es handelt sich um eine Fistel.
3 Es handelt sich um ein sog. Blutschwämmchen.
4 Es handelt sich um einen gutartigen Tumor.
5 Angiome können beachtliche Ausmaße annehmen und bis hühnereigroß werden.

Lösung
Die Antworten 3 und 4 sind richtig.

21

? Wählen Sie die über Akne vulgaris zutreffenden Behauptungen aus!

1   Akne vulgaris und Rosacea sind Synonyme.
2   Begünstigender Faktor für Akne vulgaris ist Seborrhö.
3   Begünstigender Faktor für Akne vulgaris sind Komedonen.
4   Begünstigender Faktor für Akne vulgaris ist ein hoher Östrogenspiegel im Blut.

Lösung
Die Antworten 2 und 3 sind richtig.

? Wählen Sie die über Rosacea zutreffenden Behauptungen aus!

1   Betroffen sind v. a. schulpflichtige Kinder.
2   Die am Anfang der Erkrankung auftretende erhöhte Neigung zum Rotwerden betrifft vor allem die Augenregion.
3   Als begünstigender Faktor gilt Alkoholabusus.
4   Rosacea tritt gehäuft zusammen mit einem roten Rhinophym auf.

Lösung
Die Antworten 3 und 4 sind richtig.

? Welche Behauptungen über Cellulite treffen zu?

1   Es handelt sich um eine entzündliche Erkrankung des Bindegewebes bei Frauen, v. a. der Oberschenkel- und Gesäßregion.
2   In der betroffenen Region wurde vermehrt Fett eingelagert.
3   Eine Gewichtsreduktion wirkt sich in der Regel nicht positiv auf eine Cellulite aus.

Lösung
Anzugeben ist 2.
Anmerkung:
Punkt 1: Es handelt sich um eine nicht-entzündliche Erkrankung.

22 Allergien

Fragen ohne Antwortauswahl

? Wie heißt der Mediator, der bei Allergien eine zentrale Rolle spielt?

Antwort
Histamin.

? Wo ist Histamin gespeichert?

Antwort
Histamin ist vor allem in den **Mastzellen** gespeichert, aber auch in den **basophilen Granulozyten** und in den **Thrombozyten.**

? Wie werden Allergien im Hinblick auf die Zeit eingeteilt, die zwischen dem Kontakt mit dem Antigen und dem Auftreten erster Reaktionen vergeht?

Antwort
1. **Überempfindlichkeitsreaktion vom Früh-Typ** (humorale Allergie):
Die Reaktionszeit liegt beim Typ I zwischen Sekunden bis Minuten, beim Typ II zwischen 6 bis 12 Stunden (manchmal auch Tagen) und beim Typ III meist zwischen 6 bis 12 Stunden.
2. **Überempfindlichkeitsreaktion vom Spät-Typ** (zellvermittelnde Allergie): Die Reaktionszeit beträgt meist 12 Stunden bis 6 Tage.

? Welche Immunglobulinklasse spielt bei der Typ-I-Allergie (anaphylaktischer Typ) die entscheidende Rolle?

Antwort
IgE.

? Zählen Sie typische Erkrankungen der Typ-I-Allergie auf!

Antwort
Allergische Rhinitis, allergisches Asthma, Urtikaria und Quincke-Ödem.

? Geben Sie an, welcher Mechanismus der Typ-II-Allergie (zytotoxischer Typ) zugrunde liegt, der zur Zellschädigung führt!

Antwort
Bei der Typ-II-Allergie setzen sich **Antikörper** auf bestimmte Oberflächenstrukturen körpereigener Zellen. Sind nun Zellen mit diesen Antikörpern markiert, so werden dadurch **Killerzellen** (zytotoxische T-Lymphozyten) und das **Komplementsystem** aktiviert. Diese beginnen nun die Zellen anzugreifen und zu zerstören.

? Was sind Atopien?

Antwort
Unter Atopien versteht man Überempfindlichkeitsreaktionen vom **Sofort-Typ,** die auf einer **genetischen Disposition** beruhen. Der Begriff wird unterschiedlich benutzt, in erster Linie aber für das atopische Ekzem (beim Säugling als Milchschorf, beim Schulkind und Erwachsenen als Neurodermitis), aber auch für die allergische Konjuktivitis und Rhinitis, Heuschnupfen, das Extrinsic-Asthma und für Urtikaria.

? Aufgrund einer Anaphylaxie kommt es bei einem Patienten zu einer Kontraktion der glatten Muskulatur. Mit welcher Beschwerde ist zu rechnen?

Antwort
Mit **Atemnot,** eventuell auch mit gastrointestinalen Beschwerden.

? Bei einem Patienten ist aufgrund einer Anaphylaxie eine Gefäßerweiterung mit Austreten von Plasma ins Zwischenzellgewebe aufgetreten. Welches sind nun typische Krankheitszeichen?

Antwort
Urtikaria (Nesselsucht), Quincke-Ödem und Schock.

? Sind Nahrungsmittelallergie und Nahrungsmittelunverträglichkeit Synonyme?

Antwort
Nein. Eine Nahrungsmittelallergie hat eine immunologische Grundlage, wohingegen eine Nahrungsmittelunverträglichkeit auf Defekten von Verdauungsenzymen beruht.

? An welchem Organ zeigen sich in erster Linie Medikamenten-Allergien?

Antwort
An der **Haut.**

? Was ist ein Provokationstest?

Antwort
Bei einem Provokationstest versucht man, **Krankheitsbeschwerden auszulösen** (zu provozieren), die unter Normalbedingungen nicht, nur selten oder in untypischer Weise auftreten.

? Zählen Sie mindestens drei bekannte Hauttestverfahren auf!

Antwort
Reibtest, Stichtest, Kratztest, Intrakutantest, Epikutantest.

? Geben Sie positive Befunde eines Hauttests an!

Antwort
Juckreiz, Hautrötung, Quaddelbildung, Schwellung und Fleckenbildung, selten auch Unverträglichkeitsreaktionen bis hin zu Nekrosebildung und anaphylaktischem Schock.

? Wie heißen die Antikörper, die bei der Hashimoto-Thyreoiditis gefunden werden können?

Antwort
Die Antikörper heißen **TPO-AK** (Thyreoperoxidase-Antikörper), evtl. auch TAK (Thyreoglobulin-Antikörper), selten TRAK (TSH-Rezeptor-Antikörper; TSH = thyreoideastimulierendes Hormon).

? Wie heißt der Antikörper, der bei der Basedow-Erkrankung hauptsächlich gefunden werden kann?

Antwort
Der Antikörper heißt **TRAK,** evtl. auch TAK und TPO-AK.

Multiple-choice-Fragen

? Was trifft für Histamin zu?

1 Spielt bei Allergien eine wichtige Rolle.
2 Ist vor allem in den neutrophilen Granulozyten enthalten.
3 Verengt die kleinen Gefäße (Vasokonstriktion).
4 Bewirkt eine Eosinopenie.
5 Erhöht die Gefäßdurchlässigkeit.

Lösung
Die Antworten 1 und 5 sind richtig.

? Welche Aussagen über Allergien sind richtig?

1 Bei Anaphylaxien spielen IgE-Antikörper eine wichtige Rolle.
2 Das Quincke-Ödem ist eine Allergie vom Sofort-Typ.
3 Allergien haben in den letzten Jahren stark abgenommen.
4 Bei Allergien vom verzögerten Typ spielen sensibilisierte T-Lymphozyten die entscheidende Rolle und nicht die Immunglobuline.

Lösung
Die Antworten 1, 2 und 4 sind richtig.

22

23 Schock

Fragen ohne Antwortauswahl

? **Innerhalb welches Zeitraums kann sich ein Schock entwickeln?**

Antwort
Ein Schock kann sich **akut** innerhalb von **Minuten** oder **subakut** innerhalb von **Stunden** entwickeln.

? **Worum handelt es sich beim dekompensierten Schock?**

Antwort
Beim dekompensierten Schock ist es zu einem **Versagen** der **sympathikotonen Regulationen** gekommen. Die Folge sind eine Weitstellung des Gefäßsystems und das Versacken eines großen Teils des Blutvolumens im Kapillar- und Interzellularbereich. Unbehandelt kommt es zum tödlichen Schock.

? **Erklären Sie, warum es bei einem dekompensierten Schock zur Bildung von Mikrothromben kommt!**

Antwort
Aufgrund des Kreislaufversagens kommt es in der **Peripherie** zum **Sauerstoffmangel.** Dies bewirkt eine Gefäßweitstellung, die ihrerseits zur **Stase führt.** Die Blutstase führt aber dazu, dass sich spontan **Mikrothromben** (Sludge-Phänomen) bilden.

? **Wieso kommt es im Verlauf eines Schocks zu einer erhöhten Blutungsneigung?**

Antwort
Aufgrund des vorstehend geschilderten Sludge-Phänomens mit der **Mikrothrombenbildung** kommt es darauf folgend zur **Verbrauchskoagulopathie,** das heißt, aufgrund der **erhöhten Gerinnungsbereit**schaft des Blutes sind alle **Gerinnungsstoffe verbraucht.** Die Folge ist eine erhöhte Blutungsneigung durch **Mangel** an **Gerinnungsfaktoren.**

? **Welche Auswirkungen hat der abfallende Blutdruck auf die Nieren?**

Antwort
Der abfallende Blutdruck führt zur **Schockniere,** da die Niere **keinen ausreichenden Filtrationsdruck** mehr hat. Es kommt zur **Niereninsuffizienz** mit Oligurie bis Anurie und Harnvergiftung.

Die Situation verschärft sich für die Nieren noch dadurch, dass sie selbst auch nicht mehr ausreichend mit Blut versorgt werden (Hypoxie) und sich darüber hinaus Schadstoffe ansammeln, die nicht abtransportiert werden können, wodurch die Nieren noch weiter geschädigt werden.

? **Geben Sie für die folgenden Schockarten an, wodurch sie typischerweise ausgelöst werden!**
- **Hypovolämischer Schock**
- **Septischer Schock**
- **Anaphylaktischer Schock**
- **Kardiogener Schock**

Antwort
Hypovolämischer Schock:
Es ist zum **Flüssigkeitsverlust** gekommen, z. B. aufgrund von äußeren oder inneren **Blutungen,** Erbrechen, Durchfällen, Diabetes insipidus, Diuretika, Verbrennungen oder starkem Schwitzen.
Septischer Schock:
Er entwickelt sich bei bakteriellen Infektionskrankheiten aufgrund von Bakterientoxinen.
Anaphylaktischer Schock:
Er wird häufig durch **Fremdeiweiße** (z. B. Insektenstiche) oder durch **Medikamente** (z. B. Procain) verursacht.

Kardiogener Schock:
Er wird durch ein drohendes Pumpversagen des Herzens ausgelöst, z. B. aufgrund eines Herzinfarkts, durch schwere Herzrhythmusstörungen, durch Herzinsuffizienz, Lungenembolie, Perikarditis oder nach Herzoperationen.

? **Geben Sie für die folgenden Schockarten an, wie Sie den Patienten lagern!**
- **Hypovolämischer Schock**
- **Anaphylaktischer Schock**
- **Kardiogener Schock**

Antwort
Hypovolämischer Schock:
Oberkörper flach, Kopf eventuell etwas tiefer, Beine werden angehoben. Diese Schocklagerung dient der Autotransfusion.
Anaphylaktischer Schock:
Wie vorstehend bei hypovolämischem Schock.
Kardiogener Schock:
Oberkörper aufgerichtet, Beine hängen herab.

? **Woran können Sie einem Patienten äußerlich ansehen, dass es sich um einen hypovolämischen und nicht um einen kardiogenen Schock handelt?**

Antwort
Beim **hypovolämischen Schock** besteht oft eine **auffallende Blässe.**
Beim **kardiogenen Schock** dagegen liegen eine Zyanose und Zeichen einer **Einflussstauung** vor dem **rechten Herzen** vor, deshalb können z. B. gestaute Halsvenen gesehen werden.

? **Angenommen, Sie haben einem Patienten ein Medikament injiziert und Sie stellen nun eine großflächige Hautrötung, leichten Blutdruckabfall, Erbrechen und heftigen Juckreiz Ihres Patienten fest. Worum handelt es sich? Wie verhalten Sie sich?**

Antwort
Es handelt sich vermutlich um einen **anaphylaktischen Schock.**
Die **Injektion** wird sofort **abgebrochen,** die **Kanüle** wird jedoch in der Vene **belassen.** Der Patient wird in die **Schocklage** gebracht. Der **Notarzt** wird verständigt. Bis zum Eintreffen des Notarztes wird ein **Antihistaminikum** (Histaminblocker H_1) langsam i. v. verabreicht, außerdem wird Volumen aufgefüllt und Sauerstoff verabreicht.
Es müssen ständig Atmung und Herzschlag kontrolliert werden und ggf. muss mit Atemspende und Herzmassage begonnen werden.

? **Angenommen, bei einem Notfall haben Sie zufälligerweise verschreibungspflichtige Medikamente wie Adrenalin und ein Antihistaminikum zur Verfügung. Dürfen Sie diese Mittel nun einsetzen, wenn die Medikamente vom Arzt nicht für diesen Patienten verschrieben wurden, sondern für Ihren eigenen Gebrauch?**

Antwort
Ja. Im Notfall darf auch gegen gesetzliche Ge- und Verbote gehandelt werden, um ein Leben zu retten.

? **Wie bezeichnet man eine Wiederbelebung durch Erste-Hilfe-Maßnahmen bei einem Bewusstlosen nach Eintritt eines Atemstillstands und/oder Herz-Kreislauf-Stillstands?**

Antwort
Reanimation.

? **Was müssen Sie zuerst machen, bevor Sie mit der eigentlichen Atemspende beginnen?**

Antwort
Es müssen zuerst die **Atemwege freigeräumt** werden (von Erbrochenem, Fremdkörpern, Zahnprothesen), dann wird der **Kopf überstreckt** und geprüft, ob die Spontanatmung zurückgekehrt ist. Danach erst darf man mit der Atemspende beginnen.

? **Wieviele Beatmungen werden bei einer Atemspende pro Minute gegeben?**

Antwort
Es werden ca. 12 Beatmungen pro Minute gegeben.

? **Sie wollen bei einem bettlägerigen Patienten eine Herz-Lungen-Wiederbelebung durchführen. Was müssen Sie tun, bevor Sie mit der Herzmassage beginnen?**

23

Antwort
Der Patient muss auf eine **harte Unterlage,** am besten auf den Fußboden, gelegt werden.

? Sie haben bei einem Bewusstlosen eine Herz-Lungen-Wiederbelebung durchgeführt. Woran erkennen Sie, dass Ihre Maßnahmen erfolgreich waren?

Antwort
Die **blass-gräuliche Verfärbung** verschwindet, die **Spontanatmung** und die **Herztätigkeit** kehren zurück. Außerdem sind die **Pupillenreflexe** wieder vorhanden.

? Geben Sie Schweregrade von Bewusstseinsstörungen an!

Antwort
Benommenheit (leichte Bewusstseinstrübung): Es kommt zu einer Verlangsamung des Denkens und Handelns.
Somnolenz (starke Bewusstseinstrübung): Schläfrigkeit, aus welcher der Betroffene durch äußere Reize kurzfristig geweckt werden kann.
Sopor (weitgehende Reaktionslosigkeit): Schlafähnlicher Zustand, aus dem der Betroffene durch äußere Reize nicht mehr voll erweckt werden kann. Allerdings können starke Schmerzreize noch eine schwache Reaktion auslösen. Spontan äußert sich der Betroffene nicht mehr.
Koma (tiefste Bewusstlosigkeit): Hier erfolgt selbst auf stärkste Schmerzreize hin keine Reaktion mehr.

? In welchen Fällen wird ein Notfallpatient mit erhöhtem Oberkörper gelagert?

Antwort
Eine Lagerung mit erhöhtem Oberkörper erfolgt bei **kardiogenem Schock** und bei **Atemnot.**

? Zählen Sie einige Ursachen für Koma auf!

Antwort
Coma diabeticum, Coma uraemicum, Coma hepaticum, Coma cerebrale.

Multiple-choice-Fragen

? Welche Symptome treten in der kompensierten Phase eines Schocks auf?

1 Tiefe Bewusstlosigkeit
2 Hautblässe
3 Tachykardie
4 Irreversible Störung innerer Organe
5 Hypotonie
6 Schockniere

Lösung
Die Antworten 2, 3 und 5 sind richtig.
Anmerkung:
Punkte 1, 4 und 6: Hierbei handelt es sich um die dekompensierte Phase.

? Für den Schockindex stimmt:

1 Normwert = 1,0
2 Normwert = 2,0
3 Normwert = 0,5
4 Schockindex: Pulsfrequenz pro Minute × systolischer Blutdruck
5 Schockindex: Pulsfrequenz pro Minute : systolischer Blutdruck
6 Schockindex: Pulsfrequenz pro Minute × diastolischer Blutdruck
7 Schockindex: Pulsfrequenz pro Minute : diastolischer Blutdruck

Lösung
Die Antworten 3 und 5 sind richtig.

? Bekannte Schockarten sind:

1 Coma uraemicum
2 Anaphylaktischer Schock
3 Kardiovaskulärer Schock
4 Grand Mal
5 Synkope
6 Septischer Schock
7 Coma hepaticum

Lösung
Die Antworten 2, 3 und 6 sind richtig.

23

Anmerkungen:
- Punkte 1 und 7: Koma und Schock sind zwei verschiedene Dinge.
- Punkt 4: Grand Mal = großer epileptischer Anfall.
- Punkt 5: Synkope = Ohnmacht.

? Mögliche Ursachen eines hypovolämischen Schocks sind:

1 Schwere Salmonellose
2 Hypertonie
3 Poliomyelitis
4 Ruptur eines Aortenaneurysmas
5 Abriss einer Extremität
6 Thrombozytopenie
7 Virusbedingtes hämorrhagisches Fieber

Lösung
Die Antworten 1, 4, 5, 6 und 7 sind richtig.
Anmerkungen:
- Punkt 1: Durch erheblichen Wasserverlust.
- Punkt 4: Ruptur ist eine Zerreißung.
- Punkt 6: Bei einem Mangel an Thrombozyten kann es zu einer vermehrten Blutungsneigung kommen (hämorrhagische Diathese).
- Punkt 7: Zum Krankheitsbild gehört eine vermehrte Blutungsneigung.

? Mögliche Ursachen eines kardiogenen Schocks sind:

1 Akuter Blutverlust
2 Herzflimmern
3 Herzinfarkt
4 Demenz
5 Lungenembolie
6 Schwere Rechtsherzinsuffizienz
7 Schwere Hirnblutung

Lösung
Die Antworten 2, 3, 5 und 6 sind richtig.
Anmerkungen:
- Punkt 1: Es kann zum hypovolämischen Schock kommen.
- Punkt 7: Es kann zum hypovolämischen, traumatischen bzw. neurogenen Schock kommen.

? Welche Maßnahmen würden Sie bei einem kardiogenen Schock durchführen?

1 Betroffenen vor Unterkühlung schützen
2 Patienten flach lagern, Beine etwas anheben
3 Auffüllung des Kreislaufs mit isotonischer Kochsalzlösung
4 Notarzt verständigen
5 Externe Herzmassage bei Herzstillstand
6 Atemspende bei Atemstillstand

Lösung
Die Antworten 1, 4, 5 und 6 sind richtig.
Anmerkung:
Punkte 2 und 3: Beides ist kontraindiziert, weil ein Blutstau vor dem Herzen vorhanden ist.

? Angenommen, Sie haben einem Patienten ein Medikament injiziert. Welche der folgenden Symptome könnten die Entwicklung eines anaphylaktischen Schocks anzeigen?

1 Starke Übelkeit mit Erbrechen
2 Starke Schmerzen, die dem Patienten peitschenhiebartig ins Bein schießen
3 Heftiger Juckreiz
4 Flush
5 Positives Homans-Zeichen
6 Doppelbildersehen

Lösung
Die Antworten 1, 3 und 4 sind richtig.
Anmerkungen:
- Punkt 4: Flush ist eine flächenhafte Hautrötung.
- Punkt 5: Ein positives Homans-Zeichen ist typisch für eine ablaufende Thrombophlebitis. Zur Prüfung wird eine Dorsalflexion des Fußes durchgeführt. Bei positivem Befund tritt Wadenschmerz auf.

? Wodurch kann ein Koma hervorgerufen werden?

1 Schwere Harnvergiftung
2 Ohnmacht aufgrund einer vasomotorischen Regulationsstörung
3 Hirnblutung

4   Schwere Alkoholvergiftung
5   Starkes Absinken der Blutzuckerwerte
6   Dekompensierte aktive Leberzirrhose

Lösung
Die Antworten 1, 3, 4 und 6 sind richtig.
Anmerkungen:
- Punkt 1: Es kann zum Coma uraemicum kommen.

- Punkt 3: Es kann zum Coma cerebrale kommen.
- Punkt 4: Es kann zum Coma alcoholicum kommen.
- Punkt 5: Es kann zum Schock kommen.
- Punkt 6: Es kann zum Coma hepaticum kommen.

24 Onkologie

Fragen ohne Antwortauswahl

? Definieren Sie den Begriff „Tumor"!

Antwort
Ein Tumor ist eine **Geschwulst.** Man versteht darunter eine **örtlich umschriebene Gewebezunahme,** die grundsätzlich gut- oder bösartig sein kann (benigner oder maligner Tumor).

? Aus welcher Gewebeart bestehen die folgenden Tumoren?
Adenom
Polyp
Fibrom
Lipom
Myom
Osteom
Chondrom
Angiom

Antwort

Adenom:	Drüsengewebe
Polyp:	Schleimhaut
Fibrom:	Bindegewebe
Lipom:	Fettgewebe
Myom:	Muskelgewebe
Osteom:	Knochengewebe
Chondrom:	Knorpelgewebe
Angiom:	Blutgefäßgeschwulst

? Was ist ein Karzinom?

Antwort
Ein Karzinom ist eine **bösartige Geschwulst,** die vom **Epithelgewebe** ausgeht.

? Was ist ein Sarkom?

Antwort
Ein Sarkom ist eine **bösartige Geschwulst,** die vom **mesenchymalen Gewebe** (sog. embryonales Bindegewebe bzw. „multipotentes Muttergewebe", aus dem sich später das Stütz- und Bindegewebe und die Muskulatur entwickeln) ausgeht.

? Welche Kennzeichen hat ein semimaligner Tumor?

Antwort
Ein semimaligner Tumor ist ein Tumor mit einer **beschränkten Bösartigkeit,** der zwar **lokal invasiv** wächst, aber in der Regel **keine Metastasen** setzt.

? Zählen Sie einige mikroskopisch feststellbare Merkmale der Krebszelle auf!

Antwort
Die **Zellkerne** sind **unterschiedlich groß** und **unterschiedlich geformt,** die **Zellmembran** ist **entrundet** und das **Zytoplasma** ist **vielgestaltig.**

Multiple-choice-Fragen

? Ordnen Sie die zugehörigen Begriffe zusammen!

1	Angiom	A	Bösartiger Tumor, der vom mesenchymalen Gewebe ausgeht.
2	Adenom	B	Gutartiger Tumor aus Drüsengewebe
3	Chondrom	C	Gutartiger Tumor aus Knorpelgewebe
4	Polyp	D	Gutartiger Tumor aus Schleimhaut
5	Sarkom	E	Gutartiger Tumor aus Blutgefäßen
6	Myom	F	Gutartiger Tumor aus Muskelgewebe
7	Fibrom	G	Gutartiger Tumor aus Fettgewebe
8	Xanthom	H	Gutartiger Tumor aus Bindegewebe
9	Karzinom	I	Bösartiger Tumor, der vom Epithelgewebe ausgeht

Lösung

1 = E	4 = D	7 = H
2 = B	5 = A	8 = G
3 = C	6 = F	9 = I

? Typische Kennzeichen bösartiger Tumoren sind:

1 Langsames Wachstum
2 Scharfe Begrenzung gegenüber den Nachbargeweben
3 Invasives Wachstum
4 Setzen von Metastasen
5 Gute Verschieblichkeit gegenüber Nachbarorganen

Lösung
Die Antworten 3 und 4 sind richtig.

? Welche Symptome können in einem späten Stadium der Krebserkrankung typischerweise auftreten?

1 Generalisierte Lymphknotenschwellung
2 Hypertonie
3 Hypotonie
4 CRP-Anstieg
5 Gewichtsabnahme
6 Kachexie
7 Demenz
8 Anämie
9 Sinusitis

Lösung
Die Antworten 1, 4, 5, 6 und 8 sind richtig.
Anmerkungen:
- Punkt 7: Unter Demenz versteht man den krankheitsbedingten Abbau der Leistungsfähigkeit des Gehirns.
- Punkt 9: Sinusitis = Entzündung der Nasennebenhöhlen.

? Typische Früh- und Erstsymptome von Krebserkrankungen sind:

1 Generalisierter Juckreiz und schmerzlose Schwellung von einzelnen Lymphknotengruppen
2 Hypotonie
3 Brennen beim Wasserlassen
4 Okkultes Blut im Stuhl
5 Gelbsucht ohne Fieber
6 Gelbsucht mit Fieber
7 Dysphagie
8 Chronische Heiserkeit
9 Fleischwasserfarbener Ausfluss

Lösung
Die Antworten 1, 4, 5, 7, 8 und 9 sind richtig.
Anmerkungen:
- Punkt 1: Morbus Hodgkin
- Punkt 5: Pankreaskrebs
- Punkt 7: Speiseröhrenkrebs
- Punkt 8: Kehlkopfkrebs
- Punkt 9: Gebärmutterhalskrebs

25 Psychische Erkrankungen

Fragen ohne Antwortauswahl

? Geben Sie in eigenen Worten an, worum es sich bei der Psychopathologie handelt!

Antwort

Bei der Psychopathologie handelt es sich um einen **Oberbegriff** für die interdisziplinäre **Erforschung** und **Therapie psychischer Störungen** durch Mediziner und Psychologen. Diese versuchen herauszufinden, warum sich Menschen auf ungewohnte oder selbstzerstörende Weise verhalten, denken oder fühlen.

? Eine 36-jährige Frau berichtet Ihnen, dass es ihr kaum noch gelingt einkaufen zu gehen. Schon bei Betreten des Geschäfts bricht ihr der Schweiß aus und ihr Herz beginnt zu rasen. Manchmal ist sie kaum in der Lage, ihre Einkäufe zu tätigen. In letzter Zeit sei es noch schlimmer geworden, an manchen Tagen könne sie ihr Haus wegen der Beschwerden nicht mehr verlassen. Auch hier in die Heilpraxis zu kommen, habe sie große Überwindung gekostet und sie sei fast stolz auf sich, dass sie es geschafft habe. Um welche Art von psychischer Störung handelt es sich? Welche Behandlung würden Sie in dem vorliegenden Fall vornehmen?

Antwort

Es handelt sich um eine Agoraphobie. Wegen der Schwere der Erkrankung muss die Patientin an einen **Psychotherapeuten** verwiesen werden.

? In welche Untergruppen können Angststörungen nach ICD-10 unterteilt werden?

Antwort

Die Angststörungen werden unterteilt in:
- Generalisierte Angststörung
- Panikstörungen

? Welche Kennzeichen haben Zwangsstörungen?

Antwort

Als Zwangsstörungen werden Krankheitsbilder bezeichnet, bei denen **Zwangsgedanken** und/oder **Zwangshandlungen** im Vordergrund stehen, die von der betroffenen Person meist als unsinnig und bedrohlich erlebt werden, gegen die er sich aber nicht wehren kann. Solche Zwangsphänomene können das gesamte Denken, Handeln und das soziale Verhalten beeinträchtigen.

Typische Zwangsstörungen sind der Wasch-, der Zähl- und der strikte Ordnungszwang.

? Welche Ursachen kann eine posttraumatische Belastungsstörung haben?

Antwort

Posttraumatische Belastungsstörungen können sich aufgrund außergewöhnlicher Bedrohungssituationen oder Veränderungen katastrophalen Ausmaßes entwickeln, z. B. durch Kriegserlebnisse, Terroranschläge, Emigration, Flucht oder Folter. Dabei treten die Symptome meist erst nach Wochen oder Monaten auf.

? Wodurch ist eine Somatisierungsstörung gekennzeichnet?

Antwort

Bei einer Somatisierungsstörung treten anhaltend, auch über viele Jahre andauernd, **zahlreiche Körpersymptome** auf, ohne erkennbare körperliche Ursache. Charakteristisch für diese Störung ist, dass während der Anamnese viele **verschiedene** Symptome angegeben werden, eine **lange Krankheitsgeschichte** besteht und die Patienten häufig wechselnde Beschwerden haben.

25

? Erklären Sie stichwortartig, was eine dissoziative Störung ist!

Antwort

Bei einer dissoziativen (lat. = Trennung, Entkopplung, Spaltung) Störung „vergessen" **(entkoppeln)** die Betroffenen bestimmte Teile ihres Lebens, da sie aufgrund schwerer seelischer Belastungen zu schwer zu ertragen waren. Dadurch kommt es zu **Störungen** in der **Wahrnehmung** der **eigenen Identität,** des **Gedächtnisses,** der Körperwahrnehmung oder der Körperfunktionen. Diese Menschen sind sich dieser Verdrängung **nicht** bewusst.

Die wichtigsten Formen dissoziativer Störungen sind die dissoziative Amnesie, die dissoziative Fugue und die multiple Identitätsstörung.

? Was versteht man unter einem Affekt?

Antwort

Unter Affekt versteht man eine **heftige Gemütsbewegung** wie Freude, Wut oder Begeisterung. Es handelt sich um ein **relativ kurz** dauerndes, abgrenzbares, **stark ausgeprägtes Gefühl,** begleitet von **körperlichen Symptomen** wie Blutdruckveränderungen, Schweißausbruch, Änderung der Herztätigkeit oder der Gesichtsfarbe.

? Was ist eine somatogene Depression?

Antwort

Eine somatogene Depression ist **organisch-körperlich bedingt** und kommt z. B. als Altersdepression, Wochenbettdepression oder bei Hirntumoren vor.

? Wodurch unterscheidet sich eine bipolare von einer unipolaren Depression?

Antwort

Bei der unipolaren Depression treten **nur depressive Verstimmungen** auf, bei der bipolaren kommt es **im Wechsel** zu **Depression** und **Hochstimmung** bzw. auch gereizter Stimmung.

? Ordnen Sie zu!

1	Narzisstische Persönlichkeitsstörung	A	Unabhängige, scheue, reservierte, zurückgezogene Persönlichkeit?
2	Histrionische (hysterische) Persönlichkeitsstörung	B	Überhöhtes Bild ihrer eigenen Fähigkeiten
3	Schizoide Persönlichkeitsstörung	C	Übertriebene Emotionen und Ichzentriertheit
4	Paranoide Persönlichkeitsstörung	D	Ausgeprägtes Misstrauen

Lösung
Zuzuordnen sind:
1 = B
2 = C
3 = A
4 = D

? Geben Sie stichpunktartig die Merkmale einer psychotischen Störung (Psychose) an!

Antwort

Psychotische Störungen (Psychosen) sind schwerwiegende psychische Störungen, die in ihrer stärksten Ausprägung auch durch einen (zeitweiligen) Realitätsverlust gekennzeichnet sind. Typische Symptome sind **Denk-, Ich-, Affektstörungen, Halluzination, Wahn** und **Störungen** der **Psychomotorik.**

? Zählen Sie die Merkmale formaler und inhaltlicher Denkstörungen auf!

Antwort

Kennzeichen **formaler Denkstörungen** sind:
- Störung des Denkens in Bezug **auf die Geschwindigkeit.**
- Störung des Denkens in Bezug **auf den Ablauf** (umständliches, perservierendes, d. h. sich wiederholendes und eingeengtes Denken).
- Störung des Denkens in Bezug auf die **logische Struktur.** Zeichen sind Zerfahrenheit und Inkohärenz.

Kennzeichen **inhaltlicher Denkstörungen** sind: Urteilsstörung über die Realität, die bis zum Wahn gesteigert sein kann.

? Ordnen Sie zu!

1	Abhängig-keit (Sucht)	A	Es wird regelmäßig eine Substanz eingenommen, deren Gebrauch sich negativ auf den Alltag auswirkt und zu Problemen führt.
2	Substanz-missbrauch	B	Es besteht eine körperliche Abhängigkeit von einer Substanz.
3	Substanzab-hängigkeit	C	Zwanghafte Befriedigung eines Bedürfnisses.

Lösung
Zuzuordnen sind:
1 = C
2 = A
3 = B

Multiple-choice-Fragen

? Welche Störungen sind neurotische Störungen nach ICD-10?

1 Wahn
2 Agoraphobie
3 Panikstörungen
4 Somatoforme Störungen

Lösung
Die Antworten 2 und 3 sind richtig.

? Welche Störungen gehören zu den phobischen Störungen?

1 Manie
2 Halluzination
3 Denkstörung
4 Klaustrophobie
5 Agoraphobie

Lösung
Die Antworten 4 und 5 sind richtig.

? Welche Aussagen über die Somatisierungsstörung nach ICD-10 sind richtig?

1 Symptome treten plötzlich aus voller Gesundheit auf.
2 Es besteht eine lange Krankheitsgeschichte mit ständig wechselnden Beschwerden.
3 Über Jahrzehnte wird über ein ganz bestimmtes Symptom geklagt.
4 Ein typisches Symptom, das bei einer Somatisierungsstörung auftritt, ist Krebs.
5 Von einer Somatisierungsstörung kann jedes Organ und jede Funktion betroffen sein.

Lösung
Die Antworten 2 und 5 sind richtig.

? Welche Kennzeichen haben psychotische Störungen (Psychosen)?

1 Herzbeschwerden
2 Wahn
3 Halluzination
4 Ängstlichkeit
5 Flacher Affekt

Lösung
Die Antworten 2, 3 und 5 sind richtig.

? Welche Aussage über Abhängigkeit (Sucht) ist richtig?

1 Ein typisches Symptom bei Abhängigkeit ist Depression.
2 Substanzmissbrauch und Substanzabhängigkeit sind Synonyme.
3 Charakteristisches Merkmal der Substanzabhängigkeit ist eine Toleranzentwicklung gegenüber der suchterzeugenden Droge.
4 Unter einem Substanzmissbrauch versteht man, dass es zu einer körperlichen Abhängigkeit gegenüber der konsumierten Droge gekommen ist.

Lösung
Anzugeben ist 3.

26 Allgemeine Infektionslehre

Fragen ohne Antwortauswahl

? Was ist eine Infektion?

Antwort

Bei einer Infektion dringen **Krankheitserreger** (Mikroorganismen) in den **Körper** ein und **vermehren** sich hier. Dadurch kann es zum Ausbruch einer Infektionskrankheit kommen. Eine Infektion kann jedoch auch symptomlos (inapparent) verlaufen.

? Ordnen Sie zu!

A Zwei Lebewesen nützen sich gegenseitig.
B Ein Lebewesen lebt auf Kosten eines anderen und schadet ihm dadurch.

1 Parasit
2 Symbionten

Lösung
A 2, B 1

? Ordnen Sie zu!

A Grundsätzliche Fähigkeit eines Mikroorganismus, krankhafte Zustände herbeizuführen.
B Ausprägungsgrad der Pathogenität bei einem bestimmten Bakterienstamm.

1 Virulenz
2 Pathogenität

Lösung
A 2, B 1

? Ordnen Sie zu!

A Geschützt sein gegen einen bestimmten pathogenen Erreger.
B Ein Krankheitserreger kann sich grundsätzlich im Menschen ansiedeln.
C Ein bestimmter Erreger kann bei keinem Individuum einer bestimmten Art Krankheitserscheinungen hervorrufen (Artmerkmal).

1 Resistenz
2 Immunität
3 Empfänglichkeit

Lösung
A 2, B 3, C 1

? Ordnen Sie zu!

A Ausgehend von der Eintrittspforte kommt es zu einer lokalen Ausbreitung des Erregers.
B Hier kommt es zu: Inkubationszeit, Generalisation und Organmanifestation.

1 Zyklische Infektionskrankheit
2 Lokalinfektionskrankheit

Lösung
A 2, B 1

? Geben Sie an, wodurch sich eine Zoonose von einer Anthroponose unterscheidet!

Antwort

Eine **Zoonose** kann sowohl von **Wirbeltieren** auf den **Menschen** als auch umgekehrt übertragen werden. Eine **Anthroponose** dagegen nur von **Mensch zu Mensch**.

? **Ordnen Sie zu!**

A   Eitererreger sind von einem Infektionsherd aus in den Blutkreislauf gelangt und siedeln sich in anderen Organen ab. Die Folge sind eitrige Metastasen in Form von Abszessen oder Empyemen.
B   Es gelangen fortwährend oder zeitweise reichlich Erreger mit ihren Toxinen von einem Herd aus ins Blutkreislaufsystem.
C   Bakterien sind ins Kreislaufsystem gelangt.

1   Sepsis
2   Bakteriämie
3   Pyämie

Lösung
A 3, B 1, C 2

? **Ordnen Sie zu!**

A   Nach Ausheilung einer Erkrankung erfolgt eine erneute Ansteckung mit dem gleichen Erreger.
B   Es kommt zu einer erneuten Infektion mit dem gleichen Erreger, mit dem bereits eine Infektion vorliegt.
C   Zu einer bereits bestehenden Infektion kommt ein zweiter Erreger hinzu.

1   Superinfektion
2   Sekundärinfektion
3   Reinfektion

Lösung
A 3, B 1, C 2

? **Ordnen Sie die passenden Begriffe zu!**

A   Dauerverseuchung eines bestimmten Gebiets.
B   Ausbreitung einer Infektionskrankheit über Länder und Kontinente, die dort zeitlich begrenzt besteht.
C   Zeitlich begrenztes, gehäuftes Auftreten einer Infektionskrankheit in einem bestimmten Gebiet.

1   Epidemie
2   Endemie
3   Pandemie

Lösung
A 2, B 3, C 1

? **Ordnen Sie die passenden Begriffe zu!**

A   Anzahl der Todesfälle, bezogen auf die an einer bestimmten Krankheit Erkrankten in Prozent.
B   Anzahl der Todesfälle, in einem bestimmten Zeitraum an einer bestimmten Erkrankung, bezogen auf die Gesamtbevölkerung oder auf bestimmte Bevölkerungsteile.
C   Zahl der Kranken, bezogen auf die Bevölkerungsgruppe, die innerhalb eines Jahres an einer bestimmten Krankheit leiden.

1   Mortalität
2   Morbidität
3   Letalität

Lösung
A 3, B 1, C 2

? **Ordnen Sie zu!**

A   Säureschutzmantel der Haut, antibakterielle Enzyme, Schleim, Flimmerhärchen.
B   Schutz gegen einen bestimmten Erregertyp. Hier spielen Antikörper eine wichtige Rolle.

1   Spezifische Immunität
2   Unspezifische Immunität

Lösung
A 2, B 1

? **Ordnen Sie zu!**

A   Es werden abgeschwächte Erreger geimpft, sodass der Körper selber Antikörper produziert.
B   Es werden spezifische Antikörper gespritzt. In diesem Fall muss der Organismus selbst keine Antikörper produzieren.

1   Aktive Impfung
2   Passive Impfung

Lösung
A 1, B 2

? **Ordnen Sie zu!**

A Desinfektion
B Sterilisation

1 Keimfrei machen
2 Vernichtung pathogener Keime

Lösung
A 2, B 1

? **Ordnen Sie zu!**

A Erhöhung der Temperatur durch Heraufsetzung des Sollwerts durch das Temperaturregulationszentrum im Hypothalamus.
B Überwärmung des Körpers durch unzureichende Wärmeabgabe oder durch vermehrte Wärmezufuhr.

1 Fieber
2 Hyperthermie

Lösung
A 1, B 2

? **Ordnen Sie die folgenden Begriffe zu!**

A Kontinua-Fieber
B Intermittierendes Fieber
C Lytische Entfieberung
D Remittierendes Fieber
E Undulierendes Fieber

1 Hohes Fieber mit Tagesschwankungen unter 1 °C.
2 Im Laufe eines Tages wechselnd hohe Temperaturen mit fieberfreien Intervallen.
3 Fieber mit Tagesschwankungen von 1 bis 1,5 °C.
4 Wellenförmige Fieberkurve.
5 Allmähliche Entfieberung.

Lösung
A 1, B 2, C 5, D 3, E 4

? **Was versteht man unter einer Schmierinfektion?**

Antwort
Bei einer Schmierinfektion wird der **Erreger meist mit dem Stuhl,** gelegentlich aber auch durch Urin, Eiter oder Blut ausgeschieden, dann verschmiert, um nachfolgend von einer nächsten Person wieder oral (eventuell aber auch über Bindehautsack oder Hautverletzungen) aufgenommen zu werden. Im Falle der häufigsten Übertragung durch Schmierinfektion, nämlich Stuhl → Mund spricht man von fäkal-oraler Übertragung.

? **Geben Sie an, wie Infektionskrankheiten von ihrem zeitlichen Ablauf her unterteilt werden!**

Antwort
Foudroyanter Verlauf
Akuter Verlauf
Subakuter Verlauf
Chronischer Verlauf
Rezidivierender Verlauf
Verlauf mit Latenzphasen

? **Was versteht man unter einer Titerbestimmung?**

Antwort
Unter einer Titerbestimmung versteht man einen **Mengennachweis** von **bestimmten Antikörpern** im Blut.

? **Zählen Sie wichtige Krankheitserreger auf!**

Antwort
Bakterien, Viren, Pilze, Protozoen, Parasiten.

? **Wie heißen die kleinsten Krankheitserreger?**

Antwort
Viren (und Prionen).

? **Was sind Anaerobier?**

Antwort
Anaerobier sind **Bakterien,** die **ohne Sauerstoff** wachsen können.

26

? **Welche beiden wesentlichen Arten von Bakteriengiften unterscheidet man?**

Antwort
Ausscheidungsgifte (Ektotoxine) und **Zerfallsgifte** (Endotoxine).

? **Woher haben die Schimmelpilze ihren Namen?**

Antwort
Schimmelpilze sind in der Lage, abgestorbenes organisches Material mit **Schimmel** zu überziehen.

? **Was sind häufige Candida-Mykosen (Soorerkrankungen) des Säuglings?**

Antwort
• **Mundsoor**
• **Windelsoor**

? **Welche hier bei uns auftretenden Erkrankungen können durch Zecken übertragen werden?**

Antwort
Die **Lyme-Borreliose**
Die **FSME,** Früh(jahr-)Sommer-Meningoenzephalitis

? **Was ist das Komplementsystem?**

Antwort
Das Komplementsystem besteht aus **ungefähr 20 verschiedenen Bluteiweißen,** welche die Aufgabe haben, **Abwehrvorgänge** zu unterstützen und zu ergänzen.

? **Wie wird ein Stoff (z. B. Erreger oder Toxin) bezeichnet, der in der Lage ist, die Bildung von Antikörpern auszulösen?**

Antwort
Antigen.

? **Welche Gestalt haben – vereinfacht gesehen – die meisten Antikörper?**

Antwort
Sie haben meist **Y-förmige** Gestalt.

? **Wie heißen die wichtigsten antikörperproduzierenden Zellen?**

Antwort
Plasmazellen.

? **Was versteht man unter dem Monozyten-Makrophagen-System?**

Antwort
Es handelt sich um eine **Zusammenfassung aller Fresszellen,** die von den **Monozyten abstammen** und die im Körper wichtige Abwehraufgaben erfüllen.

Multiple-choice-Fragen

? **Welche Faktoren können dazu beitragen, dass eine Infektionskrankheit zum Ausbruch kommt!**

1   Abwehrlage des Körpers
2   Virulenz der Erreger
3   Dauer der Exposition
4   Anzahl der aufgenommenen Erreger

Lösung
Die Antworten 1, 2, 3 und 4 sind richtig.

? **Für Lokalinfektionskrankheiten trifft zu:**

1   Man unterscheidet Inkubationszeit, Generalisationsstadium und Organmanifestation.
2   Nach Durchlaufen der Erkrankung besteht meist lebenslange Immunität.
3   Bei der Virushepatitis handelt es sich um eine Lokalinfektionskrankheit.
4   Bei einer Lokalinfektionskrankheit kommt es ausschließlich zu Reaktionen am Ort des Erregereintritts. Fernwirkungen können nicht auftreten.
5   Bei einer Lokalinfektionskrankheit kommt es zwar zu örtlichen Reaktionen am Ort des Erregereintritts, aber über Fernwirkung von Toxinen können auch andere Organe in Mitleidenschaft gezogen werden.

26

Lösung

Antwort 5 ist richtig.

Anmerkungen:

Punkte 1, 2 und 3: Es sind jeweils die zyklischen Infektionskrankheiten beschrieben.

? Welche Faktoren garantieren die unspezifische Immunität?

1   Antigen-Antikörper-Reaktion
2   Mundspeichel
3   Monozyten
4   Magensäure
5   Plasmazellen
6   Makrophagen
7   Mikrophagen
8   Antikörper

Lösung

Die Antworten 2, 3, 4, 6 und 7 sind richtig.

Anmerkungen:

Punkte 1, 5 und 8: Gehört jeweils zur spezifischen Immunität.

? Welche Faktoren bedingen die erworbene Immunität?

1   Durch die Antikörper, die die Mutter mit der Muttermilch auf den Säugling überträgt.
2   Durch das Überstehen einer Infektionskrankheit, bei der Symptome auftraten.
3   Durch das Überstehen einer Infektionskrankheit mit inapparentem Verlauf.
4   Durch aktive Impfung.
5   Durch passive Impfung.

Lösung

Die Antworten 2, 3 und 4 sind richtig.

Anmerkungen:

• Punkt 1: Der Säugling erwirbt keine echte Immunität, da die von der Mutter auf den Säugling übertragenen Antikörper nach einiger Zeit wieder abgebaut werden.
• Punkt 5: Auch hierbei wird keine echte Immunität erworben, da fertige Antikörper gespritzt werden, die nach einiger Zeit vom Körper wieder abgebaut werden, da es sich hierbei um körperfremdes Eiweiß handelt.

? Welche Aussagen über die Desinfektion sind zutreffend?

1   Der desinfizierte Gegenstand ist völlig keimfrei.
2   Eine Desinfektion wird typischerweise durch entsprechende chemische Mittel vorgenommen.
3   Von einer Desinfektion spricht man, wenn Räume oder Gegenstände von Ungeziefer befreit werden.
4   Eine Desinfektion kann nicht nur durch chemische Mittel vorgenommen werden, sondern je nach Erreger auch durch Austrocknung, Kälte, Sonnenbestrahlung, UV-Licht und anderes.

Lösung

Die Antworten 2 und 4 sind richtig.

Anmerkungen:

• Punkt 1: Es handelt sich um die Sterilisation.
• Punkt 3: Es handelt sich um die Desinfektion.

? Ordnen Sie die zugehörigen Begriffe zu!

1   Bakteriostatisch
2   Fungistatisch
3   Virostatisch
4   Bakterizid
5   Fungizid
6   Virozid

A   Wachstum und Vermehrung von Bakterien hemmend
B   Bakterienabtötend
C   Virenabtötend
D   Wachstum und Vermehrung von Viren hemmend
E   Pilzabtötend
F   Wachstum und Vermehrung von Pilzen hemmend

Lösung

Zuzuordnen sind

1 = A
2 = F
3 = D
4 = B
5 = E
6 = C

? Ordnen Sie die zugehörigen Begriffe zu!

1 Kontinua-Fieber
2 Remittierendes Fieber
3 Intermittierendes Fieber
4 Undulierendes Fieber

A Fieber, bei dem die Tagesschwankungen der Fieberhöhe unter 1 °C liegen.
B Im Tagesverlauf kommt es zu schwankenden Fieberschüben. Die Fieberkurve insgesamt zeigt einen wellenförmigen Fieberverlauf.
C Im Tagesverlauf kommt es zu wechselnd hohen Temperaturen mit fieberfreien Intervallen.
D Im Tagesverlauf kommt es zu Fieberschwankungen bis 1,5 °C.

Lösung
Zuzuordnen sind
1 = A
2 = D
3 = C
4 = B

? Welche Aussagen sind richtig?

1 Von hohem Fieber spricht man ab 41 °C.
2 Mit subfebriler Temperatur bezeichnet man die normale Körpertemperatur.
3 Von Untertemperatur spricht man ab Werten unter 33 °C.
4 Mit lytischer Entfieberung bezeichnet man eine langsame, allmähliche Entfieberung.
5 Bevor Fieber hoch ansteigt, kommt es bei Erwachsenen typischerweise zu Fieberkrämpfen und bei Kindern zu Schüttelfrost.

Lösung
Antwort 4 ist richtig.
Anmerkungen:
• Punkt 1: Von hohem Fieber spricht man ab 39 °C.
• Punkt 2: Subfebrile Temperaturen liegen zwischen 37 und 38 °C.
• Punkt 3: Von Untertemperatur spricht man ab Werten unter ca. 36,4 °C.
• Punkt 5: Beim Erwachsenen kommt es typischerweise zum Schüttelfrost und bei Kindern zu Fieberkrämpfen.

? Ordnen Sie die zugehörigen Begriffe über Übertragungsarten von Krankheitserregern zu!

1 Austausch von Körpersäften
2 Aerogene Ansteckung
3 Schmierinfektion
4 Tröpfcheninfektion
5 Verschleppung im Körper
6 Kontaktinfektion

A Ansteckung kann durch Anhusten, Ansprechen und Anniesen erfolgen.
B Ansteckung kann bei direktem Hautkontakt über Haut- und Schleimhautwunden und über Bluttransfusionen erfolgen.
C Ansteckung kann durch Händegeben erfolgen.
D Übertragung kann durch Stuhl erfolgen. Unsaubere Toilettenanlagen begünstigen diesen Übertragungsweg.
E Ansteckung erfolgt durch Einatmen von erregerhaltigem Staub.
F Die im Darm physiologisch vorkommenden Escherichia coli wandern in den Harnweg und rufen hier Krankheitserscheinungen hervor.

Lösung
Zuzuordnen sind
1 = B
2 = E
3 = D
4 = A
5 = F
6 = C

? Welche Aussagen über einen Dauerausscheider sind zutreffend?

1 Ein Dauerausscheider hat auf jeden Fall Krankheitserscheinungen.
2 Ein Dauerausscheider hat nur solange Krankheitserscheinungen solange er den Erreger ausscheidet.
3 Ein Dauerausscheider kann eine Ansteckungsquelle für andere Personen sein.
4 Nach dem IfSG § 6 sind die Dauerausscheider von Botulismus, Cholera und Shigellenruhr meldepflichtig.

Lösung

Antwort 3 ist richtig.

Anmerkungen:

- Punkt 1: Wenn Krankheitserscheinungen bestehen, handelt es sich um einen Kranken!
- Punkt 2: siehe Punkt 1.
- Punkt 4: Nach dem IfSG § 6 sind Dauerausscheider **nicht** meldepflichtig.

? **Bei welchen Erregern handelt es sich um Bakterien?**

1 Herpes simplex
2 Pasteurella
3 Spirillen
4 Spirochäten
5 Kokken
6 Adenoviren
7 Protozoen

Lösung

Antwort 2, 3, 4 und 5 sind richtig.

Anmerkungen:

- Punkte 1 und 6: Hierbei handelt es sich um Viren.
- Punkt 7: Einzellige Lebewesen.

? **Kugelförmige Bakterien sind:**

1 Corynebakterien
2 Diplokokken
3 Spirochäten
4 Arboviren
5 Staphylokokken
6 Streptokokken
7 Pasteurella

Lösung

Die Antworten 2, 5 und 6 sind richtig.

Anmerkungen:

- Punkt 1: Corynebakterien sind stäbchenförmige (hantelförmige) Bakterien.
- Punkt 3: Spirochäten sind schraubenförmige Bakterien.
- Punkt 7: Pasteurella sind stäbchenförmige Bakterien.

? **Welche Aussagen über Endo- und Ektotoxine sind richtig?**

1 Ektotoxine sind die Zerfallsgifte von Bakterien.
2 Endotoxine sind die Zerfallsgifte von Bakterien.
3 Ektotoxine sind Ausscheidungsgifte von Bakterien.
4 Endotoxine sind Ausscheidungsgifte von Bakterien.
5 Mit Ektotoxinen meint man, dass die Bakterien Stoffwechselprodukte abgeben, die das Krankheitsbild auslösen können.

Lösung

Die Antworten 2, 3 und 5 sind richtig.

? **Welche Aussagen über Pilze und Pilzerkrankungen sind richtig?**

1 Jeder Pilz ruft typischerweise Krankheitserscheinungen hervor.
2 Pilze können sich nur auf der Haut niederlassen, innerhalb des Körpers können sie keine Beschwerden verursachen.
3 Candida albicans ist ein wichtiger Hefepilz, der Krankheitsbeschwerden vor allem in Mundhöhle und Scheide verursachen kann.
4 Typisch für Hefepilzerkrankungen sind die leicht abwischbaren, weißlich-gelben Beläge. Hat man die befallenen Stellen mit einem Spatel oder Ähnlichem abgewischt, so hat man damit auch die Pilzinfektion dieser Stelle entfernt.

Lösung

Antwort 3 ist richtig.

Anmerkung:

Punkt 4: Bei den Pilzbelägen handelt es sich zwar um leicht abwischbare Beläge, jedoch wird hierbei nicht die Pilzinfektion beseitigt, da der Pilz tief in der Haut nistet, sondern es werden nur die oberflächlichen abgestorbenen Hautteile entfernt.

26

26

? Welche Parasiten spielen typischerweise als Überträger anderer Krankheitserreger eine Rolle?

1 Bandwürmer
2 Kleiderläuse
3 Madenwürmer
4 Zecken
5 Trichinen
6 Flöhe

Lösung

Die Antworten 2, 4 und 6 sind richtig.

Anmerkungen:

- Punkt 2: Kleiderläuse übertragen Fleckfieber, Q-Fieber, Rückfallfieber und Pest.
- Punkt 4: Zecken übertragen vor allen Dingen FSME, Borreliose, Fleck-, Q- und Rückfallfieber.
- Punkt 6: Flöhe können u. a. Pest übertragen.

? Welche Zellen haben die Fähigkeit zur Phagozytose?

1 Gewebsmakrophagen
2 Retikulumzellen
3 Basophile
4 Erythrozyten
5 Histiozyten
6 Kupffer-Sternzellen
7 Plasmazellen

Lösung

Die Antworen 1, 2, 5 und 6 sind richtig.

Anmerkungen:

- Punkt 2: Retikulumzellen sind wichtige Abwehrzellen des retikulären Bindegewebes, wie es z. B. im Lymphknotenmark oder in den Tonsillen vorkommt.
- Punkt 3: Basophile enthalten Histamin und Heparin.
- Punkt 5: Histiozyten sind aus dem Blut ausgewanderte Monozyten, die sich im Bindegewebe befinden.
- Punkt 6: Die Kupffer-Sternzellen sitzen in den Lebersinusoiden.
- Punkt 7: Plasmazellen stammen von den B-Lymphozyten ab und sind die wichtigsten Antikörperproduzenten.

27 Infektionskrankheiten mit Behandlungsverbot für Heilpraktiker

Fragen ohne Antwortauswahl

? **Geben Sie die wichtigsten Symptome für Botulismus an!**

Antwort
Lebensmittelvergiftung, Magen-Darm-Beschwerden (Obstipation!), Nervenlähmungen (Augenmuskellähmungen!), Kopfschmerzen, Temperatur und Puls normal, Bewusstsein erhalten, Tod durch Atem- oder Kreislauflähmung möglich.

? **Geben Sie die wichtigsten Symptome für Borkenflechte an!**

Antwort
Hochinfektiöser Hautausschlag, der vor allem Kinder betrifft.
Beginn mit Bläschen und Pusteln, die aufplatzen und zu den typischen honiggelben Krusten werden. Man unterscheidet eine groß- und eine kleinblasige Form. Meist Juckreiz.
Regionale Lymphknotenschwellung.
Prädilektionsstellen: Kopf, Hals, Hände. Bei komplikationslosem Verlauf keine Narben.

? **Geben Sie die wichtigsten Symptome für Brucellosen an!**

Antwort
Berufskrankheit von Tierpflegern u. Ä.
Bang-Granulome, undulierendes Fieber, unterschiedlich schwere Verlaufsformen, auch chronischer Verlauf möglich, eventuell mit Hepatitis.
Zahlreiche Komplikationen an inneren Organen möglich.

? **Geben Sie die wichtigsten Symptome für Cholera an!**

Antwort
Akute Brechdurchfallerkrankung des Dünndarms.
Meist inapparenter Verlauf, bei 10 % der Infizierten mittelschwerer Verlauf, nur bei 1 % schwerstes Krankheitsbild. Dabei kommt es durch Wasser- und Elektrolytverlust zur Exsikkose.
Reiswasserartige Stühle, Untertemperatur, Wadenkrämpfe, Choleragesicht, Waschfrauenhände, Hypotonie, schneller Puls, Anurie.

? **Geben Sie die wichtigsten Symptome für Diphtherie an!**

Antwort
Lokalinfektion der Schleimhäute, vor allem des Nasen-Rachen-Raums.
Unterschiedliche Verlaufsformen von inapparentem Verlauf bis hin zur toxisch-malignen Form möglich. Pseudomembranen, süßlicher Geruch, Fieber um 38 °C, Tachykardie. Gefürchtet ist eine toxische Herz-, Nieren- oder Nervenschädigung.

? **Geben Sie die wichtigsten Symptome für Fleckfieber an!**

Antwort
Kriegsseuche. Rickettsiose, die durch Läuse und anderes Ungeziefer übertragen wird.
Hohes Fieber, Roseolen, enzephalitische Erscheinungen. Neigung zu akutem Kreislaufversagen.

? **Geben Sie die wichtigsten Symptome für FSME (Frühsommer-Meningoenzephalitis) an!**

Antwort
Zunächst grippeähnliche Symptome. Nach fieberfreiem Intervall erneuter Fieberanstieg (biphasischer Fieberverlauf) und Zeichen der Meningitis, Meningoenzephalitis oder Menigomyeloenzephalitis. Es kann zu Lähmungen (v. a. im Schulterbe-

reich), zu psychischer Labilität und eingeschränkter Merkfähigkeit kommen.

? Geben Sie die wichtigsten Symptome für Gastroenteritis an!

Antwort
Lebensmittelvergiftung. Oft als Gruppenerkrankung. Wässriger, dünnflüssiger Stuhl, teilweise mit Schleim.
Darmtenesmen, Übelkeit, Erbrechen, Magenschmerzen, eventuell Fieber.

? Geben Sie die wichtigsten Symptome für Gelbfieber an!

Antwort
„Schwarzes Erbrechen" mit Ikterus, hohem Fieber, hämorrhagischer Diathese und zweigipfeliger Fieberkurve.

? Geben Sie die wichtigsten Symptome für Gonorrhö an!

Antwort
Infektion der Schleimhäute des Urogenitaltrakts.
- **Beim Mann:** Harnröhrenentzündung mit Prickeln und Brennen der vorderen Harnröhre, dann Austritt eines eitrigen Sekrets. Übergreifen der Entzündung auf die hintere Harnröhre, eventuell Prostatitis. Gefahr der Sterilität.
- **Bei der Frau:** Zuerst nur schleimig-eitriger Ausfluss, später Harnröhrenentzündung. Entzündung kann aufsteigen und Blase, Gebärmutter und Eileiter befallen. Gefahr der Sterilität.

? Geben Sie die wichtigsten Symptome für Influenza an!

Antwort
Hochansteckende Virusgrippe.
Uncharakteristische Allgemeinsymptome und Erscheinungen des Atmungstrakts. Kopf-, Glieder- und Rachenschmerzen, Fieber, trockener Husten. Verlaufsformen reichen vom inapparenten Verlauf zu leichter Grippe bis zu schwersten Erkrankungen, die innerhalb von Stunden zum Tode führen.

? Geben Sie die wichtigsten Symptome für Keuchhusten an!

Antwort
Drei Krankheitsstadien:
- **Stadium catarrhale:** verläuft weitgehend wie eine Erkältungskrankheit.
- **Konvulsives Stadium:** Es treten charakteristische Hustenanfälle auf mit stakkatoartigem Husten, ziehender Einatmung und zyanotischer Verfärbung durch Krampf der Bronchialmuskulatur. Entleerung eines zähen, glasigen Schleims, oft mit gleichzeitigem Erbrechen.
- **Stadium decrementi:** Erkrankung klingt ab.

? Geben Sie die wichtigsten Symptome für Krätze an!

Antwort
Verursacher sind Krätzmilben.
Hautausschlag mit starkem Juckreiz.
Milbengänge sind ca. bis 1 cm lange, zarte, geknickte Gänge, an deren Ende die Milbe im Milbenhügel sitzt. Dazu kommen ekzemähnliche Hauterscheinungen.

? Geben Sie die wichtigsten Symptome für Lepra an!

Antwort
- **Tuberkuloide Form:**
  - Symmetrische, begrenzte Hauterscheinungen mit sichtbarer Verdickung der Nervenstränge.
  - Sensibilitätsstörungen, dadurch kann es zu Verstümmelungen kommen.
- **Lepromatöse Form:**
  - Symmetrische Hautschädigungen, aus denen sich die Lepraknoten (Löwengesicht!) entwickeln.
  - Sensibilitätsstörungen und Lähmungen, schwere Verstümmelungen, Ausbreitung auf den gesamten Organismus, allgemeiner Verfall.

? Geben Sie die wichtigsten Symptome für Leptospirosen an!

Antwort

Weil-Krankheit (Ratten), Canicola-Fieber (Hunde), Feldfieber (Mäuse).
Zweiphasiger Fieberverlauf mit primärem Generalisationsstadium und sekundärer Organmanifestation mit Meningitis, Ikterus und Nephritis. Oft hämorrhagische Diathese.

? Geben Sie die wichtigsten Symptome für angeborene Listeriose an!

Antwort

Kann ab dem 5. Schwangerschaftsmonat auf den Feten übertragen werden.
Früh- und/oder Totgeburten möglich. Granulome, Meningitis, Hepatosplenomegalie.

? Geben Sie die wichtigsten Symptome für angeborene Lues an!

Antwort

Kann erst nach dem 4. Schwangerschaftsmonat auf den Fetus übertragen werden.
Fehlgeburt oder Lueserkrankung des Neugeborenen möglich, die meist 2–10 Wochen nach der Geburt auftritt, manchmal auch erst nach Jahren.
Bei Erkrankung des Neugeborenen kommt es zu Hauterscheinungen (Handflächen!), Hepatosplenomegalie, blutig-eitrigem Schnupfen, Anämie.
Im späteren Kindesalter kann es zur Hutchinson-Trias (Innenohrschwerhörigkeit, Hornhautentzündung des Auges und Tonnenzähne) kommen.

? Geben Sie die wichtigsten Symptome für Lymphogranuloma inguinale an!

Antwort

Selten vorkommende Geschlechtskrankheit mit nur geringfügiger Primärläsion.
- **Beim Mann:** Meist einseitige Schwellung der Leistenlymphknoten, die nach außen aufbrechen können. Allgemeinsymptome.
- **Bei der Frau:**
  - Oft sind statt der Leistenlymphknoten wie beim Mann die tiefen Lymphknoten des Be-

ckeninneren betroffen, was große Schmerzen auslösen kann.
- Elefantiasis.

? Geben Sie die wichtigsten Symptome für Malaria an!

Antwort

Malaria tertiana, quartana und tropica.
Von der Anophelesmücke übertragene Infektionskrankheit, die durch Protozoen ausgelöst wird.
Typische Fieberanfälle mit Schüttelfrost und mehrere Stunden andauerndem Fieberanfall, der dann unter Schweißausbruch wieder abfällt.
Milztumor, Anämie. Rezidivneigung.

? Geben Sie die wichtigsten Symptome für Masern an!

Antwort

Kinderkrankheit. Drei Stadien:
- **Prodromalstadium** (ca. 3–5 Tage)
  - Katarrhalische Erscheinungen mit Augenbindehautentzündung.
  - Koplik-Flecken am 2.–3. Tag.
- **Exanthemstadium** (ca. 3 Tage)
  - Fieberanstieg auf 39 bis 40 °C
  - Masern-Exanthem
- **Rekonvaleszenz**
  - Kleieförmige Hautabschilferung
  - Lang dauernde Resistenzverminderung.

? Geben Sie die wichtigsten Symptome für Meningokokken-Meningitis an!

Antwort

Ansteckungsfähige Hirnhautentzündung, bzw. epidemische Genickstarre.
Plötzlicher Krankheitsbeginn mit Schüttelfrost und hohem Fieber. Nackensteifigkeit, Opisthotonus, Hyperästhesie, Kahnbauch.

? Geben Sie die wichtigsten Symptome für Milzbrand an!

Antwort

Berufskrankheit von Metzgern, Gerbern u. Ä.

27

- **Hautmilzbrand** (häufigste Form): Milzbrandkarbunkel, oft nur geringes Fieber und wenig Beeinträchtigung des Allgemeinbefindens, eventuell Sepsis.
- **Lungenmilzbrand:** Bronchopneumonie, die unbehandelt innerhalb eines Tages zum Tode führen kann.
- **Darmmilzbrand:** Übelkeit, Erbrechen, Meteorismus, blutiger Stuhl, blutiges Erbrechen, brandige Verfärbung der Milz, eventuell akutes Abdomen.

? Geben Sie die wichtigsten Symptome für Mumps an!

Antwort

Kinderkrankheit, bei der es zur Schwellung der Ohrspeicheldrüsen kommt.
Meist erst linke Seite betroffen.
Ohrläppchen wird in typischer Weise abgehoben.
Es können auch andere drüsige Organe befallen werden (Hodenentzündung!).

? Geben Sie die wichtigsten Symptome für Ornithose an!

Antwort

Papageienkrankheit. Neben einem inapparenten Verlauf sind verschiedene Krankheitsverläufe möglich.
- **Grippales Bild:** grippeähnliche Verlaufsform
- **Pulmonales Bild:** Pneumonie mit quälendem Husten, Kontinua-Fieber
- **Typhusartiges Bild:** Benommenheit, Fieber, Kopf- und Gliederschmerzen
- **Enzephalitisches Bild:** Fieber, Kopfschmerzen, Krämpfe, neurologische Ausfallserscheinungen, Schlaflosigkeit.

? Geben Sie die wichtigsten Symptome für Paratyphus an!

Antwort

Typhusartiger Verlauf mit Fieber, Leibschmerzen, Erbrechen, Durchfällen, Roseolen. Der Krankheitsverlauf ist im Allgemeinen milder als bei Typhus abdominalis.

? Geben Sie die wichtigsten Symptome für Pest an!

Antwort

- **Beulen- oder Bubonenpest:** plötzlicher Krankheitsbeginn, Fieber, Kopfschmerzen, Erbrechen, Durchfälle, schmerzhaftes Anschwellen der regionalen Lymphknoten.
- **Lungenpest:** Pneumonie, Atemnot, Husten, oft Lungenödem und Herz-/Kreislaufversagen.
- **Pestsepsis:** führt meist innerhalb von Tagen zum Tod.

? Geben Sie die wichtigsten Symptome für Poliomyelitis an!

Antwort

Vorläuferstadium: mit grippeähnlichen Symptomen.
- **Meningitisches Stadium:** mit Zeichen von Hirnhautreizung.
- **Paralytisches Stadium:** mit schlaffen Lähmungen.
- **Reparationsphase:** mit Besserung oder eventuell Rückbildung der Lähmungen.

Die Krankheit kann in jedem Stadium zum Stillstand kommen!

? Geben Sie die wichtigsten Symptome für Q-Fieber an!

Antwort

Balkangrippe. **Pneumonie** mit Kontinua-Fieber, Husten, Auswurf und Schmerzen hinter dem Brustbein.

? Geben Sie die wichtigsten Symptome für Rötelnembryopathie an!

Antwort

Früh- und/oder Totgeburten.
Schäden an Auge, Ohr, Herz, Gehirn, Leber, Lunge, Knochen. Hernien, Wolfsrachen.

? Geben Sie die wichtigsten Symptome für Rückfallfieber an!

Antwort

Man unterscheidet Läuse- und Zeckenrückfallfieber. Schüttelfrost mit darauf folgend hohem Fieber. Nach einigen Tagen plötzliche Entfieberung. Weitere Fieberschübe können folgen.

? Geben Sie die wichtigsten Symptome für Scharlach an!

Antwort

Plötzlicher Krankheitsbeginn mit hohem Fieber, Kopf-, Hals- und Gliederschmerzen, eventuell mit Erbrechen, Übelkeit und Durchfall. Angina, Lymphknotenschwellungen am Kieferwinkel.

Zuerst weißlicher Zungenbelag, dann Himbeerzunge. Scharlachexanthem, periorale Blässe.

Abheilung mit großlamelliger Schuppung der Handflächen und Fußsohlen.

? Geben Sie die wichtigsten Symptome für Shigellenruhr an!

Antwort

Akute fieberhafte Dickdarmerkrankung.

- **Leichte Verlaufsform:** wie Gastroenteritis mit Fieber, Erbrechen, Tenesmen und blutig-schleimigen Durchfällen.
- **Toxische Verlaufsform:** mit 20–40 Entleerungen täglich, Exsikkose, Schock.

? Geben Sie die wichtigsten Symptome für Syphilis an!

Antwort

Lues, harter Schanker. Verlauf in vier Stadien:

- **Lues I** (Dauer 2–4 Wochen): Primäraffekt, schmerzloses Anschwellen der regionalen Lymphknoten
- **Lues II** (Dauer 2–3 Jahre): Allgemeinerscheinungen, generalisierte Lymphknotenschwellung, Hautausschläge (vor allem Papeln an Handtellern und Fußsohlen)
- **Lues III** (Dauer 3–5 Jahre): Gummen (Granulationsgeschwülste) in den verschiedensten Organen – Sattelnase
- **Lues IV:** Neurosyphilis mit Tabes dorsalis (Rückenmarkschwindsucht) und progressiver Paralyse (Hirnerweichung)

? Geben Sie die wichtigsten Symptome für Tollwut an!

Antwort

Übertragung durch Speichel eines tollwütigen Tiers, der in Hautverletzungen eindringt.

- **Vorläuferstadium** (melancholisches Stadium): Fieber, Kopfschmerzen, Übelkeit, Erbrechen, Jucken/Brennen der Bissstelle, psychische Veränderungen, Angstträume.
- **Erregungsstadium (rasende Wut):** Hydrophobie, Krämpfe, Wutanfälle, klares Bewusstsein, Fieber bis 42 °C, meist Erstickungstod durch Atemmuskellähmung.
- **Lähmungsstadium:** wird nur selten erreicht; Benommenheit, Koma, Atemlähmung oder Herzstillstand.

? Geben Sie die wichtigsten Symptome für angeborene Toxoplasmose an!

Antwort

Infektionsquellen können Katzenkot oder ungenügend gekochtes Fleisch sein.

Verläuft meist inapparent, jedoch auch schwere Verlaufsformen möglich.

Früh- und/oder Totgeburten, Gehirnschäden.

? Geben Sie die wichtigsten Symptome für Trichinose an!

Antwort

Wurmerkrankung, die meist von verseuchtem Schweinefleisch ausgeht. In Deutschland durch gesetzliche Fleischbeschauung selten.

Darmtrichinose (nach 5–7 Tagen): Bauchschmerzen, Durchfälle, Übelkeit

Muskeltrichinose (nach 30 Tagen): hohes Fieber, Muskelschmerzen, Gesichtsödem, allergische Reaktionen, Eosinophilie

? Geben Sie die wichtigsten Symptome für Tuberkulose an!

Antwort

Chronische, subakute oder akute Infektionskrankheit, die sich meist in der Lunge abspielt.

Sie kann auch andere Organe befallen: Haut, Lymphknoten, Knochen, ZNS u. a. Evtl. Miliartuberkulose.

In der Lunge bildet sich ein Primärkomplex aus Primärherd und erkranktem Lymphknoten.

Chronische Lungentuberkulose mit Fieber, Husten mit spärlichem Auswurf, Nachtschweiß, Krankheitsgefühl.

27

27

? Geben Sie die wichtigsten Symptome für Tularämie an!

Antwort
Durch blutsaugende Insekten von Nagern auf den Menschen übertragen.
Primäraffekt an der Eintrittsstelle. Plötzlicher Krankheitsbeginn mit hohem Fieber. Mitbeteiligung der regionalen Lymphknoten.

? Geben Sie die wichtigsten Symptome für Typhus abdominalis an!

Antwort
Vier Krankheitsstadien.
I. Anwachsen:
– treppenförmiger Fieberanstieg auf ca. 40 °C, Kopfschmerzen, Obstipation, Bronchitis
II. Höhepunkt:
– Kontinua-Fieber, Benommenheit, Bradykardie, W-förmiger Zungenbelag, Roseolen, erbsbreiartige Durchfälle
III. Schwanken:
– morgendliche Fieberremissionen, eventuell Komplikationen wie Darmblutungen und Perforationen
IV. Abnahme:
– langsame Entfieberung, lang dauernde Rekonvaleszenz

? Geben Sie die wichtigsten Symptome für Ulcus molle (weicher Schanker) an!

Antwort
An den Genitalorganen kommt es zu mehreren schmerzhaften Geschwüren (Primäraffekten).
Einseitige, schmerzhafte Schwellung der Leistenlymphknoten, die nach außen aufbrechen können.

? Geben Sie die wichtigsten Symptome für virusbedingtes hämorrhagisches Fieber an!

Antwort
Marburg-, Ebola-, Lassa-Fieber u. a.
Hohes Fieber, erhöhte Blutungsneigung

? Geben Sie die wichtigsten Symptome für Virushepatitis A, B, C an!

Antwort
Akute Infektionskrankheit der Leber. Hepatitis A, B, C, D, E
- **Präikterisches Prodromalstadium:** mit unklaren Beschwerden
- **Ikterisches Stadium** (50 % der Fälle verlaufen anikterisch!): Dunkelfärbung des Harns (bierbraun), Entfärbung des Stuhls (lehmfarben). Gelbfärbung der Skleren und evtl. der Haut.
- **Postikterisches Stadium:** Gelbsucht klingt ab, Laborwerte normalisieren sich.

? Geben Sie die wichtigsten Symptome für Windpocken an!

Antwort
Akute, hochansteckende Kinderkrankheit.
Beginnt meist ohne Vorstadium mit Fieber, dem am nächsten Tag das Exanthemstadium folgt („polymorphes Bild").

? Nennen Sie die Erreger von Botulismus!

Antwort
Bakterien; Clostridium botulinum; Anaerobier, der in verunreinigten Konserven vorkommen kann.

? Nennen Sie die Erreger von Borkenflechte!

Antwort
Bakterien; Staphylokokken und Streptokokken.

? Nennen Sie die Erreger von Brucellosen!

Antwort
Bakterien; Brucella abortus, Brucella melitensis, Brucella suis; gehören zu den Stäbchen; gramnegativ, unbeweglich.

? Nennen Sie die Erreger von Cholera!

Antwort
Bakterien; Vibrio cholerae; ein gramnegatives, bewegliches Stäbchen.

? Nennen Sie die Erreger von Diphtherie!

Antwort
Bakterien; Corynebacterium diphtheriae.

? Nennen Sie die Erreger von Fleckfieber!

Antwort
Bakterien; Rickettsien, Rickettsia prowazeki; bakterienähnliche, gramnegative Mikroben.

? Nennen Sie die Erreger von FSME (Frühsommer-Meningoenzephalitis)!

Antwort
Viren; FSME-Virus, gehört zu den Togaviren.

? Nennen Sie die Erreger von Gastroenteritis!

Antwort
Bakterien, Salmonellen, pathogene Escherichia coli; Viren: Enteroviren, Rotaviren u. a. Pilze, Protozoen, Würmer.

? Nennen Sie die Erreger von Gelbfieber!

Antwort
Viren; Gelbfieber-Virus (Charon evagatus).

? Nennen Sie die Erreger von Gonorrhö!

Antwort
Bakterien; Neisseria gonorrhoeae; gramnegative Diplokokken, gehören zu den Gonokokken.

? Nennen Sie die Erreger von Influenza!

Antwort
Viren; Influenza-Virus; Typ A, B und C.

? Nennen Sie die Erreger von Keuchhusten!

Antwort
Bakterien; Bordetella pertussis; gramnegative, unbewegliche Kurzstäbchen.

? Nennen Sie die Erreger von Krätze!

Antwort
Hautparasit; Krätzmilbe; gehört zu den Spinnentieren.

? Nennen Sie die Erreger von Lepra!

Antwort
Bakterien; Mycobacterium leprae; grampositives, unbewegliches Stäbchen.

? Nennen Sie die Erreger von Leptospirosen!

Antwort
Bakterien; Leptospiren; gehören zu den Spirochäten. Gramnegativ, beweglich, schraubenförmig.

? Nennen Sie die Erreger von angeborener Listeriose!

Antwort
Bakterien; Listeria monocytogenes; ein grampositives, bewegliches Stäbchen. Gehört zu den Corynebakterien.

? Nennen Sie die Erreger von angeborener Lues!

Antwort
Bakterium; Treponema pallidum; schraubenförmig; gehört zu den Spirochäten.

? Nennen Sie die Erreger von Lymphogranuloma inguinale!

Antwort
Bakterien; Chlamydien (früher eigene Klasse); Chlamydia trachomatis.

? Nennen Sie die Erreger von Malaria!

Antwort
Protozoen; Plasmodien; einzellige Lebewesen. Plasmodium vivax und ovale, Plasmodium malariae, Plasmodium falciparum.

27

? Nennen Sie die Erreger von Masern!

Antwort
Viren; Masern-Virus.

? Nennen Sie die Erreger von Meningokokken-Meningitis!

Antwort
Bakterien; Meningokokken.

? Nennen Sie die Erreger von Milzbrand!

Antwort
Bakterien; Bacillus anthracis; großes, unbewegliches Stäbchen.

? Nennen Sie die Erreger von Mumps!

Antwort
Viren; Mumps-Virus (Rabula inflans).

? Nennen Sie die Erreger von Ornithose!

Antwort
Bakterien; Chlamydien; Chlamydia psittaci.

? Nennen Sie die Erreger von Paratyphus!

Antwort
Bakterien; Salmonella paratyphi; A, B, und C; gehören zu den Salmonellen.

? Nennen Sie die Erreger von Pest!

Antwort
Bakterien; Yersinia pestis; gramnegatives Stäbchen.

? Nennen Sie die Erreger von Poliomyelitis!

Antwort
Viren; Polio-Virus; Typ I, II und III.

? Nennen Sie die Erreger von Q-Fieber!

Antwort
Bakterium; Rickettsien (früher eigene Klasse); Coxiella burnetti.

? Nennen Sie die Erreger von Rötelnembryopathie!

Antwort
Viren; Röteln-Virus.

? Nennen Sie die Erreger von Rückfallfieber!

Antwort
Bakterien; Borrelien, gehören zu den Spirochäten. Sie sind groß, beweglich und schraubenförmig.

? Nennen Sie die Erreger von Scharlach!

Antwort
Bakterien; hämolysierende Streptokokken der Gruppe A; grampositive, unbewegliche Kugelbakterien.

? Nennen Sie die Erreger von Shigellenruhr!

Antwort
Bakterien; Shigellen; gramnegative, unbewegliche Stäbchen.

? Nennen Sie die Erreger von Syphilis!

Antwort
Bakterien; Treponema pallidum; schraubenförmig. Gehört zu den Spirochäten.

? Nennen Sie die Erreger von Tollwut!

Antwort
Viren; Tollwut-Virus; Rabies-Virus, gehört zu den Rhabdoviren.

? Nennen Sie die Erreger von angeborener Toxoplasmose!

Antwort
Protozoen; Toxoplasma gondii; einzellige Lebewesen.

? Nennen Sie die Erreger von Trichinose!

Antwort
Darmparasit; Trichinella spiralis (Fadenwurm).

? Nennen Sie die Erreger von Tuberkulose!

Antwort
Bakterium; Mycobacterium tuberculosis. Typ humanus, Typ bovinus.

? Nennen Sie die Erreger von Tularämie!

Antwort
Bakterien; Francisella tularensis; nichtbewegliche Stäbchen.

? Nennen Sie die Erreger von Typhus abdominalis!

Antwort
Bakterien; Salmonella typhi; gehört zu den Salmonellen.

? Nennen Sie die Erreger von Ulcus molle!

Antwort
Bakterien; Haemophilus ducreyi; Kurzstäbchen der Brucella-Gattung.

? Nennen Sie die Erreger von virusbedingtem hämorrhagischem Fieber!

Antwort
Viren; Marburg-Virus, Ebola-Virus, Lassa-Virus, Hantavirus u. a.

? Nennen Sie die Erreger von Virushepatitis A, B, C!

Antwort
Viren; Hepatitis-A-, -B-, -C-, -D- und -E-Virus.

? Nennen Sie die Erreger von Windpocken!

Antwort
Viren; Varicella-Zoster-Virus; gehört zu den Herpes-Viren. Identisch mit dem Herpes-Zoster-Virus.

? Geben Sie an, wie der Nachweis von Botulismus geführt wird!

Antwort
Im Sekret.

? Geben Sie an, wie der Nachweis von Borkenflechte geführt wird!

Antwort
Im Blut und im verseuchten Nahrungsmittel.

? Geben Sie an, wie der Nachweis von Brucellosen geführt wird!

Antwort
Im Blut, Liquor, Sternalmark, Gallensaft, Urin oder Organpunktat.

? Geben Sie an, wie der Nachweis von Cholera geführt wird!

Antwort
Im Stuhl.

? Geben Sie an, wie der Nachweis von Diphtherie geführt wird!

Antwort
Im Abstrich von den Tonsillen.

? Geben Sie an, wie der Nachweis von Fleckfieber geführt wird!

Antwort
Ab 6. Krankheitstag im Blut.

? Geben Sie an, wie der Nachweis von FSME (Frühsommer-Meningoenzephalitis) geführt wird!

Antwort
In Blut und Liquor.

? Geben Sie an, wie der Nachweis von Gastroenteritis geführt wird!

Antwort
Im Stuhl, evtl. im Erbrochenen und in den Nahrungsmittelresten.

27

? **Geben Sie an, wie der Nachweis von Gelbfieber geführt wird!**

Antwort
Im Blut.

? **Geben Sie an, wie der Nachweis von Gonorrhö geführt wird!**

Antwort
Im Harnröhrensekret beim Mann und der Frau, bei der Frau auch im Gebärmutterhalsabstrich.

? **Geben Sie an, wie der Nachweis von Influenza geführt wird!**

Antwort
Im Blut.

? **Geben Sie an, wie der Nachweis von Keuchhusten geführt wird!**

Antwort
Im Sputum oder durch bakteriologische Untersuchung des Rachen- oder Kehlkopfabstrichs.

? **Geben Sie an, wie der Nachweis von Krätze geführt wird!**

Antwort
Mikroskopischer Nachweis.

? **Geben Sie an, wie der Nachweis von Lepra geführt wird!**

Antwort
Im Gewebesaft der leprösen Hautveränderung. Der Lepromintest kann anzeigen, ob es sich um die tuberkuloide oder die lepromatöse Form handelt.

? **Geben Sie an, wie der Nachweis von Leptospirosen geführt wird!**

Antwort
Im Blut, Urin und Liquor.

? **Geben Sie an, wie der Nachweis von angeborener Listeriose geführt wird!**

Antwort
Im Stuhl, Urin, Blut, Liquor oder im Nasen-Rachen-Abstrich, bei der Mutter im Fruchtwasser, im Urin, im Blut oder im Wochenfluss.

? **Geben Sie an, wie der Nachweis von angeborener Lues geführt wird!**

Antwort
Im Blut.

? **Geben Sie an, wie der Nachweis von Lymphogranuloma inguinale geführt wird!**

Antwort
Im Bläschensekret der Primärläsion, im Lymphknotenpunktat.

? **Geben Sie an, wie der Nachweis von Malaria geführt wird!**

Antwort
Im Blut.

? **Geben Sie an, wie der Nachweis von Masern geführt wird!**

Antwort
Im Blut.

? **Geben Sie an, wie der Nachweis von Meningokokken-Meningitis geführt wird!**

Antwort
In Blut und Liquor.

? **Geben Sie an, wie der Nachweis von Milzbrand geführt wird!**

Antwort
Bei Hautmilzbrand im Karbunkelsekret,
bei Lungenmilzbrand im Sputum,
bei Darmmilzbrand im Stuhl,
bei Milzbrandsepsis im Blut.

? Geben Sie an, wie der Nachweis von Mumps geführt wird!

Antwort
Im Blut und im Speichel.

? Geben Sie an, wie der Nachweis von Ornithose geführt wird!

Antwort
Im Blut und im Sputum.

? Geben Sie an, wie der Nachweis von Paratyphus geführt wird!

Antwort
Im Blut, während der 1. und 2. Krankheitswoche. Im Stuhl (evtl. Urin) ab der 2. Krankheitswoche.

? Geben Sie an, wie der Nachweis von Pest geführt wird!

Antwort
Bei Beulenpest im Punktat der Lymphknoten.
Bei Lungenpest im Sputum.
Bei Pestsepsis im Blut.

? Geben Sie an, wie der Nachweis von Poliomyelitis geführt wird!

Antwort
Im Mund- und Rachensekret, später in Stuhl, Urin und Liquor.

? Geben Sie an, wie der Nachweis von Q-Fieber geführt wird!

Antwort
Im Blut.

? Geben Sie an, wie der Nachweis von Rötelnembryopathie geführt wird!

Antwort
Im Blut.

? Geben Sie an, wie der Nachweis von Rückfallfieber geführt wird!

Antwort
Im Blut.

? Geben Sie an, wie der Nachweis von Scharlach geführt wird!

Antwort
Im Blut und Nasen-Rachen-Abstrich.

? Geben Sie an, wie der Nachweis von Shigellenruhr geführt wird!

Antwort
Im Stuhl.

? Geben Sie an, wie der Nachweis von Syphilis geführt wird!

Antwort
Im Blut.

? Geben Sie an, wie der Nachweis von Tollwut geführt wird!

Antwort
Kornealtest. Im Gehirn des tollwutverdächtigen Tiers durch Negri-Körperchen.
Durch Tierversuch oder durch Zellkulturen, indem tollwutverdächtiges Material verimpft wird (z. B. Hirngewebe, Speichel, Liquor oder Tränenflüssigkeit).

? Geben Sie an, wie der Nachweis von angeborener Toxoplasmose geführt wird!

Antwort
Durch mikroskopischen Direktnachweis.

? Geben Sie an, wie der Nachweis von Trichinose geführt wird!

Antwort
Klinisch durch Muskelbiopsie. Vom 9.–28. Tag können im Blut Larven nachgewiesen werden.

27

? Geben Sie an, wie der Nachweis von Tuberkulose geführt wird!

Antwort
Im Sputum, durch Röntgen, Tuberkulin-Probe.

? Geben Sie an, wie der Nachweis von Tularämie geführt wird!

Antwort
Im Eiter der Pustel, des Geschwürs oder des befallenen Lymphknotens,
bei Lungenbefall im Sputum,
bei Sepsis im Blut.

? Geben Sie an, wie der Nachweis von Typhus abdominalis geführt wird!

Antwort
Im Blut, während der 1. und 2. Krankheitswoche.
Im Stuhl und eventuell im Urin ab der 2. Krankheitswoche.

? Geben Sie an, wie der Nachweis von Ulcus molle geführt wird!

Antwort
Im Geschwürabstrich.

? Geben Sie an, wie der Nachweis von virusbedingtem hämorrhagischem Fieber geführt wird!

Antwort
Im Blut.

? Geben Sie an, wie der Nachweis von Virushepatitis A, B, C geführt wird!

Antwort
Im Blut (selten), Virushepatitis A auch im Stuhl.

? Geben Sie an, wie der Nachweis von Windpocken geführt wird!

Antwort
Im Blut und im Bläscheninhalt.

? Geben Sie die Infektionskrankheiten an, für die schon im Verdachtsfall Meldepflicht besteht!

Antwort
Akute Virushepatitis, Botulismus, Cholera, Diphtherie, TSE (transmissible spongiforme Enzephalopathie), HUS (hämolytisch-urämisches Syndrom), Masern, Mumps, Pertussis, Meningokokken-Mengitis oder -Sepsis, Milzbrand, Pest, Poliomyelitis, Röteln, Typhus abdominalis und Paratyphus, Tollwut, virusbedingtes hämorrhagisches Fieber, aviäre Influenza (Vogelgrippe), SARS (schweres akutes Atemnotsyndrom), CDAD (Clostridium difficile assoziierte Diarrhö).

? Geben Sie die Infektionskrankheit an, für die aufgrund § 6 Abs. 1 Nr. 1 IfSG (Infektionsschutzgesetz) lediglich im Erkrankungs- und Todesfall Meldepflicht besteht!

Antwort
Behandlungsbedürftige Tuberkulose.

? Für welche Infektionskrankheiten besteht nach dem IfSG lediglich im Todesfall Meldepflicht?

Antwort
Nach dem IfSG gibt es keine Meldepflicht mehr, die lediglich im Todesfalle besteht im Unterschied zu dem früher gültigen BSG (Bundesseuchengesetz).

? Für welche Infektionskrankheiten besteht zwar keine Meldepflicht aufgrund der §§ 6, 7 IfSG, aber trotzdem Behandlungsverbot, aufgrund der §§ 24 und 34 IfSG?

Antwort
Borkenflechte, Krätze, Scharlach und sonstige Streptococcus-pyogenes-Infektionen.

? Zählen Sie einige sexuell übertragbare Krankheiten auf, die gemäß dem Infektionsschutzgesetz nur von Ärzten behandelt werden dürfen!

Antwort
Gonorrhö, Syphilis, Ulcus molle, Lymphogranuloma inguinale, Herpes genitalis u. a.

? Wer ist nach dem IfSG § 2 Ausscheider?

Antwort
Ausscheider ist eine Person, die Krankheitserreger ausscheidet und dadurch eine Ansteckungsquelle für die Allgemeinheit sein kann, ohne krank oder krankheitsverdächtig zu sein.

? Wenn ein Patient mit Hauterscheinungen sich von Ihnen behandeln lassen will, könnte es sich um eine Krankheit mit Behandlungsverbot für den Heilpraktiker handeln. Welche Krankheiten mit Behandlungsverbot haben Hauterscheinungen? Geben Sie dazu stichwortartig an, wie diese beschaffen sind!

Antwort
Akute Virushepatitis:
Im präikterischen Prodromalstadium kann es gelegentlich zu Exanthemen oder Enanthemen kommen.
Borkenflechte:
Es kommt zu kleinen Bläschen und Pusteln oder zu wenige Zentimeter großen Blasen, die aufplatzen. Es bilden sich dann die typischen, meist honiggelben Krusten. Prädilektionsstellen sind Kopf, Hals und Hände.
Brucellose:
Es kann sich ein flüchtiges Exanthem mit unterschiedlichen Erscheinungen einstellen, z. B. Roseolen.
Fleckfieber:
Rotfleckiges Exanthem am Rumpf; Gesicht und Hals bleiben frei. Handflächen und Fußsohlen sind nur bei schwerem Befall betroffen.
Gonorrhö:
Wenn es zu einer Gonokokken-Sepsis kommt, können sich ungefähr 10–15 Bläschen oder Pusteln bilden, die bevorzugt an Beinen und Armen sitzen.
Krätze:
Es kommt zu einem juckenden Hautausschlag. Zu sehen sind die Milbengänge: zarte, winkelig geknickte Striche, an deren Ende sich der Milbenhügel befindet.
Lepra:
Beginnt mit hypopigmentierten oder geröteten Hautflecken, z. T. mit Hypoästhesie. Später auch makulöse oder knotige Hautveränderungen (Löwengesicht).
Lues, angeborene:
Es können großblasige und geschwürige Hauterscheinungen auftreten, vor allem an Handtellern und Fußsohlen.

Lymphogranuloma inguinale:
Es kommt zu geringfügigen Primärläsionen an den Genitalorganen. Die Leistenlymphknoten können anschwellen, nach außen aufbrechen und es können sich schlecht heilende Fisteln bilden.
Masern:
Das Masern-Exanthem beginnt hinter den Ohren, breitet sich über Hals, Gesicht, Schultern, Rumpf und Extremitäten aus. Es ist zunächst kleinfleckig, wird dann großfleckig und konfluiert. Abweichungen von dieser typischen Exanthemform sind möglich!
Meningokokken-Meningitis:
Es können unterschiedliche Exantheme und bei Menigokokken-Sepsis auch Hautblutungen auftreten.
Milzbrand:
Aus einer kleinen Hautwunde entwickelt sich der Milzbrandkarbunkel. Er ist schmerzlos und von einem lokalen Ödem und Lymphknotenschwellungen begleitet.
Scharlach:
Das Exanthem tritt schon ab dem 2. Krankheitstag auf. Es besteht aus feinen, nichtjuckenden Flecken, die sich von der geröteten Haut kaum abheben. Es besteht eine periorale Blässe (Milchbart). Die Abheilung erfolgt zuerst durch feinlamellige Schuppung, der eine großflächige Schuppung der Handflächen und Fußsohlen folgt.
Paratyphus:
Es treten Roseolen auf, kleine rosarote Flecken, und zwar bevorzugt am Bauch und seitlichem Rumpf.
Syphilis (Lues):
- Im Stadium I der Erkrankung kommt es zum Primäraffekt, einem kleinen, derben Knötchen, das sich geschwürig verändert.
- Im Stadium II treten typischerweise Hautausschläge auf. Diese sind meist zunächst makulös, dann papulös. An Handflächen und Fußsohlen bilden sich bevorzugt Papeln. Die Hauterscheinungen jucken und schmerzen im Allgemeinen nicht. Allerdings können die Hauterscheinungen der Syphilis im Stadium II zahlreiche andere Hauterkrankungen nachahmen.
Trichinose:
Es kann zu allergischen Reaktionen mit Hauterscheinungen und Gesichtsödem kommen.
Tuberkulose (Hauttuberkulose):
Es können unterschiedliche Hauterscheinungen auftreten.

27

- **Primärinfektion:** In sehr seltenen Fällen dringt der Erreger nicht über die Atemwege, sondern über die Haut ein. Es kommt an diesem Ort zu einem Ulkus mit darauf folgender Lymphknotenschwellung. Meist erfolgt eine langsame Spontanheilung.
- **Postprimäre Hauttuberkulose: Lupus vulgaris:** (Lupus = Wolf). Sie ist die häufigste tuberkulöse Erkrankung der Haut. Im Gesicht oder den Extremitäten kommt es zu rötlich-bräunlichen Knötchen, die in Geschwüre übergehen und mit Narbenbildung abheilen. Bei Hauttuberkulose können aber auch Hauterscheinungen von eingeschmolzenen subkutanen Lymphknoten ausgehen (häufig im Halsbereich). Bei sehr schlechter Abwehrlage kann es, ausgehend von der jeweiligen Organtuberkulose, zu ulzerierenden Haut- und Schleimhautherden kommen.

Typhus abdominalis:
Ab der 2. Krankheitswoche kommt es vor allem am Bauch und am seitlichen Rumpf zu Roseolen. Es handelt sich um kleine, rosarote Flecken. Ihre Anzahl übersteigt selten 15.

Ulcus molle:
An den Genitalorganen kommt es zu meist mehreren geschwürigen Primäraffekten. Die geschwollenen Lmyphknoten können nach außen aufbrechen.

Virusbedingtes hämorrhagisches Fieber:
Es kommt zu Hauteinblutungen.
- **Lassa-Fieber:** Ein makulopapulöses Exanthem breitet sich von Gesicht, Hals und Armen über den ganzen Körper aus.
- **Marburg- und Ebola-Fieber:** In der 1. Krankheitswoche kommt es zu einem makulopapulösen Exanthem, das sich zentrifugal ausbreitet. Ab der 2. Woche kommt es zu einem bläulichen Exanthem.

Windpocken:
Das Exanthem beginnt am Kopf und am Rumpf. An den Extremitäten ist es nicht so ausgeprägt. Es beginnt mit Flecken, die sich in Papeln, Bläschen und Pusteln umwandeln. Nach 1–2 Tagen bilden sie sich unter zentraler Dellenbildung in Krusten um und fallen ab. Es besteht das typische polymorphe Bild.

? **Geben Sie die Infektionskrankheiten mit Behandlungsverbot für den Heilpraktiker an, bei denen es zu Durchfällen kommen kann. Schildern Sie kurz die Beschaffenheit der Durchfälle!**

Antwort
Cholera:
Es kommt zuerst zu breiigen, dann wässrigen Stuhlentleerungen, schließlich zu den typischen reiswasserartigen Durchfällen.
Darmtuberkulose:
Darmtuberkulose kann im Dünn- und im Dickdarm auftreten. Es kommt zu breiigen Durchfällen, die mit Blut vermischt sein können.
Gastroenteritis:
Es kommt zu wässrigen, dünnflüssigen Stühlen, die mit Schleim vermischt sein können.
Milzbrand:
Beim Darmmilzbrand kann es zu blutigen Stühlen kommen.
Paratyphus:
Breiige Durchfälle.
Shigellenruhr:
Blutig-schleimige, eventuell eitrige Durchfälle.
Trichinose:
Im ersten Stadium der Darmtrichinose kann es zu breiigen Durchfällen kommen.
Typhus abdominalis:
Im ersten Stadium der Erkrankung besteht Obstipation! Erst im zweiten Stadium kommt es zu den erbsbreiartigen Durchfällen.

? **Bei welchen Infektionskrankheiten mit Behandlungsverbot für den Heilpraktiker kann es zum Ikterus kommen?**

Antwort
Gelbfieber
Leptospirose (vor allem bei der Weil-Krankheit, manchmal auch beim Canicola-Fieber, beim Feldfieber fehlt er meist).
Listeriose, angeborene
Malaria (durch hämolytische Anämie und als Komplikation bei der Malaria tropica)
Rötelnembryopathie
Rückfallfieber
Syphilis (im Stadium II Hepatitis, im Stadium III Gummen in der Leber möglich).

Toxoplasmose, angeborene
Virushepatitis (nur 50 % aller Erkrankungsfälle verlaufen ikterisch!)

? **Bei welchen Infektionskrankheiten mit Behandlungsverbot für den Heilpraktiker kann es zu Lymphknotenschwellungen kommen?**

Antwort
AIDS
Brucellose
Diphtherie (Zäsarenhals bei toxischer Diphtherie. Hier sind durch die hochgradige Schwellung des Hals- und Nackenbereichs die vergrößerten Halslymphknoten kaum tastbar).
Lepra
Lymphogranuloma inguinale
Masern
Milzbrand
Pest
Röteln
Scharlach
Syphilis
Toxoplasmose, angeborene
Tuberkulose
Tularämie
Ulcus molle
Windpocken

? **Bei welchen Infektionskrankheiten mit Behandlungsverbot für den Heilpraktiker kann es zu Benommenheit kommen?**

Antwort
Fleckfieber
FSME
Leptospirose
Malaria tropica
Meningitis/Enzephalitis
Ornithose (typhusartiges Bild)
Paratyphus
Poliomyelitis
Rückfallfieber
Tollwut (nur wenn das Erregungsstadium überlebt wird und das Lähmungsstadium erreicht wird – selten!)
Typhus abdominalis

? **Nennen Sie typische Beschwerden des präikterischen Prodromalstadiums bei Virushepatitis!**

Antwort
Im präikterischen Stadium kommt es zu uncharakteristischen Beschwerden wie Abgeschlagenheit, unklaren Bauchbeschwerden, Appetitlosigkeit, Übelkeit, Erbrechen, Abneigung gegen bestimmte Speisen und Zigarettenrauch, Juckreiz, Exanthem, Enanthem, eventuell auch grippeähnliche Symptome.

? **Wodurch kann der Übergang vom präikterischen ins ikterische Stadium äußerlich meist zuerst erkannt werden?**

Antwort
Es kommt zur Gelbfärbung der Skleren.

? **Wodurch kann der Übergang vom ikterischen ins postikterische Stadium äußerlich erkannt werden?**

Antwort
Die **Gelbsucht** bildet sich **zurück.** Oft kommt es zur Polyurie.

? **Geben Sie für die folgenden Krankheiten die Prognosen an!**
Virushepatitis A
Virushepatitis B
Virushepatitis C

Antwort
Virushepatitis A:
Sehr gute Prognose, da die Erkrankung meist mild und ohne Komplikationen verläuft.
Virushepatitis B:
Die Prognose ist noch gut, da weitaus die meisten Fälle ausheilen. Die Krankheitsdauer beträgt jedoch manchmal Monate. Bei ungefähr 10 % der Betroffenen kommt es zur chronischen Hepatitis. Bei 1 % schreitet die Krankheit bis zur Leberzirrhose fort.
Virushepatitis C:
Die Erkrankung verläuft oft inapparent. Eine akute Virushepatitis geht oft in eine chronische Verlaufsform über.

27

27

? **Wie erfolgt jeweils der Nachweis bei Virushepatitis A und B?**

Antwort
Der Nachweis erfolgt bei Virushepatitis A und B im **Blut.** Hepatitis-A-Viren können auch im Stuhl nachgewiesen werden.

? **Geben Sie die typische Stuhlveränderung bei schwerer Choleraerkrankung an!**

Antwort
Reiswasserartige Durchfälle.

? **Geben Sie an, ob es bei schweren Cholerafällen typischerweise zu Fieber kommt und nennen Sie ggf. die Höhe des zu erwartenden Fiebers!**

Antwort
Bei schwerer Cholera tritt typischerweise kein Fieber auf, vielmehr kann es zu **Untertemperatur** kommen.

? **Wie heißen die Erreger der Shigellenruhr?**

Antwort
Shigellen, gramnegative unbewegliche Stäbchenbakterien.

? **Schildern Sie die Beschwerden einer leicht verlaufenden Erkrankung bei Shigellenruhr!**

Antwort
Es kommt zu plötzlichem **Fieber,** Übelkeit und Erbrechen, heftigen Bauchschmerzen mit Stuhldrang und **blutig-schleimigen Durchfällen.**

? **Schildern Sie die Beschwerden einer schwer verlaufenden Erkrankung von Shigellenruhr!**

Antwort
Hohes **Fieber** mit **Übelkeit** und **Erbrechen, Darmtenesmen** bis hin zu **Koliken** und **zahlreiche** (bis hin zu 20–40 Entleerungen täglich) **blutig-schleimige Durchfälle.** Es besteht die Gefahr der Exsikkose.

? **In welchem Fall besteht bei Shigellenruhr Meldepflicht?**

Antwort
Bei **Erregernachweis** (§ 7 IfSG).

? **Was sind Salmonellosen?**

Antwort
Salmonellosen sind Erkrankungen, die durch **Salmonellen** hervorgerufen werden. Bei den Salmonellen handelt es sich um gramnegative, unbewegliche Stäbchenbakterien.

? **Geben Sie die Inkubationszeit der Gastroenteritis an!**

Antwort
Wenige Stunden bis **2 Tage**, eventuell bis 3 Tage.

? **Geben Sie mögliche Ansteckungsquellen für Salmonellosen an!**

Antwort
Die wichtigste Infektionsquelle sind **verseuchte Nahrungsmittel,** z. B. Hähnchen, Eier, Speiseeis. Eine Ansteckung von Ausscheidern und Erkrankten gilt heute als unwahrscheinlich.

? **Wo wird der Nachweis bei Salmonellosen geführt?**

Antwort
Im **Stuhl,** in Nahrungsmittelresten, im Erbrochenen.

? **Welcher Darmabschnitt ist bei Typhus abdominalis betroffen (Dünn- oder Dickdarm)?**

Antwort
Dünndarm.

? **Wie erfolgt die Übertragung bei Typhus abdominalis?**

Antwort
Bei der Übertragung spielen **Dauerausscheider** eine Rolle. Die Ansteckung erfolgt allerdings meist indirekt über **verseuchte Lebensmittel** und **Wasser.**

？ Geben Sie wichtige Beschwerden bei Typhus abdominalis im Stadium I an!

Antwort
Treppenförmiger Fieberanstieg auf 40 bis 41 °C, Kopfschmerzen, Bronchitis, Obstipation.

？ Geben Sie wichtige Beschwerden bei Typhus abdominalis im Stadium II an!

Antwort
Fieberkontinua von ungefähr 40 °C, Benommenheit, erbsbreiartige Durchfälle, Roseolen, W-förmiger Zungenbelag, Bradykardie, Milz- und Leberschwellung, Leukopenie mit Linksverschiebung, BSG stark beschleunigt.

？ Geben Sie wichtige Beschwerden bei Typhus abdominalis im Stadium III an!

Antwort
Fieber, und zwar ist die Temperatur morgens niedrig, gegen Abend steigt sie an. Die übrigen Beschwerden bessern sich. Allerdings können gerade in diesem Stadium Komplikationen auftreten.

？ Geben Sie wichtige Beschwerden bei Typhus abdominalis im Stadium IV an!

Antwort
Lytische Entfieberung, lang andauernde Rekonvaleszenz.

？ Welche Komplikationen können bei Typhus abdominalis auftreten?

Antwort
Darmblutungen, Darmperforation, Peritonitis, Myokarditis, Pneumonie, Meningitis, Gallenwegs- und Gallenblasenentzündung.

？ Nennen Sie einige Punkte, in denen sich Typhus abdominalis und Paratyphus ähneln und einige Punkte, in denen sie sich unterscheiden!

Antwort
Ähnlichkeiten von Typhus abdominalis und Paratyphus:

Bei beiden erfolgt die **Ansteckung** meist über verseuchte Nahrungsmittel und Wasser, aber es ist auch eine Übertragung durch Schmierinfektion möglich.
Wichtige Symptome sind bei beiden Erkrankungen die **Durchfälle** und die **Roseolen.**
Beide haben Meldepflicht bei Verdacht, Erkrankung, Tod (§ 6 IfSG) und bei Erregernachweis (§ 7 IfSG).
Unterschiede zwischen Typhus abdominalis und Paratyphus:
Paratyphus zeigt meist einen stürmischeren **Beginn** und während des **Krankheitsverlaufs** nicht so starke Beschwerden. **Komplikationen** sind bei Paratyphus seltener, die Roseolen treten dafür stärker in Erscheinung.

？ Wie heißt der Erreger von Paratyphus?

Antwort
Salmonella paratyphi A, B und C.

？ Wie lange ist die Inkubationszeit bei Paratyphus?

Antwort
1–2 (max. 3) Wochen.

？ Wo erfolgt der Nachweis bei Paratyphus?

Antwort
Im Blut.

？ Welches Lebensalter und welches Geschlecht sind in erster Linie von Borkenflechte betroffen?

Antwort
Vor allem **Kinder** im **Kindergartenalter,** aber auch noch Schulkinder. Geschlechtsunterschiede bestehen **keine.**

？ Wie therapieren Sie bei Borkenflechte?

Antwort
Überhaupt nicht, da Behandlungsverbot für den Heilpraktiker besteht (§ 24 in Verbindung mit § 34 IfSG).

27

? **Nennen Sie die Inkubationszeit von Poliomyelitis!**

Antwort
Inkubationszeit ist **meist 7–9 Tage,** evtl. 3–14 Tage.

? **Jemand hat sich mit dem Polio-Virus infiziert. Kommt es in jedem Fall zu Krankheitserscheinungen?**

Antwort
Nein. Bei Infektion mit dem Poliomyelitis-Virus kommt es **nur** in ungefähr **1 %** der Fälle zu Krankheitserscheinungen.

? **Wenn jemand an Poliomyelitis verstirbt, was ist dann meist die eigentliche Todesursache?**

Antwort
Die häufigste Todesursache bei Poliomyelitis ist die **Atemlähmung,** und zwar durch eine Lähmung der Zwischenrippenmuskulatur oder durch eine Lähmung des Zwerchfells.

? **In welchem Fall besteht bei Poliomyelitis Meldepflicht?**

Antwort
Meldepflicht besteht bei Poliomyelitis bei **Verdacht, Erkrankung** und **Tod** (§ 6 Abs. 1) und bei Erregernachweis (§ 7 IfSG). Beachten Sie bitte, dass der Heilpraktiker bereits den Verdacht auf Polio melden muss, wenn eine akute schlaffe Lähmung vorliegt, die nicht traumatisch bedingt ist.

? **Nennen Sie die wichtigste Infektionsquelle der FSME (Frühsommer-Meningoenzephalitis)!**

Antwort
Zecken.

? **Zählen Sie typische Symptome der FSME auf!**

Antwort
Krämpfe, Lähmungen, Bewusstseinstrübungen bis Koma, Hautausschläge, Gelenkschwellungen, Nystagmus.

? **Was ist ein Opisthotonus?**

Antwort
Der Opisthotonus ist ein sogenannter **Krampfrücken,** bei dem es zu einem Krampf der Rückenmuskulatur gekommen ist. Es handelt sich um eine Abwehrspannung des Körpers, um jede Dehnung oder Störung der Rückenmarkhäute zu vermeiden.

? **Bei welchen Krankheiten kann es zum Opisthotonus kommen?**

Antwort
Ein Opisthotonus kann bei **Meningitis** und **Tetanus** auftreten.

? **Was ist ein Kahnbauch und bei welcher Infektionskrankheit kann er auftreten?**

Antwort
Beim Kahnbauch handelt es sich um eine **kahnförmige Einziehung** der **Bauchwand** durch Muskelverkrampfung.
Er tritt typischerweise bei **Meningitis** auf.

? **Darf ein Heilpraktiker eine Meningokokken-Meningitis behandeln? Begründen Sie Ihre Meinung!**

Antwort
Nein. Für Meningokokken-Meningitis besteht **Behandlungsverbot** aufgrund §§ 24, 6 und 7 IfSG.

? **Wieso bilden sich bei Tuberkulose Tuberkel?**

Antwort
Die Tuberkel stellen eine **Abwehrreaktion** des Körpers auf den **Erreger** dar. **Tuberkulose-Erreger** schädigen das **Gewebe,** sodass es zum Einschmelzen kommt. Der Körper **mauert** nun gewissermaßen dieses Gewebe ein, da sich hier noch **funktionstüchtige Erreger** befinden können. Die „Mauer" besteht vor allem aus Epitheloidzellen, Riesenzellen und Lymphozyten.

? **Geben Sie die Inkubationszeit der Lungentuberkulose an!**

Antwort

Meist **4–12 Wochen** (1–6 Monate).

? **Jemand hat sich mit dem Tuberkulose-Erreger infiziert. Wovon hängt es nun ab, ob die Erkrankung zum Ausbruch kommt?**

Antwort

Ob die Erkrankung zum Ausbruch kommt, hängt in erster Linie von der **Abwehrlage** des Menschen ab. Es spielen aber auch die **Infektionsdosis,** die **Dauer** der **Exposition** und die **Erregerart** (Mycobacterium tuberculosis bovis oder africanus) eine Rolle. Besonders gefährdet sind Säuglinge, alte Menschen und Pubertierende.

Multiple-choice-Fragen

? **Welche Aussagen über Botulismus sind zutreffend?**

1 Ansteckung erfolgt von Mensch zu Mensch durch Tröpfcheninfektion.
2 Inkubationszeit 2–4 Wochen.
3 Es handelt sich um eine Lebensmittelvergiftung.
4 Typische Beschwerden sind Durchfälle, Erbrechen und Benommenheit.
5 Sehstörungen (Doppeltsehen) sind ein typisches Symptom.

Lösung

Die Antworten 3 und 5 sind richtig.
Anmerkungen:
- Punkt 1: Es handelt sich um eine Lebensmittelvergiftung.
- Punkt 2: Inkubationszeit sind Stunden bis Tage (seltenst bis 14 Tage).
- Punkt 4: Eine typische Beschwerde ist Verstopfung. Das Bewusstsein bleibt erhalten.
- Punkt 5: Sehstörungen (Doppeltsehen) werden durch Augenmuskellähmungen hervorgerufen.

? **Welche Aussagen über Cholera sind richtig?**

1 Spielt sich vorwiegend im Dickdarm ab.

2 Typisch sind blutige Durchfälle.
3 Erreger ist das Virus Vibrio cholerae.
4 Die meisten Infektionen verlaufen als schwere Erkrankung.
5 Der Nachweis erfolgt im Blut.
6 Schwere Erkrankungen gehen mit hohem Fieber einher.

Lösung

Keine der Antworten ist richtig.
Anmerkungen:
- Punkt 1: Sie spielt sich im Dünndarm ab.
- Punkt 2: Typisch sind die reiswasserartigen Durchfälle.
- Punkt 3: Erreger ist das Bakterium Vibrio cholerae.
- Punkt 4: Meist inapparenter Verlauf.
- Punkt 5: Nachweis im Stuhl.
- Punkt 6: Bei schweren Erkrankungen kommt es zu Untertemperatur.

27

? **An welchen Darmabschnitten manifestiert sich die Cholera?**

1 Im Dünndarm
2 Im Dickdarm
3 Gleichermaßen im Dünn- und Dickdarm

Lösung

Antwort 1 ist richtig.

? **Welche Symptome können bei Cholera auftreten?**

1 Möglicherweise überhaupt keine
2 Blutig-schleimige Durchfälle
3 Anfangs breiig, dann wässrige Durchfälle
4 Reiswasserartige Stühle
5 Hohes Fieber
6 Wadenkrämpfe
7 Hypotonie
8 W-förmiger Zungenbelag
9 Auftreten von Roseolen

Lösung

Die Antworten 1, 3, 4, 6 und 7 sind richtig.
Anmerkungen:
- Punkt 2: Blutig-schleimige Durchfälle sind typisch für Shigellenruhr.

- Punkt 5: Bei Cholera kommt es eher zu Untertemperatur.
- Punkt 6: Wadenkrämpfe treten durch den Elektrolytverlust auf.
- Punkt 7: Hypotonie tritt durch die Exsikkose auf.
- Punkt 8 und 9: Typisch für Typhus abdominalis.

? Mögliche Übertragungswege bei Cholera sind:

1 Bluttransfusionen
2 Ansteckung kann durch Ausscheider erfolgen
3 Tröpfcheninfektion
4 Schmierinfektion
5 Nahrungsmittel
6 Trinkwasser

Lösung
Die Antworten 2, 4, 5 und 6 sind richtig.

? Welche Aussagen über die Gastroenteritis sind zutreffend?

1 Wird ausschließlich durch Salmonellen hervorgerufen.
2 Kann durch Bakterien oder Viren (z. B. Enteroviren) hervorgerufen werden.
3 Inkubationszeit Stunden bis Tage.
4 Die typischen Durchfälle sind dünnflüssig bis wässrig. Sie können teilweise mit Schleim vermischt sein.
5 Es können auftreten: Darmtenesmen, Übelkeit, Erbrechen, eventuell Fieber.

Lösung
Die Antworten 2, 3, 4 und 5 sind richtig.
Anmerkung:
Punkt 1: Andere mögliche Erreger sind z. B. Staphylokokken, pathogene Escherichia-coli-Stämme oder Viren.

? Mögliche Infektionsquellen für Salmonellosen sind:

1 Eier
2 Fleisch
3 Tröpfcheninfektion durch Ausscheider
4 Tiramisu
5 Erbrochenes von Erkrankten
6 Bluttransfusionen

Lösung
Die Antworten 1, 2, 4 und 5 sind richtig.

? Welche typischen Symptome können bei Gastroenteritis auftreten?

1 Bauchtenesmen
2 Roseolen
3 Bradykardie
4 Verstopfung
5 Fieber
6 Symptomloser Verlauf möglich
7 Darmnekrose
8 Blutbeimengung im Stuhl

Lösung
Die Antworten 1, 5 und 6 sind richtig.
Anmerkungen:
Punkt 2, 3, 4 und 7: Typisch für Typhus abdominalis.

? Welche Aussagen über Fleckfieber sind richtig?

1 Erreger sind Rickettsien, die durch Läuse, Flöhe, Zecken und Milben übertragen werden.
2 Es kommt zu hohem Fieber mit grippeähnlichen Symptomen und ab dem 5. Krankheitstag zu Roseolen.
3 Häufig enzephalitische Erscheinungen. Es besteht eine Neigung zu akutem Kreislaufversagen.
4 Bei uns hauptsächlich als Kriegsseuche bekannt.

Lösung
Die Antworten 1, 2, 3 und 4 sind richtig.

? Welche Aussagen über Lepra sind richtig?

1 Eine andere Krankheitsbezeichnung ist Blattern.
2 Erreger sind Chlamydien.
3 Inkubationszeit 1–3 Wochen.
4 Das Ansteckungsrisiko ist sehr hoch.
5 Man unterscheidet eine lepromatöse und eine tuberkuloide Form.
6 Typisch sind Sensibilitätsstörungen und Lähmungen.
7 Ist die Krankheit ausgebrochen, so gibt es keine wirkungsvolle Therapie mehr.

Lösung

Die Antworten 5 und 6 sind richtig.

Anmerkungen:

- Punkt 1: Blattern = Pocken.
- Punkt 2: Erreger ist das Mycobacterium leprae (Bakterien).
- Punkt 3: Die Inkubationszeit beträgt meist 2–5 Jahre, evtl. 9 Monate bis 40 Jahre.
- Punkt 4: Das Ansteckungsrisiko ist nur gering.

? Welche Aussagen über Milzbrand sind zutreffend?

1. Die häufigste Übertragung geschieht von Mensch zu Mensch.
2. Tritt bei uns als Berufskrankheit von Personen auf, die mit Tieren oder Tierprodukten Kontakt haben.
3. Man unterscheidet Haut-, Lungen- und Darmmilzbrand.
4. Der Lungenmilzbrand kann an dem typischen Karbunkel erkannt werden.
5. Der Lungenmilzbrand verläuft als Pneumonie.

Lösung

Die Antworten 2, 3 und 5 sind richtig.

Anmerkungen:

- Punkt 1: Eine Ansteckung von Mensch zu Mensch ist nicht möglich.
- Punkt 4: Nur beim Hautmilzbrand kommt es zu dem typischen Karbunkel.

? Welche Aussagen über Ornithose sind richtig?

1. Eine weitere Krankheitsbezeichnung ist Lyssa.
2. Erreger sind Protozoen.
3. Beim Krankheitsverlauf unterscheidet man ein Vorläuferstadium, ein Lähmungsstadium und eine Reparationsphase.
4. Der Nachweis erfolgt im Blut und Sputum.

Lösung

Antwort 4 ist richtig.

Anmerkungen:

- Punkt 1: Lyssa = Tollwut.
- Punkt 2: Erreger ist Chlamydia psittaci (Chlamydien werden zu den Bakterien gerechnet).

- Punkt 3: Beim Krankheitsverlauf unterscheidet man ein grippales, pulmonales, typhöses und enzephalitisches Bild.

? Für Paratyphus stimmt:

1. Ansteckung erfolgt in erster Linie durch infizierte Nahrungsmittel, aber auch Dauerausscheider können anstecken.
2. Der Krankheitsverlauf ist milder als bei Typhus.
3. Typisch sind Darmtenesmen, Übelkeit, Erbrechen und Durchfälle.
4. Die Roseolen treten im Allgemeinen schwächer auf als bei Typhus.
5. Die Krankheitsdauer beträgt im Allgemeinen 6–8 Wochen.

Lösung

Die Antworten 1, 2 und 3 sind richtig.

Anmerkungen:

- Punkt 4: Roseolen treten eher stärker auf als beim Typhus.
- Punkt 5: Die Krankheitsdauer beträgt im Allgemeinen 1–3 Wochen.

? Welche Aussagen über Pest sind richtig?

1. Gilt heute laut WHO als ausgerottet.
2. Man unterscheidet Beulen-, Haut-, Darm- und Pestsepsis.
3. Die Pestsepsis kann innerhalb von Tagen zum Tod führen.
4. Bei der Ausbreitung der Krankheit können Ratten, die an Pest erkrankt sind, eine Rolle spielen.
5. Es kann eine Ansteckung von Mensch zu Mensch erfolgen.
6. Die Ansteckung erfolgt *immer* aus dem Tierreich (Ratten oder andere Nager) auf den Menschen.

Lösung

Die Antworten 3, 4 und 5 sind richtig

Anmerkungen:

- Punkt 1: Die Pocken, aber nicht die Pest, gelten laut WHO als ausgerottet.
- Punkt 2: Man unterscheidet Beulen-, Lungen- und Pestsepsis.

- Punkt 6: Die Ansteckung erfolgt nicht ausschließlich aus dem Tierreich, sondern es ist auch eine Ansteckung von Mensch zu Mensch möglich.

? Für Herpes genitalis ist zutreffend:

1 Der Erreger ist ein Bakterium.
2 Gelegentlich treten rezidivierende Fälle auf.
3 Ansteckung über Tröpfcheninfektion möglich.
4 Ansteckung erfolgt hauptsächlich durch Schmierinfektion.
5 Es kommt zu einem typischen Bläschenausschlag.
6 Typisch sind die honiggelben Krusten.

Lösung
Die Antworten 2 und 5 sind richtig.
Anmerkungen:
- Punkt 1: Der Erreger ist das Herpes-simplex-Virus.
- Punkt 3 und 4: Die Übertragung erfolgt durch sexuelle Kontakte
- Punkt 6: Honiggelbe Krusten treten typischerweise bei Borkenflechte auf.

? Welche Aussagen über Poliomyelitis sind richtig?

1 Eine andere Krankheitsbezeichnung ist spinale Kinderlähmung.
2 Von der Krankheit können nur Kinder betroffen werden.
3 Erreger sind Viren.
4 Übertragung meist durch Schmutz- und Schmierinfektion.
5 Die Erkrankung kann auch symptomlos verlaufen.

Lösung
Die Antworten 1, 3, 4 und 5 sind richtig.
Anmerkung:
Punkt 2: Es können auch Erwachsene betroffen sein.

? Welche Aussagen über Poliomyelitis sind zutreffend?

1 Die Inkubationszeit beträgt 3–4 Wochen.
2 Meldepflicht besteht bei Verdacht, Erkrankung und Tod.
3 Ist die Krankheit einmal ausgebrochen, so erreicht sie auch immer das Lähmungsstadium.

4 In der Reparationsphase kann es zum völligen Ausheilen der aufgetretenen Lähmungen kommen.
5 Die spinale Kinderlähmung tritt, wie der Name sagt, nur bei Kindern auf. Erwachsene können davon nicht betroffen werden.

Lösung
Die Antworten 2 und 4 sind richtig.
Anmerkungen:
- Punkt 1: Die Inkubationszeit beträgt meist 7–9 (evtl. 3–14) Tage.
- Punkt 3: Die Krankheit kann in jedem Stadium zum Stillstand kommen, bzw. kann sie auch von vornherein inapparent verlaufen.
- Punkt 5: Die spinale Kinderlähmung kann auch bei Erwachsenen auftreten; hier verläuft sie oft besonders heftig.

? Welche Aussagen über Rückfallfieber sind zutreffend?

1 Die Erkrankung kommt bei uns häufig vor.
2 Die Erkrankung spielt in Mitteleuropa zurzeit keine Rolle.
3 Es kommt zu hohem Fieber, das einige Tage hoch bleibt. Es können dann später erneute Fieberschübe folgen.
4 Die Erkrankung verläuft fast immer tödlich.
5 Erreger sind Borrelien, die durch Läuse und Zecken auf den Menschen übertragen werden können.

Lösung
Die Antworten 2, 3 und 5 sind richtig.

? Welche Symptome können bei Shigellenruhr auftreten?

1 Fieber
2 Blutig-schleimige Durchfälle
3 Lähmungen
4 Darmtenesmen
5 Schock
6 Hämorrhagische Diathese

Lösung
Die Antworten 1, 2, 4 und 5 sind richtig.

? Erreger der Shigellenruhr ist:

1 Virus
2 Bakterium
3 Parasiten
4 Chlamydien
5 Rickettsien
6 Amöben
7 Vibrionen
8 Salmonellen

Lösung
Antwort 2 ist richtig.

? Die Inkubationszeit bei Shigellenruhr beträgt:

1 Stunden bis einige Tage
2 2–6 Wochen
3 1–6 Monate

Lösung
Antwort 1 ist richtig.

? Welche Symptome können bei Shigellenruhr auftreten?

1 Treppenförmiger Fieberanstieg
2 Übelkeit und Erbrechen
3 Fieber
4 Heftige Bauchtenesmen
5 Waschfrauenhände
6 Blutig-schleimige Durchfälle
7 Erbsbreiartige Durchfälle
8 Unangenehmer Stuhldrang

Lösung
Die Antworten 2, 3, 4, 6 und 8 sind richtig.
Anmerkungen:
• Punkt 1: Typisch für Typhus abdominalis.
• Punkt 5: Typisch für Cholera.
• Punkt 7: Typisch für Typhus abdominalis.

? Welche Aussagen über Tollwut sind zutreffend?

1 Erreger sind Chlamydien.
2 Die Krankheit kann nur durch den Biss eines tollwütigen Tiers übertragen werden. Die bloße

Berührung eines an Tollwut verstorbenen Tiers kann nicht zu einer Infektion führen.
3 Typische Symptome sind Hydrophobie, Krämpfe und Lähmungen.
4 Jeder, der von einem tollwütigen Tier gebissen wird, erkrankt auch.

Lösung
Antwort 3 ist richtig.
Anmerkungen:
• Punkt 1: Erreger sind die Rabies-Viren.
• Punkt 2: Immer wenn der Erreger in Hautverletzungen eingebracht wird, kann eine Übertragung erfolgen.
• Punkt 4: Nur 15 % derjenigen, die von einem tollwütigen Tier gebissen werden, erkranken auch.

? Welche Aussagen über Tularämie sind richtig?

1 Es handelt sich um die Hasenpest.
2 Die Erreger sind Bakterien.
3 Die Erkrankung kommt bei uns häufig vor.
4 Die Ansteckung erfolgt von erkrankten Nagetieren auf den Menschen.

Lösung
Die Antworten 1, 2 und 4 sind richtig.

? Welche Symptome können bei Typhus auftreten?

1 Waschfrauenhände
2 Treppenförmiger Fieberanstieg
3 Undulierendes Fieber
4 Untertemperatur
5 Reiswasserartige Durchfälle
6 Erbsbreiartige Durchfälle
7 Roseolen
8 Benommenheit

Lösung
Die Antworten 2, 6, 7 und 8 sind richtig.
Anmerkungen:
• Punkte 1, 4 und 5: Betreffen Cholera.
• Punkt 3: Undulierendes Fieber gehört zur Brucellose.

27

❓ Die Inkubationszeit bei Typhus abdominalis beträgt:

1 Stunden bis einige Tage
2 1–2 Wochen
3 1–3 Monate

Lösung
Antwort 2 ist richtig.

❓ Typische Beschwerden bei Typhus abdominalis sind:

1 Obstipation
2 Diarrhö
3 Benommenheit
4 Bronchitis
5 Untertemperatur
6 Blutige Durchfälle
7 Pusteln
8 Kontinua-Fieber

Lösung
Die Antworten 1, 2, 3, 4 und 8 sind richtig.
Anmerkungen:
• Punkt 5: Typisch für Cholera.
• Punkt 6: Bei Typhus sind die Durchfälle typischerweise erbsbreiartig.
• Punkt 7: Keine Pusteln, sondern Roseolen.

❓ Welche Aussagen über virusbedingtes hämorrhagisches Fieber sind zutreffend?

1 Man unterscheidet u. a. Marburg-, Ebola- und Lassa-Fieber.
2 Erreger sind Viren.
3 Typische Symptome sind hohes Fieber und hämorrhagische Diathese.
4 Die Erkrankung verläuft immer gutartig.

Lösung
Die Antworten 1, 2 und 3 sind richtig.
Anmerkung:
Punkt 4: Die Erkrankung hat eine Letalität von 30–50 %.

❓ Welche Aussagen über angeborene Erkrankungen sind richtig?

1 Jede angeborene Erkrankung ist bei Erregernachweis meldepflichtig.
2 Die angeborene Listeriose ist schon im Verdachtsfall meldepflichtig.
3 Die angeborene Syphilis kann beim Neugeborenen zu Hauterscheinungen und zu blutig-eitrigem Schnupfen führen.
4 Unter der Hutchinson-Trias versteht man das Auftreten von Hornhautentzündung des Auges, Innenohrschwerhörigkeit und Säbelscheidentibia.
5 Infiziert sich eine Frau während der Schwangerschaft mit dem Röteln-Virus, so kann das zu einem Abort oder zu einer Totgeburt führen.
6 Infiziert sich eine Frau während der Schwangerschaft mit dem Röteln-Virus, so kann das Neugeborene blind oder taub auf die Welt kommen.

Lösung
Die Antworten 3, 5 und 6 sind richtig.
Anmerkungen:
• Punkt 1: Nicht **jede** angeborene Erkrankung ist bei Erregernachweis meldepflichtig, sondern nur angeborene Listeriose, Lues, Toxoplasmose und Rötelnembryopathie.
• Punkt 2: Meldepflicht besteht aufgrund § 7 IfSG nur bei Erregernachweis.
• Punkt 4: Zur Hutchinson-Trias gehören Hornhautentzündung, Innenohrschwerhörigkeit und Tonnenzähne.

❓ Welche Aussagen über Brucellose sind richtig?

1 Sie gilt als Berufskrankheit von Personen, die mit Tieren zu tun haben.
2 Man unterscheidet die Weil-Krankheit, das Canicola-Fieber und das Feldfieber.
3 Erreger sind Chlamydien.
4 Es kann zu undulierendem Fieber kommen.

Lösung
Die Antworten 1 und 4 sind richtig.
Anmerkungen:
• Punkt 2: Betrifft die Leptospirose.
• Punkt 3: Die Erreger sind Bakterien (Brucellen).

❓ Richtige Aussagen über Diphtherie sind:

1 Der Erreger ist ein Virus.

2 Inkubationszeit 1–3 Wochen.
3 Die häufigste Verlaufsform ist die Nasendiphtherie.
4 Die Pseudomembranen lassen sich leicht ablösen.
5 Eine gefürchtete Komplikation ist die toxische Herzschädigung.
6 Die Diphtherietoxine können die Nieren schädigen.

Lösung
Die Antworten 5 und 6 sind richtig.
Anmerkungen:
• Punkt 1: Der Erreger ist ein Bakterium (Corynebacterium diphtheriae).
• Punkt 2: Die Inkubationszeit beträgt meist 2–5 Tage.
• Punkt 3: Die häufigste Verlaufsform ist die Rachendiphtherie.
• Punkt 4: Die Pseudomembranen lassen sich nur schwer ablösen.

? Welche Aussagen über Gelbfieber sind zutreffend?

1 Eine andere Krankheitsbezeichnung ist schwarzes Erbrechen.
2 Eine andere Krankheitsbezeichnung ist Balkangrippe.
3 Typische Beschwerden sind hohes Fieber, Gelbsucht und hämorrhagische Diathese.
4 Es kann zu Nasenbluten, Bluterbrechen oder Hämaturie kommen.

Lösung
Die Antworten 1, 3 und 4 sind richtig.
Anmerkung:
Punkt 2: Mit Balkangrippe wird noch das Q-Fieber bezeichnet.

? Welche Aussagen über die Leptospirosen sind richtig?

1 Es handelt sich um Infektionskrankheiten, die durch verschiedene Virenarten hervorgerufen werden.
2 Die Ansteckung erfolgt durch Tröpfcheninfektion von Mensch zu Mensch.
3 Die Ansteckung erfolgt aus dem Tierreich auf den Menschen.

4 Man unterscheidet ein primäres Generalisationsstadium und ein sekundäres Stadium der Organschädigung.
5 Häufig sind die Hirnhäute, die Leber und die Nieren von der Erkrankung betroffen.

Lösung
Die Antworten 3, 4 und 5 sind richtig.
Anmerkung:
Punkt 1: Leptospiren sind Bakterien.

? Welche Aussagen über Malaria sind richtig?

27

1 Sie kann weltweit auftreten. Es ist allerdings eine äußerst seltene Erkrankung.
2 Der Erreger ist ein Bakterium.
3 Nach dem Erreger unterscheidet man drei Unterarten der Erkrankung: Malaria tertiana, Malaria quartana und Malaria tropica.
4 Malaria tertiana ist die gefährlichste Erkrankung.
5 Typische Beschwerden sind Schüttelfrost, mehrere Stunden dauerndes hohes Fieber, das dann unter Schweißausbruch wieder abfällt und Anämie.

Lösung
Die Antworten 3 und 5 sind richtig.
Anmerkungen:
• Punkt 1: Malaria ist eine sehr häufige Erkrankung.
• Punkt 2: Der Erreger ist ein Einzeller (Protozoon). Es handelt sich hier um Plasmodien.
• Punkt 4: Die gefährlichste Erkrankung ist Malaria tropica.

? Welche Beschwerden können bei Meningokokken-Meningitis bzw. -Sepsis auftreten?

1 Benommenheit
2 Hauterscheinungen
3 Hautblutungen
4 Opisthotonus
5 Risus sardonicus
6 Lähmungen
7 Krämpfe
8 Gerade beim Erwachsenen treten typischerweise Durchfälle, Übelkeit und Erbrechen auf.

Lösung
Die Antworten 1, 2, 3, 4, 6 und 7 sind richtig.

Anmerkungen:
- Punkt 4: Überstreckter Krampfrücken.
- Punkt 5: Es handelt sich um ein weinerlich grinsendes Verzerren der Gesichtsmuskulatur, das bei Tetanus auftritt.

? Für die FSME (Frühsommer-Meningoenzephalitis) trifft zu:

1 Erreger sind meist Meningokokken.
2 Inkubationszeit 2–3 Tage.
3 Es kann zu Krampfanfällen, bis hin zum Status epilepticus kommen.
4 Verlangsamung, Benommenheit bis Koma.
5 Kann durch Zecken übertragen werden.

Lösung
Die Antworten 3, 4 und 5 sind richtig.
Anmerkungen:
- Punkt 1: Erreger sind Viren.
- Punkt 2: Die Inkubationszeit beträgt 7–10 (evtl. 14) Tage.

? Welche Beschwerden können bei Meningokokken-Meningitis auftreten?

1 Opisthotonus
2 Kahnbauch
3 Nackensteifigkeit
4 Heftigste Kopfschmerzen
5 Hypästhesie
6 Hautausschläge
7 Hautblutungen

Lösung
Die Antworten 1, 2, 3, 4, 6 und 7 sind richtig.
Anmerkung:
Punkt 5: Es kann zu Hyperästhesie kommen. Hypästhesie (Hypoästhesie) bedeutet verminderte Berührungsempfindlichkeit.

? Welche Symptome können sich bei Meningokokken-Meningitis entwickeln?

1 Positives Babinski-Zeichen
2 Positives Brudzinski-Zeichen
3 Positives Laségue-Zeichen
4 Schwerhörigkeit
5 Gesichtslähmung
6 Bewusstseinstrübung

Lösung
Die Antworten 2, 3, 4, 5 und 6 sind richtig.
Anmerkungen:
- Punkt 1: Positives Babinski-Zeichen ist typisch für Pyramidenbahnschaden.
- Punkte 2 und 3: Weisen auf eine Reizung des N. ischiadicus hin.
- Punkte 4 und 5: Treten auf, wenn Hirnnerven mitbetroffen sind.

? Welche Aussagen über Q-Fieber sind richtig?

1 Erreger sind Chlamydien.
2 Die Ansteckung kann durch Staubinhalation erfolgen.
3 Die Erkrankung verläuft meist als atypische Pneumonie.
4 Typischerweise kommt es zu Erbrechen, Durchfällen und zeitweise auftretenden Lähmungserscheinungen.

Lösung
Die Antworten 2 und 3 sind richtig.
Anmerkung:
Punkt 1: Erreger sind Rickettsien.

? Welche Beschwerden können bei Trichinose auftreten?

1 Übelkeit, Erbrechen und Durchfälle
2 Darmtenesmen
3 Hohes Fieber
4 Aufgedunsenes Gesicht
5 Hämorrhagische Diathese
6 Allergische Reaktionen

Lösung
Die Antworten 1, 2, 3, 4 und 6 sind richtig.
Anmerkungen:
- Punkte 1 und 2: Betreffen die Darmtrichinose.
- Punkte 3, 4 und 6: Betreffen die Muskeltrichinose.

? Welche Aussagen sind für Tuberkulose zutreffend?

1 Erreger ist ein Bakterium.
2 Die Übertragung kann durch Tröpfcheninfektion und durch Staubinhalation erfolgen.
3 Der Primärkomplex in der Lunge besteht aus einem Primärherd und aus einem oder mehreren befallenen Lymphknoten.
4 Bei chronischer Lungentuberkulose kommt es zu heftigen Kopf- und Gliederschmerzen mit Benommenheit.
5 Von Tuberkulose können nicht nur die Lungen betroffen sein, sondern auch andere Organe wie Nieren, Leber und Milz.

Lösung
Die Antworten 1, 2, 3 und 5 sind richtig.

? Der Erreger der Tuberkulose ist:

1 Chlamydien
2 Virus tuberculosis
3 Bakterium
4 Protozoen
5 Wird überhaupt nicht durch Mikroorganismen hervorgerufen, sondern durch Inhalation von quarzhaltigem Staub.

Lösung
Antwort 3 ist richtig.

? Mögliche Übertragungswege der Tuberkulose sind:

1 Einatmen von erregerhaltigem Staub
2 Verseuchte Kuhmilch
3 Stich der Anophelesmücke
4 Anhusten, Anniesen, Ansprechen
5 Biss von Läusen, Zecken oder Milben
6 Der Übertragungsweg ist noch nicht bekannt

Lösung
Die Antworten 1, 2 und 4 sind richtig.

? Was sind die typischen Symptome einer chronischen Lungentuberkulose im Anfangsstadium?

1 Beginnt heftig mit schwerer Atemnot
2 Viel Auswurf mit hellroter Blutbeimengung
3 Kontinua-Fieber

4 Nachtschweiß
5 Husten mit spärlichem Auswurf
6 Leukozytose
7 Erniedrigte BKS
8 Hämaturie
9 Bauchtenesmen

Lösung
Die Antworten 4, 5 und 6 sind richtig.

? Zutreffende Aussagen über Virushepatitis sind:

1 Bei Hepatitis A, B und C ist jeweils die wichtigste Ansteckungsgefahr durch infiziertes Blut gegeben.
2 Hepatitis B kann durch Schmierinfektion übertragen werden.
3 Von der Hepatitis B sind meist Kinder und Jugendliche betroffen.
4 Die Hepatitis B kann in eine chronische Verlaufsform übergehen und sich zu einer Leberzirrhose weiterentwickeln.
5 Kommt es zu einer Hepatitis, so kommt es auch immer zu einem Ikterus.
6 Sowohl gegen Hepatitis A als auch gegen Hepatitis B kann man sich impfen lassen.

Lösung
Die Antworten 4 und 6 sind richtig.
Anmerkungen:
• Punkt 1: Bei Hepatitis A ist die wichtigste Ansteckungsgefahr der Stuhl.
• Punkt 2: Nur Hepatitis A kann durch Schmierinfektion übertragen werden.
• Punkt 3: Von der Hepatitis A sind meist Kinder und Jugendliche betroffen.
• Punkt 5: Nur in ca. 50 % der Fälle kommt es zum Ikterus.

? Welche Symptome können bei Virushepatitis auftreten?

1 Uncharakteristische Beschwerden wie Abgeschlagenheit, Übelkeit und Widerwille gegen bestimmte Speisen
2 Hautausschlag
3 Widerwille gegen Nikotin
4 Lehmfarbener Urin
5 Gelbfärbung der Haut

27

6 Subfebrile Temperaturen
7 Hepatomegalie
8 Hepatosplenomegalie

Lösung
Die Antworten 1, 2, 3, 5, 6, 7 und 8 sind richtig.
Anmerkung:
Punkt 4: Es muss heißen bierbrauner Harn und lehmfarbener Stuhl.

? Wie werden Hepatitis-Viren unterteilt?

1 Hepatitis-A-Virus
2 Hepatitis-B-Virus
3 Hepatitis-C-Virus
4 Hepatitis-X-Virus

Lösung
Die Antworten 1, 2 und 3 sind richtig.

? Die Inkubationszeit von Hepatitis B beträgt:

1 10–40 Tage
2 40–180 Tage
3 1–2 Wochen
4 1–30 Jahre

Lösung
Antwort 2 ist richtig.

? Welches ist der wichtigste Ansteckungsweg bei Hepatitis A. Geben Sie nur einen Punkt an!

1 Bluttransfusion
2 Schmierinfektion
3 Geschlechtsverkehr
4 Unsterile Spritzen

Lösung
Antwort 2 ist richtig.

? Welches ist die wichtigste Ansteckungsquelle bei Hepatitis B. Geben Sie nur einen Punkt an!

1 Eiter
2 Blut
3 Stuhl

4 Sputum
5 Tränenflüssigkeit

Lösung
Antwort 2 ist richtig.

? Welche Beschwerden können im Prodromalstadium bei Virushepatitis auftreten?

1 Widerwillen gegen Nikotin
2 Hautausschläge
3 Druck im rechten Oberbauch
4 Juckreiz
5 Orientierungsstörungen
6 Wadenkrämpfe
7 Feinschlägiger Fingertremor

Lösung
Die Antworten 1, 2, 3 und 4 sind richtig.

? Zutreffende Aussagen über Virushepatitis sind:

1 Die Erkrankung geht immer mit einer Gelbfärbung einher.
2 Die Erkrankung kann auch ohne Ikterus verlaufen.
3 Ein wichtiges Symptom ist die Erhöhung der Transaminasen SGOT und SGPT im Blut.

Lösung
Die Antworten 2 und 3 sind richtig.

? Welche Prognosen bei Virushepatitis sind zutreffend?

1 Hepatitis A wird in der Mehrzahl der Fälle chronisch.
2 Hepatitis A heilt komplikationslos aus.
3 Hepatitis B verläuft in einigen wenigen Fällen schwer. Es kann hierbei zu Leberzirrhose oder sogar zum tödlichen Verlauf kommen.

Lösung
Die Antworten 2 und 3 sind richtig.

? Welche Aussagen über die Influenza sind zutreffend?

1 Es handelt sich um die Grippe, die durch unterschiedliche Erreger übertragen werden kann, und zwar sowohl durch Viren als auch durch Bakterien.
2 Die Übertragung erfolgt vor allem durch sexuelle Kontakte.
3 Wegen der unterschiedlichen Erreger ist keine Impfung möglich.
4 Es handelt sich immer um eine harmlose Erkrankung.
5 Es kommen auch tödliche Verläufe vor.
6 Die Erkrankung kann inapparent verlaufen.

Lösung
Die Antworten 5 und 6 sind richtig.
Anmerkungen:
• Punkt 1: Es handelt sich um das Influenza-Virus.
• Punkt 2: Die Übertragung erfolgt durch Tröpfcheninfektion.
• Punkt 3: Eine Impfung ist möglich, sie muss allerdings jährlich durchgeführt werden.

? Welche Aussagen über Keuchhusten sind richtig?

1 Von der Erkrankung können ausschließlich Kinder betroffen werden.
2 Säuglinge können von der Krankheit nicht betroffen werden, da sie durch mütterliche Antikörper geschützt sind.
3 Inkubationszeit 2–3 Tage.
4 Ansteckung erfolgt durch Tröpfcheninfektion.
5 Erreger ist ein Virus.
6 Keuchhusten spricht im Allgemeinen gut auf die üblichen Hustenmittel an.

Lösung
Antwort 4 ist richtig.
Anmerkungen:
• Punkt 2: Säuglinge können auch betroffen werden, was besonders gefährlich ist.
• Punkt 3: Die Inkubationszeit beträgt 1–2 Wochen.
• Punkt 5: Erreger ist ein Bakterium (Bordetella pertussis).

? Welche Beschwerden können bei Masern auftreten?

1 Himbeerzunge
2 Zweiphasiger Fieberverlauf

3 Katarrhalische Erscheinungen
4 Konjunktivitis
5 Koplik-Flecken
6 Petechien
7 Kleieförmige Hautabschilferung in der Rekonvaleszenzphase
8 Großflächige Schuppung der Handflächen und Fußsohlen in der Rekonvaleszenzphase

Lösung
Die Antworten 2, 3, 4, 5 und 7 sind richtig.
Anmerkungen:
Punkte 1 und 8: Betreffen Scharlach.

27

? Welche Aussagen über Scharlach sind richtig?

1 Erreger sind Bakterien.
2 Die Krankheitsschwere hat in den letzten Jahren deutlich zugenommen.
3 Es kommt typischerweise zu einem katarrhalischen Vorstadium.
4 Der Hautausschlag ist zunächst kleinfleckig, wird dann großfleckig und konfluiert. Er hebt sich deutlich von der Haut ab.
5 Es kann zur perioralen Blässe kommen.
6 Komplikationen der Krankheit sind äußerst selten.

Lösung
Die Antworten 1 und 5 sind richtig.
Anmerkungen:
• Punkt 2: Die Krankheitsschwere hat abgenommen.
• Punkt 3: Typisch ist der plötzliche Beginn.
• Punkt 4: Betrifft Masern.
• Punkt 6: Häufige Komplikationen sind rheumatisches Fieber, Glomerulonephritis, Myokarditis, Endokarditis, Otitis media.

? Welche Aussagen über Borkenflechte sind zutreffend?

1 Andere Krankheitsbezeichnungen sind Grindflechte und Grindblasen.
2 Andere Krankheitsbezeichnungen sind Impetigo contagiosa und Impetigo vulgaris.
3 In erster Linie sind Kinder von der Erkrankung betroffen.
4 Erreger sind Bakterien.

5 Prädilektionsstelle ist der Rumpf. Gesicht und Extremitäten bleiben im Allgemeinen frei.

Lösung
Die Antworten 1, 2, 3 und 4 sind richtig.
Anmerkung:
Punkt 5: Prädilektionsstellen sind in erster Linie Gesicht und Hände.

? Weitere Krankheitsbezeichnungen für die Borkenflechte sind:

1 Urtikaria
2 Impetigo contagiosa
3 Impetigo vulgaris
4 Juckflechte
5 Schuppenflechte
6 Grindflechte
7 Grindblasen
8 Allergische Flechte

Lösung
Die Antworten 2, 3, 6 und 7 sind richtig.
Anmerkungen:
Punkt 1: Urtikaria = Nesselsucht

? Wodurch wird die Borkenflechte verursacht?

1 Bakterien
2 Viren
3 Allergische Reaktion auf bestimmte Reize

Lösung
Antwort 1 ist richtig.

? Welche Körperregionen sind Prädilektionsstellen der Borkenflechte?

1 Rumpf
2 Behaarter Kopf
3 Ellenbeuge
4 Gesicht und Hände

Lösung
Antwort 4 ist richtig.

? Welche Aussagen über die Krätze sind zutreffend?

1 Erreger sind Bakterien.
2 Ansteckung erfolgt durch Schmierinfektion.
3 Typischerweise kommt es zu heftigem Juckreiz.
4 Es kann zu ekzemähnlichen Hauterscheinungen kommen.
5 Prädilektionsstellen sind die Zwischenfingerfalten, die Beugeseite der Handgelenke, Geschlechtsorgane und die Achselfalten.

Lösung
Die Antworten 3, 4 und 5 sind richtig.
Anmerkungen:
• Punkt 1: Erreger sind Milben.
• Punkt 2: Die Ansteckung erfolgt durch Kontaktinfektion.

? Welche Aussagen über Windpocken sind richtig?

1 Der Erreger gehört zu den Herpes-Viren.
2 Erreger ist ein Bakterium.
3 Es kommt zu Fieber, Lymphknotenschwellungen im Hals- und Nackenbereich und einem Hautausschlag.
4 Beim Abheilen des Exanthems bleiben typischerweise Narben zurück.
5 Der behaarte Kopf und die Mundschleimhäute können von dem Hautausschlag nicht betroffen werden.

Lösung
Die Antworten 1 und 3 sind richtig.
Anmerkungen:
• Punkt 1: Erreger ist das Varicella-Zoster-Virus.
• Punkt 4: Narben bleiben nur bei Sekundärinfektionen zurück.

? Welche Aussagen über Mumps sind zutreffend?

1 Bei Mädchen besteht ein höheres Komplikationsrisiko als bei Jungen.
2 Erreger ist ein Bakterium.
3 Die Übertragung erfolgt durch Tröpfcheninfektion.

4 Typischerweise fehlt Fieber.
5 Es können auch die Speicheldrüsen, das Pankreas, bei Jungen die Hoden und bei Mädchen die Eierstöcke betroffen werden.
6 An Komplikationen ist besonders die Endokarditis gefürchtet.

Lösung
Die Antworten 3 und 5 sind richtig.
Anmerkungen:
- Punkt 2: Erreger ist das Mumps-Virus.
- Punkt 6: An Komplikationen ist besonders die Hodenentzündung gefürchtet.

? Welche Aussagen über Syphilis sind richtig?

1 Eine andere Krankheitsbezeichnung ist weicher Schanker.
2 Erreger sind Treponema pallidum (Spirochäten).
3 Übertragung ausschließlich durch Geschlechtsverkehr.
4 Im Primärstadium kommt es zur regionalen, nicht-schmerzhaften Lymphknotenschwellung.
5 Im Sekundärstadium kommt es zur nichtschmerzhaften, generalisierten Lymphknotenschwellung.
6 Die Inkubationszeit beträgt 1–3 Tage.
7 Im Sekundärstadium kann es zu einem makulopapulösen Ausschlag an Handflächen und Fußsohlen kommen.
8 Im Tertiärstadium können Gummen auftreten.
9 Im Stadium der Neurosyphilis kann es zur Demenz kommen.

Lösung
Die Antworten 2, 4, 5, 7, 8 und 9 sind richtig.
Anmerkungen:
- Punkt 1: Eine andere Krankheitsbezeichnung ist harter Schanker.
- Punkt 3: Eine Übertragung ist gelegentlich auch durch Kontakt möglich. Syphilide enthalten ansteckungsfähige Erreger.
- Punkt 6: Die Inkubationszeit beträgt 1–3 Wochen.

? Welche Aussagen über Gonorrhö sind zutreffend?

1 Eine andere Krankheitsbezeichnung ist Tripper.

2 Die Krankheit kann als Lokalinfektionskrankheit verlaufen, allerdings kann es auch zu einer Bakteriämie oder sogar zur Sepsis kommen.
3 Erreger sind Chlamydien.
4 Mögliche Komplikationen sind Augenentzündungen, Arthritis und Hauterscheinungen in Form von Bläschen oder Pusteln, die vor allem an den Extremitäten auftreten.
5 Nach durchstandener Krankheit besteht Immunität.

Lösung
Die Antworten 1, 2 und 4.
Anmerkung:
Punkt 3: Erreger sind Gonokokken.

? Welche Beschwerden können bei Ulcus molle auftreten?

1 Typischerweise treten mehrere, schmerzhafte Primäraffekte auf.
2 Einseitige, schmerzhafte Leistenlymphknotenschwellung.
3 Die betroffenen Leistenlymphknoten können aufbrechen.
4 Übelkeit, Erbrechen und Durchfälle
5 Benommenheit

Lösung
Die Antworten 1, 2 und 3.

? Welche Aussagen über Lymphogranulomatosis inguinalis sind zutreffend?

1 Eine andere Krankheitsbezeichnung ist Morbus Hodgkin.
2 Der Erreger ist ein Virus.
3 Die Erkrankung kommt bei uns häufig vor.
4 Typischerweise ist die Primärläsion sehr schmerzhaft, wird eitrig und bricht nach außen auf.
5 Vor allem bei Männern kann es zur Schwellung der Leistenlymphknoten kommen, die auch nach außen aufbrechen können.
6 Bei Frauen sind meist die tiefen Beckenlymphknoten befallen.

Lösung
Die Antworten 5 und 6 sind richtig.

27

Anmerkungen:
- Punkt 1: Morbus Hodgkin heißt auch Lympho-granulomatose.
- Punkt 2: Die Erreger sind Chlamydien.
- Punkt 3: Kommt bei uns nur äußerst selten vor.
- Punkt 4: Die Primärläsion ist häufig nur ein un-auffälliges Knötchen.

? Welche Aussagen über AIDS (Acquired Immune Deficiency Syndrome) sind zutreffend?

1 Es besteht nur bei Erregernachweis Melde-pflicht.
2 Die Übertragung erfolgt vor allem über Aus-tausch von Körpersäften.
3 Nach der Infektion kommt es zu einer Monate bis Jahre dauernden Latenzphase.
4 In der Prä-AIDS-Phase kommt es typischerweise zu Lymphknotenschwellungen und zur zuneh-menden Zerstörung der T-Helferzellen.
5 AIDS-Kranke erkranken im vierten Stadium der Erkrankung oft an Tuberkulose, Toxoplasmose und Gürtelrose.
6 Häufige Todesursachen bei AIDS sind Lungen-entzündungen, Krebs und maligne Lymphome.

Lösung
Die Antworten 1, 2, 3, 4, 5 und 6 sind richtig.

28 Sonstige Infektionskrankheiten

Fragen ohne Antwortauswahl

? An welchen Organen spielt sich die Lyme-Krankheit bevorzugt ab?

Antwort
An Haut, Gelenken, Herz und Nervensystem.

? Geben Sie die Inkubationszeit der Lyme-Krankheit an!

Antwort
3–20 Tage (3–30 Tage).

? Was versteht man unter der „Wanderröte"?

Antwort
Die Wanderröte (Erythema chronicum migrans) entsteht aus der **Bissstelle** der Zecke, an der zunächst ein kleiner, kreisrunder, rötlicher **Fleck,** der eventuell erhaben ist, entsteht. Die Rötung breitet sich **kreisförmig** aus und beginnt **zentral abzublassen,** sodass im Verlauf von Wochen eine immer größer werdende, von der Bissstelle wegwandernde, ringförmige Rötung **(Wanderröte)** auftritt.

? Ist es für die Lyme-Arthritis typisch, dass von den paarig vorkommenden Gelenken beide betroffen sind?

Antwort
Nein. Typischerweise ist von den paarig vorkommenden Gelenken nur **eines** betroffen.

? Existiert gegen die Lyme-Krankheit ein wirksamer Impfstoff?

Antwort
Nein. Ein Impfstoff für eine aktive Impfung ist in Erprobung; eine passive Immunisierung konnte sich bisher nicht als wirksam erweisen.

? Mit welcher anderen Erkrankung, die ebenfalls durch Spirochäten ausgelöst wird, hat die Lyme-Krankheit gewisse Ähnlichkeiten?

Antwort
Mit Syphilis (Lues).

? Zählen Sie wichtige Krankheitserreger auf, die zur Gruppe der Herpes-Viren gehören und nennen Sie die von ihnen verursachten Erkrankungen!

Antwort
Herpes-simplex-Virus: Herpes labialis, Herpes genitalis, Herpes keratitis
Varicella-Zoster-Virus (Herpes zoster-Virus): Windpocken (Varicellen) und Gürtelrose (Herpes zoster)
Epstein-Barr-Virus: Pfeiffer-Drüsenfieber (Mononucleosis infectiosa)
Zytomegalievirus: Zytomegalie (Speicheldrüsenviruskrankheit)

? In welchem Lebensalter erfolgt meist die Ansteckung mit dem Herpes-simplex-Virus?

Antwort
Die Ansteckung mit dem Herpes-simplex-Virus erfolgt meist schon im **Säuglings-** und **Kleinkindalter.**

? Eine Patientin präsentiert Ihnen einen ausgeprägten Herpes labialis. Sie möchte nun von Ihnen wissen, ob sie mit Narbenbildung rechnen muss!

Antwort

Bei Herpes labialis kommt es **nicht** zur Narbenbildung. In seltenen Fällen kommt es aber in Folge von Sekundärinfektionen zur Narbenbildung.

? Zählen Sie Faktoren auf, die bei der Reaktivierung des Herpes-simplex-Virus eine Rolle spielen können!

Antwort

Fieber, Erkältungskrankheiten, intensive Sonnenbestrahlung, Monatsblutung, Verletzungen, Magen-Darm-Störungen, Stress und Ekelgefühl.

? Zählen Sie auf, welche Beschwerden bei einem Zoster ophthalmicus auftreten können!

Antwort

Beim Zoster ophthalmicus kommt es zu heftigen **halbseitigen Kopfschmerzen** und zu einem **Lidödem.** Der typische **Bläschenausschlag** bildet sich halbseitig an Stirn, Nasenwurzel, und behaarter Kopfhaut. Eventuell sind auch bestimmte Strukturen der Augen wie Bindehaut und Hornhaut befallen. In diesem Fall kann es hier zur Narbenbildung und damit zur Erblindung kommen.

? Geben Sie die Beschwerden bei Zoster oticus an!

Antwort

Es kommt zu **Ohrenschmerzen** und im Ausbreitungsgebiet des VII. und VIII. Hirnnervs zu dem typischen **Bläschenausschlag.** Eventuell treten eine **Fazialislähmung** und **Schwerhörigkeit** bis hin zur Taubheit auf.

? Ein Patient mit leichter Gürtelrose möchte sich von Ihnen behandeln lassen. Wie therapieren Sie?

Antwort

Für den Heilpraktiker besteht Behandlungsverbot aufgrund §§ 24, 7 IfSG.

? Geben Sie die Fachbezeichnung für das Pfeiffer-Drüsenfieber an!

Antwort

Mononucleosis infectiosa.

? Geben Sie die Leitsymptome des Pfeiffer-Drüsenfiebers an!

Antwort

Fieber, Angina und Lymphknotenschwellung.

? Beschreiben Sie die Rachenveränderungen beim Pfeiffer-Drüsenfieber!

Antwort

Die Tonsillen schwellen an, sind **gerötet** und mit einem schmutzig-grauen, gelblichen oder diphtherie-ähnlichen **Belag** versehen, eventuell kommt es auch zu geschwürigen Veränderungen. Die Beläge konfluieren und sind – im Gegensatz zu diphtherischen Belägen – **leicht abwischbar,** hinterlassen **keine Blutungen** und greifen **nicht** auf die Umgebung der Tonsillen über.

? Geben Sie mögliche Verlaufsformen der Zytomegalie an!

Antwort

Die Zytomegalie verläuft in den meisten Fällen **inapparent,** eventuell aber auch lokalisiert mit **leichten Symptomen** oder – bei Abwehrschwäche – generalisiert als **schweres Krankheitsbild.**

? An welchen Organen kann sich die Zytomegalie abspielen?

Antwort

Von der Infektion kann nahezu **jedes Organ** befallen sein. Besonders häufig sind die Speicheldrüsen, die Nieren, die Lunge, das Gehirn, das Herz, die Nebennieren und die Augen betroffen.

? Woran erkennt man typischerweise als erstes, dass ein Kind von Kopfläusen befallen ist?

Antwort

Das Kind **kratzt sich** häufig am **Kopf,** vor allem am Haaransatz, im Nacken und hinter den Ohren.

? Darf ein Heilpraktiker einen Patienten behandeln, der von Kopfläusen befallen ist?

Antwort

Ja. Eine Verlausung gilt im Sinne des Infektionsschutzgesetzes **nicht** als Krankheit, deshalb besteht hier kein Behandlungsverbot.

Multiple-choice-Fragen

? Was trifft für den Erreger der Lyme-Borreliose zu?

1 Gehört zur Gruppe der Herpes-Viren
2 Spirochäten
3 Treponema pallidum
4 Hauptüberträger sind Zecken
5 Virus
6 Bakterien
7 Protozoen

Lösung
Die Antworten 2, 4 und 6 sind richtig.

? Welche Symptome gehören zur FSME?

1 Wanderröte
2 Beginn mit grippeähnlichen Beschwerden
3 Heftige Kopfschmerzen und Nackensteifigkeit
4 Reizhusten
5 Schlaffe Lähmung, vor allem im Schulterbereich

Lösung
Die Antworten 2, 3 und 5 sind richtig.

? Welche Aussagen über die Echinokokkose sind richtig?

1 Leberegel
2 Hunde- und Fuchsbandwurm
3 Kann durch den Verzehr von kontaminierten Waldbeeren verursacht werden.
4 Heilt stets von alleine aus.

Lösung
Die Antworten 2 und 3 sind richtig.

? Was stimmt für Herpes simplex?

1 Der Erreger gehört zur Gruppe der Herpesviren.
2 Erreger ist das Epstein-Barr-Virus.
3 Übertragung durch Tröpfcheninfektion oder durch Geschlechtsverkehr.
4 Typische Hauterscheinungen sind Quaddeln.

Lösung
Die Antworten 1 und 3 sind richtig.

? Welche Aussagen über den Herpes zoster sind richtig?

1 Die Hauterscheinungen treten immer im Gürtelbereich auf.
2 Erkrankung verläuft schmerzlos
3 Der Bläscheninhalt kann keinesfalls andere infizieren.
4 Erreger ist das Varicella-Zoster-Virus.

Lösung
Antwort 4 ist richtig.

? Wählen Sie die richtigen Aussagen über die Mononucleosis infectiosa aus!

1 Leitsymptome sind Angina und Lymphknotenschwellung.
2 Hochansteckend (sog. fliegende Infektion)
3 Erkrankung lässt sich nicht im Blutbild nachweisen.
4 In der Schulmedizin wird grundsätzlich mit Breitbandantibiotika behandelt.

Lösung
Antwort 1 ist richtig.

28

28

? Für Gasbrand/Gasödem trifft zu!

1 Erreger ist ein ubiquitär (überall) verbreitetes Bakterium.
2 Der Erreger entfaltet seine Giftigkeit, wenn er unter Luftabschluss auskeimt.
3 Es kommt zu Wundveränderungen wie Anschwellung, Blasenbildung, unangenehmer Geruch. Es folgen dann Schüttelfrost, hohes Fieber, ausgeprägte Tachykardie, Lähmungen, heftigste Durchfälle und schließlich Exsikkose.
4 An Sonderformen des Gasbrands kennt man noch den Hospitalbrand, den Darmbrand (Lebensmittelvergiftung) und den traumatischen Uterus-Gasbrand (nach unsachgemäßen Aborten).
5 Inkubationszeit 1–3 Wochen.

Lösung
Die Antworten 1, 2 und 4 sind richtig.
Anmerkungen:
- Punkt 1: Erreger ist das Bakterium Clostridium perfringens.
- Punkt 3: Typischerweise kommt es nur zu leichtem Fieber und leichten Tachykardien.
- Punkt 5: Die Inkubationszeit beträgt Stunden bis 5 Tage.

? Welche Beschwerden können bei Tetanus auftreten?

1 Benommenheit
2 Kieferklemme
3 Trismus
4 Risus sardonicus
5 Schluckbeschwerden
6 Opisthotonus
7 Generalisierte Krämpfe
8 Übelkeit, Erbrechen und Durchfälle

Lösung
Die Antworten 2, 3, 4, 5, 6 und 7 sind richtig.
Anmerkung:
Punkt 1: Typisch bei Tetanus ist die Bewusstseinsklarheit.

? Welche Aussagen über das Trachom sind richtig?

1 Andere Krankheitsbezeichnungen sind Körnerkrankheit und ägyptische Augenkrankheit.
2 Sie kommt zwar weltweit vor, ist aber äußerst selten.
3 Die Ansteckung erfolgt durch Schmierinfektion. Fliegen können die Krankheit auch übertragen.
4 An der Augenbindehaut bilden sich Trachomkörner.
5 Die Krankheit heilt immer komplikationslos aus.

Lösung
Die Antworten 1, 3 und 4 sind richtig.
Anmerkung:
Punkt 2: Das Trachom ist weltweit die häufigste Ursache der infektiös bedingten Erblindung.

? Welche Aussagen über Verlausung sind richtig?

1 Verlausung stellt eine Krankheit im Sinne des IfSG dar.
2 Grundsätzlich befallen alle Läusearten den Menschen.
3 Ein erstes Symptom für einen Befall bei Kopfläusen ist, dass sich die Betroffenen häufig am Kopf kratzen.
4 Als Folge von Kopflausbefall kann es zu eitrigen Hautausschlägen kommen.
5 Bei Verlausung besteht für den Heilpraktiker grundsätzlich Behandlungsverbot.

Lösung
Die Antworten 3 und 4 sind richtig.
Anmerkungen:
- Punkt 2: Nur drei von 300 Läusearten befallen den Menschen.
- Punkt 5: Da eine Verlausung nach dem IfSG keine Krankheit ist, besteht für den Heilpraktiker kein Behandlungsverbot.

? Welche Aussagen über Röteln sind zutreffend?

1 Erreger sind Bakterien.
2 Der Rötelnausschlag hebt sich typischerweise nur undeutlich von der Haut ab, ist blass-rosa und konfluiert.
3 Nachweis erfolgt im Stuhl.
4 Es kommt zu druckschmerzhaften Lymphknotenschwellungen.

Lösung

Die Antwort 4 ist richtig.

Anmerkungen:

- Punkt 1: Erreger ist das Rubella-Virus.
- Punkt 2: Betrifft Scharlach.
- Punkt 3: Nachweis erfolgt im Blut.

28

29 Blutentnahme und Injektionstechniken

Fragen ohne Antwortauswahl

? Geben Sie an, was man mit den folgenden Abkürzungen meint: i. v., i. m., i. c., s. c.!

Antwort

i. v.	**intravenöse** Verabreichung, d. h. in eine **Vene**
i. m.	**intramuskuläre** Verabreichung, d. h. in einen **Muskel**
i. c.	**intrakutane** Verabreichung, d. h. in die **Haut**
s. c.	subkutane Verabreichung, d. h. unter die **Haut**

? Sie wollen bei einem Patienten Blut entnehmen. Worauf achten Sie beim Anlegen der Staubinde?

Antwort

Man achtet darauf, dass die Schnalle vom Körper des Patienten weg zeigt, damit sie später leichter geöffnet werden kann.

? Wie kann der optimale Staudruck ermittelt werden?

Antwort

Es wird der **Blutdruck gemessen.** Die **Differenz** zwischen dem systolischen und diastolischen Wert wird **halbiert.** Das Ergebnis wird zum diastolischen Wert dazugezählt und somit ist der optimale Staudruck festgelegt.

? Sie wollen bei einem Patienten Blut für Laboruntersuchungen entnehmen. Wählen Sie nun einen größeren oder kleineren Kanülenquerschnitt?

Antwort

Es wird ein **großer** Kanülenquerschnitt gewählt, um eine bessere Qualität des gewonnenen Blutes zu gewährleisten.

? Geben Sie wichtige Punkte an, die vor einer intravenösen Injektion zu beachten sind.

Antwort

Es ist auf **vorschriftsmäßige Desinfektion** zu achten, es muss unbedingt **aspiriert** werden und vor der Injektion ist die **Staubinde** zu **lösen.**

? Was versteht man unter „Aspirieren" und warum wird es durchgeführt?

Antwort

Unter Aspirieren versteht man das **Zurückziehen** des **Spritzenstempels,** um die Lage der Nadel zu überprüfen. Vor einer i. v. Injektion wird aspiriert um zu überprüfen, ob die Nadel auch wirklich in der Vene liegt; bei einer s. c. und i. m. Injektion wird aspiriert um zu prüfen, ob sich die Nadel nicht in einem Gefäß befindet.

? Geben Sie an, nach welcher Methode bei einem erwachsenen, normalgewichtigen Patienten der Injektionsort für die intramuskuläre Injektion in den Gesäßmuskel gewählt wird!

Antwort

Nach der Methode nach von Hochstetter.

29

? **Geben Sie stichpunktartig an, wie der Injektionsort nach von Hochstetter bestimmt wird.**

Antwort

Bei Injektion in die rechte Gesäßseite legt der Behandler die **linke Handfläche** auf den **großen Rollhügel**. Die Spitze seines **Zeigefingers** der linken Hand berührt den **rechten vorderen oberen Darmbeinstachel** des Patienten. Der linke **Mittelfinger** tastet nun auf dem **Darmbeinkamm** entlang, bis er weit **abgespreizt** ist. Der richtige Injektionsort liegt nun im **unteren Drittel** zwischen dem **gespreizten Mittel- und Zeigefinger.**

? **Welche Stichrichtung wird bei der Methode nach von Hochstetter gewählt?**

Antwort

Der Einstich erfolgt **senkrecht** zur Hautoberfläche.

? **Worauf müssen Sie hinsichtlich der Stichtiefe bei einer i. m. Injektion besonders sorgfältig achten?**

Antwort

Das Mittel muss tief genug injiziert werden, damit es wirklich in den Muskel gelangt und nicht irrtümlich im Fettgewebe abgesetzt wird.

? **Geben Sie Kontraindikationen der intramuskulären Injektion an!**

Antwort

Kontraindikationen für eine i. m.-Injektion sind:
- Erhöhte **Blutungsneigung** (Einnahme von Antikoagulanzien oder Hämophilie)
- **Hautveränderungen** im beabsichtigten Injektionsgebiet (z. B. Entzündungen und Narben)
- **Daniederliegender Kreislauf** (Schock), da hier keine ausreichende Aufnahme der verabreichten Substanz in den Kreislauf möglich ist.

? **Während einer i. m. Injektion gibt der Patient starke, ins Bein schießende Schmerzen an. Was ist vermutlich passiert?**

Antwort

Es handelt sich vermutlich um eine Reizung, eventuell sogar um ein **Anstechen** des **Nervus ischiadicus,** vermutlich aufgrund eines falsch gewählten Injektionsorts.

? **Ein Behandler hat vor der i. m. Injektion auf die vorschriftsmäßige Desinfektion verzichtet. Zu welcher Komplikation könnte es kommen?**

Antwort

Es könnte sich ein **Spritzenabszess** oder auch eine nicht-eitrige Infektion entwickeln.

? **Sie wollen eine subkutane Injektion verabreichen. Muss desinfiziert werden?**

Antwort
Ja.

? **Geben Sie an, zu welcher Hauterscheinung es nach einer gelungenen intrakutanen Injektion kommt!**

Antwort

Es kommt zur sogenannten „Apfelsinenhaut".

? **Wie werden die gebrauchten Kanülen vorschriftsmäßig entsorgt?**

Antwort

Die Kanülen werden in einen **Kanülensammler** gegeben, dabei kein Recapping.

Multiple-choice-Fragen

? **Wählen Sie aus, was für die i. v. Injektion stimmt!**

1 Gleich nach der Injektion Staubinde lösen.
2 Erst Nadel herausziehen, dann Staubinde lösen.
3 Vor der Injektion muss aspiriert werden.
4 Bei einer i. v. Injektion muss nicht desinfiziert werden, da das Blut aus der Vene herausläuft und es deshalb nicht zu einer Infektion kommen kann.
5 Eine vorschriftsmäßige Desinfektion ist nötig.

Lösung

Die Antworten 3 und 5 sind richtig.

? **In welchem Fall darf nicht i. m. injiziert werden?**

1 Dem Heilpraktiker ist die i. m. Injektion gesetzlich verboten.
2 Ein Patient lehnt eine i. m. Injektion aus Angst ab. Sie betrachten die Injektion jedoch als unbedingt notwendig für seine Gesundung.
3 Kreislaufversagen
4 Einnahme von Koagulanzien
5 Unsicherheit des Therapeuten über den richtigen Injektionsort
6 Furunkel am beabsichtigten Injektionsort

Lösung
Die Antworten 2, 3, 4, 5 und 6 sind richtig.

30 Differenzialdiagnostische Fragen

Beachten Sie bitte zu den nachfolgenden differenzialdiagnostischen Schlagworten auch die in den vorausgegangenen Kapiteln des Buches gestellten Fragen.

? Geben Sie Ursachen für Herzschmerzen an!

Antwort

> Angina pectoris, Herzinfarkt, Herzneurose

- **Herzinfarkt** und **Angina pectoris:** die Schmerzen sind eher stark und dumpf, je nach Schwere der Erkrankung gehen sie auch mit Atemnot und Todesangst einher.
- **Herzneurose:** die Schmerzen sind eher hell und stechend
- **Roemheld-Syndrom** (gastrokardialer Symptomenkomplex): Zwerchfellhochstand führt zur Herzirritation.
- **Myokarditis**
- **Lungenembolie**
- **Herpes zoster** (in Herzregion)

? Wodurch kann es zum Ikterus (Gelbsucht) kommen?

Bilirubin fällt beim Abbau der roten Blutkörperchen an. Es wird als unkonjugiertes (ungebundenes, freies) Bilirubin zu den Leberzellen transportiert, hier an Glukuronsäure gekoppelt und mit der Gallenflüssigkeit als konjugiertes, gebundenes, unfreies Bilirubin über den Darm ausgeschieden. Ist die Abgabe über die Gallenflüssigkeit gestört oder fällt durch einen gesteigerten Erythrozytenabbau vermehrt Bilirubin an (z. B. hämolytische Anämie), so steigt der Blutbilirubinspiegel an. Erreicht er 2 mg/dl, so erfolgt eine Bilirubineinlagerung ins Gewebe und damit eine Gelbfärbung von Haut, Schleimhaut und Skleren.

Antwort

> Leberkrankheiten, Gallenkrankheiten, Blutkrankheiten, Pankreaskopfkarzinom!
> Übermäßiger Karottengenuss kann einen Ikterus vortäuschen! Dabei sind allerdings die Skleren nicht gelb gefärbt und der Urin bleibt hell.

- **Leberkrankheiten:** Virushepatitis, chronische Hepatitis, Leberzirrhose, Lebertumoren, alkoholbedingter Leberschaden, Hepatitis bei Infektionskrankheiten (z. B. Mononucleosis infectiosa, Gelbfieber), autoimmunbedingte Leberschädigung, Stauungsleber, toxische Leberschädigung durch Umweltgifte oder Medikament
- **Erkrankungen der Gallenwege:** Cholangitis, Gallengangsteine, Gallentumoren (Krebs, Zysten), Schwangerschaftscholestasen, Striktur des Ductus choledochus, Gallengangatresie (Atresie = angeborener Verschluss eines Hohlorgans)
- **Blutkrankheiten:** perniziöse Anämie, hämolytische Anämie (z. B. Malaria), Kugel-, Sichelzellanämie, Autoimmunhämolyse, Blutgifte (z. B. Schlangengifte, Chinin)
- **Pankreaserkrankungen:** Pankreaskopfkarzinom, Pankreasgangstein vor der Vater-Papille
- **Stoffwechselerkrankungen:** Morbus Wilson (Kupferspeicherkrankheit), Hämochromatose (Eisenspeicherkrankheit)

* **Gilbert-Syndrom** (Meulengracht-Krankheit): Erbkrankheit mit Erhöhung des unkonjugierten Bilirubins. Durch die gestörte Aufnahme des Bilirubins in die Leberzellen (vermutete Ursache) werden ein Ikterus sowie uncharakteristischen Oberbauchbeschwerden hervorgerufen.
* **Physiologischer und pathologischer Neugeborenenikterus**

? Ein Patient klagt über anhaltende Müdigkeit. Woran denken Sie?

Antwort

> Hypotonie, Anämie, Leukämie, Tumorerkrankungen

* **Erkrankungen des Blutes und lymphatischen Systems**
  – **Anämie:** Eisenmangelanämie, perniziöse Anämie, hämolytische Anämie, aplastische Anämie
  – **Leukämie:** akute und chronisch-myeloische sowie akute und chronisch-lymphatische Leukämie
* **Tumorerkrankungen**
* **Hypotonie:** primäre und sekundäre Formen
* **Erkrankungen des Hormonsystems**
  – **Hypothyreose** (Schilddrüsenunterfunktion)
  – **Morbus Addison:** durch einen Mangel an Kortison und Aldosteron kommt es zur Hypotonie und zur Hypoglykämie
  – **HVL-Insuffizienz**
  – **Diabetes mellitus:** Hypoglykämie
* **Psychische und körperliche Erschöpfung, Depressionen**
* **Medikamente:** Sedativa, (Kortison)
* **Schlafapnoe-Syndrom**
* **Chronische Infekte:** z. B. Tuberkulose, chronische Pyelonephritis
* **Vitaminmangel-Zustände** („Frühjahrsmüdigkeit"): vor allem Vitamin-B- und -C-Mangelzustände
* **Nierenerkrankungen:** Glomerulonephritis, Pyelonephritis, nephrotisches Syndrom
* **Lebererkrankungen:** Virushepatitis, chronische Hepatitis, Leberzirrhose, Lebertumoren, alkoholbedingter Leberschaden, Hepatitis bei Infektionskrankheiten (z. B. Mononucleosis infectiosa,

Gelbfieber), autoimmunbedingte Leberschädigung, Stauungsleber, toxische Leberschädigung durch Umweltgifte oder Medikamente
* **Hypokaliämie:** z. B. durch Laxanzienabusus
* **Herzinsuffizienz**
* **Rheumatoide Arthritis** (RA)
* **Darmpilz**
* **Wurmbefall:** z. B. Spulwürmer, Madenwürmer, Bandwürmer
* **Sclerodermia diffusa** (Darrsucht)
* Multiple Sklerose
* Rekonvaleszenz

? Ein Patient leidet am ganzen Körper an Juckreiz (Pruritus generalisatus). Welche Erkrankungen kommen als Ursache in Betracht?

Antwort

> Allergien, Leberkrankheiten, Gallenkrankheiten, Diabetes mellitus, Nierenerkrankungen, Morbus Hodgkin, diverse Hautkrankheiten

* **Allergien:** Urtikaria, allergisches Kontaktekzem, Arzneimittel- und Nahrungsmittelallergien
* **Lebererkrankungen:** Virushepatitis, chronische Hepatitis, Leberzirrhose, Lebertumoren, alkoholbedingter Leberschaden, Hepatitis bei Infektionskrankheiten (z. B. Mononucleosis infectiosa, Gelbfieber), autoimmunbedingte Leberschädigung, Stauungsleber, toxische Leberschädigung durch Umweltgifte oder Medikamente
* **Erkrankungen der Gallenwege:** Cholangitis, Gallengangsteine, Gallentumoren (Krebs, Zysten), Schwangerschaftscholestasen, Striktur des Ductus choledochus, Gallengangatresie (Atresie = angeborener Verschluss eines Hohlorgans)
* **Pankreaserkrankungen:** Pankreaskopfkarzinom
* **Diabetes mellitus**
* **Nierenerkrankungen:** Glomerulonephritis, Pyelonephritis, nephrotisches Syndrom
* **Erkrankungen des Blutes und lymphatischen Systems**
  – Polyzythämie
  – lymphatische Leukämie,
  – Morbus Hodgkin (Lymphogranulomatosis maligna)

- Vitamin-B-Mangel
- **Pruritus senilis:** Vitaminmangelerscheinung, Stoffwechselstörung, trockene Haut
- **Wurmerkrankungen:** Juckreiz vor allem am Anus bei Madenwurmbefall
- **Hautkrankheiten:** Prurigo (Hauterkrankung, die mit juckenden Knötchen bzw. Papeln einhergeht), Windpocken, Pityriasis versicolor, Ekzem, Krätze (Skabies), Läuse, Insektenstiche, Frostbeulen, Pilzerkrankungen
- **Psychisch bedingt:** „aus der Haut fahren", Angst vor Parasiten, zu häufiges Waschen

? Sie stellen fest, dass Ihr Patient auffallend blass ist. An welche Ursachen denken Sie?

Antwort

Anämie, Hypotonie, schlechte Hautdurchblutung, Nierenerkrankungen, Herzerkrankungen, Pigmentmangel

- **Anämie:** Eisemangelanämie, perniziöse Anämie, hämolytische Anämie, aplastische Anämie, renale Anämie
- **Hypotonie:** primäre und sekundäre Formen
- **Beginnender Schock**
- **Schlechte Hautdurchblutung:** Vasokonstriktion, tief liegende Hautgefäße
- **Ödeme:** vor allem nierenbedingte Ödeme
- **Nierenerkrankungen:** Glomerulonephritis, Pyelonephritis, nephrotisches Syndrom, renale Anämie
- **Herzerkrankungen:** z. B. Aortenklappenstenose, Aortenklappeninsuffizienz (Herzerkrankungen führen allerdings häufiger zur Zyanose)
- **Pigmentmangel:** Albinismus, Vitiligo (Scheckhaut)
- **Erkrankungen des Hormonsystems:** Hypothyreose (Schilddrüsenunterfunktion), HVL-Insuffizienz, Morbus Addison
- **Leukämie:** akute und chronische, lymphatische und myeloische Leukämie
- **Tumorerkrankungen**
- **Infektionskrankheiten:** z. B. Tuberkulose, chronische Polyarthritis
- **Wurmbefall:** z. B. Spulwürmer, Madenwürmer, Bandwürmer (oft mit halonierten Augen)

? Sie stellen bei Ihrem Patienten helles Blut im Stuhl fest. Geben Sie Gründe an!

Antwort

Hämorrhoiden, Darmkrebs, Dickdarmpolypen

- **Erkrankungen des Dickdarms und Rektums**
  - **Hämorrhoiden:** die Blutungen treten bei oder nach der Defäkation (Absetzen des Stuhles) auf
  - **Dickdarmpolypen**
  - **Dickdarmkrebs:** häufig tritt nicht helles Blut, sondern Teerstuhl bzw. okkultes Blut auf
  - **Entzündliche Darmerkrankungen:** Kolondivertikulitis, Morbus Crohn, Colitis ulcerosa
  - **Rektumgeschwüre, Analfissuren**
- **Magenblutungen bzw. Blutungen am oberen Verdauungstrakt:** treten selten auf; nur, wenn sie den Magen-Darm-Kanal so schnell passieren, dass sie nicht mit Salzsäure in Verbindung kommen oder wenn der Magen keine Salzsäure enthält.

? Ein Patient berichtet, dass sein Stuhl auffallend dunkel ist (sog. Teerstuhl). Er vermutet, dass er Blut im Stuhl hat. Welche möglichen Gründe für Teerstuhl können Sie Ihrem Patienten nennen?

Antwort

Blutungsquellen können der Nasen-Mund-Rachen-Raum, Speiseröhre, Magen und das Duodenum sein. Blutungsquelle kann auch der untere Darmtrakt sein, sofern das Blut hier länger als 8 Stunden liegt.

- **Nasenbluten**
- **Krebserkrankungen:** der Speiseröhre, des Magens und Darms
- **Geschwüre** der Speiseröhre, des Magens, des Darms
- **Ösophagus-Varizen-Blutungen**
- **Bluthusten**
- **Verschlucktes blutiges Sputum**
- **Medikamenteneinnahme:** Eisen-, Kohlepräparate
- **Nahrungsmittel:** z. B. rote Bete, Blaubeeren

30

? Ihr Patient zeigt ein auffallend geschwollenes Gesicht. Woran denken Sie?

Antwort

> Nierenerkrankungen, Schilddrüsenunterfunktion, Quincke-Ödem, Morbus Cushing

- **Nierenerkrankungen:** vor allem akute Glomerulonephritis, nephrotisches Syndrom
- **Erkrankungen des Hormonsystems:** Schilddrüsenunterfunktion, HVL-Insuffizienz (Sheehan-Syndrom), Morbus Cushing
- **Allergien:** Quincke-Ödem, Arzneimittelexanthem (Hautcreme!)
- **Erysipel:** des Gesichts
- **Medikamente:** Kortison, „Pille", Morbus Cushing
- **Morbus Hodgkin:** Lymphogranulomatosis maligna
- **Infektionskrankheiten**
  - **Masern:** denken Sie an das typische Maserngesicht: verheult, verrotzt, verschwollen!
  - **Mumps**
  - **Infektiöse Mononukleose** (Pfeiffer-Drüsenfieber)
- **Kiefererkrankungen**
- **Entzündungen der Speicheldrüsen:** z. B. durch Allergien oder Speicheldrüsensteine

? Ein Patient klagt über Gewichtsverlust. Welche Gründe können vorliegen?

Antwort

> Tumorerkrankungen, Schilddrüsenüberfunktion, psychische Ursachen, Würmer, Durchfallerkrankungen aller Art

- **Tumorerkrankungen:** z. B. Magen-, Darmkrebs und andere Karzinomerkrankungen
- **Erkrankungen des Hormonsystems:** Schilddrüsenüberfunktion, Diabetes mellitus
- **Chronische Infektionskrankheiten:** z. B. Tuberkulose, AIDS
- **Psychische Ursachen:** Magersucht (Anorexie), Depressionen, Psychosen
- **Wurmerkrankungen:** Bandwürmer, Spulwürmer, Madenwürmer
- **Darmpilzerkrankungen**

- **Durchfallerkrankungen:** z. B. Morbus Crohn, Colitis ulcerosa, Sprue bzw. Zöliakie, Divertikulitis
- **Medikamente:** z. B. Einnahme von Diuretika oder Schilddrüsenhormone
- **Konsumierende (kräftezehrende) Erkrankungen:** z. B. Leukämie, Tbc, Krebs
- **Achalasie**

? Ein Patient leidet an Kopfschmerzen. Welche Ursachen können vorliegen?

Antwort

> Hypertonie, Hypotonie, Gehirntumor, Augenerkrankungen, Migräne

- **Hypertonie**
- **Hypotonie**
- **Gehirntumor**
- **Augenerkrankungen:** z. B. Glaukom, Kurz- und Weitsichtigkeit
- **Migräne**
- **Spannungskopfschmerz**
- **Halswirbelsäulen-Veränderung**
- **Sinusitis**
- **Nierenkopfschmerz:** alle Nierenerkrankungen, die mit einer eingeschränkten Nierenfunktion einhergehen
- **Leberkopfschmerz**: Virushepatitis, chronische Hepatitis, Leberzirrhose, Lebertumoren, alkoholbedingter Leberschaden, Hepatitis bei Infektionskrankheiten (z. B. Mononucleosis infectiosa, Gelbfieber), autoimmunbedingte Leberschädigung, Stauungsleber, toxische Leberschädigung durch Umweltgifte oder Medikamente
- **Gallenkopfschmerz:** Cholangitis, Gallengangsteine, Gallentumoren (Krebs, Zysten), Schwangerschaftscholestasen, Striktur des Ductus choledochus
- **Übermäßige Sonneneinstrahlung**
- **Zahn- und Kiefererkrankungen:** vor allem Kiefergelenkveränderungen!
- **Analgetikakopfschmerz:** vor allem ASS (Acetylsalicylsäure), Ergotamin gegen Migräne, Paracetamol
- **Darmpilzerkrankung**
- **Beginnender grippaler Infekt**

30

- **Wetterfühligkeit**
- **Trigeminusneuralgie**
- **Vergiftungen: Kohlenmonoxidverbindungen**
- **Clusterkopfschmerz:** (engl. cluster = Anhäufung), vor allem bei Männern auftretende Schmerzattacken von 15 Min. bis 3 Std. Dauer, bis zu 8 × am Tag (häufig nachts, über Wochen bis Monate, mit monatelangen bis jahrelangen beschwerdefreien Intervallen)
- **Infektionskrankheiten:** z. B. Meningoenzephalitis
- **Arteritis temporalis**
- **Schlaganfall**
- **Subarachnoidalblutungen**
- **Hirntrauma**
- **Akromegalie**
- **Allergien:** durch Unverträglichkeit bestimmter Lebensmittel (Rotwein, Käse, Schokolade)

? Bei der Untersuchung des Patienten stellen Sie eine Anisokorie fest. Worum handelt es sich? Welche Ursache könnte zugrunde liegen?

Unter Anisokorie versteht man eine ungleiche Weite der Pupillen beider Augen. Als Ursachen kommen in Betracht:

Antwort

> Medikamente, Horner-Symptomenkomplex, Okulomotoriuslähmung, Hirnprozesse

- **Medikamente:** z. B. Miotika (pupillenverengende Mittel), Haupteinsatzgebiet ist das Glaukom. Mydriatika (pupillenerweiternde Mittel), Haupteinsatzgebiet sind ophthalmologische Untersuchungen.
- **Horner-Symptomenkomplex:** Miosis, Ptosis, Enophthalmus
- **Lähmung des Okulomotorius** (III. Hirnnerv)
- **Intrakranielle raumfordernde Prozesse:** z. B. Subarachnoidalblutungen und sub- oder epidurales Hämatom
- **Augenerkrankungen:** z. B. Iritis oder Glaukom
- **Adie-Syndrom** (konstitutionelle Areflexie): es liegt eine Pupillotonie vor, d. h. einseitig eine entrundete, sehr weite Pupille. Typischerweise kommt es auch zur Hypo- oder Areflexie in den unteren Extremitäten (vor allem Patellar- und Achillessehnenreflex)

? Ein Patient zeigt die typischen Anzeichen eines akuten Abdomens mit heftigen Bauchschmerzen, Übelkeit, Erbrechen und beginnender Abwehrspannung des Bauchs. An welche Ursachen denken Sie?

Antwort

> Appendizitis, Ulkusperforation, Eileiter- bzw. Bauchhöhlenschwangerschaft

- **Appendizitis**
- **Perforierendes Magen-Darm-Geschwür**
- **Eileiterschwangerschaft und -entzündung**
- **Bauchhöhlenschwangerschaft**
- **Gallenwegserkrankungen:** z. B. Gallensteinkolik, Gallenblasenempyem, Gallenblasenperforation
- **Pankreaserkrankungen:** Pankreatitis, Pankreasgangsteine, Gallengangsteine vor der Vater-Papille
- **Peritonitis**
- **Ileus:** mechanischer und paralytischer Ileus, Mesenterialembolie, Invagination
- **Intraabdominale Blutungen:** z. B. Ruptur
  - von Milz (auch zweizeitige Milzruptur) oder Leber, Aortenaneurysma
- **Stielgedrehte Ovarialzyste**
- **Herzinfarkt**
- **Akutes Glaukom**
- **Nierensteinkolik**
- **Divertikulitis**
- **Coma diabeticum** (keine Abwehrspannung)

? Ein Patient berichtet Ihnen, dass er in letzter Zeit an Gewicht zugenommen hat. Welche Ursachen kommen in Betracht?

Antwort

> Überernährung, Schilddrüsenunterfunktion, Morbus Cushing, Rechtsherzinsuffizienz

- **Überernährung:** erhöhte Kalorienaufnahme, Bewegungsarmut
- **Erkrankungen des Hormonsystems:** Hypothyreose, Morbus Cushing
- **Rechtsherzinsuffizienz**
- **Psychische Faktoren:** z. B. klimakterisch bedingte Fettsucht
- **Nierenerkrankungen:** durch Ödeme

? Welche Erkrankungen gehen mit Stimmungsschwankungen einher?

Antwort

Multiple Sklerose, manisch-depressives-Syndrom

- **Multiple Sklerose**
- **Manisch-depressives-Syndrom:** der Wechsel zwischen depressiven und manischen Phasen, die meist ohne erkennbare Ursache auftreten, ist charakteristisch.
- **Prämenstruelles Syndrom** (PMS): typischerweise treten einige Tage nach dem Eisprung seelische Verstimmung, Nervosität, schmerzhafte Spannung und Schwellung der Brüste sowie Kopf- und Rückschmerzen auf. Mit Beginn der Menstruation lassen die Beschwerden nach.
- **Zerebrale Erkrankungen:** Hirntumor, Hirnarteriosklerose, Hirnatrophie
- **Chronischer Alkoholabusus**
- **Hirnlokales- und hirndiffuses Syndrom**
  - (Psychosyndrom)
- **Epilepsie**
- **Hysterie**
- **Alzheimer-Krankheit:** evtl. im Anfangsstadium
- **Morbus Parkinson:** hier ist eher eine Stimmungslabilität vorherrschend. Der Betroffene reagiert emotional lang anhaltend und ausgeprägt
- **Pubertät, Klimakterium** (sind allerdings keine Krankheiten)

? Sie bemerken an Ihrem Patienten einen akneähnlichen Hautausschlag. Welche Erkrankung kann vorliegen?

Antwort

Akne vulgaris, Kortisonakne, Allergien, Rosazea, Follikulitis

- **Akne vulgaris**
- **Kortisonakne:** eine Kortisonakne kann sich als eigenständiges Symptom oder in Folge eines Morbus Cushing entwickeln
- **Morbus Cushing**

- **Medikamentös bedingte Akne:** vor allem bei Einnahme von Jod, Brom, Fluor, Testosteron, Progesteron, Tuberkulostatika, Barbiturate, Vitamin A
- **Beruflich-allergische Akne:** z. B. durch Chlorphenol (Elekroindustrie)
- **Rosazea** (Kupferfinnen, Rotfinnen): oft zusammen mit Teleangiektasien, Rhinophym und Leberschädigungen
- **Chronische Lebererekrankungen:** z. B. chronische Hepatitis, alkoholbedingter Leberschaden
- **Follikulitis:** vor allem bei Männern im Bartbereich
- **Pubertas praecox:** bei vorzeitiger Geschlechtsentwicklung (Mädchen vor dem 8., bei Jungen vor dem 10. Lebensjahr)

? Sie bemerken an Ihrem Patienten leicht bläuliche Finger- und Zehenspitzen (Akrozyanose). Was kommt als Ursache in Betracht?

Antwort

Angeborene und erworbene Herzfehler, Lungenerkrankungen

- **Herzerkrankungen**
  - Angeborene Herzfehler: z. B. offener Ductus Botalli, Fallot-Tetralogie und -Trilogie, Vorhof- bzw. Kammerseptumdefekt
  - Erworbene Herzfehler: z. B. Mitralinsuffizienz, bzw. Mitralstenose
- Lungenerkrankungen
  - Lungenerkrankungen: z. B. Lungenemphysem, Bronchiektasen, Lungenfibrosen wie Silikose und Sarkoidose
  - Cor pulmonale: es handelt sich hierbei um eine Rechtsherzbelastung aufgrund einer Lungenerkrankung.
- Lyme-Borreliose (Acrodermatitis chronica atrophicans): nach Monaten bis Jahren kann es zur Hautatrophie kommen. Dabei verfärbt sich die Haut der Streckseiten der Gliedmaßen zunächst bläulich-rötlich und wird dann dünn wie Zigarettenpapier.

- Kälteagglutininkrankheit: eine seltene, durch Antikörper verursachte Agglutinierung (= Verklumpung) der roten Blutkörperchen.
- Frostbeulen (Pernio): chronische Kälteschädigung der Haut der Akren, die häufig bei Jugendlichen kombiniert mit Akrozyanose auftritt, verursacht bläuliche bzw. bläulich-rötlich, teigige Schwellungen; bei Erwärmung treten Jucken und Brennen auf.
- Halsrippen: in diesem Fall würde sich die Zyanose nur an den Fingern entwickeln (nicht an den Zehen). Betroffen ist meist der 7. Halswirbel. Weitere Beschwerden sind sensible Störungen, Armschmerzen und Parästhesien.
- Skalenus-Syndrom (Thoracic-outlet-Syndrom, Skalenus-anterior-Syndrom): beim Durchtritt durch die Skalenuslücke werden die Schlüsselbeinarterie (A. subclavia) und der Plexus brachialis komprimiert. Es bestehen Schmerzen in der Schulter, in Arm, Hand und Halswirbelsäule sowie Parästhesien und Hyperästhesien vor allem an der Ulnarseite des Unterarms.

? Eine Patientin berichtet, dass ihre Regel ausgeblieben ist (Amenorrhö). Welche Gründe können vorliegen?

Von Amenorrhö spricht man, wenn die Periodenblutung für mehr als 3 Monate ausfällt. Eine physiologische Amenorrhö liegt bei Schwangerschaft und während des Stillens vor; außerdem bis zur Menarche (= erstes Auftreten der Regelblutung, in den westlichen Industriestaaten zwischen dem 10.–12. Lebensjahr) und in der Menopause (= Zeitpunkt der letzten spontanen Regelblutung, zwischen dem 45.–55. Lebensjahr).

Antwort

Schwangerschaft, HVL-Insuffizienz

- **Schwangerschaft** (Gravidität)
- **Hormonelle Erkrankungen und Störungen**
  - **HVL-Insuffizienz** (Sheehan-Syndrom): oft zusammen mit Schilddrüsenunterfunktion
  - **Menopause**

- **Vorgezogenes Klimakterium** (Klimakterium praecox = Beginn des Klimakteriums vor dem 40. Lebensjahr)
  - **Morbus Cushing**
  - **Morbus Addison**
  - **Hypothyreose**
  - **Adrenogenitales Syndrom** (AGS): es kommt zur vermehrten Bildung von Androgenen. Bei Frauen ist eine Vermännlichung (Virilismus) die Folge.
- **Magersucht** (Anorexia nervosa)
- **Medikamente:** z. B. Psychopharmaka; Post-Pill-Amenorrhö (durch Absetzen von Ovulationshemmern)
- **Psychogene Amenorrhö:** z. B. durch sexuelle oder andere schwerwiegende seelische Probleme

? Eine 18-jährige Frau berichtet, dass Sie bisher noch keine Regelblutung hatte. Was kann der Grund hierfür sein?

Hier liegt eine pathologische, primäre Amenorrhö vor, da über das vollendete 15. Lebensjahr hinaus keine Regelblutung auftrat. Allerdings ist zu beachten, dass es große regionale Unterschiede gibt. So liegt der Zeitpunkt der Menarche in südlichen Ländern zwischen dem 10.–12. Lebensjahr, bei den Inuits dagegen bei 23 Jahren.

Antwort

Organische Fehlbildungen, Hormonstörungen

- **Hormonelle Erkrankungen und Störungen**
  - **HVL-Insuffizienz**: oft zusammen mit Schilddrüsenunterfunktion
  - **Morbus Cushing**
  - **Morbus Addison**
  - **Hypothyreose**
  - **Adrenogenitales Syndrom** (AGS): es kommt zur vermehrten Bildung von Androgenen. Bei Frauen ist eine Vermännlichung (Virilismus) die Folge.
  - **Hypoplasie der Ovarien:** z. B. beim Turner-Syndrom, Ovarialtumoren, Bestrahlungsfolge
- **Magersucht** (Anorexia nervosa)
- **Medikamente** und **Drogen:** z. B. Psychopharmaka, Morphium

30

- **Psychogen bedingt:** z. B. durch sexuelle oder andere schwerwiegende seelische Probleme
- **Aplasia uteri:** nicht angelegter Uterus oder ausgebliebene Lumenbildung
- **Jungfernhäutchen-Verschluss** (Atresie hymenale): durch die verschlossene Vagina kommt es in monatlichen Abständen zu wehenartigen Schmerzanfällen im Unterbauch.
- **Zentrale Schädigung:** z. B. nach Meningitis, Enzephalitis, Schädel-Hirn-Trauma, Tumor

? Woran denken Sie bei hochgradiger Heiserkeit bzw. Stimmlosigkeit (Aphonie)?

Antwort

> Akute Laryngitis, psychischer Schock, Bronchialkrebs

- **Akute Laryngitis:** zusammen mit Reizhusten, Kitzeln und Brennen im Kehlkopf
- **Psychogen bedingt:** durch große Schreckerlebnisse oder aus Angst (z. B. vor öffentlichen Auftritten)
- **Kehlkopfdiphtherie:** zusammen mit Krupp-Husten, Cäsarenhals
- **Stimmbandpolypen** („Sängerknötchen"): vor allem bei Kindern, Sängern und Rednern. Auf den Stimmbändern befindet sich ein stecknadelkopfgroßes Knötchen.
- **Stimmbandpapillom** (Präkanzerose)
- **Kehlkopfkrebs**
- **Rekurrenzlähmung:** vor allem nach Strumaoperationen, aber auch durch Neoplasmen oder Neuritis
- **Bronchialkrebs:** durch neoplastisches Syndrom
- **Hormonerkrankungen:** z. B. Myxödem (Heiserkeit mit tiefer Stimme), Morbus Addison, Akromegalie
- **Medikamente:** z. B. Anabolikaeinnahme bei Frauen

? Nennen Sie Erkrankungen, die mit Appetitmangel einhergehen können!

Antwort

> Magenerkrankungen, Magenkrebs!, Darmerkrankungen, Appendizitis, psychische Störungen, Leber-, Galle-, Pankreas-, Nierenerkrankungen, Krebserkrankungen!

- **Magenerkrankungen:** akute und chronische Gastritis, Magenkrebs!, Pylorusstenose
- **Appendizitis!**
- **Darmerkrankungen**
  - Akute und chronische Gastroenteritis, akutes Abdomen, Zöliakie, chronische Durchfallerkrankungen wie Colitis ulcerosa und Morbus Crohn
  - Darmparasiten: z. B. Maden-, Spul-, Bandwürmer
  - Chronische Obstipation
- **Lebererkrankungen:** vor allem im Vorstadium der akuten Virushepatitis, aber auch bei anderen Lebererkrankungen wie z. B. chronische Hepatitis und Leberzirrhose.
- **Gallenwegserkrankungen:** Cholangitis, Cholzystitis
- **Pankreaserkrankungen:** akute und chronische Pankreatitis, Pankreasinsuffizienz, Pankreaskarzinom!
- **Nierenerkrankungen:** Glomerulonephritis, Pyelonephritis, chronische Niereninsuffizienz
- **Infektionskrankheiten:** akute Infekte (z. B. Grippe, Scharlach), chronische Infekte (z. B. Tuberkulose!)
- **Mangelzustände:** vor allem Vitamin-B-, -B_{12}!-Mangel, Nikotinsäureamidmangel, Vitamin-C-Mangel, Eisenmangel
- **Erkrankungen des Hormonsystems:** z. B. Morbus Addison, diabetisches Präkoma, Nebenschilddrüsenüberfunktion (Hyperparathyreoidismus), HVL-Insuffizienz
- **Anämie:** vor allem Eisenmangelanämie und perniziöse Anämie
- **Psychische Ursachen:** Magersucht (Anorexia nervosa), Bulimie
- **Medikamente:** Appetitzügler, Digitalis, Antibiotika, Zytostatika, Opiate
- **Intoxikation:** Nikotin-, Alkoholabusus
- **Entzündungen im Mund- bzw. Rachenbereich**
- **Krebserkrankungen:** Krebserkrankungen aller Art, vor allem bei Metastasenbildungen

? Ein Patient leidet an Heißhungerattacken. Welche Erkrankungen und Ursachen können vorliegen?

Antwort

> Hypoglykämie, Hyperthyreose, psychogene Ursachen, Schwangerschaft

- **Hypoglykämie:** vor allem beim unentdeckten Diabetiker und bei Inselzelladenon
- **Schilddrüsenüberfunktion** (Hyperthyreose)
- **Psychogene Ursachen**
- **Schwangerschaft** (Gravidität)
- **Wurmbefall:** vor allem bei Bandwürmern!
- **Ulcus duodemi:** Nüchternschmerz!
- **Tumor im Hypothamalus:** hier liegt das Esszentrum
- **Medikamente:** Kortison, Östrogen, Antidiabetika

? Ein Patient sucht wegen Armschmerzen Ihre Praxis auf. Was kann zugrunde liegen?

Antwort

> Schultergürtel-Syndrom, Angina pectoris, Epikondylitis, Tendovaginitis: Karpaltunnel-Syndrom, Verschlusskrankheit

- **Erkrankungen des Bewegungsapparats**
  - **Schultergürtel-Syndrom:** zusätzliche Halsrippen, Scalenus-anterior-Syndrom (Kompression der A. subclavia und des Plexus brachialis in der Skalenuslücke)
  - **Brachialgia paraesthetica noctura:** es handelt sich um nächtlich auftretende Schmerzen in den Armen mit Parästhesien und Kältegefühl. Ursache sind Schädigungen der Halswirbelsäule.
  - **Epicondylitis** (Tennis- bzw. Golferellenbogen): die Schmerzen nehmen ihren Ausgang von den Epikondylen.
  - **Periarthritis humeroscapularis** (PHS): schmerzhafte Entzündung der Umgebung des Schultergelenks, die mit einer Schulterversteifung einhergehen kann.
  - **Tendovaginitis**
  - **Karpaltunnel-Syndrom**
  - **Medianusverletzungen:** nach Verletzungen des Nervus medianus kann es zu brennenden Schmerzen und Störungen der sympathischen Nervenfasern im Arm kommen.
- **Herz- und Kreislauferkrankungen**
  - **Angina pectoris!**
  - **Arterielle Verschlusskrankheit:** vor allem bei Männern, Diabetikern, Bluthochdruck
  - **Armvenenthrombose** (Effort-Thrombose): eine Thrombose in der V. subclavia oder V. axillaris entwickelt sich vor allem nach körperlicher Anstrengung, wie z. B. Gewichtheben oder Tennisspielen, aber auch durch anhaltende Kompression der Vene, z. B. während des Schlafs oder beim Autofahren. Der Arm ist geschwollen, bläulich verfärbt mit Schwere- und Spannungsgefühl.
  - **Winiwater-Buerger-Krankheit** (Endangitis obliterans): vor allem bei Rauchern; bei Frauen, die rauchen und die Pille nehmen
- **Neuritis**
- **Akute Lymphangitis**

? Geben Sie Ursachen für einen nichtentzündlichen Aszites an!

Das Transsudat, das abgepresst wird, kann sich aufgrund eines Pfortaderhochdrucks, z. B. bei Leberzirrhose oder Herzinsuffizienz oder durch einen erniedrigten kolloidosmotischen Druck bei Mangel an Bluteiweißen entwickeln.

Antwort

> Leberzirrhose, Rechtsherzinsuffizienz

- **Leberzirrhose**
- **Herzerkrankungen:** Rechtsherzinsuffizienz, konstriktive Perikarditis, Perikarderguss
- **Pfortaderthrombose**
- **Tumorerkrankungen:** bei Tumoren im Bauchraum, die mit einer Kompression der Pfortader einhergehen.
- **Hypoproteinämie** (Mangel an Bluteiweißen): z. B. beim nephrotischen Syndrom oder durch Hypalbuminämie durch Hungerzustände ("Hungerbauch") oder durch Malabsorption.

? Geben Sie Ursachen für einen entzündlichen Aszites an!

Antwort

> Peritonitis

- **Peritonitis:** Perforationsperitonitis z. B. bei „geplatztem" Appendix
- **Peritonealkrebs:** vor allem durch Metastasenbildung bei Magen-, Ovarial-, Pankreas- und Darmkrebs

? Bei der Auskultation Ihres Patienten stellen Sie ein abgeschwächtes Atemgeräusch fest. Welche Ursachen können vorliegen?

Bei abgeschwächtem Atemgeräusch wird weniger Atemluft bewegt.

Antwort

> Lungenemphysem

- **Lungenemphysem:** zusammen mit hypersonorem Klopfschall und Fassthorax
- **Pleuraschwarte**
- **Asthma-bronchiale-Anfall:** zusammen mit hypersonorem Klopfschall; beim schweren: Asthma-bronchiale-Anfall kann es auch zur „silent lung" kommen.
- **Pleuritis:** bei Pleuritis sicca zusammen mit Pleurareiben; bei Pleuritis exsudativa zusammen mit einer Dämpfung
- **Pneumothorax:** zusammen mit hypersonorem bis tympanitischem Klopfschall.
- **Pleuraempyem** (Eiteransammlung in der Pleurahöhle): zusammen mit Dämpfung.

? Bei der körperlichen Untersuchung stellen Sie ein verstärktes Atemgeräusch über dem Lungengewebe fest. Welche Erkrankungen können vorliegen?

Der „Frequenzfilter Lunge" fehlt.

Antwort

> Pneumonie

- **Pneumonie:** allerdings nur bei der Lobärpneumonie, bei Bronchialpneumonie fehlt dieser Befund meist.
- **Lungenfibrose**
- **Pleuraerguss:** ist nur am Rand des Ergusses zu hören
- Begleitet alle Prozesse, die zur Verdichtung und damit zur Luftleere des Lungengewebes führen.

? Geben Sie Gründe für eine plötzlich auftretende akute Atemnot an!

Antwort

> Asthma bronchiale, Lungenembolie, allergische Reaktionen, Lungenödem

- **Asthma-bronchiale-Anfall**
- **Lungenembolie:** ergibt ein Krankheitsbild ähnlich wie Herzinfarkt
- **Asthma-cardiale-Anfälle:** vor allem nachts kommt es zu akuter Atemnot
- **Quincke-Glottis-Ödem:** allergische Reaktion, z. B. nach einem Wespenstich im Mundbereich
- **Akute Laryngitis**
- **Pseudokrupp**
- **Kehlkopfdiphtherie**
- **Verschluckter Fremdkörper**
- **Lungenödem:** z. B. nach einem Herzinfarkt, der sich im Bereich der linken Herzhälfte abgespielt hat
- **Pneumothorax:** vor allem beim Spontanpneumothorax
- **Allergische Reaktion:** z. B. durch Medikamenteneinnahme wie z. B. Lokalanästhetika (z. B. Procain), Barbiturate, Betablocker
- **Polyneuritis:** wenn die Atemmuskulatur betroffen ist
- **Poliomyelitis:** wenn die Atemmuskulatur betroffen ist

30

? **Welche Ursachen können bei chronischer Atemnot vorliegen?**

Antwort

Lungenerkrankungen, Herzerkrankungen

- **Bronchial- und Lungenerkrankungen**
  - **Atemwegsinfektionen:** schwere chronische Bronchitis, chronische Pneumonie
  - **Chronisch obstruktive Lungenerkrankungen:** Bronchiektasen, chronisches Asthma bronchiale, Lungenemphysem
  - **Pleuraerkrankungen:** chronische Pleuraergüsse
  - **Lungenfibrosen:** wie z. B. Lungensarkoidose (Morbus Boeck), Silikose (Steinstaublunge), Asbestose
  - **Sonstige Lungenerkrankungen:** Bronchialkarzinom, Lungentuberkulose, Atelektasen, Lungenmykosen
- **Verschluckte Fremdkörper:** vor allem bei Kindern
- **Thoraxdeformationen:** z. B. Trichter-, Hühnerbrust
- **Herzkrankheiten**
  - **Entzündliche Herzerkrankungen:** Pericarditis constrictiva, Perikarderguss
  - **Herzinsuffizienz:** Linksherzinsuffizienz, Cor pulmonale, chronisches Lungenödem
  - **Asthma cardiale** (Stauungslunge)
  - **Mitralklappenerkrankungen:** Mitralklappenstenosen und -insuffizienzen
  - **Angeborene Herzerkrankungen:** wie z. B. offener Ductus Botalli, Vorhof-, Kammerseptumdefekt, Fallot-Tetralogie
  - **Kardiomyopathien:** z. B. durch Alkohol
- **Neurologische Erkrankungen**
  - **Polyneuritis:** wenn sie die Atemmuskulatur betrifft
  - **Hirntumor**
- **Morbus Hodgkin:** bei Mediastinalprozessen
- **Sonstige Erkrankungen und Ursachen:** retrosternale Struma, Adipositas, schwere Anämie, Aszites, Mukoviszidose, psychogen bedingt

? **Ein Patient klagt über Rückenschmerzen. Welche Ursachen kommen in Betracht?**

Antwort

Bandscheibenprotrusion bzw. -vorfall, Lumbago, Ischias-Syndrom, Morbus Bechterew, Wirbelgleiten, Morbus Scheuermann

- **Bandscheibenprotrusion bzw. -vorfall**
- **Lumbago** (Hexenschuss)
- **Ischias-Syndrom**
- **Morbus Bechterew** (Spondylitis ankylopoetica)
- **Wirbelgleiten** (Spondylolisthesis)
- **Morbus Scheuermann** (Osteochondrosis deformans juvenilis)
- **Spondylosis deformans:** eine degenerative Erkrankung der Wirbelkörper und der Zwischenwirbelscheibe.
- **Osteochondrosis intervertebralis:** Degeneration der Zwischenwirbelscheibe
- **Spondylitis:** akute Wirbelentzündung
- **Wirbelsäulenmetastasen, Wirbelsäulentuberkulose**
- **Osteoporose, Osteomalazie**
- **Fibromyalgie:** hier sind an der Wirbelsäule der Halswirbelbereich und der Kreuzbeinbereich betroffen, aber auch andere druckschmerzhafte Punkte. Es handelt sich um ein nicht-entzündlich bedingtes Schmerzsymptom mit chronischen Weichteilbeschwerden, von denen in erster Linie Frauen zwischen dem 20.–50. Lebensjahr betroffen sind.
- **Plasmozytom:** Vermehrung der Plasmazellen im Knochenmark mit Produktion pathologischer Antikörper. Betroffen sind vor allem Männer über 50. Die Erkrankung spielt sich bevorzugt im Bereich der Wirbelsäule und des Schädelknochens ab. Die Ursache ist unbekannt.
- **Psychisch bedingt:** durch Verspannungen der Muskulatur

? **Sie stellen an Ihrem Patienten Petechien (punktförmige Einblutungen in die Haut) fest. Welche Ursachen können vorliegen?**

Ursache einer vermehrten Blutungsneigung (hämorrhagische Diathese) sind Gefäßwandschäden, Thrombozytenmangel und Störungen der Blutgerinnung.

30

Antwort

> Leukämie, Hämophilie, Antikoagulanzien-Einnahme, Thrombozytopenie, Vitamin-C- und -K-Mangel

- **Erkrankungen des Blutes**
  - **Leukämie**
  - **Hämophilie** (Bluterkrankheit)
  - **Trombozytopenie:** z. B. in Folge von Infektionskrankheiten, Metastasen, Lymphomen, Plasmazytom oder durch Autoantikörper z. B. durch Medikamente, Infekte, idiopathisch
- **Medikamenteneinnahme:** Antikoagulanzien-Einnahme (ASS, Cumarine, Heparin)
- **Hypovitaminosen:** Vitamin-C-Mangel (Skorbut), Vitamin-K-Mangel
- **Leberfunktionsstörungen**
- **Erkrankungen der Gefäße**
  - **Morbus Osler** (hereditäre Teleangiektasien)
  - **Purpura-Schoenlein-Henoch:** betroffen sind vor allem Jungen im Vorschulalter. Es kommt 2–3 Wochen nach einem Infekt (auch durch Nahrungsmittel oder Medikamente) zu Hauteinblutungen und zwar vor allem an der Streckseite der Extremitäten.
  - **Panarteritis nodosa:** seltene Gefäßwandentzündung, von der vor allem die Nieren, das Herz, die Leber, der Magen-Darm-Trakt und die Gelenke betroffen sind – nur selten die Haut.
- **Infektionskrankheiten**
  - **Intoxikationen durch Bakterientoxine:** z. B. Scharlach, Diphtherie, Meningitis
  - **Virusbedingte hämorrhagische Fieber:** wie z. B. Gelbfieber, Lassafieber, Marburgfieber u. a.
  - **HUS** (hämolytisch urämisches Syndrom): oft in Folge von EHEC (enterohämorrhagische Escherichia coli)
- **Harnvergiftung (Urämie)**

? Ein Patient leidet an erhöhtem Blutdruck. Welche Ursachen können vorliegen?

Antwort

> Essenzielle Hypertonie, Arteriosklerose, Nierenerkrankungen

- **Essenzielle Hypertonie:** hier spielen Stress, genetische und psychische Faktoren, Konstitution, Bewegungsarmut u. a. eine wichtige Rolle.
- **Vaskuläre Hypertonie**
  - **Arteriosklerose**
  - **Aortenisthmusstenose:** durch Verengung nach dem Aortenbogen.
  - **Aortenklappeninsuffizienz**
- **Renale Hypertonie**
  - **Entzündliche Nierenerkrankungen:** akute und chronische Glomerulonephritis
  - **Erkrankungen der Nierengefäße:** Nierenarterienstenose, diabetische Glomerulosklerose: (obsolet: Kimmelstiel-Wilson-Syndrom)
  - **Nierenfehlbildungen:** z. B. Zystenniere
  - **Nierentuberkulose**
  - **Nierentumor**
- **Hormonelle Hypertonie**
  - **Morbus Cushing, Hyperthyreose** (Schilddrüsenüberfunktion), **Akromegalie** (Riesenwuchs)
  - **Phäochomozytom:** Überfunktion des Nebennierenmarks mit vermehrter Adrenalinausschüttung, meist durch gutartigen Tumor bedingt
  - **Conn-Syndrom** (primärer Hyperaldosteronismus): die vermehrte Aldosteronbildung wird meist durch ein Nebennierenrindenadenom verursacht
  - **Adrenogenitales Syndrom** (AGS): durch die vermehrte Bildung von Androgenen wird bei Jungen eine vorzeitige Geschlechtsentwicklung, bei Mädchen Zwitterbildung und bei Frauen Vermännlichung (Virilismus) hervorgerufen.
- **Schwangerschaftshypertonie** (Präeklampsie, Eklampsie): vor allem bei Erstgebärenden treten plötzlich tonisch-klonische Krämpfe mit und ohne Bewusstseinsverlust auf, sowie ein rascher Blutdruckanstieg mit starken Kopfschmerzen und Sehstörungen wie Flimmern, Doppelt- und Nebligsehen.
- **Intrakranielle Drucksteigerung:** z. B. durch Hirntumor oder Hirnblutung
- **Medikamentös bedingte Hypertonie:** Ovulationshemmer („Pille"), Kortison, Adrenalin
- **Lupus erythematodes** (LE)

30

? Eine Frau leidet an Schmerzen in den Brüsten. An welche Ursachen denken Sie?

Antwort

> Schwangerschaft, prämenstruelles Syndrom, Mastodynie, Mastopathie, Brustkrebs, Mastitis
> - **Gravidität** (Schwangerschaft)
> - **Prämenstruelles Syndrom** (PMS): typischerweise treten einige Tage nach dem Eisprung seelische Verstimmung, Nervosität, schmerzhafte Spannung und Schwellung der Brüste sowie Kopf- und Rückschmerzen auf. Mit Beginn der Menstruation lassen die Beschwerden nach.
> - **Mastodynie:** prämenstruelles Spannungs- und Schwellungsgefühl der Brüste, oft von Schmerzen begleitet.
> - **Mastopathie:** betroffen sind Frauen vor allem zwischen dem 35. und 55. Lebensjahr. Die degenerativen und proliferativen Veränderungen des Brustdrüsengewebes gehen mit Zystenbildung, Fibrosklerosen und Ödembildungen einher. In den Brüsten sind knotige Verhärtungen zu tasten, außerdem treten Schmerzen auf, die sich prämenstruell verstärken; im Klimakterium erfolgt oft Rückbildung.
> - **Brustkrebs** (Mammakarzinom): Knoten! Allerdings ist der Knoten meist nicht schmerzhaft.
> - **Knoten:** z. B. Krebs (s. o.), Lipome und Fibroadenome beide vor allem dann schmerzhaft, wenn sie manuell gereizt werden.

- **Mastitis** (Entzündung der weiblichen Brustdrüsen): vor allem im Wochenbett und in der Stillphase
- **Medikamente:** z. B. Östrogene, Aldosteron, Ovulationshemmer

? Woran denken Sie bei Schmerzen, die beim Absetzen des Stuhls auftreten (Defäkationsschmerz)?

Antwort

> Hämorrhoiden, Rektum-Karzinom, Proktitis, Analveränderungen, Prostataerkrankungen

- **Erkrankungen des Dickdarms:** Hämorrhoiden, Rektum-Karzinom, Proktitis (Enddarmentzündung)
- **Analveränderungen**
  - z. B. Schrunden, Rhagaden, Fisteln: bei Morbus Crohn und Colitis ulcerosa
  - außerdem bedingt durch analen Geschlechtsverkehr
- **Erkrankungen der Geschlechtsorgane:** Prostatitis, evtl. Prostatakrebs, Bartholinitis (Entzündung der Bartholindrüse)

? Zählen Sie Ursachen für Depressionen auf!

Antwort

> Endogene und reaktive Depressionen, depressive Neurosen und Psychosen, Hormonstörungen, Hirnverletzungen

- **Endogene Depression:** zusammen mit einer traurigen oder ängstlichen Verstimmtheit, die körperlich nicht begründbar ist.
- **Reaktive Depression:** nach traurigen Nachrichten wie z. B. schwerer Krankheit, Arbeitsplatzverlust u. Ä.
- **Somatogene Depression:** Sie ist organisch-körperlich bedingt, z. B. Altersdepression, Wochenbettdepression oder bei Hirntumor
- **Affektive Psychose:** als unipolare Psychose mit depressiven Phasen oder als bipolarer Verlauf mit Wechsel zwischen depressiven und manischen Episoden
- **Hirnverletzungen:** geht oft mit Denkverlangsamung und Aufmerksamkeitsstörungen einher
- **Klimakterium** und **Klimakterium praecox** (= Beginn des Klimakteriums vor dem 40. Lebensjahr)
- **Wochenbettdepression**
- **Prämenstruelles Syndrom** (PMS): typischerweise treten einige Tage nach dem Eisprung seelische Verstimmung, Nervosität, schmerzhafte Spannung und Schwellung der Brüste sowie Kopf- und Rückschmerzen auf. Mit Beginn der Menstruation lassen die Beschwerden nach. Geht oft mit Nervosität und Affektlabilität einher.
- **Medikamente:** z. B. Ovulationshemmer („Pille"), Kortison

30

? **Geben Sie Ursachen für ein Druckgefühl im Epigastrium an!**

Antwort

Magen-, Speiseröhre-, Bauchspeicheldrüsenerkrankungen

- **Erkrankungen des Magens:** chronische Gastritis, Magenkrebs, Reizmagen, Ulcus ventriculi
- **Ulcus duodeni**
- **Erkrankungen der Speiseröhre:** Hiatushernie, Ösophagusdivertikel
- **Erkrankungen der Bauchspeicheldrüse:** chronische Pankreatitis, Pankreaskrebs
- **Neubildung im Colon transversum**

? **Welche Erkrankungen können bei Druckgefühl im Unterleib vorliegen?**

Antwort

Gutartige und bösartige Tumoren im Unterleib

- **Erkrankungen der weiblichen Geschlechtsorgane**
  - **Uterusmyom oder andere Uterustumoren**
  - **Ovarialkystom** (Kystadenom): das vom Epithelgewebe ausgehende Adenom kann beachtliche Ausmaße erreichen. Durch einen Sekretstau und Proliferation kommt es zur fortschreitenden Ausweitung der Drüsenlichtung, zur Stieldrehung des Kystadenoms, sodass die versorgenden Gefäße abgequetscht werden sowie zur Infarzierung und damit zum akuten Abdomen.
  - **Chronische Eileiterentzündung**
  - **Eierstockzyste**
  - **Endometriose**
- **Schwangerschaft**
- **Gefüllte Harnblase** bei Blasenentleerungsstörung
- **Tumoren** des **Rektums** bzw. **Sigmoids**

? **Geben Sie Ursachen für ein Druckgefühl im rechten Oberbauch an!**

Antwort

Leber-, Gallenwegs-, Dickdarm- und Nierenkrankheiten

- **Lebererkrankungen:** Fettleber, chronische Hepatitis, Alkoholhepatitis, Lebermetastasen, arzneimittelbedingte Leberschäden
- **Ulcus duodeni**
- **Erkrankungen der Gallenwege:** Cholangitis, Cholezystitis, Cholelithiasis, Postcholezystektomiesyndrom, Tumoren der Gallenblase und -wege
- **Erkrankungen des Pankreas und Dickdarms:** Pankreatitis, Pankreaskarzinom, Kolonstenose
- **Pleuritis**
- **Nierenerkrankungen:** Nierenbeckensteine, Pyelo- und Glomerulonephritis

? **Geben Sie Ursachen für ein Druckgefühl im Oberbauch links an!**

Antwort

Dickdarm-, Magen-, Pankreas-, Nierenerkrankungen, Herzinfarkt

- **Syndrom der linken Kolonflexur** bzw. **Kolonstenose:** vor allem im Sitzen und bei zu enger Kleidung nehmen die Beschwerden zu. Die linke Flexur ist hochgezogen und weist eine starke Knickbildung auf.
- **Magenerkrankungen:** Magenulkus, akute Gastritis, Magenatonie
- **Pankreatitis**
- **Zwerchfellhernie**
- **Milzvergrößerung** (Splenomegalie): aber auch andere Milzprozesse, wie z. B. Milzinfarkt und Milzruptur
- **Nierenerkrankungen:** Pyelo- und Glomerulonephritis, Steine im Nierenbecken
- **Lungen- und Herzerkrankungen:** Pleuritis, Herzinfarkt

30

? Ein Patient schildert, dass ihm der Bissen in der Speiseröhre stecken bleibt (Dysphagie). An welche Erkrankungen und Störungen denken Sie?

Antwort

Globus hystericus, Speiseröhrenerkrankungen, Struma

- **Globus hystericus:** es kommt zu einem Globusgefühl im Hals evtl. verbunden mit Schluckzwang. Die Ursache liegt im seelischen Bereich.
- **Struma**
- **Erkrankungen der Speiseröhre:**
  - **Ösophagusstenose:** z. B. nach Verätzungen der Speiseröhre
  - **Achalasie** (früher: Kardiospasmus)
  - **Ösophagusdivertikel, Ösophaguskrebs, Ösophagitis**
  - **Hiatushernie**
- **Erkrankungen des Mediastinums** (z. B. Tumoren, Lymphome, Abszesse)
- **Progressive Sklerodermie**
- **Aortenaneurysma**

? Der Patient leidet an Fettstuhl (Steathorrhö). Welche Erkrankungen müssen Sie ausschließen?

Antwort

Pankreaserkrankungen, Sprue (Zöliakie), Mukoviszidose, Malabsorption

- **Erkrankungen des Pankreas:** Pankreasinsuffizienz, Pankreatitis, Pankreastumor
- **Erkrankungen des Dünn- und Dickdarms:** Sprue bzw. Zöliakie, Mukoviszidose, Malabsorptionssyndrom
- **Verschlussikterus**
- **Erkrankungen der Mesenteriallymphknoten:** z. B. durch Metastasen, Lymphknotentuberkulose, Morbus Hodgkin

? Eine Patientin schildert, dass ihre Finger anfallsweise blass werden. Welche Ursachen kommen in Betracht?

Antwort

Morbus Raynaud, Endangitis obliterans, Sklerodermie, LE

- **Erkrankungen der Gefäße:** Morbus Raynaud, Endangitis obliterans (Winiwarter-Buerger-Krankheit)
- **Rheumatische Erkrankungen:** Sklerodermie, Lupus erythematodes (LE)
- **Erkrankungen des Bewegungsapparats:** Digitus mortuus, Halsrippen-Syndrom, Scalenus-anterior-Syndrom
- **Arteriosklerose**
- **Kälteagglutininkrankheit:** seltene, durch Kälteantikörper hervorgerufene Autohämolyse der roten Blutkörperchen. Unter Kälteeinwirkung kommt es an den Akren zu Blässe bzw. Zyanose evtl. auch zur Nekrose. Deshalb ist eine Kälteexposition unbedingt zu vermeiden.

? Ein Patient leidet an vermehrtem Windabgang (Flatulenz). Welche Ursachen können vorliegen?

Antwort

Darmerkrankungen, Dysbiose, blähende Kost, Magen-, Leber, Pankreas-, Gallenerkrankungen

- **Darmerkrankungen:** z. B. Morbus Crohn, Dysbiose, Reizdarm (Colon irritabile) Malabsorptionssyndrom
- **Verzehr blähender Speise:** z. B. frisches Brot, Bohnen, Kohl
- **Magenerkrankungen:** z. B. Sub- oder Anazidität, chronische Gastritis
- **Lebererkrankungen:** Leberzirrhose, Hepatitis, Fettleber
- **Pankreasinsuffizienz**
- **Gallenerkrankungen:** chronische Cholezystitis und Cholelithiasis
- **Medikamente:** Antibiotika, Zytostatika

30

? Ein Patient klagt über Mundgeruch (Foetor ex ore). Zählen Sie mögliche Ursachen auf!

Antwort

Erkrankungen des Mund- und Rachenraums, Atemwegs-, Speiseröhren- und Magenerkrankungen

- **Erkrankungen des Mund- und Rachenraums:**
  - mangelnde Mundhygiene, Karies, Paradonto-patien (früher: Parodontose), Stomatitis
  - chronische Tonsillitis, Tonsillarabszess
  - Nasennebenhöhlenentzündung (Sinusitis)
  - Angina Plaut-Vincent, Rachendiphtherie
  - Mononucleosis infectiosa (Pfeiffer-Drüsenfie-ber)
- **Atemwegserkrankungen:** Bronchitis, Bronchi-ektasen, chronischer Lungenabszess, Pneumonie
- **Speiseröhren- und Magenerkrankungen:** Öso-phagusdivertikel, chronische Gastritis, Magen-krebs
- **Lebererkrankungen**
- **Niereninsuffizienz**
- **Chronische Obstipation**

? Eine Patientin klagt über kalte Füße. Welche Ursachen kommen in Betracht?

Antwort

Vegetative Dystonie, Arteriosklerose, Endangitis oblite-rans

- **Herz- und Kreislauferkrankungen:** vegetative Dystonie, Arteriosklerose, Endangitis obliterans (Winiwarter-Buerger Krankheit), Hypotonie, Aortenisthmusstenose
- **Neuritis**

? Zählen Sie Ursachen für auffallende Gesichtsrö-te (Rubeosis) auf!

Antwort

Hypertonie, Bluterkrankungen, Morbus Cushing, Diabe-tes mellitus, Herz- und Lungenkrankheiten

- **Hypertonie**
- **Bluterkrankungen**
  - **Polyglobulie:** ein Sauerstoffmangel führt zum Anstieg der Erythrozyten
  - **Polyzythämie:** es kommt zur Vermehrung der Erythrozyten, Leukozyten und Thrombozyten
- **Erkrankungen des Hormonsystems**
  - **Morbus Cushing:** gleichzeitig mit der ver-mehrten Gesichtsrötung kommt es zum Voll-mondgesicht.
  - **Diabetes mellitus**
- **Herz- und Lungenerkrankungen**
  - **Rechtsherzinsuffizienz:** bei einem Mitralge-sicht entwickeln sich Teleangiektasien im Ge-sicht, frei bleiben allerdings Stirn, Mund-Kinn-Dreieck und die Region vor dem Ohr.
  - **Cor pulmonale:** durch den Sauerstoffmangel kommt es zur Polyglobulie, die zur Pseudo-konjunktivitis führt.
- **Rheumatische Erkrankungen**
  - **Lupus erythematodes (LE):** zusätzlich zu den entzündlichen Erscheinungen im Gesicht be-stehen beim chronischen LE häufig Gelenkbe-schwerden, evtl. auch Pleuritis und Hyperto-nie.
  - **Dermatomyositis (Lila-Krankheit):** Autoim-munerkrankung, die zur Entzündung von Haut und Muskeln bzw. Muskelgruppen führt.
- **Rosazea (Kupferfinnenkrankheit):** oft einherge-hend mit Lebererkrankungen, zusammen mit Rhinophym und Teleangiektasien
- **Pellagra:** es liegt ein Vitamin-B-Mangel vor, vor allem ein Niacin-Mangel. Es kommt zu Dermati-tis, Diarrhö, evtl. zu Polyneuropathien bis hin zur Demenz.

? Geben Sie Ursachen für diffusen Haarausfall an!

Haarausfall (Effluvium) kann zum Zustand der Haarlosigkeit (Alopezie) führen. Liegt ein herdförmi-ger Haarausfall vor, so spricht man von Alopecia are-ata. Handelt es sich um einen diffusen Haarausfall, so spricht man von Alopecia diffusa. Kommt es zur Glat-zenbildung, handelt es sich um eine Calvities.

Antwort

Hormonstörungen, Vitaminmangel, Toxine

- **Erkrankungen und Störungen des Hormonsystems**
  - **Hyperthyreose, Hypothyreose**
  - **Morbus Cushing**
  - **Hypoparathyreoidismus, HVL-Insuffizienz**
  - **Erhöhter Androgenspiegel im Blut**
  - **Stress:** vermutlich kommt es hier zur zeitweisen Schilddrüsenüberfunktion oder zu nervös bedingten Regulationsstörungen durch die Hypophyse
  - **Hormonelle Umstellungszeiten:** Schwangerschaft, Wochenbett
- **Mangelzustände**
  - **Hypo-** und **Hpervitaminosen:** Vitamin-A-Mangel, Vitamin-B-Mangel, Vitamin-A-Überdosierung
  - **Eiweiß-Mangel**
  - **Tryptophan-Mangel:** Tryptophan ist eine essenzielle Aminosäure
  - **Sprue bzw. Zöliakie, Malabsorptionssyndrom**
  - **Eisenmangel** mit und ohne Anämie
- **Infektionskrankheiten**
  - Syphilis Stadium II, Typhus abdominalis, Leptospirose
  - Rekonvaleszenz
- **Toxine und Medikamente**
  - **Toxine:** z. B. Thallium, Arsen, Blei, Quecksilber
  - **Medikamente:** Antikoagulanzien (Marcumar, Heparin), Zytostatika, Colchicin (Herbstzeitlose), Kontrazeptiva („Pille"), Kortison, Androgene

? Geben Sie Ursachen für umschriebenen Haarausfall an!

Beachten Sie hierbei bitte auch die Anmerkungen der vorherigen Frage.

Antwort

Alopecia areata, Hautpilze

- **Alopecia areata:** von dem plötzlich einsetzenden Haarausfall können auch Bart- und Achselhaare sowie Wimpern betroffen sein; geht oft mit Nagelveränderungen oder Vitiligo einher. Die Ursache ist ungeklärt; möglicherweise liegt ein Autoimmungeschehen (familiäre Häufung) vor. Es beginnt mit kreisrunden bis ovalen Feldern, die sich vereinigen können. Meist kommt es innerhalb von einigen Monaten zur Ausheilung, allerdings auch häufig zu Rückfällen.
- **Hautpilze** (Dermatomykose)
- **Herdförmiges Ausreißen der Haare:** häufig zusammen mit Nägelkauen
- **Druck- bzw. Zugalopezie:** z. B. durch Tragen von straffen Kopfbedeckungen wie Perücken, Toupets oder durch Einwirkung von Lockenwicklern, Knoten oder Zöpfen
- **Hautschäden:** z. B. Vernarbungen, Verletzungen und Röntgenbestrahlungen
- **Rheumatische Erkrankungen:** Sklerodermia circumscripta, chronischer Lupus erythematodes (LE)
- **Neurodermitis**

? Woran lassen Heißhungerattacken denken?

30

Antwort

Hypoglykämie, Diabetes mellitus

- **Hypoglykämie**
- **Erkrankungen des Hormonsystems**
  - **Diabetes mellitus**
  - **Insulinom:** von den B-Zellen der Langerhans-Inseln ausgehender Tumor mit vermehrter Produktion von Insulin. Es kommt zur Hypoglykämie mit vegetativen Symptomen wie Schweißausbruch, Schwindel, Tachykardie, außerdem zu Sprach- und Sehstörungen, Lähmungen und Krämpfen. Es kann zum hypoglykämischen Schock kommen.
  - **Hyperthyreose**
  - **HVL-Tumor** (Esszentrum!)
- **Wurmerkrankungen**
- **Ulcus duodeni** (Nüchternschmerz!)
- **Essstörung**
- **Medikamente:** z. B. Antidiabetika, Insulin, Östrogen, Kortison

? Welche Ursachen können bei Kaffeeunverträglichkeit vorliegen?

Antwort

> Magen- und Gallenwegserkrankungen

- **Magenerkrankungen:** Reizmagen, chronische Gastritis, Magenkrebs
- **Gallenwegserkrankungen:** Gallensteine, chronische Gallenwegs- bzw. Gallenblasenentzündung
- **Chronische Pankreatitis**
- **Herz- und Kreislauferkrankungen:** Hypertonie, Herzkrankheiten

? Welche Erkrankungen gehen mit weißen Flecken der Mundschleimhaut einher?

Antwort

> Masern, Aphthen, Mundsoor, Leukoplakie

- **Masern (Koplik-Flecken)**
- **Stomatitis aphthosa**
- **Mundsoor (Candida albicans)**
- **Leukoplakie**

? Welche Erkrankungen können Gelenkschmerzen verursachen?

Antwort

> Traumen, akute und chronische Polyarthritis, Lyme-Borreliose, Gicht

- **Traumen:** Distorsion (Verstauchung, Zerrung), Fraktur, Bänderriss
- **Entzündliche Gelenkerkrankungen**
  - **PCP** (primär-chronische Polyarthritis)
  - **Akute Polyarthritis**
  - **Infektarthritis:** v. a. durch Bakterien z. B. Gono-, Pneumo-, Meningokokken, Tuberkelbakterien oder als sog. Herdinfektion von den Tonsillen oder Zähnen ausgehend, außerdem durch Viren, Pilze.

- **Para- oder postinfektiöse Arthritis:** z. B. bei Hepatitis, Gonorrhö, Masern, Scharlach, Mumps, Tuberkulose, Bruzellose
  - **Arthritis psoriatica:** meist sind die distalen Fingergelenke oder einseitig das Kniegelenk betroffen.
- **Infektionskrankheiten**
  - **Lyme-Krankheit** (Lyme-Borreliose)
  - **Gonorrhö** (Monarthritis gonorrhoica): es ist vor allem das Kniegelenk betroffen.
  - **Morbus Reiter:** es kommt zur Trias Urethritis, Konjunktivitis und Arthritis. Als Ursache vermutet man allergische Reaktionen auf Bakterien (z. B. Chlamydien, Yersinien)
- **Gicht:** vor allem an den kleinen Gelenken (Großzehengrundgelenk!) und dem Knie lokalisiert
- **Arthrosis deformans:** zusammen mit Knarren und Reibegeräuschen bei Bewegungen. Oft sind ältere Menschen betroffen.
- **Rheumatische Erkrankungen**
  - **Morbus Bechterew,** rheumatisches Fieber, Lupus erythematodes (LE)
  - **Dermatomyositis** (Lila-Krankheit): Autoimmunerkrankung, die zur Entzündung von Haut und Muskeln bzw. Muskelgruppen führt.
- **Blutergelenke** (Hämophilie): vor allem Kniegelenk betroffen

? Welche Ursachen können einer Obstipation (Verstopfung) zugrunde liegen?

Antwort

> Ernährungsbedingte Ursachen, Bewegungsmangel, geringe Trinkmengen, Unterdrückung des Defäkationsreizes, Schilddrüsenunterfunktion, Darmkrebs

- **Ernährungsbedingte Ursachen:** Ernährungsfehler, Ernährungsumstellung: z. B. auf Reisen, zu geringe Trinkmenge
- **Bewegungsmangel**
- **Unterdrückung des Defäkationsreizes:** keine Zeit für den Stuhlgang!
- **Erkrankungen des Hormonsystems**
  - **Schilddrüsenunterfunktion** (Hypothyreose)
  - **Diabetes mellitus:** durch Neuropathien
- **Schwangerschaft**

- **Erkrankungen und Störungen des Dickdarms**
  - **Stenosierende Prozesse** im Darm: z. B. Darmtumoren, Darmkrebs! und Hernien
  - **Reizdarm**
  - **Entzündliche Darmerkrankungen:** z. B. Divertikulitis
  - **Herabgesetzter Kolontonus:** vor allem im Alter
  - **Hämorrhoiden:** Angst vor Schmerzen!
- **Medikamente**
  - **Eisenpräparate**, Antidepressiva, Neuroleptika, Diuretika
  - **Abführmittelmissbrauch:** Kaliumverlust
- **Bettlägerigkeit**
- **Fieber**
- **Dehydratation:** z. B. durch zu geringe Trinkmenge, Erbrechen, Schwitzen
- **Psychische Ursachen:** „nicht loslassen können"
- **Gynäkologische Ursachen:** Uterusmyom, Gebärmuttersenkung, Abknickung der Gebärmutter, Schwangerschaft

? An welche Ursachen denken Sie bei Blut im Urin?

Es kommen praktisch alle Erkrankungen des Harnapparats in Betracht.

Antwort

> Erkrankungen des Harnapparats, Tumoren

- **Karzinome der Niere und des ableitenden Harnapparats**
- **Entzündliche Erkrankungen des Harnapparats**
  - **Nierenerkrankungen:** Nephritis, Pyelonephritis, Glomerulonephritis
  - **Erkrankungen der Harnblase und Harnröhre:** Urethritis, Ureteritis, Zystitis
- **Nichtentzündliche Erkrankungen des Harnapparats**
  - Steinbildung im harnableitenden System
  - Stauungsniere: durch Rechtsherzinsuffizienz
  - Analgetikaniere
  - Nierenschädigung durch Diabetes mellitus
  - Nierentuberkulose
  - Gichtniere
  - Nierenzysten

- Tumoren der ableitenden Harnwege
- **Prostatitis**
- **Hämorrhagische Diathese:** z. B. durch Antikoagulanzien-Einnahmen, Hämophilie, Thrombozytopenie, Vitamin-K-Mangel bzw. Vitamin-K-Resorptionsstörungen
- **Kontamination:** z. B. durch Regelblutung oder Blutungen aus dem After

? Welche Ursachen können bei zeitweisem Schwankschwindel zugrunde liegen?

Antwort

> Sauerstoffmangel im Gehirn, z. B. durch Hirnarteriosklerose, Hypotonie, Anämie, Kleinhirnerkrankungen

- **Durchblutungsstörungen des Gehirns**
  - Hirnarteriosklerose
  - Hypotonie: durch orthostatische Dysregulation
  - Anämie
- **Intoxikationen:** z. B. durch Alkohol und Nikotin
- **Neurologische Erkrankungen:** Kleinhirnschäden, Hirndrucksteigerung
- **Mangelsyndrome:** Hypoglykämie, Hypovitaminose

? Woran lässt Sie ein anhaltender Drehschwindel denken?

Antwort

> Erkrankungen des Gleichgewichtsorgans, des Innenohrs, des Gleichgewichtsnervs oder des Gehirns (Kleinhirn, Hirnstamm)

- **Morbus Meniére**
- **Labyrinthitis**
- **Herpes zoster oticus**
- **Akustikusneurinom**
- **Transitorische ischämische Attacken (TIA)**
- **Intoxikationen:** z. B. durch Alkohol, Koffein, Nikotin
- **Medikamente:** Streptomycin, Barbiturate, Chinin
- **Neuronitis vestibularis:** z. B. bei Botulismus, Meningitis
- **Multiple Sklerose:** durch sklerotische Herde im Bereich des Hirnstamms

30

- **Labyrinthläsion:** durch vorausgegangenes Trauma
- **Labyrinthdurchblutungsstörungen:** durch Thrombosen, Blutungen, Embolien, Gefäßspasmen
- **Kinetose:** bei Einnahme einer bestimmten Körperhaltung bzw. Kopfbewegung kommt es zur gestörten Labyrinthversorgung und damit zu einem kurz andauernden Schwindelanfall.
- **Hirntumoren**

? Welche Erkrankungen gehen mit Auswurf einher?

Antwort

> Es kommen alle Atemwegserkrankungen in Betracht.

- **Sinusitis** (Nasennebenhöhlenentzündung): häufig läuft das Sekret an der Rachenrückwand hinunter und wird verschluckt oder ausgespuckt.
- **Laryngitis** (Kehlkopfentzündung)
- **Akute Bronchitis:** mit eher spärlich-zähem Auswurf, später wenn Bakterien dazu kommen gelblich-grünlich, evtl. blutig.
- **Chronische Bronchitis:** glasiger, evtl. eitriger Auswurf

- **Asthma bronchiale** (Bronchialasthma): der Auswurf ist nur gering und von zäher, glasiger Konsistenz.
- **Lungenemphysem** (Lungenblähung): da sich das Lungenemphysem meist aus einer chronischen Bronchitis heraus entwickelt, ist sowohl klares, zähes Sputum als auch eitriger Auswurf möglich.
- **Bronchiektasen:** typisch sind die morgendlichen, maulvollen Expektorationen
- **Bakterielle Lobärpneumonie:** der Auswurf ist vom 2. Tag an meist rostbraun, manchmal auch blutig, später kann er gelblich werden.
- **Bronchopneumonie** (Herdpneumonie): meist wenig schleimig oder schleimig-eitriger Auswurf
- **Lungenabszess:** meist eitriger Auswurf
- **Lungenfibrose:** z. B. Silikose, Asbestose, Sarkoidose. Auswurf wie bei chronischer Bronchitis.
- **Lungenödem:** je nach Krankheitsschwere weißlicher bis rötlich-schaumiger Auswurf
- **Mukoviszidose** (zystische Fibrose): es wird vermehrt und sehr zäher Schleim gebildet. Allerdings kommt es häufig zu Sekundärinfektionen!
- **Bronchial- bzw. Lungenkarzinom:** anfänglich nur spärliches Sputum, evtl. mit fasrigen Blutbeimengungen, später blutiges bzw. himbeergeleefarbenes Sputum

31 Differenzialdiagnostische Aufgabenblätter und Lösungen

? Füllen Sie die nachfolgende Tabelle zu Symptomen, Verlauf und Meldepflichten der Kinderkrankheiten aus!

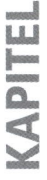

	Röteln	Masern	Scharlach	Windpocken
Hauterscheinungen				
Ausbreitung				
Fleckengröße				
Exanthemdauer				
Juckreiz				
Schuppung				
Lymphknotenschwellung				
Fieber				
Ansteckungsgefahr				
Vorstadium				
Immunität				
Meldepflicht und Behandlungsverbot nach IfSG				

Lösung

Tab. 31.1 Symptome, Verlauf und Meldepflichten der Kinderkrankheiten

	Röteln	Masern	Scharlach	Windpocken
Hauterscheinungen	kleine, rote Flecken mit hellem Hof, nicht konfluierend	zunächst kleinfleckig, dann grobfleckig und konfluierend	feine, dichte Flecken, die sich kaum von der Haut abheben	linsengroße, rote Flecken Papeln → Bläschen Pusteln → Krusten (Pockennabel)
Ausbreitung	Gesicht → Rumpf → Extremitäten	hinter den Ohren → Gesicht → Rumpf → Extremitäten	Hals → Brust → Rumpf → evtl. Extremitäten	Gesicht → Rumpf → Extremitäten nur selten (auch Schleimhäute)
Fleckengröße	mittel	groß	fein und klein	Flecken + Bläschen
Exanthemdauer	2–3 Tage	ca. 3–4 Tage	ca. 2–4 Tage	1–2 Wochen
Juckreiz	nein	nein	nein	ja
Schuppung	nein	kleieartig ohne Hände und Füße	Körper: kleieartig; Hände und Füße: lamellenartig	Krusten (Pockennabel)
Lymphknotenschwellung	zunächst im Nacken, dann ausgebreitet	generalisiert (im Exanthemstadium)	am Kieferwinkel, evtl. Hals	meist Nacken und Hals
Fieber	evtl. um 38 °C	2-gipflig bis 39–40 °C	bis 39,5 °C	leichtes Fieber
Ansteckungsgefahr	1 Woche vor bis 1 Woche nach Exanthemausbruch	vom Prodromalstadium bis 1 Woche nach Exanthemausbruch	vor allem nach Exanthemausbruch	1 Tag vor bis 6 Tage nach Exanthemausbruch
Vorstadium	fehlt meist	ja, 3–5 Tage	nein, plötzlicher Beginn	meist ohne
Immunität	lebenslang	lebenslang	Zweiterkrankung als Streptokokkenangina	ja, aber evtl. später Herpes zoster
Meldepflicht und Behandlungsverbot nach IfSG	keine Meldepflicht, Behandlungsverbot nur für Rötelnembryopathie	Meldepflicht bei Verdacht, Erkrankung, Tod. Behandlungsverbot gem. § 6!	keine Meldepflicht, aber Behandlungsverbot gem. § 34	keine Meldepflicht, aber Behandlungsverbot gem. § 34

2 Füllen Sie die nachfolgende Tabelle zu den Symptomen der häufigsten Hauterkrankungen aus!

	Psoriasis	Pityriasis versicolor	Pityriasis rosea	Ekzem	Neurodermitis	Urtikaria
Erscheinungsbild						
Prädilektionsstellen						
Ursache						
Juckend						
Abgegrenzt						
Ansteckend						

31

Lösung

Tab. 31.2 Symptome der häufigsten Hautkrankheiten

	Psoriasis	Pityriasis versicolor	Pityriasis rosea	Ekzem	Neurodermitis	Urtikaria
Erscheinungsbild	scharf begrenzte, rötliche Flecken mit silberweißen Schüppchen	scharf begrenzte hellbraune Herde mit kleieförmiger Schuppung	rosafarbene Flecken mit stehenden Schüppchen	flächenhaft entzündlich, unscharf, Lichenifikation	Rötung, Schuppung, Nässen, Erosionen, Lichenifikation	Quaddel, weiß/rot klein/groß
Prädilektionsstellen	• Ellenbogen • behaarter Kopf • Knie • Kreuzbein	**oberer Stamm:** Schultern, Hals, Rücken, Brust	Rumpf und proximale Extremitäten	**Hände** bzw. Kontaktstelle	• Ellenbeuge • Gesicht, Hals, Brust, Schultern	• keine! • Quincke-Ödem: Augen, Lippen, Genitalien
Ursache	• Vererbung • Auslöser • Stoffwechselkrankheit	• Hefepilz • Schwitzen • Übersäuerung	• neue Kleidung? • Viren?	• schädigender Reiz • Allergie	• Vererbung • Allergie	• Allergie • physikalische Schädigung
juckend	zeitweise	manchmal	manchmal	stark	sehr stark	stark
abgegrenzt	ja	ja	ziemlich	nein	nein	ja
ansteckend	nein	fast nicht	nein	nein	nein	nein

31

? Füllen Sie die nachfolgende Tabelle zur Arbeitsweise und anatomischen Struktur der verschiedenen Muskelzellen aus!

	Glatte Muskelzelle	Skelettmuskelzelle	Herzmuskelzelle
Arbeitsweise (unwillkürlich oder willkürlich)			
Impuls (von ZNS oder autonom)			
rhythmisch (ja – nein)			
Querstreifung (ja – nein)			
Zellgröße (in mm)			
Zellform (länglich oder spindelförmig)			
motorische Endplatte (ja – nein)			
Anzahl der Kerne (einer oder mehrere)			
Lage der Kerne (Mitte oder randständig)			
Myofibrillen (regelmäßig oder unregelmäßig)			

Lösung

Tab. 31.3 Arbeitsweise und anatomische Strukturen der verschiedenen Muskelzellen

	Glatte Muskelzelle	Skelettmuskelzelle	Herzmuskelzelle
Arbeitsweise (unwillkürlich oder willkürlich)	unwillkürlich	willkürlich	unwillkürlich
Impuls (von ZNS oder autonom)	autonom	vom ZNS	autonom
rhythmisch (ja – nein)	ja	nein	ja
Querstreifung (ja – nein)	nein	ja	ja
Zellgröße (in mm)	0,1 mm	mm bis 20 cm	0,1 mm
Zellform (länglich oder spindelförmig)	spindelförmig	länglich	länglich
motorische Endplatte (ja – nein)	nein	ja	nein
Anzahl der Kerne (einer oder mehrere)	einer	mehrere	einer
Lage der Kerne (Mitte oder randständig)	Mitte	randständig	Mitte
Myofibrillen (regelmäßig oder unregelmäßig)	unregelmäßig	regelmäßig	regelmäßig

31

? Füllen Sie die nachfolgende Tabelle zu den speziellen Symptomen der Ösophaguserkrankungen aus!

	Ösophagus-spasmus	Akute Ösophagitis	Chronische Ösophagitis	Refluxöso-phagitis	Ösophagus-divertikel	Achalasie	Ösophagus-karzinom
Ursache							
Schmerzqualitäten							
Dysphagie (Schlingstörungen)							
Regurgitation (Zurückfließen von unverdauter Nahrung)							
Gewichtsverlust auch bei komplikationslosem Verlauf							

31

Lösung

Tab. 31.4 Spezielle Symptome der Ösophaguserkrankung

	Ösophagusspasmus	Akute Ösophagitis	Chronische Ösophagitis	Refluxösophagitis	Ösophagusdivertikel	Achalasie	Ösophaguskarzinom
Ursache	funktionelle Störung durch psychische Faktoren	Notfall, meist durch Verschlucken von Säuren oder Laugen	Dauerschädigung, vor allem durch hochprozentigen Alkohol oder Rauchen	• Primäre R.: unbekannt • Sekundäre R.: OP im Bereich von Magen, Ösophagus, Pylorusstenose, Sklerodermie, Schwangerschaft	vor allem als Zenker-Divertikel durch Wandschwäche am Übergang vom Rachen zur Speiseröhre	Innervationsstörung mit fehlender Sphinktererschlaffung	vor allem durch Refluxösophagitis, hochprozentigen Alkohol, zu heiße und zu scharfe Speisen, Nitrosamine, Achalasie
Schmerzqualitäten	krampfartig, spontan oder bei Nahrungsaufnahme	heftigst, brennend	zunehmender Schlingschmerz	retrosternal brennend und Schmerzen beim Schlingen	kein Schmerz	vor allem anfangs stark	evtl. retrosternal dumpf bohrend
Dysphagie (Schlingstörungen)	ja	–	ja	ja	ja	ja	ja
Regurgitation (Zurückfließen von unverdauter Nahrung)	nein	–	nein	ja	ja	ja	ja
Gewichtsverlust auch bei komplikationslosem Verlauf	nein	–	nein	nein	nein	ja	ja

31

? Füllen Sie die nachfolgende Tabelle zu den speziellen Charakteristika verschiedener Darmerkrankungen aus!

	Reizkolon	Kolondivertikulitis	Colitis ulcerosa	Morbus Crohn	Kolonkarzinom
Morphologische Veränderungen					
Blut im Stuhl					
Beschaffenheit der Durchfälle					
Abdominalschmerzen					
Begleitsymptome					
Stuhlcharakteristika					
Komplikationen					
Lebensalter bei Krankheitsausbruch					

31

Lösung

Tab. 31.5 Spezielle Charakteristika verschiedener Darmerkrankungen

	Reizkolon	Kolondivertikulitis	Colitis ulcerosa	Morbus Crohn	Kolonkarzinom
Morphologische Veränderungen	funktionelle Störung ohne organische Veränderung	Entzündung von sackartigen Ausstülpungen der Darmwand	chronisch rezidivierende Entzündung mit Geschwürbildung	Entzündung und sulzige Verdickung der Darmwand. Nur Mukosa und Submukosa sind betroffen.	geschwüriges, stenosierendes oder infiltrierendes Wachstum. Alle Gewebeschichten sind betroffen.
Blut im Stuhl	nein	ja	ja	evtl.	ja
Beschaffenheit der Durchfälle	wässrig (nie blutig)	wässrig, evtl. blutig oder blutig-schleimig	blutig-schleimig	wässrig, nur selten blutig	„Blut im Stuhl"
Abdominalschmerzen	heftig, krampfartig, wandernd, vor allem rechte und linke Flexur, Sigmoid	vor allem kolikartige Schmerzen im linken Unterbauch. „Linksappendizitis"	anfängliche Bauchschmerzen vor allem links – steigern sich zu heftigsten Tenesmen	krampfartige Bauchschmerzen vor allem Mittelbauch und rechtsseitig; ähnlich wie Appendizitis	keine oder dumpf bohrende Schmerzen
Begleitsymptome	Meteorismus	im akuten Stadium Fieber	evtl. Fieber und Gewichtsverlust	Malabsoption, Gewichtsverlust, Anämie	Gewichtsabnahme bis Kachexie, Anämie, Leistungsmangel
Stuhlcharakteristika	• meist Diarrhö, aber auch Wechsel von Diarrhö und Obstipation (DD zu Ca notwendig!!!) oder nur Obstipation, oft Gefühl der unvollständigen Entleerung • zeitweise Bleistiftstühle	Änderung der Stuhlgewohnheit! Somit kann es zu Diarrhö, Obstipation oder zum Wechsel von Diarrhö und Obstipation kommen. (DD zu Ca notwendig!!!)	nur Durchfälle	nur Durchfälle	• Änderung der Stuhlgewohnheit! Somit kann es zu Diarrhö, Obstipation oder zum Wechsel von Diarrhö und Obstipation kommen • bei Lokalisation im Rektum und in der Analregion können Bleistiftstühle auftreten
Komplikationen		Subileus, Ileus, Abszess- und Fistelbildung	Entzündungen an anderen Organen (z. B. Erythema nodosum, Leber, Galle, Augen, Gelenke), Perforation, Analabszesse, -fisteln, toxische Kolondilatation, evtl. Darmkrebs	Entzündungen an anderen Organen (z. B. Erythema nodosum, Leber, Galle, Augen, Gelenke), Analabszesse, -fisteln, Perforation, Stenosierung, Ileus	
Lebensalter bei Krankheitsausbruch	vor allem junge Frauen	fortgeschrittenes Lebensalter	junge Erwachsene	junge Erwachsene	60.–70. Lebensjahr

31

? Füllen Sie die nachfolgende Tabelle zu den speziellen Charakteristika von Prostataerkrankungen aus!

	Prostatitis	Prostatahyperplasie	Prostatakrebs
Morphologische Veränderungen			
Miktionsbeschwerden und Symptome			
• **Harndrang**			
• **Schmerzen bei Miktion**			
• **abgeschwächter Strahl**			
• **Blut im Urin**			
• **Restharngefühl**			
Schmerzen beim Absetzen des Stuhls			
Fieber			

31

Lösung

31

Tab. 31.6 Spezielle Charakteristika verschiedener Prostataerkrankungen

	Prostatitis	Prostatahyperplasie	Prostatakrebs
Morphologische Veränderungen	bakterielle Entzündung der Prostata	Zellvermehrung des Drüsen-, Binde- und Muskelgewebes (vermutlich hormonell bedingt)	tumoröses, geschwüriges oder infiltrierendes Wachstum
Miktionsbeschwerden und Symptome			
• Harndrang	ja: häufige Toilettengänge, wobei kaum Urin kommt (Pollakisurie)	ja: verzögerter Beginn der Entleerung, oft auch nächtlicher Harndrang (Nykturie)	im Frühstadium symptomlos, später wie Prostatahyperplasie Spätstadium: übermäßiger Harndrang und unvollständige Blasenentleerung
• Schmerzen bei Miktion	ja (Schmerzen und Brennen)	nein	evtl.
• abgeschwächter Strahl	ja	ja	evtl.
• Blut im Urin	ja	nein	evtl.
• Restharngefühl	nein	ja	evtl.
Schmerzen beim Absetzen des Stuhls	ja	nein	evtl.
Fieber	ja (bei akuter Form) evtl. mit Schüttelfrost	nein	evtl. Resorptionsfieber

? Füllen Sie die nachfolgende Tabelle zu den speziellen Charakteristika angeborener Infektionskrankheiten aus!

	Zytomegalie (Speicheldrüsen-viruskrankheit)	Toxoplasmose	Listeriose
Meldepflicht			
Behandlungsverbot			
Erreger			
Ansteckung			
Symptome			
Übertragung auf das Kind während der Schwangerschaft			

31

Lösung

Tab. 31.7 Spezielle Charakteristika angeborener Infektionskrankheiten

	Zytomegalie (Speicheldrüsenvirus-krankheit)	Toxoplasmose	Listeriose
Meldepflicht	keine	§ 7 Abs. 3 **nur** angeborene Toxoplasmose	§ 7
Behandlungsverbot	keines	§ 7 **nur** angeborene Toxoplasmose	Listeriose und angeborene Listeriose
Erreger	Zytomegalievirus (Herpes-Virus)	**Protozoen** (Toxoplasma gondii)	**Bakterium** (Listeria monocytogenes)
Ansteckung	Schmier-, Tröpfcheninfektion	Katzenkot Tartar!	Tiere + Tierprodukte Milch, Käse (Camembert)
Symptome	**Inapparenter Verlauf** → **Leichter Verlauf:** oft wie Mononukleose → **Schwerer Verlauf:** jedes Organ kann befallen werden, z. B. Meningoenzephalitis, Pneumonie, Nephritis	**Inapparenter Verlauf** → **Leichter Verlauf:** Fieber + Lymphknotenschwellung, evtl. Angina → **Schwerer Verlauf:** Meningoenzephalitis	**Inapparenter Verlauf** → **Leichter Verlauf:** – Fieber, Lymphknotenschwellung, oft Angina – oder lokal: z. B. Konjunktivitis, Keratitis → **Schwerer Verlauf:** meist Meningoenzephalitis bei Schwangeren: Blasen-, Gebärmutter-, Nierenbeckenentzündung
Übertragung auf Kind während Schwangerschaft	während der ersten 6 SSM möglich	während der gesamten Schwangerschaft	meist nach dem 5. Schwangerschaftsmonat

? Füllen Sie die nachfolgende Tabelle zu den speziellen Charakteristika verschiedener sexuell übertragbarer Krankheiten aus!

	Gonorrhö (Tripper)	Syphilis (Lues)	Ulcus molle	Lymphogranuloma inguinale
Inkubation				
Erreger				
Nachweis				
Leitsymptome				
Komplikationen				
Meldepflicht				
Behandlungsverbot				

Lösung

Tab. 31.8 Spezielle Charakteristika sexuell übertragbarer Krankheiten

	Gonorrhö (Tripper)	Syphilis (Lues)	Ulcus molle	Lymphogranuloma inguinale
Inkubation	2–5 Tage	1–3 Wochen	1–3 Tage	3 Tage–3 Wochen
Erreger	Bakterien, Gonokokken (Neiseria gonorrhoeae)	Bakterien, Spirochäten (Treponema pallidum)	Bakterien, Bruzellen (Haemophilus ducreyi)	Chlamydien (Chl. lymphogranulomatosis)
Nachweis	Harnröhrensekret bzw. Zervixabstrich	Blut	Geschwürabstrich	Geschwürabstrich
Leitsymptome	schleimig-eitrige Infektion der Schleimhäute des Urogenitaltrakts • **Mann:** schleimig-eitriger Ausfluss mit Prickeln und Brennen der Harnröhre, evtl. übergreifen auf Prostata, Bläschendrüse, Nebenhoden • **Frau:** schleimig-eitriger Ausfluss aus Scheide, evtl. übergreifen auf Harnröhre, Blase, Eierstock, Eileiter, Gebärmutter, Bartholin-Drüse, Peritonitis	**I. Stadium:** Primäraffekt, Lymphknotenschwellung (lokal, einseitig) **II. Stadium:** Allgemeinsymptome, Syphilide, allgemeine Lymphknotenschwellung, Kondylome, Haarausfall, Angina, Iritis, Hepatitis **III. Stadium:** Gummen IV. Stadium: Neurosyphilis	Lokalinfektionskrankheit, Primäraffekte (mehrere, schmerzhaft) Leistenlymphknotenschwellung (einseitig, schmerzhaft)	Primäraffekt(e) (geringfügig) • **Mann:** Leistenlymphknotenschwellung (hart, druckschmerzhaft), oft leichte Allgemeinsymptome (evtl. Sepsis). Heilt meist in 10 Monaten aus. • **Frauen:** ähnlich wie Mann, schmerzende, geschwürige Beckenlymphknoten
Komplikationen	Bakteriämie, Hauterscheinungen, Augen-, Gelenk-, Herzentzündung, Sterilität		Geschwürbildung der Leistenlymphknoten	• **Mann:** Sepsis • **Frau:** Elefantiasis
Meldepflicht	keine	keine	keine	keine
Behandlungsverbot	ja, § 24, sexuell übertragbare Krankheit	ja, § 24, sexuell übertragbare Krankheit	ja, § 24, sexuell übertragbare Krankheit	ja, § 24, sexuell übertragbare Krankheit

31

Literaturverzeichnis

Ammon H. P. T (Hrsg.): Hunnius Pharmazeutisches Wörterbuch. 9. Aufl., de Gruyter, Berlin 2010.

Bartels H, Bartels R: Physiologie. Lehrbuch der Funktionen des menschlichen Körpers. 7. Aufl., Elsevier Urban & Fischer, München – Jena 2004.

Bates B, Berger M, Mühlhausen I: Klinische Untersuchung des Patienten. Schattauer, Stuttgart 2002.

Classen M, Diehl V, Kochsiek K: Innere Medizin. 6. Aufl., Elsevier Urban & Fischer, München 2009.

Köhler G.: Lehrbuch der Homöopathie. 9. Aufl., Hippokrates, Stuttgart 2009.

Lippert H. Anatomie. Text und Atlas, 8. Aufl., Elsevier Urban & Fischer, München 2010.

Platzer W, Spitzer G: Taschenatlas der Anatomie, 3 Bde. 10. Aufl., Thieme, Stuttgart 2009.

Pschyrembel W.: Klinisches Wörterbuch. 261. Aufl., de Gruyter, Berlin 2012.

Rassner G.: Dermatologie. Lehrbuch und Atlas. 8. Aufl., Elsevier Urban & Fischer, München – Jena 2009.

Richter I. Atlas für Heilpraktiker. 3. Aufl., Elsevier Urban & Fischer, München 2009.

Richter I: Lehrbuch für Heilpraktiker. 7. Aufl., Elsevier Urban & Fischer, München – Jena 2009.

Roche Lexikon Medizin. 5. Aufl., Elsevier Urban & Fischer, München – Jena 2006.

Thews G, Mutschler E, Vaupel P: Anatomie, Physiologie, Pathophysiologie des Menschen. 6. Aufl., Wissenschaftliche Verlagsgesellschaft, Stuttgart 2007.

Sachregister